LPN[1]

Lehrbuch *für* präklinische Notfallmedizin

**Band 1
Grundlagen
und Techniken**

herausgegeben von

Andreas Flemming

Herausgeber

Kersten Enke

Andreas Flemming

Hans-Peter Hündorf

Peer G. Knacke

Roland Lipp

Peter Rupp

Mitbegründer

Bernd Domres

Ulf Schmidt

Tamino Trübenbach

LPN ¹

Lehrbuch für präklinische Notfallmedizin /
Hrsg. Kersten Enke ... – Edewecht ; Wien:
Stumpf und Kossendey
ISBN 3-938179-04-X

Bd. 1 Grundlagen und Techniken / hrsg. von
Andreas Flemming
3., aktualisierte und erw. Aufl. – 2005
ISBN 3-938179-05-8

▶ LPN – Inhalt aller Bände

▶ LPN 1 – Grundlagen und Techniken

▶ LPN 2 – Innere Medizin

▶ LPN 3 – Traumatologie

▶ LPN 4 – Berufskunde und Einsatztaktik

▶ LPN 5 – Prüfungsfragen und Antworten

▶ LPN 1 – Grundlagen und Techniken

Geleitwort

In Deutschland gibt es jährlich 4,4 Millionen Notfalleinsätze. Die Vielzahl von Einsätzen verlangt vom Rettungsfachpersonal eigenverantwortliches und kompetentes Handeln – sei es in eigenständiger Arbeit oder in Teamarbeit mit den Notärzten.

Auch in der 3. Auflage stellt das LPN – das Lehrbuch für präklinische Notfallmedizin – in der deutschsprachigen Literatur das umfangreichste Werk seiner Art dar: Es werden alle Themen und Fragen erfasst, die für die Ausbildung und Praxis des Rettungsassistentenberufes wesentlich sind. Darüber hinaus stellt das LPN aber auch jedem in der Rettungsmedizin tätigen Arzt ein Werk zur Verfügung, in dem aktuelles Fachwissen für die rettungsdienstliche Praxis zu finden ist. Das gesamte LPN ist sowohl an der Ausbildungs- und Prüfungsverordnung für Rettungsassistenten als auch am gemeinsamen Curriculum der Rettungsdienstorganisationen und Berufsfeuerwehren ausgerichtet.

In der fünfbändigen Gesamtausgabe wird in den ersten vier Bänden die Ausbildung für den Rettungsdienst umfassend dargestellt, die im fünften Band zur Wissensüberprüfung in Form von Prüfungsfragen abgerundet wird. In der nun vorliegenden 3. Auflage des Lehrbuchs haben die Herausgeber und Autoren den Stoff überarbeitet und den aktuellen Entwicklungen in der Notfallmedizin angepasst.

Das bewährte Konzept, für jedes Fachgebiet den Experten als Autor zu Worte kommen zu lassen und dennoch eine einheitliche Linie zu gewährleisten, wurde von den Herausgebern und dem Verlag beibehalten und verbessert. Die einzelnen Kapitel wurden streng schematisch gegliedert, um die Arbeit mit dem LPN noch mehr zu erleichtern. Weiterhin wurde besonderes Augenmerk auf die Verbesserung der Systematik gelegt. So sind jetzt die meisten Kapitel der speziellen Notfallmedizin mit einer Zusammenfassung versehen, und bei der Beschreibung der therapeutischen Maßnahmen wird ein durchgängiges, abgestuftes Therapieschema angewandt. Das Layout ist zu Gunsten einer besseren Orientierung und mit Blick auf die wesentlichen Lerninhalte vollständig verändert worden.

Der Kreis der sechs Herausgeber setzt sich zusammen aus Fachärzten, die seit Jahren im Rettungsdienst aktiv sind, und aus Leitern von Rettungsdienstschulen. Die zahlreichen Autoren stammen aus allen Bereichen des Rettungsdienstes: Lehrrettungsassistenten, Leitstellenmitarbeiter, Ärzte unterschiedlicher Fachrichtungen, Pharmazeuten und Feuerwehrleute, aber auch Ministerialbeamte, Pflegekräfte, Juristen sowie Repräsentanten verschiedener Organisationen stellen ihre Fachgebiete im LPN vor.

Wir danken den Autoren für die gute und kreative Zusammenarbeit und dem Verlag Stumpf + Kossendey für die Initiative und die stetige Begleitung bei der Entstehung des Werkes wie auch für die hervorragende Ausstattung des LPN.

Dem Leser wünschen wir viel Vergnügen bei der Lektüre, zahlreiche Erkenntnisse für die notfallmedizinische Praxis und ein erfolgreiches Abschneiden bei der bevorstehenden Prüfung.

Die Herausgeber

VORWORT

Die bewährte Philosophie und Grundstruktur des LPN wurde auch in der dritten, überarbeiteten Auflage beibehalten, und somit präsentiert der vorliegende Band I wieder die handwerklichen »Grundlagen und Techniken« für die Tätigkeit aller rettungsdienstlichen Mitarbeiter.

Das in diesem Band zusammengefasste Grundlagenwissen legt das Fundament für eine erfolgreiche rettungsdienstliche Arbeit am Patienten. Die Herausgeber und Autoren haben das aktuelle medizinische Wissen aufbereitet und für den Rettungsassistenten in einer ansprechenden und verständlichen Form dargestellt. Hierbei werden bewährte und auch praktikable Lösungswege für die rettungsdienstliche Versorgung dargestellt. Als ein immer verbindlicher »Königsweg« für alle Notfallsituationen darf das LPN aber sicher nicht missverstanden werden. Notfallmedizin stellt sich nicht immer mit eindeutigen und klaren Lösungswegen dar, sondern es führen häufig unterschiedliche Wege zum Ziel. Neben den handwerklichen Grundlagen und Techniken muss auch diese Erkenntnis durch persönliche Erfahrungen und kontinuierliche Weiterbildung im Laufe der beruflichen Tätigkeit erkannt und entsprechend berücksichtigt werden.

Das LPN 1 stellt zunächst die klinischen Untersuchungsmethoden dar und zeigt auf, wie Leitsymptome sowie eine Bedrohung der Vitalfunktionen schnell und sicher erfasst und eine entsprechende Arbeitsdiagnose und Therapie abge-

leitet werden. Daraufhin wird das Prinzip der schematisierten Patientenversorgung nach Elementar- und Standardtherapie sowie den speziellen Maßnahmen dargestellt. Diese Systematik findet sich in den LPN-Kapiteln aller Bände wieder. Entsprechend ihrer Grundlagenbedeutung wird den Störungen der vitalen Funktionen Atmung und Herz-Kreislauf-System sowie deren Therapie entsprechender Raum zugeordnet. Das Kapitel zur Reanimation berücksichtigt die aktuellen Empfehlungen der internationalen und nationalen Fachgesellschaften und passt diese Erkenntnisse dem deutschen Rettungsdienstsystem an. Ein weiteres umfassendes Grundlagenkapitel stellt die Pharmakologie dar. Aber auch die kleineren Fächer wie beispielsweise Hygiene, Transport und Lagerung, Narkose sowie Naturwissenschaften, sind essenzielle Grundlagen für die Tätigkeit im Rettungsdienst.

Wir hoffen, mit diesem Band erneut das Interesse des Lesers geweckt zu haben und einen Einstieg in die interessante Tätigkeit in der Notfallmedizin eröffnen zu können.

An dieser Stelle möchte ich den zahlreichen Autoren des LPN 1 für ihre Beiträge und den Herausgebern für die konstruktive und kritische Zusammenarbeit danken. An unsere Leser richten wir wieder die herzliche Bitte, auch die dritte Auflage des LPN 1 kritisch zu lesen und, falls Sie mit manchem nicht einverstanden sind, uns dies wissen zu lassen.

DR. MED. ANDREAS FLEMMING

Hinweise zum Umgang mit dem fünfbändigen Lehrbuch für präklinische Notfallmedizin (LPN)

Das LPN mit seinen fünf Bänden ist das umfassendste und aktuellste deutschsprachige Lehrbuch für den Rettungsdienst. Das Anliegen der Herausgeber bei der Konzeption besteht darin, einen ganzheitlichen, umfassenden Ansatz zu verwirklichen: Statt der Aufnahme von separaten Kapiteln für Anatomie und Physiologie sind die wichtigsten Inhalte dieser Thematik jeweils dem dazugehörigen notfallmedizinischen Beitrag vorangestellt. Das LPN erhebt damit nicht den Anspruch eines umfangreichen Anatomie- oder Physiologie-Lehrbuches, sondern stellt vielmehr gezielt nur jene Grundlagen in Bild und Text dar, die für das unmittelbare Verständnis der Notfälle notwendig sind. So finden die Leser z.B. im Band II, Kapitel 3.2 »Herz-Kreislauf-System« die Anatomie und Physiologie der Gefäße, des Körperkreislaufs und des Herzens vor den speziellen Krankheitsbildern, um auf diese Weise das Grundlagenwissen für das Verständnis der notfallmedizinisch relevanten Inhalte zu erhalten.

Das Gesamtinhaltsverzeichnis aller LPN-Bände ist am Anfang von Band I aufgeführt, die folgenden Bände verfügen zusätzlich über ein eigenes Inhaltsverzeichnis. Zusätzlich ist in jedem Band ein komplettes Stichwortregister des Gesamtwerks eingefügt, so dass alle Inhalte leicht gefunden werden können. Im Register und bei den Verweisen innerhalb des Buches gibt eine römische Zahl den jeweiligen Band an, danach folgt das entsprechende Kapitel in arabischen Ziffern (Beispiel: Band II, Kapitel 3.2 wird mit »II 3.2« angegeben). Ist keine Bandnummer angegeben, so bezieht sich der Verweis auf den vorliegenden Band.

Dem Lernenden empfehlen wir, sich während der Ausbildung besonders mit den Bänden I bis IV zu beschäftigen. Der Band V, der Fragenband, ist insbesondere für die Prüfungsvorbereitung gedacht. Der gesamte Fragenband ist wie bei der 2. Auflage auch auf CD-ROM erhältlich und bietet somit umfassende Möglichkeiten der Fragenzusammenstellung und -auswertung.

In Band I werden insbesondere die Störungen der vitalen Funktionen und deren Behandlung erläutert sowie die praktischen Themen der präklinischen Notfallmedizin dargestellt. Auf diesen Grundlagen aufbauend beschäftigt sich Band II schwerpunktmäßig mit der Inneren Medizin. Band III umfasst die traumatologischen Notfälle. Band IV stellt die Organisation des Rettungsdienstes vor. Band V erlaubt auf Grundlage des erworbenen Wissens aus den Bänden I – IV die persönliche Wissenskontrolle des Lehrstoffes sowie die intensive Vorbereitung auf die schriftliche Prüfung zum Rettungsassistenten.

Die Neuauflage des LPN präsentiert sich in einem völlig neuen Layout, das den Stoff trotz seiner Fülle sehr übersichtlich darstellt. Die Kapitel enthalten farbig hervorgehobene Merksätze. Zusammenfassungen mit den Kernaussagen runden die meisten Unterkapitel ab, ergänzt durch nützliche Internetadressen und Telefonnummern.

DIE HERAUSGEBER

A	Ampere (Einheit für elektrische Stromstärke); auch: Fläche
a	arteriell; auch: Beschleunigung
A., Aa.	Arterie, Arterien (lat. Arteria/Arteriae)
AA	Auswärtiges Amt
A_aDO_2	alveolo-arterieller O_2-Gradient (Sauerstoff-Partialdruckdifferenz zwischen Alveolen und arteriellem Blut)
AAO	Alarm- und Ausrückeordnung
Abk.	Abkürzung
ACD-CPR	Active Compression-Decompression Cardiopulmonary Resuscitation (aktive Kompression-Dekompression-Reanimation)
ACE	Angiotensin Converting Enzyme
AChE	Acetylcholinesterase
ACLS	Advanced Cardiac Life Support (erweiterte Reanimationsmaßnahmen)
ACS	akutes Koronarsyndrom
ACTH	Adrenocorticotropes Hormon
ADH	antidiuretisches Hormon
AED	Automatisierte Externe Defibrillation; auch: Automated External Defibrillator
AES	Alkoholentzugssyndrom
AF	Atemfrequenz
AGE	arterielle Gasembolie
AHA	American Heart Association
AICD	Automatisierter implantierbarer Kardioverter-Defibrillator
AIDS	Acquired Immune Deficiency Syndrome (erworbenes Immunschwächesyndrom)
AIS	Abbreviated Injury Scale (Trauma Score)
ALAT	s. ALT
ALL	akute lymphatische Leukämie
ALS	Advanced Life Support (erweiterte lebensrettende Maßnahmen, = ACLS)
ALT, ALAT	Alaninaminotransferase (Enzym, = GPT, SGPT)
ALTE	Apparent Life Threatening Event (syn. für Near-Miss-SIDS; plötzlicher »Beinahe-Tod« im Kindesalter)
AMI	akuter Myokardinfarkt
Amp.	Ampulle
AMS	Acute Mountain Sickness (Akute Höhenkrankheit)
AMV	Atemminutenvolumen
ANF, ANP	atrialer natriuretischer Faktor, atriales natriuretisches Peptid (Hormon)
AP	alkalische Phosphatase
APC	Antigen-präsentierende Zellen
ArbSchG	Arbeitsschutzgesetz
ArbStättV	Arbeitsstättenverordnung
ARDS	Adult Respiratory Distress Syndrome (akutes Lungenversagen)
ASAT	s. AST
ASB	Arbeiter-Samariter-Bund
ASD	Atriumseptumdefekt (Vorhofseptumdefekt)
ASS	Acetylsalicylsäure
AST, ASAT	Aspartataminotransferase (Enzym, = SGOT, GOT)
atm	physikal. Atmosphäre (Einheit des Drucks, veraltet)
ATP	Adenosintriphosphat
AV	atrioventrikulär (auf Vorhof und Herzkammer bezogen)
aVF	EKG-Ableitung nach Goldberger
AVK	arterielle Verschlusskrankheit
aVL	EKG-Ableitung nach Goldberger
aVR	EKG-Ableitung nach Goldberger
AVR	Arbeitsvertragsrichtlinien
AZV	Atemzugvolumen
BAGUV	Bundesanstalt der gesetzlichen Unfallversicherer
BAND	Bundesvereinigung der Arbeitsgemeinschaft der Notärzte Deutschlands e.V.
BÄK	Bundesärztekammer
bar	Bar (Einheit des (Luft-)Drucks, veraltet)
BBK	Bundesamt für Bevölkerungsschutz und Katastrophenhilfe
BE	Broteinheit; auch: Base Excess (Basenabweichung, Basenüberschuss)
BEL	Beckenendlage
BGA	Blutgasanalyse; auch: Bundesgesundheitsamt
BGB	Bürgerliches Gesetzbuch
BGS	Bundesgrenzschutz

BGV	Berufsgenossenschaftliche Vorschriften für Sicherheit und Gesundheit bei der Arbeit
BKA	Bundeskriminalamt
BLS	Basic Life Support (Basismaßnahmen der Wiederbelebung)
BMI	Body-Mass-Index
BMGS	Bundesministerium für Gesundheit und soziale Sicherung
BMVg	Bundesministerium der Verteidigung
BMZ	Bundesministerium für wirtschaftliche Zusammenarbeit und Entwicklung
BNP	Brain Natriuretic Peptide (Hormon)
BOKraft	Verordnung über den Betrieb von Kraftfahrunternehmen im Personenverkehr
BOS	Behörden und Organisationen mit Sicherheitsaufgaben
Bq	Becquerel (Maßeinheit für die Aktivität ionisierender Strahlung)
BSeuchG	Bundesseuchengesetz
BtM	Betäubungsmittel
BtMG	Betäubungsmittelgesetz
BtMVV	Betäubungsmittel-Verschreibungsverordnung
BUK	Bundesverband der Unfallkassen
BWK	Brustwirbelkörper
BWS	Brustwirbelsäule
BZ	Blutzucker
C	Kohlenstoff
C1 – C7	Kurzbezeichnungen für die Halswirbel (= HWK)
CI – CVIII	Kurzbezeichnungen für die Spinalnerven im Halswirbelbereich
°C	Grad Celsius
Ca	Kalzium
C_aO_2	Sauerstoffgehalt im arteriellen Blut
CAS	Chemical Abstract Service (Service der chemischen Industrie)
CBF	Cerebral Blood Flow (zerebrale Durchblutung)
CCK-PZ	Cholecystokinin-Pancreozymin (Hormon)
CCT	Kraniale Computertomographie

Ch.	Charrière (Maß für den Durchmesser von Tuben, Kathetern und Bougies)
ChE	Cholinesterase (Enzym)
CK	Kreatinkinase (= CPK)
CK-MB	Kreatinkinase vom Muscle-Brain-Typ (diagnostisches Leitenzym für Myokardinfarkt)
Cl	Chlor
CLL	chronisch-lymphatische Leukämie
cm	Zentimeter
$cm\,H_2O$	Zentimeter Wassersäule
CMAS	Confédération Mondiale des Activités Subaquatiques (Taucherverband)
CML	chronisch-myeloische Leukämie
CMV	Continuous Mandatory Ventilation (rein kontrollierte Beatmung); auch: Zytomegalie-Virus
CN^-	Zyanidion
Co	Kobalt
CO_2	Kohlendioxid
CO-Hb	Carboxy-Hämoglobin
COPD	Chronic Obstructive Pulmonary Disease (chronisch-obstruktive Lungenerkrankung)
CPAP	Continuous Positive Airway Pressure (kontinuierlicher positiver Atemwegsdruck)
CPK	Kreatinkinase (= CK)
CPP	Cerebral Perfusion Pressure (zerebraler Perfusionsdruck)
CPPV	Continuous Positive Pressure Ventilation (kontinuierliche Überdruckbeatmung)
CPR	Kardiopulmonale Reanimation
CRP	C-reaktives Protein
CSF	zerebrospinale Flüssigkeit
CT	Computertomographie, Computertomogramm
CTG	Kardiotokographie (simultane Aufzeichnung der Wehen und der fetalen Herzfrequenz)
Cu	Kupfer
C_vO_2	Sauerstoffgehalt im venösen Blut
DA	Dosieraerosol
DCI	Dekompressionsunfall
DCS	Dekompressionskrankheit

DD	Differenzialdiagnose	EIEC	enteroinvasives Escherichia coli (Bakterienart)
DDR	Deutsche Demokratische Republik	EKG	Elektrokardiogramm
DGKM	Deutsche Gesellschaft für KatastrophenMedizin e.V.	ELT	Endless Loop Tachycardia (Endlosschleifen-Tachykardie)
dia	diastolisch	EMD	elektromechanische Dissozia-tion (s.a. PEA), elektromechani-sche Entkopplung
DIN	Deutsche Industrie-Norm, Ver-bandszeichen des Deutschen Instituts für Normung e.V.	EN	Europäische Normung
DIVI	Deutsche Interdisziplinäre Vereinigung für Intensiv- und Notfallmedizin	EPH	Edema (= Ödem), Proteinurie, Hypertonie (Leitsymptome der EPH-Gestose)
DKKV	Deutsches Komitee für Katas-trophenvorsorge e.V.	ER	endoplasmatisches Retikulum
dl	Deziliter	ERC	European Resuscitation Council
DLM	dilatative Kardiomyopathie	ERV	exspiratorisches Reserve-volumen (Lungenfunktion)
DLRG	Deutsche Lebens-Rettungs-Gesellschaft	ESV	endsystolisches Ventrikelvo-lumen, Restblutmenge
4-DMAP	4-Dimethylaminophenol	ET	Eurotransplant (für die Organ-zuweisung bei Transplantati-onen zuständige Organisation)
DMR	depolarisierende Muskel-relaxanzien		
DNS, DNA	Desoxyribonukleinsäure, Desoxyribonucleid Acid (Träger der genetischen Information)	e.t.	endotracheal
		etCO$_2$	endtidale Kohlendioxidkonzen-tration, endexspiratorischer Kohlendioxidwert
DO$_2$	Sauerstoffverfügbarkeit		
DOM	2,5-Dimethoxy-4-methylam-phetamin (Rausch- und Suchtmittel, auch: DOMSTP)	ETEC	enterotoxische Escherichia coli (Bakterienart)
		EU	Europäische Union; auch für: Extrauteringravidität
dpt	Dioptrie (Maßeinheit für die Brechkraft von Linsen/-systemen)	e.V.	eingetragener Verein
		EZF	extrazelluläre Flüssigkeit
DRK	Deutsches Rotes Kreuz	EZR	Extrazellulärraum (= EZV)
DTG	Drucklufttauchgerät	EZV	extrazelluläres Volumen (= EZR)
EAN	Enriched Air Nitrox	F	Frequenz; auch: Kraft
e.b.	endobronchial	Fe	Eisen (lat. ferrum)
ECHO-Virus	Enteric Cytopathogenic Human Orphan Virus	FeV	Fahrerlaubnis-Verordnung
		FH	Fluorwasserstoff
EDTA	Ethylene Diamine Tetraacetic Acid (Äthylendiamintetraessig-säure); auch: European Dialysis and Transplant Association (Europäische Gesellschaft für Dialyse und Transplantation)	FiO$_2$	inspiratorische Sauerstoffkon-zentration
		FPIA	Fluoreszenz-Polarisations-Immunoassay
		FRC	funktionelle Residualkapazität
		FSME	Frühsommer-Meningoenzepha-litis
EDV	Elektronische Datenverarbei-tung	FT4	Freies Thyroxin
EEG	Elektroenzephalogramm	(F)VC	(forcierte) Vitalkapazität (Lungenfunktion)
EF	Ejection Fraction (Auswurffraktion)	G	Gauge (Maßeinheit für den Durchmesser von Kanülen); auch Giga-
EHEC	hämorrhagisches Escherichia coli (Bakterienart)		

g	Gramm; auch: Gravitation (Erdanziehungskraft)
g%	Gramm-Prozent (Gramm pro 100 ml)
GABA	Gammaaminobuttersäure
GCS	Glasgow Coma Scale (Trauma Score)
GdB	Grad der Behinderung
GefStoffV	Gefahrstoffverordnung
GFR	glomeruläre Filtrationsrate
GG	Grundgesetz
ggf.	gegebenenfalls
GGT	Gammaglutamyltransferase (Enzym)
GMLZ	Gemeinsames Melde- und Lagezentrum von Bund und Ländern
GI-Blutungen	gastrointestinale Blutungen
GOT	Glutamat-Oxalacetat-Transaminase (Enzym, = AST, ASAT, SGOT)
GPT	Glutamat-Pyruvat-Transaminase (Enzym, = ALT, ALAT, SGPT)
gr.	Griechisch
GT	gereinigtes Tuberkulin (Diagnostikum bei der Tbc)
GTÜM	Gesellschaft für Tauch- und Überdruckmedizin
Gy	Gray (Einheit der Energiedosis)
h	Stunde
H	Wasserstoff
H_2CO_3	Kohlensäure
H_2O	Wasser
HACE	High Altitude Cerebral Edema (Höhenhirnödem)
HAES	Hydroxyäthylstärke (Plasmaersatzlösung, Infusionslösung)
HAPE	High Altitude Pulmonary Edema (Höhenlungenödem)
HARH	High Altitude Retinal Haemorrhage (Netzhautblutung in großer Höhe)
Hb	Hämoglobin (roter Blutfarbstoff)
HbCO	mit Kohlenmonoxid beladenes Hämoglobin
HBO	hyperbare Oxygenierung (Überdruck Sauerstoffbehandlung)
HbO_2	Sauerstoffsättigung des Hämoglobins
HBV	Hepatitis B-Virus
HCG	Human Chorionic Gonadotropine (Hormon)
HCO_3^-	Standard-Bikarbonat (Blutgasanalyse)
HDL	High Density Lipoprotein
HDM	Herzdruckmassage
HELLP	HELLP-Syndrom: Hemolysis, Elevated Liver Enzymes, Low Platlet Count
HF	Herzfrequenz; auch: Hochfrequenz
HIB	Haemophilus influenzae Typ B (Bakterienart)
HIV	Human Immunodeficiency Virus
HLW	Herz-Lungen-Wiederbelebung
HME	Heat and Moisture Exchanger
HMV	Herzminutenvolumen (s.a. HZV)
HNO	Hals-Nasen-Ohren
HOPS	hirnorganisches Psychosyndrom, Hirnsklerose
HT	akzidentielle Hypothermie
HWK	Halswirbelkörper
HWS	Halswirbelsäule
Hz	Hertz (Maßeinheit der Stromfrequenz)
HZV	Herzzeitvolumen (= HMV)
i.a.	intraarteriell
IC	inspiratorische Kapazität (Lungenfunktion)
ICAO	International Civil Aviation Organization (Internationale Zivilluftfahrt-Organisation)
ICD	International Classification of Diseases (internationale Diagnoseklassifikation)
ICP	Intracranial Pressure (intrakranieller Druck)
ICR	Interkostalraum, Zwischenrippenraum
ID	Innendurchmesser
I.E.	Internationale Einheit; auch: Immunitätseinheit
IFA	Internationale-Flug-Ambulanz e.V.
IgE	Immunglobulin Typ E (Antikörper)
IgM	Immunglobulin Typ M (Antikörper)
IHT	Interhospitaltransfer
IKRK	Internationales Komitee vom Roten Kreuz

i.m.	intramuskulär
IMV	Intermittent Mandatory Ventilation (intermittierende mandatorische Ventilation, intermittierende maschinelle Beatmung)
i.o.	intraossär
IPPB, IPPV	Intermittent Positive Pressure Breathing, Intermittent Positive Pressure Ventilation (intermittierende Überdruckbeatmung)
IRV	inspiratorisches Reservevolumen (Lungenfunktion)
ISA	intrinsische sympathomimetische Aktivität
ITH	Intensivtransporthubschrauber
IUPAC	International Union of Pure and Applied Chemistry (Internationale Union für reine und angewandte Chemie)
i.v.	intravenös
IZV	intrazelluläres Volumen
J	Jod; auch: Joule (Maßeinheit für Energie, vgl. kJ)
JGZ	juxtaglomeruläre Zellen
JUH	Johanniter-Unfall-Hilfe
K	Kalium; auch: Kelvin (Maßeinheit der absoluten Temperaturskala)
KatS	Katastrophenschutz
kcal	Kilokalorie (Kalorie: Maßeinheit für den Energiewert von Lebensmitteln, vgl. kJ)
KCl	Kaliumchlorid
KClO$_3$	Kaliumchlorat
KED	Kendrick Extrication Device® (Rettungskorsett)
kg	Kilogramm
kg KG	Kilogramm Körpergewicht
KH	Kohlenhydrate; auch: Krankenhaus
KHK	koronare Herzkrankheit
KHz	Kilohertz (vgl. Hz)
kJ	Kilojoule (Maßeinheit für den Energiewert von Lebensmitteln, vgl. J)
km/h	Kilometer pro Stunde
kN	Kilonewton (vgl. N)
KO, KOF	Körperoberfläche
kp	Kilopond (vgl. p)
kPa	Kilopascal (vgl. Pa)
Kps.	Kapsel
Krea.	Serum-Kreatinin
KTD	Kendrick Traction Device® (Streckschiene)
KTW	Krankentransportwagen, Krankenwagen
kV	Kilovolt (vgl. V)
l	Liter; auch: Lambda (Einheit der Wellenlänge)
L.	Lobus (lat. für Lappen; z.B. Lungenlappen)
L1 – L5	Kurzbezeichnungen für die Lumbalwirbel (Lendenwirbel, = LWK)
LI – LV	Kurzbezeichnungen für die Spinalnerven im Lendenwirbelbereich
LA	Left Atrium (linker Vorhof)
LAP	Left Atrium Pressure (linker Vorhofdruck)
lat.	Lateinisch
LCM	lymphozytäre Choriomeningitis
LDH	Laktatdehydrogenase
LDL	Low Density Lipoproteins
LGL	Lown-Ganong-Levine-Syndrom (Short PR Interval Syndrome)
Lig.	Ligamentum (Band)
LJ	Lebensjahr
Lkw	Lastkraftwagen
LNA	Leitende/r Notarzt/Notärztin
LSD	Lysergsäuredimethylamid
LTB	Laryngotracheobronchitis (= Kruppsyndrom)
LV	linker Ventrikel, linksventrikulär
LVP	Left Ventricular Pressure (linker Ventrikeldruck)
LWK	Lendenwirbelkörper
LWS	Lendenwirbelsäule
M	Mega-
μ	Mikro-
m	Meter (Längenmaß); auch: Masse
mA	Milliampère (vgl. A)
MAD	mittlerer arterieller Druck (= MAP, P_m)
MAIS	Verletzungsschweregrad des Gesamtkörpers nach der AIS
MANV	Massenanfall von Verletzten und Erkrankten

MAP	Mean Arterial Pressure (mittlerer arterieller Blutdruck, = MAD, P_m)
MAST	Military/Medical Anti-Shock Trousers (Anti-Schock-Hose, vgl. PASG)
mbar	Millibar (vgl. bar)
MDA	Methylendioxyamphetamin (Rausch- und Suchtstoff)
MDMA	Methylendioxymethamphetamin (Rausch- und Suchtstoff)
MedGV	Medizingeräteverordnung
MEES	Mainz Emergency Evaluation Score (Trauma Score)
Met-Hb	Methämoglobin
MeV	Megaelektronenvolt
Mg	Magnesium
mg	Milligramm
MGF	Mittelgesichtsfraktur
MHD	Malteser Hilfsdienst e.V.
MHH	Medizinische Hochschule Hannover
MHz	Megahertz (vgl. Hz)
min	Minute
MJ	Megajoule (vgl. J)
ml	Milliliter
mm	Millimeter
mmHg	Millimeter Quecksilbersäule
mmol	Millimol (vgl. mol)
Mn	Mangan
Mo	Molybdän
MOD	magneto-optischer Datenträger
MODS	Multiorgandysfunktionssyndrom
mol	Mol (Einheit der Stoffmenge)
mol/kg	Mol pro Kilogramm (Einheit für die Molalität)
mol/l	Mol pro Liter (Einheit für die Molarität)
mosmol/l	vgl. osmol/l
MOV	Multiorganversagen
MPG	Medizinproduktegesetz
MR	Muskelrelaxanzien
mRNS	Messenger-Ribonukleinsäure (Moleküle, die zur Umwandlung der RNS in DNS beitragen)
MRT	Magnetresonanztomographie, Kernspintomographie
ms	Millisekunde
MuSchG	Mutterschutzgesetz
MV	Megavolt (vgl. V)
mV	Millivolt (vgl. V)
mval	Millival (tausendster Teil eines Grammäquivalents, vgl. val)
MVO_2	myokardialer Sauerstoffverbrauch
N	Newton (Einheit für Kraft); auch: Stickstoff
n	Nano-
N., Nn.	Nerv, Nerven (lat. Nervus/Nervi)
NA	Notarzt/Notärztin
Na	Natrium
NaCl	Natriumchlorid (Kochsalz)
$NaClO_3$	Natriumchlorat
NAPQI	N-Acetylparabenzoquinolin
NASPE/BPEG	North American Society of Pacing and Electrophysiology/British Pacing and Electrophysiology Group (Nordamerikanische/Britische Schrittmachergesellschaft)
NAW	Notarztwagen
NDMR	Nichtdepolarisierende Muskelrelaxanzien
NEF	Notarzteinsatzfahrzeug
NH_2	Aminogruppe (Baustein der Aminosäuren)
NH_3	Ammoniak
NH_4	Ammonium
Nitrox	Nitrogenoxygen
nm	Nanometer
NMDA	N-Methyl-D-Aspartat
NMR	Nuclear Magnetic Resonance (Magnetresonanz)
NO	Stickstoffmonoxid
NO_2	Stickstoffdioxid
NPsychKG	Niedersächsisches Gesetz über Hilfen und Schutzmaßnahmen für psychisch Kranke
NW	Nebenwirkung
Ω	Ohm (Einheit für den elektrischen Widerstand)
O, O_2	Sauerstoff
OEA	Oxygen-enriched Air
OP	Operation; Operationssaal
OrgL	Organisatorischer Leiter (auch Org.Ltr., OrgEL)
osmol/l	Einheit der Osmolarität
P.	Fortsatz (Processus)
p	Pond (alte physikalische Krafteinheit)

P, p	Druck; auch: Leistung (Einheit: Watt)
p_aO_2	Sauerstoffpartialdruck im arteriellen Blut
Pa	Pascal (Einheit des Drucks)
PA	Pulmonalarterie
p_aCO_2	Kohlendioxidpartialdruck im arteriellen Blut
PADI	Professional Association of Diving Instructors (USA-Tauchsportverband)
PAP	Pulmonary Arterial Pressure (Pulmonalarteriendruck)
PASG	Pneumatic Anti-Shock Garment (Anti-Schock-Hose, vgl. MAST)
pCO_2	Kohlendioxidpartialdruck
PCWP	Pulmonary Capillary Wedge Pressure (Pulmonalkapillardruck)
PDA	persistierender Ductus arteriosus Botalli
PDE	Patientendatenerfassungsgerät
P_{dia}/P_{sys}	diastolischer bzw. systolischer Blutdruck
PEA	pulslose elektrische Aktivität (vgl. EMD)
PEEP	Positive Endexpiratory Pressure (positiver endexspiratorischer Druck)
PEI	Paul-Ehrlich-Institut
PEG	Polyethylenglykol
Ph	Phosphor
pH	Maß der Wasserstoffionenkonzentration
PHTLS	Pre-hospital Trauma Life Support
PK	Pyruvatkinase (Enzym)
Pkw	Personenkraftwagen
P_m	arterieller Mitteldruck (= MAD, MAP)
PNPB	Positive Negative Pressure Breathing (positiv-negative Beatmung, Wechseldruckbeatmung)
PNS	peripheres Nervensystem
p.o.	per os (durch den Mund)
pO_2	Sauerstoffpartialdruck
PRIND	prolongiertes reversibles ischämisches neurologisches Defizit (vgl. RIND, TRINS)
PS	Pulmonalstenose
PSA	Persönliche Schutzausrüstung
PTBS	Posttraumatische Belastungsstörung
PTCA	perkutane transluminale Koronarangioplastie
PTH	Parathormon
PTS	Pediatric Trauma Score (Trauma Score)
PTSD	Posttraumatic Stress Disorder
PTT	Partial Thromboplastic Time (partielle Thromboplastinzeit)
PVC	Polyvinylchlorid
p_vCO_2	Kohlendioxidpartialdruck im zentralvenösen Blut
p_vO_2	Sauerstoffpartialdruck im zentralvenösen Blut
PVP-Iod	Polyvinylpyrrolidon-Iod, Polyvidon-Iod (Entkeimungsmittel)
PVT	pulslose ventrikuläre Tachykardie
R	(Strömungs-)Widerstand
r	Radius
RA	Right Atrium (rechter Vorhof)
RAAS	Renin-Angiotensin-Aldosteron-System
RAP	Right Atrium Pressure (rechter Vorhofdruck)
RD	Rettungsdienst
RettAss	Rettungsassistent/in
RettAssAPrV	Ausbildungs- und Prüfungsverordnung für Rettungsassistenten und Rettungsassistentinnen
RettAssG	Rettungsassistentengesetz
RG's	Rasselgeräusche
Rh	Rhesus(faktor)
RH	Rettungshelfer/in
RIND	Reversibles ischämisches neurologisches Defizit (vgl. PRIND, TRINS)
RKI	Robert Koch-Institut
RLSt	Rettungsleitstelle
RNS	Ribonukleinsäure
RR	Blutdruck (Riva-Rocci-Messmethode)
RR_{dia}/RR_{sys}	diastolischer bzw. systolischer Blutdruck
RS	Rettungssanitäter/in
RSZ	regionale Strahlenschutzzentren
RTH	Rettungstransporthubschrauber, Rettungshubschrauber

rtPA	Recombinant Tissue Plasminogen Activator (rekombinierter Gewebeplasminogenaktivator)
RTS	Revised Trauma Score (Trauma Score)
RTW	Rettungstransportwagen, Rettungswagen
RV	rechter Ventrikeldruck; auch: Residualvolumen (Lungenfunktion)
RW	Rettungswache
S	Schwefel
s	Strecke; Sekunde
s.	siehe
SI – SV	Kurzbezeichnungen für die Spinalnerven im Kreuzbeinbereich
S1 – S5	Kurzbezeichnungen für die Sakralwirbel (Kreuzwirbel)
SA	sinuatrial
SAB	Subarachnoidalblutung
S_aO_2	arterielle Sauerstoffsättigung
SAR	Search and Rescue
SbE	Stressbearbeitung nach belastenden Ereignissen
s.c.	subkutan (unter die Haut)
S-CPPV	synchronisierte CPPV
Se	Selen
Sek.	Sekunde
SEG	Schnell-Einsatz-Gruppe
SEK	Sonder-/ Spezialeinsatzkommando
SG	Säugling
SGB	Sozialgesetzbuch
SGOT	Serum-Glutamat-Oxalacetat-Transaminase (= ASAT (Enzym))
SGPT	Serum-Glutamat-Pyruvat-Transaminase (= ALT, ALAT (Enzym))
SHT	Schädel-Hirn-Trauma
SI	Schockindex; auch: Système Internationale (Internationales Einheiten-System)
SIDS	Sudden Infant Death Syndrome
SIH	schwangerschaftsinduzierte Hypertonie (neuerer Begriff für EPH)
SIRS	Systemic Inflammatory Reaction Syndrome
S-IMV	synchronisierte IMV
S-IPPV	synchronisierte IPPV
s.l.	sublingual (unter die Zunge)
s.o.	siehe oben

SKAT	Schwellkörperinjektionstherapie
SKK	Ständige Konferenz für Katastrophenvorsorge und Katastrophenschutz
S_pO_2	partielle Sauerstoffsättigung
SSS	Sick-Sinus-Syndrome (Syndrom des kranken Sinusknotens)
SSW	Schwangerschaftswoche
StGB	Strafgesetzbuch
StVG	Straßenverkehrsgesetz
StVO	Straßenverkehrsordnung
StVZO	Straßenverkehrs-Zulassungsordnung
STD	Sexual Transmitted Diseases (Geschlechtskrankheiten)
SU	Sulfonylurea (Sulfonyl-Harnstoff)
s.u.	siehe unten
SV	Schlagvolumen; auch: Spontaneous Ventilation (spontane Ventilation)
SVES	supraventrikuläre Extrasystolen
SVI	Schlagvolumenindex
S_vO_2	zentralvenöse Sauerstoffsättigung
SVR	Systemic Vascular Resistance (systemischer Gefäßwiderstand)
syn.	Synonym
sys	systolisch
T	Temperatur
t	Zeit
T_3	Trijodthyronin (Hormon)
T_4	Tetrajodthyronin (Hormon)
Tbc	Tuberkulose
TC	Totalkapazität (Lungenfunktion, = TLC)
t_E	Exspirationszeit
TEE	Transesophageal Echocardiography (transösophageale Echokardiographie)
TEL	Technische Einsatzleitung
TGA	Transposition der großen Arterien
Th1 – Th12	Kurzbezeichnungen für die Thoraxwirbel (Brustwirbel, = BWK)
ThI ThXII	Kurzbezeichnungen für die Spinalnerven im Brustwirbelbereich
THW	Technisches Hilfswerk
t_I	Inspirationszeit

TIA	Transitorisch-ischämische Attacke
TIVA	totale intravenöse Anästhesie
TK	Teilkörperbestrahlung
TLC	Total Lung Capacity (Totalkapazität/ Lungenfunktion, = TC)
TPG	Transplantationsgesetz
TPR	Total Peripheral Resistance (peripherer Gesamtwiderstand)
TRBA	Technische Regeln für biologische Arbeitsstoffe
TRH	Thyreotropine Releasing Hormone (Thyreotropin stimulierendes Hormon)
TRINS	transitorisches reversibles ischämisches neurologisches Syndrom (vgl. PRIND, RIND)
T-RTS	Triage-RTS
TSH	Thyreoid Stimulating Hormone (Thyreotropin)
Tss	Toxic Shock Syndrome
TUIS	Transportunfallinformations- und Hilfeleistungssystem der chemischen Industrie
TV	Tarifvertrag
TZ	Thrombinzeit
USBV	unkonventionelle Spreng- und Brandvorrichtungen
V	Volt (Einheit der elektrischen Spannung); auch: Volumen
V., Vv.	Vene, Venen (lat. Vena/Venae)
V_1 bis V_6	Brustwand-Ableitungen beim EKG nach Wilson
V.a.	Verdacht auf
val	Grammäquivalent

VCI	Verband der Chemischen Industrie
VDE	Verband Deutscher Elektrotechniker
VE	Vakuumextraktion (bei der Geburt)
VEL	Vollelektrolytlösung
VES	ventrikuläre Extrasystole
VF	ventrikuläres Flimmern, Kammerflimmern; auch: Vitalfunktion(en)
vgl.	vergleiche
VHF	Vorhofflimmern; auch: virusbedingtes hämorrhagisches Fieber
VKO	verbrannte Körperoberfläche
VLDL	Very Low Density Lipoproteins
VO_2	Sauerstoffverbrauch
Vol%	Volumenprozent
VSD	Ventrikelseptumdefekt
V_t	Tidal Volume (Atemzugvolumen, Atemvolumen)
VT	ventrikuläre Tachykardie, Kammertachykardie
W	Watt (Einheit der physikalischen Leistung); auch: Arbeit
WHO	World Health Organization (Weltgesundheitsorganisation)
WPW-Syndrom	Wolff-Parkinson-White-Syndrom
Ws	Wattsekunde (Einheit der Leistung)
Zn	Zink
ZNS	Zentrales Nervensystem
ZVD	zentraler Venendruck

TAB. 6 ▶ Richtungsangaben

superior	oben gelegen, der obere	*posterior*	hinten gelegen, der hintere
inferior	unten gelegen, der untere	*frontalis*	stirnwärts, zur Stirn hin
cranialis	kopf-, (schädel-)wärts gelegen	*occipitalis*	zum Hinterkopf hin
caudalis	steißwärts gelegen	*dexter*	rechts
medialis	zur Mitte hin gelegen	*sinister*	links
sagittalis	parallel zur Mittelachse gelegen	*longitudinalis*	längs, der Länge nach
lateralis	zur Seite hin gelegen	*transversalis*	quer, querverlaufend
proximalis	zum Körper hin gelegen	*internus*	innen gelegen, der innere
distalis	vom Körper weg gelegen	*externus*	außen gelegen, der äußere
ventralis	zum Bauch hin gelegen	*temporalis*	an der Schläfe gelegen
dorsalis	zum Rücken hin gelegen	*centrifugalis*	von der Mitte weggehend
anterior	vorn gelegen, der vordere	*centripetalis*	zur Mitte hinführend

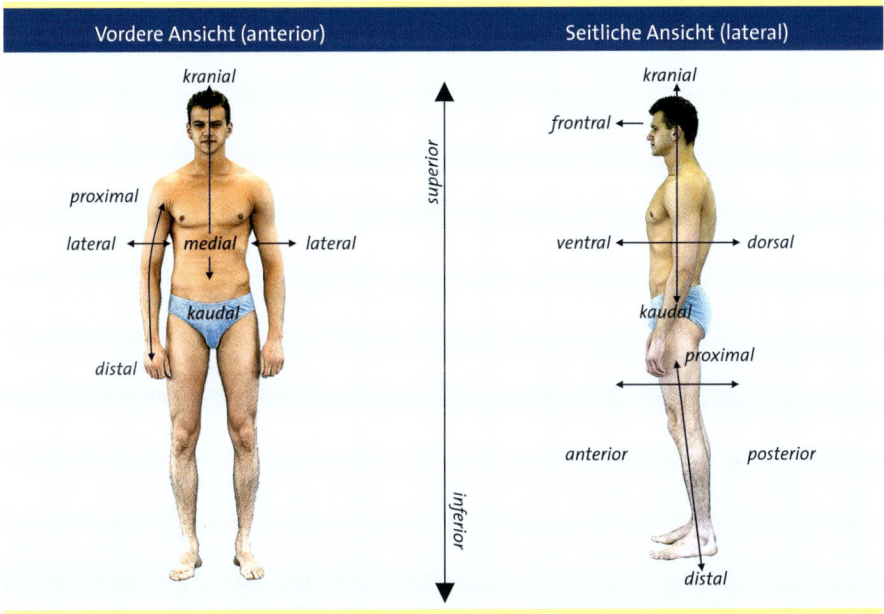

Vordere Ansicht (anterior)	Seitliche Ansicht (lateral)

ABB. 1 ▶ Richtungsangaben

Tab. 7 ▶ Wichtige Vorsilben

Vorsilbe	Bedeutung	Beispiel	Übersetzung
a-, an-, am-	un-, -los (Mangel an, Fehlen von)	Amnesie	Gedächtnislücke
ab-, abs-	von ... weg	Abduktion	Wegführen, Abspreizen einer Extremität
ad-	zu, heran	Adduktion	Heranführen einer Extremität zum Körper
anti-	gegen, entgegen	Antibiotikum	Mittel gegen lebendige Krankheitserreger
brady-	langsam	Bradykardie	langsame Herzaktion
circum-	ringsherum	Circumcision, Zirkumzision	Umschneidung
con-, com-	zusammen, mit	Conjunktiva	die Bindehaut des Auges
contra-	gegen, entgegen	Kontraindikation	die Gegenanzeige zur Verabreichung eines Medikamentes
cum-, con-, col-	mit, zugleich mit, zusammen	Conceptio	die Empfängnis
de-, des-,	un-, nicht, von ... weg, herab	Deformation	Veränderung der normalen Form
		Dekompensation	mangelnder Ausgleich
dia-	durch, hindurch, zwischen	Dialyse	Trennung verschiedener Stoffe
			Auseinanderziehen (Erschlaffen)
		Diastole	des Herzmuskels
dis-	auseinander, ver-, zer-	Dislokation	Auseinanderweichen von Knochenfragmenten
en-, em-	in, innen, hinein	Embolus	der Pfropf
		Enzephalitis	die Gehirnentzündung
endo-, ento-	innen, innerhalb	endogen	innerhalb des Körpers entstanden
epi-	auf, darauf	Epiglottis	der Kehldeckel, der auf dem Stimmapparat sitzt
ex-, ek-	aus, heraus	Exkursion	Bewegung aus einer Gleichgewichtslage, z.B. Atemexkursion
extra-	außerhalb	extrapleural	außerhalb des Brustfells gelegen
hemi-	halb	Hemiparese	Halbseitenlähmung
hyper-	über, oberhalb, übermäßig, über der Norm	Hypertonie	zu hoher Blutdruck
hyp(o)-	unter, unterhalb, zu wenig, unter der Norm	Hypoglykämie	Unterzuckerung
in-, im-	in, hinein, un-, nicht	Infarkt	der Gefäßverschluss mit Gewebstod
		Insuffizienz	die ungenügende Funktion

6

TAB. 7 ▶ Wichtige Vorsilben (Forts.)

infra-	unterhalb	Nervus infraorbitalis	der in der Augenhöhle verlaufende Nerv
inter-	zwischen	Interkostalraum	der Zwischenrippenraum
intra-	innen, innerhalb, während	intravenös	in die Vene hinein
makro-	groß	Makrohämaturie	starke Blutung aus dem Harntrakt
mikro-	klein	Mikrohämaturie	winzige nur im Labor nachweisbare Blutung aus dem Harntrakt
ob-, oc-	gegen, entgegen	Obstipation	die Stuhlverstopfung
par(a)-	neben, von der Norm abweichend	Parästhesie	eine abnorme Empfindung
per-	durch, hindurch; besonders	Perfusion perakut	die Durchströmung hochakut
peri-	um ... herum	Perikard	der das Herz umgebende Herzbeutel
poly-	viel, zahlreich	Polyglobulie	ein Zuviel an roten Blutkörperchen
post-	nach, hinter	posttraumatisch	nach einer Verletzung
prae-	vor, vorher	präkordial präventiv	vor dem Herzen liegend vorbeugend
pro-	für, vor	Prodromalstadium	Zustand, der der eigentlichen Krankheit vorangeht
re-	wieder-, rück-, neu-	Reinfarkt rezidivierend	erneuter Infarkt sich wiederholend
retro-	rück(wärts), nach hinten	retrosternal	hinter dem Sternum gelegen
se-	beiseite, aus-, weg-	sezernieren	absondern, ausscheiden
semi-	halb	Semikastration	die Entfernung eines Hodens
sub-	unter, unter der Norm	Vena subclavia	Vene unterhalb des Schlüsselbeines
super-	über, übermäßig	Superinfektion	die wiederholte Infektion
supra-	oben, oberhalb	suprapubisch	oberhalb des Schambeines
syn-, sym-	mit, zugleich mit, zusammen	Symptom Syndrom	Begleiterscheinung das Zusammentreffen mehrerer Krankheitszeichen
tachy-	schnell	Tachykardie	die schnelle Herzschlagfolge
trans-, tra-	hinüber, über, hindurch	Transfusion	die Vermischung, die Blutübertragung
ultra-	über ... hinaus, jenseits, über, länger als	Ultraviolett	jenseits des sichtbaren Lichtes
vital-	Lebens-	Vitalzeichen	Zeichen des intakten Lebens

7

2 *Diagnostik, Monitoring und Dokumentation*

2.1 ANAMNESE

G. NEFF

Der Begriff Anamnese kommt aus dem Griechischen und bedeutet »Erinnerung«. Im medizinischen Sprachgebrauch steht er für die Erhebung der medizinischen Vorgeschichte. Ohne Ausnahme gehört diese zu jeder Diagnostik und Therapie eines Patienten und kann für die Versorgung und Therapie und somit für den weiteren Verlauf des Krankheitsprozesses wegweisend sein. Beispielhaft sei hier die klinische Wertigkeit von Herzrhythmusstörungen angeführt, die allein durch die Auswertung der Frage »Sind diese bekannt und vorbehandelt oder nicht?« Konsequenzen für die Therapie vorgeben kann.

Die *aktuelle Anamnese* bezeichnet den Anlass, der zum Einsatz des Rettungsdienstes geführt hat, so beispielsweise das akute Schmerzereignis, die Luftnot oder die Bewusstseinstrübung.

Die *allgemeine Anamnese* beinhaltet Ereignisse und Umstände, die in unmittelbarem Zusammenhang mit dem jetzt eingetretenen Ereignis stehen, und/oder solche, die in der Vergangenheit schon einmal zu einer vitalen Bedrohung geführt haben.

Die Erhebung der *Familienanamnese*, also ähnlicher oder gleicher Erkrankungen bei den nächsten Verwandten, ist für die Notfallsituation nur selten relevant und gehört eher in die Anamneseerhebung im Krankenhaus.

2.1.1 Eigen- und Fremdanamnese

Ist der Patient ansprechbar, zeitlich und örtlich orientiert und physisch und psy-chisch in der Lage, ausreichende Angaben zur Vorgeschichte zu machen, wird die Vorgeschichte durch ihn selbst als *Eigenanamnese* erhoben. Ist die unmittelbare Befragung nicht möglich, muss die Vorgeschichte als *Fremdanamnese*, das heißt durch Befragung Dritter oder Fremder, erhoben werden. Die Notwendigkeit hierzu ergibt sich immer beim Bewusstseinsgetrübten oder Bewusstlosen. So kann beispielsweise der Hinweis auf einen Diabetes mellitus (Zuckerkrankheit) bei Auffinden einer zunächst unklaren Bewusstseinstrübung oder der Verlauf der Bewusstseinslage eines Verletzten nach Verkehrsunfall mit Verdacht auf Schädel-Hirn-Trauma richtungsweisend für die Diagnose und Therapie sein; bedeutet dies doch, dass der Diabetiker mit Hypoglykämie und Bewusstseinstrübung nicht den Endotrachealtubus, sondern die Ampulle Glukose (i.v.) braucht und dass der Verletzte mit SHT und Bewusstseinstrübung in ein Krankenhaus transportiert werden muss, in dem die Möglichkeit einer Computertomographie gegeben ist. Bei Kindern, ggf. bei älteren Menschen und bei Patienten, die aufgrund einer geistigen oder körperlichen Behinderung keiner Kommunikation zugänglich sind, wird die Vorgeschichte ebenfalls durch Dritte erhoben.

> Je bedrohter der Patient durch die Einschränkung seiner Vitalfunktionen ist, desto weniger Zeit steht für die Erhebung der Anamnese zur Verfügung.

Es sind Situationen denkbar, bei denen praktische Erstmaßnahmen zeitgleich mit der Erfragung der Vorgeschichte einhergehen müssen. So ist beim Herz-Kreis-lauf-Stillstand unverzüglich mit Reanimationsmaßnahmen (Wiederbelebung) zu beginnen, parallel hierzu können Angehörige – durch Fremdanamnese – u.a. nach möglichen Ursachen (z.B. maligne (bösartige) Grunderkrankung, bekannte Herzrhythmusstörungen usw.) befragt werden.

2.1.2 Art und Weise der Erhebung

Erste Voraussetzung für eine schnelle und gezielte Erhebung ist ein ruhiger Umgangston, der gleichzeitig frei von Provokation, Suggestion und/oder subjektiver Interpretation ist. Hierbei sind das Vorstellen der eigenen Person und die kurze Erläuterung der Funktion eine einfache und zwischenmenschlich korrekte Eröffnung eines Patientengespräches. Stürmt man hektisch zu dem Patienten und stellt ohne weitere Vorankündigung beispielsweise eine Frage wie »Haben Sie etwa gefeiert und zuviel Alkohol getrunken?«, so verunsichert dies den Patienten, und er hat kaum die Chance zu sagen, warum er den Rettungsdienst gerufen hat.

Die Differenzierung von Beschwerden macht das *Nachfragen* zu Einzelheiten der Symptomatik notwendig. Bei der Formulierung der Frage »Haben Sie Schmerzen hinter dem Brustbein?« ist sicher eher mit einer verwertbaren Auskunft zu rechnen als bei der Wortwahl »Haben Sie retrosternale Schmerzen?«. Wird des Weiteren eine Frage nach der anderen gestellt, erleichtert dies die Erhebung für den Fragenden ungemein und lässt ihn in Verbindung mit der folgenden klinischen Untersuchung in aller Regel schnell zu einem Ergebnis kommen.

2.1.3 Einschätzung der Gesamtsituation

Unmittelbar nach dem Eintreffen an der Einsatzstelle erfolgt immer die Beurteilung der Gesamtsituation. An oberster Stelle steht die Einschätzung der Eigen- und Fremdgefährdung. Nach einem Unfall sind für das weitere einsatztaktische Vorgehen (Sichtung, Nachforderung weiterer Rettungsmittel, Feuerwehr u.a.) die Zahl der Verletzten und eventuell erforderliche rettungstechnische Besonderheiten zu bestimmen. Die Frage nach der Vorgeschichte, beispielsweise dem Unfallhergang, kann Hinweise über mögliche anzutreffende, zunächst nicht sichtbare Verletzungsmuster oder Erkrankungen geben.

Bei nicht traumatisierten (verletzten) Patienten kann schon das Erkennen der Gesamtsituation oder der Begleitumstände, in der der Erkrankte vorgefunden wird, auf die Diagnose hinweisen. Das Vorhandensein von Medikamenten auf dem Nachttisch mit daneben liegendem Brief, die mit dem noch eingesteckten Fön in der Badewanne liegende, nicht mehr ansprechbare Person oder der in der Nacht vor der Wirtschaft vorgefundene, am Boden liegende Patient signalisieren die Verdachtsdiagnose und geben das erste notfallmedizinische Management vor. Durch gezielte Fragestellung nach dem »Was ist passiert und seit wann besteht dieser Zustand?« lassen sich für die weitere Anamneseerhebung richtungsweisend Schwerpunkte der Fragestellung herausfiltern. Die Art der Beschwerden richtet sich im Rettungsdienst nach der vorgefundenen akuten Leitsymptomatik. Die Differenzierung wird in den einzelnen Kapiteln dieses Lehrbuches besprochen. Unabhängig von der Art der Leitsymptomatik sollten schwerpunkthaft die folgenden Punkte erfragt werden.

2.1.4 Begleitumstände und Verlauf

Differenzialdiagnostische Hinweise geben Dauer, Begleitumstände und zeitlicher Verlauf der Beschwerden. Beispielsweise ist der kurz dauernde retrosternale Schmerz, der nur unter körperlicher Belastung (Begleitumstand) seit mehreren Wochen (Zeitfaktor) immer wieder auftritt, um in Ruhe wieder zu verschwinden (Dauer), eher ein Zeichen der Angina pectoris als der akut einsetzende so genannte Vernichtungsschmerz beim Herzinfarkt (VGL. II 3.2.3).

Die Entwicklung eines Symptoms kann ebenfalls wegweisend für die Diagnose sein. Der oft unter Angabe einer genauen Uhrzeit geklagte so genannte Perforationsschmerz im Oberbauch bei bekanntem Magengeschwür gibt die Abgrenzung zum eher langsam einsetzenden gürtelförmigen Dauerschmerz bei der Pankreatitis (Bauchspeicheldrüsenentzündung) wieder.

Zu den Begleitumständen einer akuten Erkrankung gehört auch die Frage nach möglichen Risikofaktoren. Orientiert an der *Leitsymptomatik* sollte unbedingt nach diesen Leitsymptomen gefahndet werden, da sie die Diagnose wesentlich untermauern können. Bezogen auf die Differenzialdiagnose des Oberbauchschmerzes sind dies bei bekannter Vorerkrankung wie Geschwüren, Entzündungen oder Voroperationen solche Faktoren wie Stress, Rauchen, Alkoholmissbrauch oder z.B. Diätfehler des Diabetikers.

> Dauer, Begleitumstände und zeitlicher Verlauf von Beschwerden erlauben häufig die Zuordnung zu einer Diagnose und geben Rückschlüsse über die Dringlichkeit der präklinischen und weiteren klinischen Behandlung.

2.1.5 Stärke der Beschwerden

Die Stärke der Beschwerden wird – sofern nicht durch die rein optische Erfassung der Gesamtsituation – durch den Patienten subjektiv wiedergegeben. Objektiviert werden kann die Stärke nur durch die sicht- und/oder messbare Einschränkung einer Organfunktion bzw. des momentanen Allgemeinzustandes. Das bedeutet beispielsweise, dass der über sehr schwere Luftnot klagende Patient kaum flach und ruhig im Bett liegt, sondern in aufrechter Haltung unter Einsatz seiner Atemhilfsmuskulatur sitzt. Der ruhige, über Brustschmerz klagende, kaltschweißige, grau-blass aussehende Patient ist trotz geringer subjektiver Beschwerden dagegen offensichtlich vital bedroht.

2.1.6 Allgemeine Anamnese

Richtungsweisend für die Diagnose sind des Weiteren Angaben des Patienten selbst oder seiner Umgebung zum Auftreten gleicher oder ähnlicher Beschwerden in der Vergangenheit. So gibt der Patient mit Leitsymptom Luftnot häufig schon von selbst an, dass eine Asthmaerkrankung bekannt ist oder er schon mal »Wasser in der Lunge« gehabt habe. Die Frage, ob sich die Symptomatik im Vergleich zu früheren Ereignissen verändert hat oder gleich ist, macht die Zuordnung derselben zu einer Diagnose einfacher, verhindert bei exakter Erhebung aber gleichzeitig die unkritische Übernahme der durch den Patienten gestellten Diagnose.

Die Frage »Waren Sie schon einmal ernsthaft krank?« offenbart schwerwiegende gesundheitliche Schäden in der Vergangenheit. Die Angabe über einen vor drei Monaten durchgemachten »schweren« Herzinfarkt lässt fast schon ohne weiteres Nachfragen mögliche Komplikationen erahnen und lenkt das not-

fallmedizinische Management in eine umsichtige und maximal überwachende Richtung.

> **Die Erhebung der aktuellen und allgemeinen Anamnese ist ebenso Bestandteil eines adäquaten Notfallmanagements wie die klinische oder apparative Untersuchung und kann richtungsweisend für Diagnose und Therapie sein. Durch gezielt gestellte Fragen nach dem akuten Ereignis, Dauer, Begleitumständen, Medikamenteneinnahme und ernst zu nehmenden Vorerkrankungen bereitet die Erhebung der Vorgeschichte in aller Regel keine Schwierigkeiten.**

2.2 KLINISCHE UNTERSUCHUNG

Unter klinischer Untersuchung wird die aktuelle Befunderhebung des körperlichen und geistigen Zustandes des Patienten verstanden. Die klinische Untersuchung objektiviert nun die vom Patienten benannten und/oder bestehenden Symptome durch die Sinne *Sehen, Hören, Fühlen* und *Riechen* und das Feststellen gestörter Funktionen. Bezogen auf das notfallmedizinische Management besteht das Ziel darin, *ohne aufwändige technische Hilfsmittel* die Symptome schnellstmöglich einer Diagnose zuzuordnen.

Ein geordneter klinischer Untersuchungsgang startet in der Regel bei der Körperregion oder an dem Organ, bei dem, vorgegeben durch die Leitsymptomatik, eine Einschränkung oder Veränderung vermutet wird. Nach Untersuchung der betreffenden Körperregion soll eine orientierende Ganzkörperuntersuchung folgen, die – der Situation angepasst und durch diese vorgegeben – am ehesten am Kopf begonnen wird. Ohne Ausnahme erfährt hierbei jeder Verunfallte eine »Von-Kopf-bis-Fuß-Untersuchung«; bei allen anderen Patienten erfolgt die Untersuchung nach vorliegender Leitsymptomatik.

Liegt eine akute vitale Gefährdung des Notfallpatienten vor, muss eine am Leitsymptom orientierte, kurze organbezogene Untersuchung ausreichen und zeitgleich adäquate Maßnahmen zur Stabilisierung der gestörten Vitalfunktionen eingeleitet werden. Ist der lebensbedrohliche Zustand beseitigt und sind die Vitalfunktionen ausreichend gesichert, sollte die beschriebene Ganzkörperuntersuchung folgen.

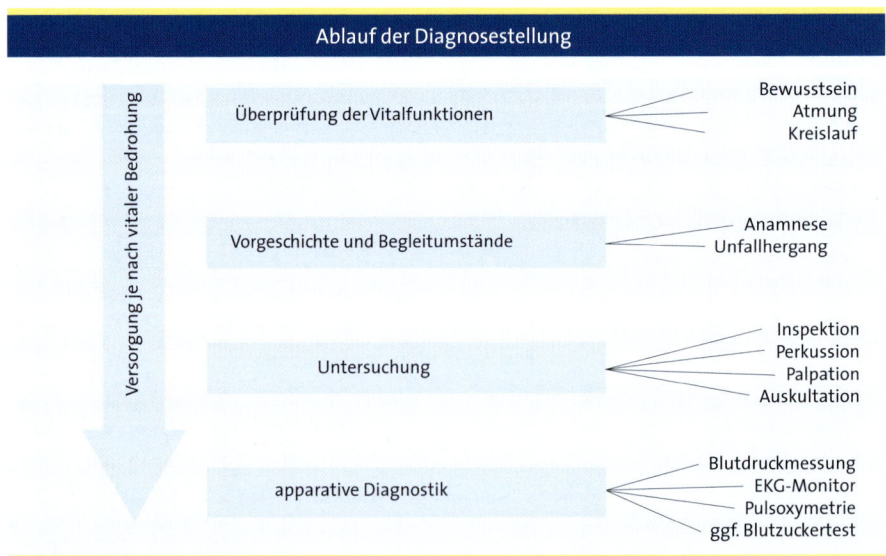

ABB. 1 ▶ Diagnosestellung

Die *periphere Zyanose* mit normaler arterieller O_2-Sättigung hat ihre Ursache in einer verlangsamten Zirkulation wie bei der Herzinsuffizienz oder im Schock (VGL. II 2 UND 3.2.3.1).

In der Notfallsituation ist das akute Auftreten einer Zyanose immer ein alarmierendes Symptom. Die Intensität der Blaufärbung kann sich von der nur durch genaueste Inspektion feststellbaren *diskreten* Zyanose bis zur intensiven dunklen Verfärbung der Haut erstrecken. Eine Zyanose kann generalisiert, also am ganzen Körper, auftreten und ist in solchen Fällen Ausdruck einer schweren Funktionsstörung. Kommt sie lokalisiert an einzelnen Körperabschnitten vor, signalisiert die Zyanose den akuten Sauerstoffmangel in der von der Durchblutung abhängigen Körperregion. In engem Zusammenhang hiermit steht die blass-fahle oder gräulich-bläuliche Hautfarbe, die Kreislaufzentralisation vorwiegend bei kardialer Schocksymptomatik als Ausdruck des drohenden Pumpversagens des Herzens signalisiert.

Die Betrachtung der Fingerendglieder gibt mitunter einen Hinweis auf einen chronischen Sauerstoffmangel (Hypoxie), der u.a. bei chronischen Lungenerkrankungen vorzufinden ist. Die Endglieder der Finger sind hier kolbenförmig verdickt (VGL. III 5.5.2.2), die Nägel sind aufgewulstet und gewölbt (so genannte Uhrglasnägel).

Auf der Suche nach dem Symptom Zyanose – z.B. als ergänzender Hinweis auf eine Atemeinschränkung bei Brustkorbverletzungen – können bei bestehender Anämie Fehlinterpretationen vorkommen. Im Volumenmangel mit einem Hämoglobingehalt von weniger als 6 g/dl tritt die Zyanose selbst bei sehr schwerem Sauerstoffmangel nicht auf. Ursache ist hier der zu geringe Hämoglobinanteil im Blut.

▶ **Ikterus**

Die Gelbfärbung in unterschiedlicher Intensität entsteht durch Übertritt von Bilirubin (Abbauprodukt des Hämoglobins) in die Haut und – durch Inspektion gut zu erkennen – in die Schleimhäute sowie die Lederhaut der Augen (Sklera) (ABB. 2). Sie wird als Ikterus bezeichnet. Die diagnostische Bedeutung ist vielfältig und reicht u.a. von entzündlichen Erkrankungen der Leber über Erkrankungen der Gallenblase und -wege sowie der Bauchspeicheldrüse bis zu verschiedenen Bluterkrankungen.

▶ **Weitere Koloritarten**

Auch bei bestimmten Vergiftungen kann das Hautkolorit gleichfalls eine typische Verfärbung aufweisen. So sehen Patienten nach Blausäure- oder Kohlenmonoxidvergiftung ausgesprochen rosig aus; entgegen Intoxikation (Vergiftung) durch Methämoglobinbildner mit einer tiefen generalisierten Zyanose (VGL. II 4.2.2).

2.**2.3**.2
Inspektion des Kopfes

Ohne eine Reihenfolge festzulegen, erfolgt an Kopf und Gesicht die Beurteilung von folgenden Punkten.

▶ **Mimik**

Wesentlich für die Beurteilung ist das Vorhandensein einer seitengleichen Mimik. Das Vorliegen einer Seitendifferenz (z.B. Herunterhängen eines Augenlides oder Auslaufen von Speichel aus einem nach unten hängenden Mundwinkel) ist bereits ein Hinweis auf eine zerebrale, also das Gehirn betreffende, oder andere neurologische Störung (ABB. 6). Der »nur« verzerrte Gesichtsausdruck insbesondere in Verbindung mit vermehrtem Schwitzen ist beim bewusstseinsklaren Patienten meist ein Symptom intensiver Schmerzen.

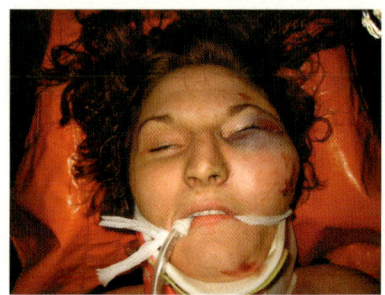

ABB. 7 ▶ Monokelhämatom

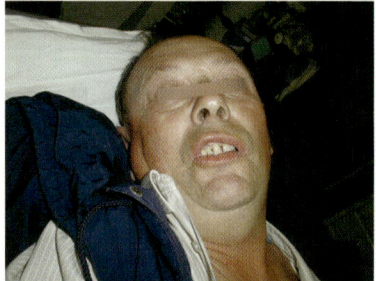

ABB. 6 ▶ Patient mit hängenden Mundwinkeln (Seitendifferenz)

▶ Augen und Augenlider

Die um das Auge gelegene Blauverfärbung des Ober- und Unterlides, einseitig bezeichnet als »Monokelhämatom«, beidseits als »Brillenhämatom«, kann nach einem Trauma Hinweis auf eine knöcherne Schädelverletzung (Schädelbasisfraktur) sein (ABB. 7).

Geschwollene (ödematöse) Augenlider lassen akut an ein allergisches Geschehen und chronisch an eine Volumenbelastung zum Beispiel bei Niereninsuffizienz denken (Insuffizienz: ungenügende Leistung, Schwäche).

Die Farbe des Augapfels ist normalerweise weiß. Andersfarbige Skleren bedeuten immer auch das Vorliegen eines krankhaften Prozesses. Auch die Farbe der Schleimhäute der Unterlider – inspiziert durch Herunterziehen der Lider – sind Hinweise auf krankhafte Veränderungen. So haben diese bei einer vorliegenden

Anämie keine oder eine nur sehr geringe Gefäßzeichnung.

▶ Mund, Ohren, Nase, Hals

Die Untersuchung und der optische Befund des Mund- und Rachenbereiches lassen verschiedene Diagnosen zu: Zyanotische Lippen sind mit ihrer blauen Verfärbung Hinweis auf eine Sauerstoffunterversorgung, ein fast fehlendes Lippenrot ist Anzeichen für eine Kreislaufzentralisation. Beide Veränderungen sind bei akutem Auftreten alarmierende Symptome.

Normalerweise erscheinen bei der Inspektion des Mundinneren die Schleimhäute feucht und rosig. Wenn Zunge und Lippen trocken sind, ist dies – vor allem in Verbindung mit zwischen Daumen und Zeigefinger stehenbleibenden Hautfalten – Zeichen für eine Exsikkose (Austrocknung). Ursache hierfür sind Flüssigkeitsverluste, so wie sie nach wiederholtem Erbrechen oder Durchfällen, bei Darmverschluss, einer Peritonitis (Bauchfellentzündung) oder Fieber auftreten. Fällt bei der Racheninspektion ein Zungenbiss auf, so ist dies wiederum bei entsprechender Symptomatik Hinweis auf einen zerebralen Krampfanfall.

> Die Inspektion des Zungengrundes gehört insbesondere beim internistischen Patienten zur Standarduntersuchung.

Ähnlich wie am Hals sind am Zungengrund gestaute Venen Hinweis auf eine obere Einflussstauung, d.h. in die rechte Herzhälfte bei Rechtsherzinsuffizienz. Darüber hinaus sind gerade die gestauten Venen am Zungengrund oftmals wesentliches differenzialdiagnostisches Kriterium beim Leitsymptom Luftnot in der Abgrenzung der Lungenentzündung von der akuten Linksherzinsuffizienz (VGL. II 3.2.3.1, II 3.3.3.3).

Insbesondere beim unfallverletzten Patienten ist der Blick in Ohren, Nase und Mund-Rachen-Raum notwendig, um den Austritt von Blut und/oder auch Liquor als Hinweis auf eine mögliche offene Schädel(-basis-)fraktur nicht zu übersehen.

2.**2.3**.3
Inspektion des Thorax

Die Inspektion des Brustkorbes (Thorax) hat zum Ziel, Symptome zu erkennen, die Hinweis auf eine Einschränkung der Atmung sind.

> Der Patient mit ausreichender Funktion der Atmung ist rosig, die Atmung ist rhythmisch bei normaler Frequenz, der Brustkorb hebt und senkt sich seitengleich mit regelmäßiger und gleicher Atemtiefe, krankhafte Atemgeräusche sind nicht zu hören.

Bei einem Patienten mit Luftnot ist häufig bereits auf den ersten Blick eine deutliche Zyanose zu beobachten, er ist unruhig, ängstlich und sitzt – je nach Schwere unter Einsatz der Atemhilfsmuskulatur – in aufrechter Haltung. Bei Vorliegen dieser Symptome auf einen Dyspnoe handelt es sich je nach Intensität um eine bedrohliche Störung.

Beim verletzten Patienten wird durch die Inspektion des Brustkorbes nach äußeren Verletzungszeichen – wie zum Beispiel Prellmarken und Weichteilschwellung – gefahndet, die ein Hinweis auf eine möglicherweise ernsthafte Verletzung der Brustkorbwand und/oder -organe sein können.

Die Überprüfung der Atmung orientiert sich innerhalb der Inspektion an der Atemfrequenz, den seitengleichen Atembewegungen und dem Atemrhythmus. Eine entsprechend lange Beobachtung ist daher für die genaue Feststellung einer Störung erforderlich.

▶ Atemfrequenz

Ein exaktes Auszählen der Atemfrequenz ist in der Notfallsituation zu zeitaufwändig. Es ist ausreichend, die Frequenz in normal, vermindert/verlangsamt oder erhöht/beschleunigt einzustufen. Unter verlangsamter Atmung (Bradypnoe) wird eine Frequenz von weniger als einem Drittel des Normalen verstanden, beschleunigte Atmung hat eine um ein Drittel erhöhte Frequenz gegenüber der Normalatmung.

Insbesondere erhöhte Atemfrequenzen (Tachypnoe) finden sich als Begleitsymptom im Rahmen bestimmter Erkrankungen der Lunge und des Herzens sowie bei Schmerzen oder bei Fieber. Beide Atemstörungen können allerdings auch Ausdruck zentraler Atemstörungen sein und signalisieren somit eine lebensbedrohliche Situation. Verminderte Atemfrequenzen (Bradypnoe) finden sich überdies in der Regel bei einer Überdosierung an Opiaten.

▶ **Atembewegungen**

Normalerweise sind die Atembewegungen des Brustkorbes gleichmäßig tief, sofort erkennbar und regelmäßig (VGL. II 3.3.2).

HYPOVENTILATION. Kaum sichtbare Atembewegungen bedeuten fast immer eine Totraumatmung, d.h. eine Atmung, die nur im Gas leitenden System stattfindet. Da die Luft die Alveolen (Lungenbläschen) bei der Hypoventilation meistens nicht erreicht und ein Gasaustausch somit nicht stattfindet, ist die Hypoventilation dem klinischen Zustand des Atemstillstandes gleichzusetzen.

SCHNAPPATMUNG. Die Schnappatmung ist gekennzeichnet durch wenig tiefe, unregelmäßige Atemzüge mit unterschiedlich langen Pausen. Ein normales Atemzugvolumen wird keinesfalls erreicht. Diese Atmungsform ist häufig unmittelbarer Vorläufer des drohenden oder des gerade eingetretenen Kreislaufstillstandes.

HYPERVENTILATION. Eine rhythmische, abnorm tiefe Atmung, die häufig mit einer erhöhten Atemfrequenz einhergeht, wird als Hyperventilation bezeichnet. Nicht unterbrochen, führt sie zum Hyperventilationssyndrom.

Die Hyperventilation beim Schädel-Hirn-Traumatisierten – auch als »Maschinenatmung« bezeichnet – deutet auf eine zentrale Atemstörung hin.

INVERSE ATMUNG. Die inverse Atmung äußert sich durch schnelle ruck- und stoßartige Bewegungen der Bauchdeckenmuskulatur, wechselweise mit schaukelnden Bewegungen des Brustkorbes, ohne dass dabei Ein- oder Ausatemgeräusche zu hören wären (invers: umgekehrt). Sie ist ein Zeichen für eine Verlegung der oberen Atemwege (VGL. 4.3.4.1).

PARADOXE ATMUNG. Die paradoxe Atmung zeigt sich durch gegensinnige Bewegungen des Brustkorbes, d.h. bei der Einatmung zieht sich die Brustwand ein, bei der Ausatmung wölbt sie sich vor oder bleibt eingezogen. Diese Störung der Atembewegung findet sich im Bereich der instabilen Brustwand bei der Rippenserienfraktur und deutet je nach Ausmaß auf eine bedrohliche Einschränkung des Atemsystems (VGL. 4.3.4.1).

▶ **Atemrhythmus**

CHEYNE-STOKES-ATMUNG. Bei der Cheyne-Stokes-Atmung handelt es sich um eine Form der Atmung, bei der Atemtiefe und -frequenz ständig bis zu einem Maximum zu- und wieder abnehmen. Nach längeren Atempausen kehrt sie periodisch wieder. Die Cheyne-Stokes-Atmung deutet eine zentrale Atemstörung an und tritt häufig bei Patienten mit Schädel-Hirn-Trauma oder Apoplex (Schlaganfall) in Verbindung mit einer periodisch wechselnden neurologischen Symptomatik auf.

BIOT-ATMUNG. Bei dieser Form der Atemrhythmusstörung wechseln Atemphasen unterschiedlicher Frequenz mit langen Atempausen. Dieser Atmungstyp ist ebenfalls ein Hinweis auf eine zentrale Atemstörung.

KUSSMAUL-ATMUNG. Die Kussmaul-Atmung ist eine regelmäßige, meist beschleunigte Atmung mit vertieften Atemzügen. Sie kommt typischerweise bei Verschiebungen des pH-Wertes in den sauren Bereich vor (Azidose). Sie findet sich beim diabetischen und urämischem Koma.

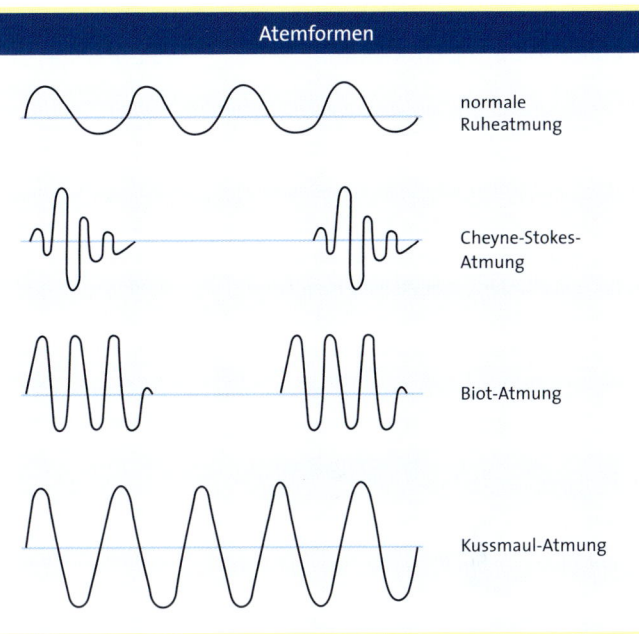

ABB. 8 ▶ Normale und pathologische Atemformen

2.**2.3**.4
Inspektion des Bauches

Bei der Inspektion des Abdomens (Bauches) müssen zunächst Formveränderungen der Bauchwand festgestellt werden. Hierzu gehören der aufgetriebene Bauch (nicht krankhaft bei fortgeschrittener Schwangerschaft, krankhaft z.B. bei Ileus, d.h. Darmverschluss) oder der Nachweis einseitiger Vorwölbungen – beispielsweise bei eingeklemmter Hernie (VGL. III 1.4.4.3, z.B. Leistenbruch). Gelegentlich können bei schlanken Patienten die Darmbewegungen beobachtet werden. Sichtbare Operationsnarben tragen in Verbindung mit der Vorgeschichte ergänzend zur Diagnosestellung bei.

Beim verletzten Patienten wird durch die Inspektion – ähnlich der Untersuchung des Brustkorbs – zunächst nach Prellmarken oder sichtbaren Verletzungen als Hinweise auf eine mögliche Begleitverletzung des Bauchinneren gesucht. In der Literatur findet man an dieser Stelle immer wieder Hinweise auf den zunehmenden Bauchumfang als Ausdruck einer intraabdominellen Blutung beim stumpfen Bauchtrauma. In der Praxis bleibt diese Umfangszunahme jedoch häufig unbemerkt. Wegweiser der Diagnose sollten eher die klinischen Zeichen des Volumenmangels (Schocksymptomatik) in enger Verbindung mit dem Erfragen des Unfallhergangs sein.

2.**2.3.**5
Inspektion der Extremitäten

Durch Inspektion werden äußerlich *sichtbare Knochenteile* sowie abnorme Beweglichkeit der Knochen und die so genannte Krepitation (Knochenreiben) als *sichere Knochenbruchzeichen* diagnostiziert. Der Verdacht wird neben der Angabe von Schmerzen durch sichtbare Weichteilschwellung, Prellmarken und offene Verletzungen untermauert.

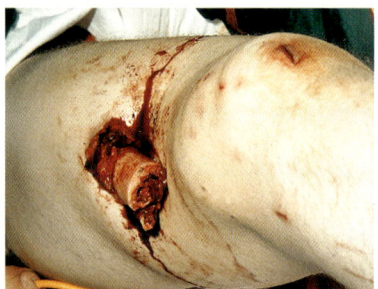

ABB. 9 ▶ Offener Oberschenkelbruch

2.**2.4** Foetor

Der Körper und der normale Atem sind praktisch geruchlos. Unter Foetor (Geruch) wird ein unangenehmer Geruch des Körpers verstanden, der Foetor ex ore bezeichnet den Mundgeruch, der für einige wenige Krankheitsbilder charakteristisch ist.

1. *Fäkaler Geruch.*
   Ein fäkaler Mundgeruch findet sich beim Rückstau von Darminhalt in den oberen Magen-Darm-Trakt. Kommt er in Verbindung mit Stuhlerbrechen vor, ist dieses Symptom ein Hinweis auf eine Passagestörung des Darms.

2. *Urinöser Geruch*
   Der Geruch nach Urin aus dem Mund findet sich bei Harnvergiftung im fortgeschrittenen Stadium des Nierenversagens. Abzugrenzen ist der urinöse Geruch des insbesondere älteren Patienten, was eine Harninkontinenz anzeigt und häufig durch mangelnde Körperpflege bedingt ist.

3. *Foetor alcoholicus*
   Einsätze mit alkoholisierten Patienten sind häufig. Der Geruch nach Alkohol erklärt manches Begleitsymptom und hat, solange keine vitale Bedrohung vorliegt, meistens notfallmedizinisch kaum Relevanz. Vorsicht geboten ist beim bewusstseinsgetrübten oder bewusstlosen Verunfallten mit der Diagnose »Alkoholintoxikation«, da hier ein Schädel-Hirn-Trauma leicht übersehen werden kann.

4. *Säuerlicher Geruch*
   Ein säuerlicher Geruch findet sich bei Patienten mit Überproduktion von Magensäure. Vereinzelt kann dies für die Diagnose des akuten Oberbauches wichtig sein.

5. *Süßlicher Acetongeruch*
   Bei unklarer Bewusstseinstrübung oder Bewusstlosigkeit ist der süßliche, nach Obst riechende, acetonähnliche Geruch der Ausatemluft ein Hinweis auf eine Entgleisung des Zuckerstoffwechsels (diabetisches Koma).

6. *Foetor hepaticus*
   Beim Patienten mit fortgeschrittener Lebererkrankung findet sich als Hinweis auf ein beginnendes Leberkoma der Geruch nach frischer Leber.

2.2.5 Perkussion

Unter Perkussion wird die Untersuchung des Patienten durch Beklopfen der Körperoberfläche verstanden. Durch die Verschiedenartigkeit des Klopfschalles kann auf die Dichte und Beschaffenheit der darunter liegenden Organe und Körperteile geschlossen werden. Perkutiert wird entweder durch direktes Beklopfen der Körperoberfläche mit dem Endglied eines Fingers als »Perkussionshammer« oder indirekt durch Beklopfen des fest auf die Körperoberfläche aufgelegten Fingerendgliedes der nicht klopfenden Hand.

2.2.5.1
Perkussion des Skeletts

Die Perkussion des knöchernen Skeletts ist in der Notfallsituation nur am Schädel und an der Wirbelsäule sinnvoll und in Ergänzung zur Palpation (Abtasten) zu sehen. Am Schädel können durch kranzförmiges Beklopfen der Kalotte (Schädeldach) erste Hinweise auf eine Fraktur gewonnen werden. Hier ist das Auslösen eines umschriebenen Schmerzes verdächtig, das einer gesprungenen Schüssel ähnelnde Geräusch bei Vorliegen einer Fraktur ist jedoch eher selten.

Über der Wirbelsäule ist weniger der Klopfschall als vielmehr das gezielte Auslösen einer Druckschmerzhaftigkeit als Hinweis auf eine Fraktur relevant. Frakturen oder Verletzungen aller anderen knöchernen Strukturen folgen den bekannten sicheren und unsicheren Knochenbruchzeichen (VGL. III 2.5.3) durch Inspektion und Palpation.

2.2.5.2
Perkussion des Thorax

Der Charakter des Perkussionsschalls am Thorax wird durch die Schwingungsfähigkeit der beklopften Körperregion, der Reaktion des Lungengewebes auf die Vibration der Thoraxwand und durch die Dämpfung der erzeugten Schwingung durch luftfreies Material und Flüssigkeit beeinflusst. Ohne Ausnahme sollte die Perkussion seitenvergleichend in derselben Höhe erfolgen. Standard ist die Perkussion des Thorax beim sitzenden Patienten beginnend über dem Rücken von oben nach unten, rechts und links im Vergleich (ABB. 10). Die Notfallsituation kann jedoch zu anderen Lagerungen des Patienten zwingen, in solchen Fällen muss die Untersuchung den Umständen angepasst sein.

Der Klopfschall über dem gesunden Thorax ist laut und tief und wird als sonor bezeichnet. Hypersonor wird er als lange anhaltend und ungewöhnlich laut beim Emphysematiker (Emphysem: Ansammlung von Luft oder Gasen) oder beim Pneumothorax (VGL. III 2.4.3.2) vorgefunden. Eine Dämpfung, d. h. ein leiser dumpfer Klopfschall, signalisiert den luftleeren Raum oder Flüssigkeit. Beispielsweise im Rahmen eines Thoraxtraumas ist er Hinweis auf einen Hämatothorax (VGL. III 2.4.3.2). Bei bereits nachgewiesenen Frakturen im Untersuchungsbereich soll eine Perkussion hier unterbleiben.

Die Perkussion des Herzens ist in der notfallmedizinischen Diagnostik von untergeordneter Relevanz. Wenn überhaupt dient sie der Bestimmung der Herzgröße.

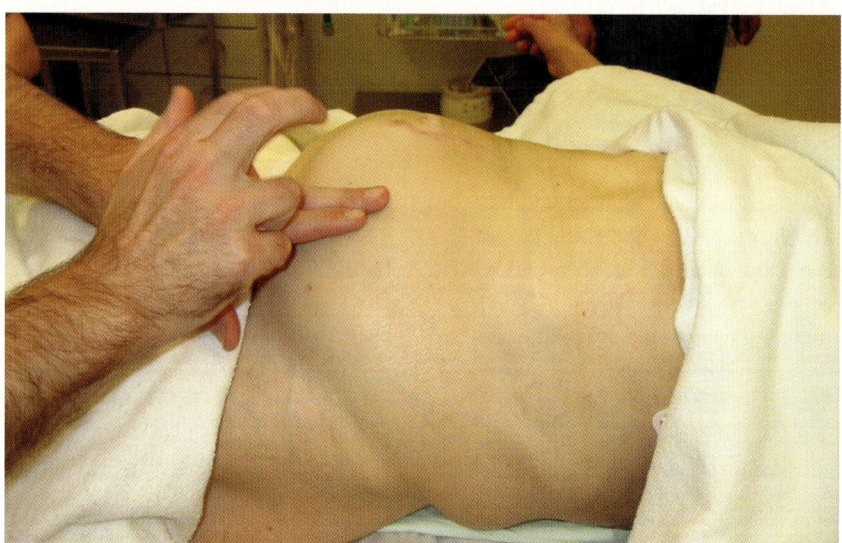

ABB. 10 ▶ Perkussion des Abdomens in der Klinik

2.**2.5**.3
Perkussion des Abdomens

Die Perkussion des gesunden Abdomens mit einer regelrechten Gas- und Flüssigkeitsverteilung ist nicht schmerzhaft. Über den glattwandigen luftgefüllten Darmabschnitten lässt sich ein paukentonähnlicher, so genannter tympanitischer Klopfschall auslösen. Beim akuten Abdomen kann die Perkussion als Hinweis auf einen peritonitischen Reiz isoliert oder diffus schmerzhaft sein. Liegt ursächlich eine Darmlähmung (z. B. beim Ileus) vor, findet sich der tympanitische Klopfschall als Ausdruck der gas- und flüssigkeitsgefüllten Darmschlingen besonders laut und kräftig (ABB. 10).

2.**2.6** Palpation

In unmittelbarer Ergänzung zur Inspektion erfolgt die Palpation, unter der die kör-

perliche Untersuchung durch Betasten mit den Fingerspitzen und/oder mit der ganzen Hand verstanden wird. Vorwiegend relevant für die Notfallsituation ist hier das Auslösen einer Druckschmerzhaftigkeit beim Abtasten einer bestimmten Körperregion als Hinweis auf eine Verletzung oder Erkrankung.

2.**2.6**.1
Palpation des Skeletts

Subjektive Schmerzangabe, Gebrauchs- und Funktionsunfähigkeit sowie Schwellung werden als unsichere, äußerlich sichtbare Frakturen und Krepitation (Knochenreiben), abnorme Beweglichkeit und Fehlstellung als sichere Knochenbruchzeichen gewertet. Die Palpation in Verbindung mit der Funktionsprüfung (Extremitäten) hat zum Ziel, die knöcherne Verletzung, insbesondere wenn anfänglich gar nicht über Schmerzen als Leitsymptom geklagt wird, trotzdem als solche zu erkennen. Obwohl die Angabe von Schmerzen nach Betasten nur als unsicheres Frakturzeichen einzuordnen ist, wird doch die notwendige Versorgungsstrategie allein durch den Verdacht vorgegeben. Beim bewusstseinsklaren Patienten ist dies dank ausreichender Kommunikation relativ einfach. Beim bewusstlosen Patienten dagegen sind oft nur die sicheren Kriterien, z.B. das durch Palpation festgestellte Knochenreiben, Beweis für eine Fraktur. In diesem Zusammenhang muss nach dem Unfallhergang gefragt werden, durch den oft genug leicht zu übersehende Verletzungsmuster vorgegeben sind.

▶ Kopf und Halswirbelsäule

Am Schädel wird – beginnend über dem Schädeldach – vorsichtig mit den Spitzen zweier Finger über die Kalotte gefahren, eine tastbare Stufe oder Knochenteile sind Beweise für eine Fraktur (ABB. 19). Im Bereich des Gesichtsschädels wird jeder Knochen, d.h. Stirn, Nasenbein, Jochbein, Ober- und Unterkiefer, ebenso palpiert (VGL. III 2.2.2, III 4.2). Mit etwas Mühe ist hier vor allem über den Jochbeinen und/oder über den Augenbrauen und der Stirn ein Hautemphysem (Ansammlung von Luft unter der Haut) als indirektes Zeichen einer knöchernen Verletzung im Gesichtsschädelbereich zu tasten (ABB. 20).

In unmittelbarem Zusammenhang mit der Untersuchung des Kopfes steht die der Halswirbelsäule (ABB. 24). Angaben von Schmerzen auf Druck oder sogar tastbare Fehlstellungen sind immer als frakturverdächtig einzustufen und erfordern die sofortige Ruhigstellung.

▶ Thorax

Der Brustkorb wird in zwei Ebenen schonend komprimiert, um über die Schmerzangabe die Lokalisation und das Ausmaß einer knöchernen Verletzung zu erhalten. Hierzu gehört auch die Palpation des Sternums (Brustbein) und der Schlüsselbeine (ABB. 25 – 27). Durch subtile Palpation der Thoraxhaut kann durch das so genannte Schneeballknirschen ein Hautemphysem als Hinweis auf eine intrathorakale Verletzung nachgewiesen werden.

▶ Becken und Hüfte

Der Verdacht auf eine knöcherne Verletzung des Beckens wird durch Schmerzangabe bei Kompression des Beckens in zwei Ebenen untermauert (VGL. III 2.6.3.2) (ABB. 34, 35). Um ein mehrfaches Umlagern des Patienten während der Untersuchung zu vermeiden, wird die Brust- und Lendenwirbelsäule unter achsengerechter Drehung des Patienten am Ende des Untersuchungsganges gemeinsam durchgeführt.

▶ Extremitäten

Die Untersuchung der oberen und unteren Extremitäten erfolgt immer im Seitenvergleich (ABB. 36 – 42). Zum Ausschluss und zur Lokalisationsbestimmung einer Fraktur wird im Gesamten geprüft. Das heißt, dass der durch Inspektion oder Palpation diagnostizierte Unterschenkelbruch automatisch auch zur Überprüfung des Oberschenkels, der Hüfte und des Fußes führt. Zur Diagnostik gehört grundsätzlich die Überprüfung von Durchblutung und Sensibilität durch Palpation. Offene Frakturen, gleich an welcher Stelle des Körpers, werden schon aus Gründen der Keimkontamination niemals abgetastet, da es für die präklinische Versorgung nicht relevant ist, ob sich Knochensplitter in einer Wunde über einer Fraktur befinden. Prätibiale Ödeme (Ansammlung von Flüssigkeit vor dem Schienbein der Tibia), nachzuweisen als bleibende Delle nach Druck auf die Schienbeinvorderkante, sind häufiges Begleitsymptom bei schon länger dauernder Herzinsuffizienz und sollten deshalb stets Bestandteil der Untersuchung beim internistischen Patienten sein.

▶ Wirbelsäule

Die Palpation und Inspektion der gesamten Wirbelsäule dient der Komplettierung der Untersuchung des Skelettes. Dabei sind Schmerzangaben des Verletzten als richtungsweisend für eine Wirbelsäulenverletzung einzustufen. Ansonsten wird beim bewusstseinsklaren Verletzten die Wirbelsäule optimalerweise in Seitenlage (achsengerechte Drehung) von oben bis unten palpiert (ABB. 45). Beim bewusstlosen Verletzten lassen manchmal nur der Unfallhergang und die vorgefundene Lage des Verletzten den Verdacht auf eine Wirbelsäulenverletzung zu. Da keine Schmerzangaben möglich sind, sollte die Palpation in achsengerechter Stellung und so schonend wie möglich erfolgen.

2.2.6.2
Untersuchung des Kreislaufs

Die Untersuchung des Kreislaufes erfolgt durch Palpation der Schlagader am Hals (Arteria carotis), am Handgelenk (Arteria radialis) oder in der Leiste (Arteria femoralis).

▶ Halsschlagader

mit über der Halsmitte aufgelegten Fingern einer Hand tastet man sich zur Seite, um vor dem Kopfdrehmuskel (M. sterno-cleidomastoideus) am Rand des Schildknorpels die A. carotis zu tasten (ABB. 16).

▶ Handgelenk

in Verlängerung des Daumens kopfwärts ist die A. radialis an der Beugeseite des unteren Speichenknochens zu tasten.

▶ Leistenpuls

Unterhalb des mittleren Drittels des Leistenbandes ist der Leistenpuls an der A. femoralis zu tasten. Gelingt es nicht, die Pulsation auf der einen Seite festzustellen, wird grundsätzlich die Gegenseite kontrolliert. Es sollte darauf geachtet werden, dass das Tasten nach dem Puls mindestens 5 Sekunden dauert, um einerseits Fehleinschätzungen zu vermeiden und um andererseits eine vorhandene bradykarde Rhythmusstörung nicht fälschlicherweise als Herzstillstand einzuordnen.

Des Weiteren ist die Überprüfung der Durchblutung eine Standarduntersuchung bei jeder knöchernen Verletzung. Diese ist ebenso bei einer Ischämie (Minderdurchblutung) durch arterielle Verschlusskrankheit notwendig. Im direkten Seitenvergleich ist die betroffene Extremität weiß und erscheint bei der Palpation deutlich kühler. Durch Palpation der Pulse lässt sich klinisch die Durchblutungsstörung verifizieren.

Die *Fingernagelprobe* gibt in unsicheren Situationen weitere Hinweise für das Vorliegen einer Zentralisation: Durch leichten Druck auf den Fingernagel wird dieser weiß und behält seine Farbe nach Lösen des Druckes länger als eine Sekunde (ABB. 12).

Hinweise auf eine Störung des venösen Rückflusses (Thrombose) sind neben Schmerzen und Spannungsgefühl im Unter- und Oberschenkel – seltener Unter-/

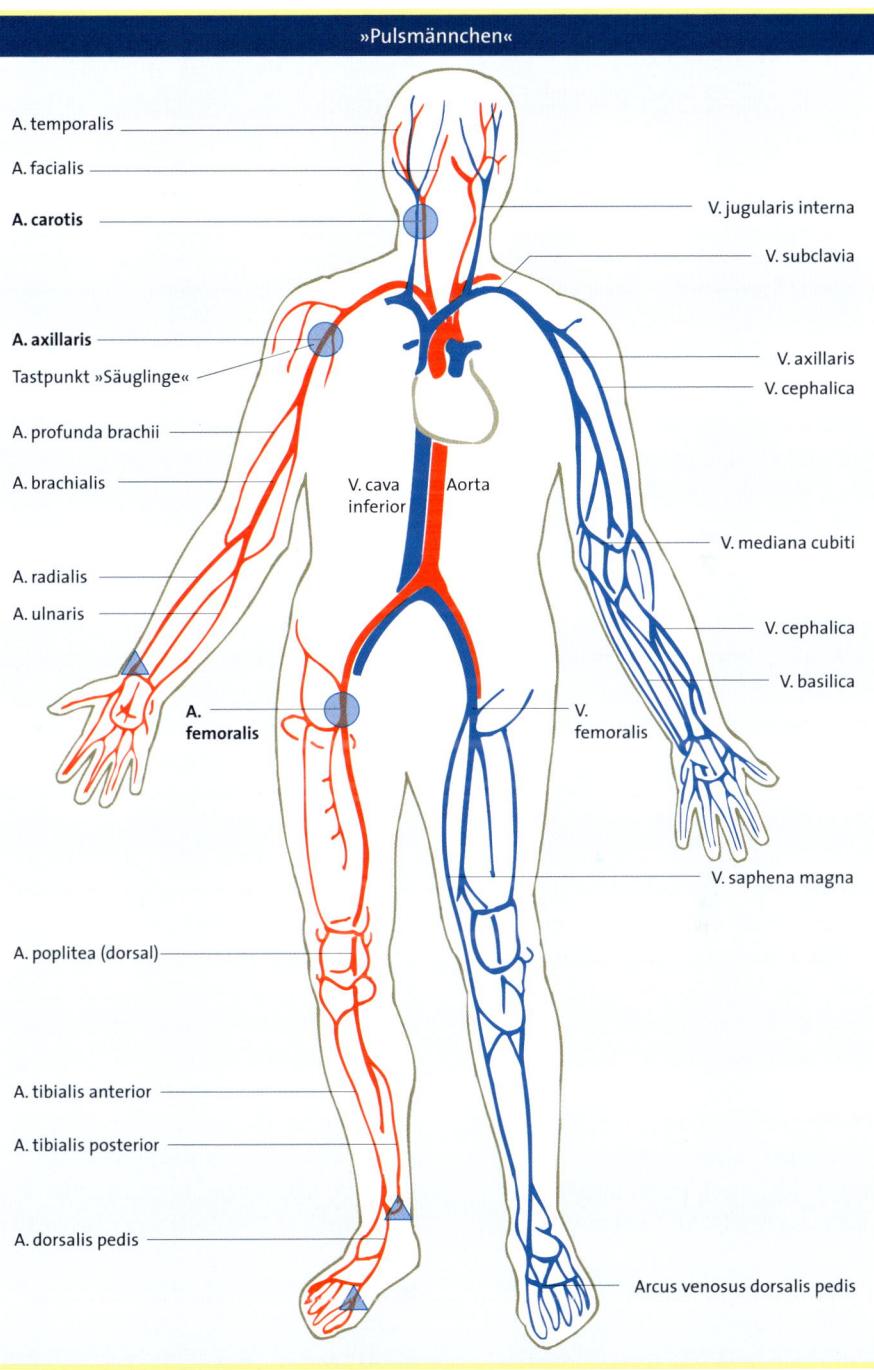

»Pulsmännchen«

A. temporalis

A. facialis

A. carotis

A. axillaris

Tastpunkt »Säuglinge«

A. profunda brachii

A. brachialis

A. radialis

A. ulnaris

A. femoralis

A. poplitea (dorsal)

A. tibialis anterior

A. tibialis posterior

A. dorsalis pedis

V. jugularis interna

V. subclavia

V. axillaris

V. cephalica

V. cava inferior

Aorta

V. mediana cubiti

V. cephalica

V. basilica

V. femoralis

V. saphena magna

Arcus venosus dorsalis pedis

Abb. 11 ▶ Anatomie des Gefäßsystems: ● Tastpunkte »zentrale« Pulse, ▲ Tastpunkte »periphere« Pulse (Beispiele)

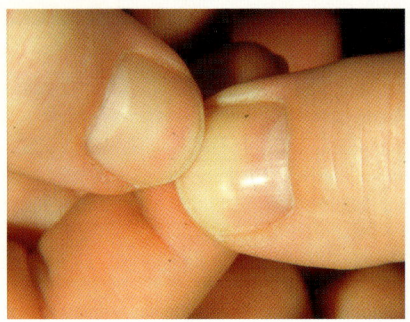 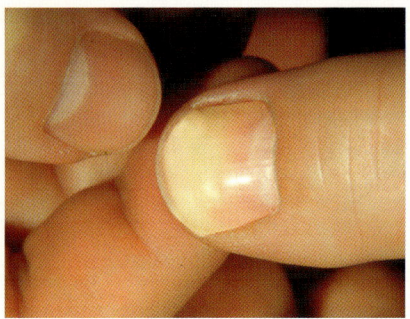

ABB. 12 ▶ Verzögerter Kapillarpuls (> 1 Sek.)

Oberarmbereich – gespannte, fast glänzende Hautverhältnisse und eine deutlich sichtbare Umfangs- und Temperaturdifferenz. Bei venöser Abflussstörung ist das betreffende Bein deutlich dicker, die Haut ist gespannt und glänzend (Inspektion), im Seitenvergleich ist das betroffene Bein überwärmt und im Verlauf der Venen druckschmerzhaft (Palpation).

2.**2.6**.3
Palpation des Abdomens

Die Palpation des Abdomens ist die Untersuchung, die im Rahmen der präklinischen Untersuchungsmöglichkeiten wesentlich zur Diagnose beim unklaren Abdomen beiträgt (ABB. 33). Die Interpretation des Befundes gibt oft das nachfolgende Therapiemanagement richtungsweisend vor. Allerdings greift hier einmal mehr, dass Übung in der Technik und fundierte Kenntnisse unabdingbare Voraussetzungen für die Diagnosestellung sind.

Erste Untersuchungsvoraussetzung ist eine entspannte Lagerung des Patienten. Diese Entspannung der Bauchdecke kann in der Regel durch leicht angewinkelte Knie und die Aufforderung an den Patienten erreicht werden, mit offenem Mund zu atmen. Der Untersucher führt die Palpation vorsichtig unter ständiger Beobachtung des Patienten und in Kommunikation mit ihm durch, um etwaige Schmerzäußerungen wahrzunehmen.

Ohne Ausnahme werden alle vier Quadranten des Abdomens, also oben und unten sowie rechts und links abgetastet. Um sicher zu einem Ergebnis zu kommen, ist es einfacher, erst die gesunden (entspannten) Bauchdecken zu palpieren, um sich dann Zentimeter für Zentimeter an die krankhafte Stelle vorzutasten. Es wird demnach an der Stelle begonnen, an der der Patient keine Beschwerden angibt oder keine äußere Veränderung (Prellmarke, Vorwölbung usw.) sichtbar ist. Ziel der Palpation des Abdomens ist es, Aufschluss über den Grad des peritonitischen Reizzustandes oder der generalisierten Peritonitis und nach Trauma Hinweise auf mögliche Verletzungen der Bauchorgane zu erhalten. Das Auslösen einer isolierten oder generalisierten Druckschmerzhaftigkeit ist grundsätzlich Hinweis auf die Erkrankung des in der untersuchten Gegend liegenden Organs bzw. auf das Übergreifen der Organerkrankung auf den gesamten Bauchraum.

► **Abwehrspannung**

Unter Abwehrspannung versteht man die reflektorische Kontraktion der Bauchdeckenmuskulatur als ein Zeichen der Peritonitis, die je nach Befund umschrieben oder generalisiert in unterschiedlich ausgeprägter Form vorliegen kann. Der generalisierte so genannte »bretthharte« Bauch ist Ausdruck eines hochakuten Abdomens oder einer lebensbedohlichen intraabdominellen Verletzung. Dem entgegen steht die willkürliche Anspannung der Muskulatur, durch die der ängstliche Patient sich gegen die Untersuchung zu schützen sucht. Um zu vermeiden, dass der Patient sich gegen die Hand des Untersuchenden spannt, sind die oben genannten Untersuchungsvoraussetzungen eine einfache, aber effektive Hilfe.

► **Pulsation**

Eine Besonderheit in der Untersuchung des Abdomens findet sich beim Nachweis eines um den Bauchnabel tastbaren pulsierenden Tumors. In aller Regel handelt es sich hierbei um ein Bauchaortenaneurysma (Aneurysma: Aussackung eines arteriellen Blutgefäßes), das in Verbindung mit akuter (Rücken-)Schmerzsymptomatik, ggf. auch Kreislaufdepression, ein dringliches und schnellstmögliches Notfallmanagement nach sich ziehen muss. Bei Palpation der Leistenpulse sind diese häufig schwach oder gar nicht vorhanden.

2.**2.7** Auskultation

Unter Auskultation (Abhören) wird das Abhorchen der im Körper entstehenden Schallzeichen mit dem Stethoskop verstanden. Das Stethoskop lässt durch einen Membranteil hohe Frequenzen und durch einen offenen Aufnahmetrichter

tiefe Frequenzen hören. Der Grad der Fortleitung der Schwingungen hängt von der Elastizität, der Masse und der Dichte der Medien zwischen Stethoskop und Entstehungsort der Schwingung ab.

2.**2.7.1**
Auskultation der Lunge

Ziel der Auskultation des Thorax ist die Überprüfung der Atmung. Dic optimale Voraussetzung zur Auskultation der Lunge ist der sitzende, durch den Mund atmende Patient. Es wird über mindestens vier Abschnitte im Rücken (oben/unten und rechts/links) und über beiden Seiten der vorderen Brustwand abgehört (ABB. 31, ABB. 32).

► **Vesikulär- / Alveoläratmen**

Die Entstehung des Atemgeräusches wird durch das Eindringen der Luft in die Alveolen und der damit zusammenhängenden Wirbelbildung erklärt. Das normale Atemgeräusch, das so genannte Vesikulär- oder Alveoläratmen, ist rauschend, in der Einatmung länger andauernd zu hören und wird beim Wechsel zur Ausatmung leiser. Reine Vesikuläratmung hört man am besten über den peripheren Lungenabschnitten, also fernab von Trachea und großen Bronchien. Hier ist bei entsprechender Positionierung des Stethoskops das Bronchialatmen führend. Sehr leise Atemgeräusche können beim Emphysematiker und bei sehr dicken Patienten vorkommen.

► **Verminderte Atemgeräusche**

Wesentlich für die Feststellung krankhafter Prozesse in einem Lungenabschnitt ist zunächst der Seitenvergleich. Abgeschwächte Atemgeräusche entstehen durch verminderte Belüftung auf beiden Seiten bei Verlegung der oberen Atemwege, meistens nur einseitig beim Hämato- und/oder Pneumothorax oder nur einseitiger Beatmung bei Tubusfehllage nach Intubation.

▶ Stridor

Pfeifende, ziehende Atemgeräusche werden als Stridor (lat. Zischen, Pfeifen) bezeichnet. Sie sind ein Symptom bei verengenden Erkrankungen der Luftwege. In der Inspiration (Einatmung) sind sie besonders laut und gehen gleichzeitig mit Einziehungen der Weichteile über Sternum und Schlüsselbein einher. Inspiratorischer Stridor entsteht bei kehlkopfnahen Verlegungen, z.B. beim Kruppsyndrom; exspiratorischer Stridor (Exspiration: Ausatmung) entsteht bei kehlkopffernen Stenosen, z.B. beim Asthma bronchiale.

▶ Spastische Atemgeräusche

Pfeifende, giemende und brummende Atemgeräusche in Verbindung mit einer deutlich verlängerten Ausatemphase werden als spastische Atemgeräusche bezeichnet. Sie charakterisieren die gesteigerte Anspannung der Bronchialmuskulatur (Bronchospasmus), das Schleimhautödem und eine vermehrte Sekretion von Bronchialschleim. Sie sind Ausdruck der obstruktiven Atemwegserkrankungen (z.B. Status asthmaticus; Obstruktion: Verschluss).

▶ Rasselgeräusche

So genannte Rasselgeräusche sind ein akustisches Phänomen, das die normalen Atemgeräusche überlagert.

Trockene Rasselgeräusche sind als pfeifendes, tieffrequentes Brummen zu hören und entstehen durch den in Schwingung versetzten zähflüssigen Schleim. Sie finden sich u. a. bei der chronischen Bronchitis insbesondere der Raucher.

Feuchte Rasselgeräusche sind ein Zeichen der Flüssigkeitsansammlung in den Bronchien und Alveolen. Grobblasige Rasselgeräusche mit tiefem Ton und Lokalisation in den großen Bronchien sind häufig begleitend zum Leitsymptom Luftnot Ausdruck eines ausgeprägten Lungenödems. Im Unterschied hierzu haben feinblasige höherfrequente Rasselgeräusche ihren Entstehungsort eher in den kleinen Bronchien und Alveolen und sind oft Hinweis auf entzündliche Prozesse. Die Abgrenzung der Entzündung zum beginnenden Lungenödem ist manchmal schwierig und gelingt häufig nur in Verbindung mit genauer Erhebung der Anamnese und weiterer klinischer Untersuchung.

▶ Weitere Atemgeräusche

Heftige Peristaltik (durch ringförmige Muskelbewegungen) des Darmes kann eine Fortleitung der Darmgeräusche in den Thorax nach sich ziehen. Insbesondere nach stumpfen Bauchverletzungen sind deutliche Darmgeräusche vorwiegend in der linken Thoraxhälfte dringend verdächtig auf das Vorliegen einer Zwerchfellruptur.

2.**2.7**.2
Auskultation des Herzens

Das Ziel der Auskultation des Herzens besteht darin, die Qualität der Herzgeräusche und die Reinheit der Herztöne festzustellen. Die Beurteilung erfolgt durch Frequenz und Rhythmus sowie vergleichendes Hören der Klappentöne über unterschiedlichen Stellen.

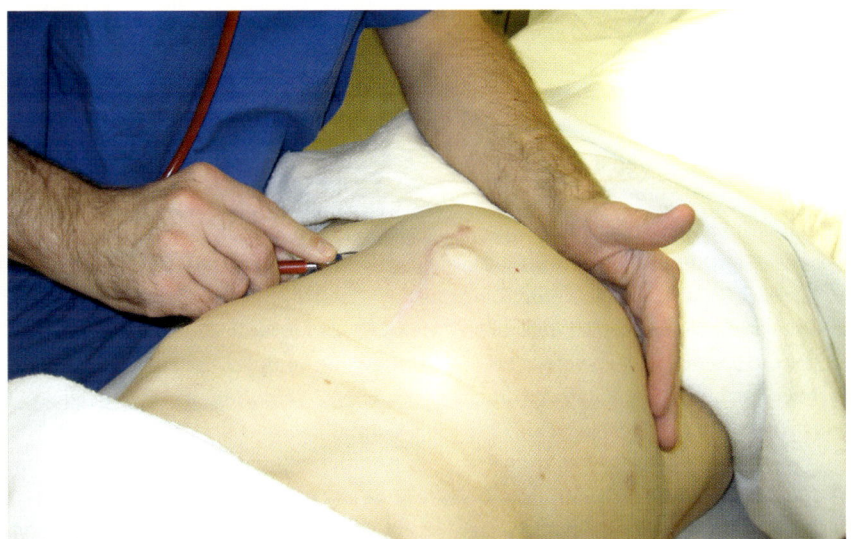

ABB. 13 ▶ Auskultation des Abdomens in der Klinik

Die Intensität der Herztöne kann durch nicht kardial bedingte Faktoren herabgesetzt sein wie Adipositas (Fettleibigkeit), beim Emphysematiker sowie bei Pleura- oder Perikardergüssen. Außerdem können Ursachen auftreten, die mit einer verminderten Kontraktionskraft des Herzens einhergehen, wie beispielsweise beim ausgedehnten Infarkt.

Die Auskultation des Herzens ist nicht einfach, und die Interpretation setzt fundierte Kenntnisse voraus. Innerhalb einer kardiologischen Untersuchung in der Klinik haben einzelne Untersuchungstechniken und Befunde höchsten Stellenwert und höchste diagnostische und therapeutische Relevanz. In der Notfallsituation hingegen sind durch die Auskultation des Herzens in der Regel keine zusätzlichen Informationen zu erhalten, die das präklinische Management richtungsweisend beeinflussen könnten und die überdies nicht auch durch einfachere Untersuchungsmethoden festzustellen sind.

2.**2.7**.3
Auskultation des Abdomens

Die Auskultation des Abdomens erfolgt zur Feststellung der Darmbewegungen und damit der Überprüfung der Darmtätigkeit. Etwa fünf bis zehn Darmgeräusche sind mit dem Stethoskop pro Minute über einzelnen Darmabschnitten zu hören. Die Auskultationsdauer sollte pro untersuchtem Abschnitt eine Minute nicht unterschreiten (ABB. 13).

> Normale Darmgeräusche äußern sich durch periodisches Auftreten in unterschiedlicher Lautstärke über allen Abschnitten des Abdomens.

▶ Hypo- und Hyperperistaltik

Als Hyperperistaltik wird eine hohe, laute, oft metallisch klingende Darmbewegung bezeichnet. Sie kann wellenförmig oder ununterbrochen auftreten. In Verbindung mit kolikartigen Schmerzen ist ursächlich eine Stenose (Verengung) zu vermuten, wobei der Darm in diesem Stadium durch vermehrte Peristaltik noch gegen das Hindernis »ankämpft«. Dieses »Ankämpfen« hört man förmlich mit dem Stethoskop, indem die Geräusche bis zu einem Maximum lauter und intensiver werden, um dann bis zur nächsten Bewegung wieder zu verschwinden. Die Ursache findet sich häufig durch die Erhebung der Anamnese im Verwachsungsbauch nach Voroperation (Narben durch Inspektion), im Tumorleiden bei entsprechenden Beschwerden (Anamnese) oder durch Palpation bei eingeklemmter Hernie.

Plätschernde, nicht durch Pausen unterbrochene Geräusche finden sich bei Darminfekten. Hypoperistaltik (verminderte Darmbewegungen) lässt die Darmgeräusche weniger häufig, leise und schleppend hören. Sie treten auf, wenn der Darm träge ist oder reflektorisch nach Verletzung des Bauchinnern oder Retroperitoneums.

▶ »Totenstille«

Im fortgeschrittenen Stadium der Darmlähmung ist das Abdomen meist aufgetrieben, diffus druckschmerzhaft, eine Peristaltik ist kaum oder nicht mehr zu hören. Es herrscht »Totenstille« über allen Darmabschnitten als Zeichen eines gar nicht mehr funktionierenden Darmes. Der Patient bedarf bei einer solchen Diagnose dringend einer stationären chirurgischen Intervention.

2.2.8 Orientierende neurologische Untersuchung

Die neurologische Untersuchung in der Klinik ist komplex, die Einordnung einer Störung in ein Krankheitsbild setzt subtile anatomische und fundierte fachliche Kenntnisse voraus. Im Rettungsdienst ist eine orientierende neurologische Untersuchung ausreichend, sollte allerdings auch Standard innerhalb der präklinischen Untersuchung sein.

2.2.8.1
Bewusstseinslage

Die Überprüfung der Bewusstseinslage ist erstes Kriterium zur Einschätzung der Vitalgefährdung. Letztendlich bestimmen Grad und Differenzierung der Bewusstseinsstörung zunächst das weitere diagnostische und therapeutische Vorgehen. Übergeordnetes Ziel ist die schnellstmögliche Sicherung der Sauerstoffversorgung des Gehirns, da die überaus hohe Hypoxieempfindlichkeit des Gehirns entscheidender Parameter der Überlebensprognose und -qualität ist.

Die Bewusstseinshelligkeit, der Bewusstseinsinhalt und die Bewusstseinstätigkeit sind die drei Hauptmerkmale des Bewusstseins. Für die Notfallsituation ist der Grad der Bewusstseinshelligkeit bzw. -trübung entscheidend, da Inhalt und Tätigkeit allein nicht uneingeschränkt eine lebensbedrohliche Situation anzeigen.

Die Einteilung der Bewusstseinslage erfolgt für die Notfallsituation in drei Stadien und ist streng definiert:

▶ Bewusstseinsklarheit

Der Patient reagiert nach Ansprache durch den Untersucher prompt auf den Anruf, eine Kommunikation ist uneingeschränkt möglich. Er ist zur Person, zeitlich und örtlich sowie zu seiner Umgebung ausreichend orientiert. Klassische Fragen hierzu sind die nach Namen, Alter, Wochentag und Wohnort sowie dem Umstand, der zu der akuten Notfallsituation geführt hat. Zu beachten ist, ob die Antworten wirklich prompt, zeitgerecht und inhaltlich entsprechend der gestellten Frage erfolgen, ob der Patient im Gespräch den Blickkontakt und die Kommunikation aufrechterhält.

▶ Bewusstseinstrübung

Die Bewusstseinstrübung (Somnolenz, Sopor) ist beschrieben durch den Zustand einer verminderten Wachheit und verlangsamten Reaktion, wobei durch entsprechende Maßnahmen die Augen noch geöffnet werden. Als Somnolenz wird ein schläfriger Zustand beschrieben, aus dem der Patient durch Setzen äußerer Reize aufweckbar ist. Als Sopor (tiefer Schlaf) wird die Bewusstseinstrübung dann bezeichnet, wenn der Patient durch Setzen äußerer Reize aus dem schläfrigen Zustand kaum noch oder gerade noch zu erwecken ist.

Hilfreich ist zur Beurteilung das Setzen eines Schmerzreizes beispielsweise durch Kneifen in die obere Brustmuskulatur. Bei Bewusstseinsklarheit öffnet der Patient sofort die Augen, verzieht unter Äußerung von Schmerzlauten das Gesicht und versucht gezielt die Reizquelle abzuwehren.

Der bewusstseinsgetrübte Patient öffnet die Augen nur langsam oder nicht vollständig, sucht die Schmerzquelle, ohne sie zu finden, kann diese kaum mit den Augen fixieren, wehrt durch unkoordinierte Bewegungen ab oder »stiert« einfach ins Leere. Innerhalb der verbalen Kommunikation dreht der Patient den Kopf ab und wendet sich anderen Dingen zu.

Nur durch energisches Gegenfragen kann er zu einer Antwort bewegt werden. Der Bewusstseinsinhalt und die -tätigkeit sind der Situation nicht angepasst. Bestes Beispiel ist das sich ständig wiederholende Fragen des Verunfallten mit Schädel-Hirn-Trauma: »Wo bin ich? Was ist passiert?« bei gleichzeitig immer wieder gefordertem »Warum und Wieso« auf der Suche nach der Ursache des Blutes und verständnislosem, immer wiederkehrendem Greifen zu der Platzwunde am Kopf. Ähnlich ist auch die Situation des gerade in die Unterzuckerung abgleitenden Diabetikers, der häufig nur über einen der Gesamtsituation nicht angepassten Bewusstseinsinhalt auffällt.

> Die Bewusstseinstrübung verläuft in unterschiedlichen Stufen (Somnolenz, Sopor), die es in der Notfallsituation zu erkennen gilt. Genaueste Beobachtung und gezieltes Hinterfragen sind hier notwendig, um die Zeichen einer sich anbahnenden schweren Bewusstseinstrübung nicht zu übersehen.

▶ Bewusstlosigkeit

Eine Bewusstlosigkeit (Koma) liegt vor, wenn der Patient nicht aufweckbar ist und die Augen dauernd geschlossen sind. Dieser Zustand lässt sich auch durch Setzen intensiver Schmerzreize nicht durchbrechen. Die Bestimmung der Tiefe des Komas ist für die Notfallversorgung nicht

TAB. 1 ▶ Die Glasgow Coma Scale (GCS)

Augen öffnen		Antworten		Motorik	
spontan	4	orientiert	5	auf Aufforderung	6
auf Aufforderung	3	verwirrt	4	gezielt auf Schmerz	5
auf Schmerz	2	inadäquat	3	ungezielte Reaktion	4
keine Reaktion	1	unverständlich	2	Beugereaktion	3
		keine	1	Streckreaktion	2
				keine Reaktion	1

GCS = ermittelter Gesamtpunktwert (mind. 3 max. 15 Punkte)

relevant, da auf jeden Fall eine lebensbedrohliche Störung vorliegt, die als oberstes Gebot die Sicherung der Atemwege erforderlich macht. Die Untersuchung von Bewusstlosen stellt höchste Anforderungen an den Untersuchenden. Die folgenden drei Punkte sollen dabei beachtet werden:

1. Die Erhebung der Vorgeschichte erfolgt mangels Kommunikationsmöglichkeit mit dem Patienten nur durch die Fremdanamnese. Eine gründliche und umfassende Erfragung ist unbedingt notwendig.
2. Einfache klinische Zeichen wie äußere Verletzungszeichen und typischer Foetor können Wegweiser zur Diagnose sein. Die Inspektion der Umgebung gibt häufig ebenfalls Hinweise auf die Ursache der Bewusstlosigkeit (z.B. Vergiftung, Suizid usw.).
3. Verlauf und Änderung des zuerst erhobenen Befundes haben nicht nur Auswirkungen auf die Diagnosestellung, sondern gleichfalls Einfluss auf das gesamte Notfallmanagement. Erstbefund und Verlauf sind für den weiterbehandelnden Arzt ebenfalls von großer Bedeutung. Eine exakte Dokumentation sollte deshalb Standard sein.

Zur Dokumentation hat sich in der Notfallmedizin für den Patienten mit zentralnervöser Störung oder Bewusstseinstrübung die *Glasgow Coma Scale* etabliert. Die Qualität einzelner Leistungen des Zentralen Nervensystems (ZNS) wie Augen öffnen und offen halten, Motorik der Extremitäten und der zeitgerechte, geordnete Inhalt verbaler Antworten werden einem Punktwert zugeordnet und summiert, der den Grad der Bewusstseinseinschränkung wiedergibt. Er ist zudem jederzeit durch verschiedene Untersuchende reproduzierbar und lässt gleichfalls eine prognostische Beurteilung zu (VGL. 3.2.4.2, III 2.10.2).

2.**2.8**.2
Pupillen

Innerhalb der neurologischen Untersuchung werden das Aussehen und die Lichtreaktion der Pupillen beurteilt. Beim gesunden Menschen sind die Pupillen rund, zwischen 2 – 4 mm weit, gleich groß. Bei direktem Einfall von Licht werden beide Pupillen innerhalb von einer Sekunde enger (Miosis), d.h. sie reagieren prompt und seitengleich auf Licht. Pupillenform und -reaktion sind zuverlässige Parameter zur Einstufung der Schwere einer zerebralen Sauerstoffunterversorgung.

▶ **Seitengleiche Pupillen**

Die beidseits weiten Pupillen (Mydriasis) mit fehlender Lichtreaktion finden sich als Ausdruck der generalisierten zerebralen Hypoxie.

> Bei einem Herz-Kreislauf-Stillstand ist es ein Parameter erfolgreicher Reanimationsmaßnahmen, wenn die Pupillen enger werden und eine Reaktion auf einfallendes Licht zu beobachten ist.

Weite und reaktionslose Pupillen, die sich auch im Verlauf adäquater Erstmaßnahmen nicht ändern, können bereits die Folgen des schwersten zerebralen Sauerstoffmangels anzeigen und sind somit ein ungünstiges prognostisches Zeichen. Aber auch die Applikation von Adrenalin im Rahmen der Notfallbehandlung kann zu einer Mydriasis führen.

Erweiterte Pupillen können sich ebenfalls bei stark alkoholisierten oder unterkühlten Patienten sowie nach epileptischem Krampfanfall finden. Sie haben jedoch bei erhaltenem Bewusstsein hinsichtlich einer ernst zu nehmenden zerebralen Minderdurchblutung keine Bedeutung.

Seitengleich erweiterte Pupillen mit erhaltener Lichtreaktion und klarem Bewusstsein (symptomatische Mydriasis) finden sich u. a. als Ausdruck der erheblichen Adrenalinausschüttung als Folge von Schmerz, Angst und psychischem Stress und sind nicht Ausdruck eines krankhaften zerebralen Prozesses. Beidseits enge, auf Licht kaum mehr überprüfbare Pupillen zeigen sich bei verschiedenen Vergiftungen (u. a. Opiate, Alkylphosphate) und eventuell in der Initialphase beim Schädel-Hirn-Traumatisierten.

▶ **Pupillendifferenz**

Erstes Kriterium für die Einstufung der Pupillendifferenz als Hinweis auf eine zerebrale Störung ist das gleichzeitige Vorliegen einer Bewusstseinsstörung. Die Pupillendifferenz beim Bewusstlosen ist ein Alarmzeichen und kann eine intrakranielle Raumforderung signalisieren – welcher

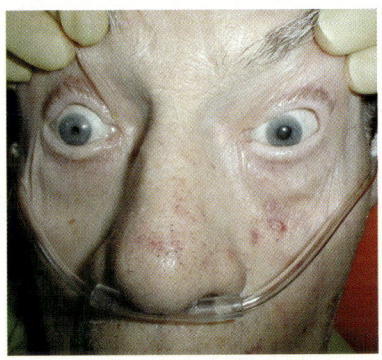

ABB. 14 ▶ Pupillendifferenz

Ursache und Art auch immer. Bildet sie sich nicht innerhalb kürzester Zeit zurück, ist sie verdächtig auf die bereits in Gang gekommene Hirnstammeinklemmung im Tentoriumschlitz (Schlitz im Kleinhirnzelt).

> Die einseitig weite reaktionslose Pupille beim bewusstseinsklaren Patienten ist kein Grund zur Annahme einer intrakraniellen Raumforderung (Hirnblutung). Denn immer wieder kommt es vor, dass Glasaugen, Voroperationen am Auge oder Augenverletzungen und -erkrankungen mit einer Pupillendifferenz einhergehen und zu Fehlinterpretationen führen. Ausgenommen ist die Differenz nach direktem Trauma auf das Auge, die bei ungetrübtem Bewusstsein Ausdruck einer Verletzung des N. oculomotorius anzeigt.

▶ Augenmotorik

Die Bewegung der Augen ist beim Gesunden zielgerichtet. Beim bewusstseinsgetrübten Patienten oder beim Bewusstlosen sind Störungen der Augenmotorik Ausdruck der Schwere der Störung bzw. der Tiefe des Komas. So signalisiert das Auseinanderweichen (Divergenzstellung) und Wandern von einer Seite zur anderen eher eine oberflächliche Störung, während unkoordinierte Bewegungen einen tiefen komatösen Zustand anzeigen. Bei entsprechender Verletzung oder Erkrankung einer Seite »schaut der Patient seinen Herd an«, d.h. er bewegt die Augen in Richtung der Verletzung oder Erkrankung.

▶ Kornealreflex

Einer der wenigen in der Präklinik zu untersuchenden Reflexe ist der Kornealreflex. Hier wird bei durch den Untersuchenden offen gehaltenen Augen mit einem Tupfer die Kornea (Hornhaut) bestrichen. Der Reflex ist erloschen, wenn der reflektorische Lidschluss nicht mehr vorhanden ist. Dieser Reflex wird u.a. zur Feststellung der Tiefe der Bewusstlosigkeit angewendet. Sein Verschwinden ist ein prognostisch äußerst ungünstiges Zeichen.

2.**2.8**.3
Motorik

Die Motorik wird durch Überprüfung der Beweglichkeit, des Muskeltonus (Muskelspannung) und der Muskelkraft sowie einer adäquaten Koordination der Bewegungen untersucht. Störungen der Motorik äußern sich – Frakturen ausgeschlossen – durch Lähmungen. Die inkomplette Lähmung stellt sich durch Minderung der Motorik dar und wird als Parese bezeichnet; der komplette Ausfall der Beweglichkeit als Plegie. Der Muskeltonus bezeichnet den Dehnungswiderstand der Muskulatur. Diese wird durch Bewegung der Extremitäten beim entspannten Patienten untersucht. Insbesondere ein erhöhter Muskeltonus (Spastik) kann Ausdruck einer zentralen Störung sein. Durch Bewegen der Extremitäten gegen den Widerstand des Untersuchenden wird die Muskelkraft überprüft.

Die peripheren Störungen äußern sich durch lokale Ausfälle einzelner Nerven oder Nervengeflechte in dem entsprechend zugehörigen Körperteil. Es handelt sich meistens um schlaffe Lähmungen mit herabgesetztem Muskeltonus, Minderung der Kraft und Sensibilitätsstörungen. Sie finden sich innerhalb der Notfallversorgung vorwiegend nach Verletzung und stellen in aller Regel keine vitale Bedrohung dar.

Die zentralen Ursachen motorischer Störungen sind notfallmedizinisch wesentlich bedeutsamer, da sie eine Erkrankung oder Verletzung des ZNS signalisieren. Wegweiser der Diagnose zentraler Schädigungen sind die Halbseitenlähmung als Hemiparese oder Hemiplegie von Gesicht, Arm und Bein.

> Beim Bewusstlosen werden die motorischen Reaktionen durch gezieltes Setzen von Schmerzreizen im Gesicht und der oberen Brustmuskulatur untersucht. Die Antwort auf den gesetzten Schmerzreiz wird klassifiziert in adäquat (d.h. prompt, zielgerichtet), verlangsamt, unkoordiniert oder völlig ohne Reaktion. Bedeutsam ist dabei der Seitenvergleich.

Die Qualität der Abwehrreaktion lässt beim Bewusstlosen auf die Tiefe des Komas schließen. Das Grimassieren der Ge-

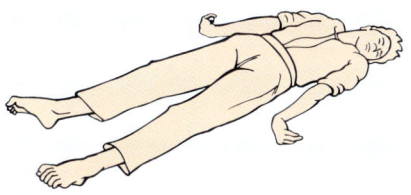

Streckkrämpfe

ABB. 15 ▶ Streckkrämpfe beim Mittelhirnsyndrom

sichtsmuskulatur zeigt die oberflächliche Bewusstseinsstörung an. Das Fehlen jeder Reaktion auf Schmerzreize im Gesicht und an den Extremitäten unter Beschleunigung und Vertiefung der Atmung ist Ausdruck einer höhergradigen Hirnstammschädigung und ein ungünstiges prognostisches Zeichen.

Innerhalb der Überprüfung der Motorik gibt es eine Fülle von Bewegungsmustern, deren Interpretation unterschiedliche Schweregrade der Hirnschädigung anzeigen. Die Beugung der oberen Extremitäten mit Anpressen derselben an den Körper und gleichzeitigem Strecken der unteren Extremitäten wird als Dekortikationshaltung bezeichnet. Die so genannte Enthirnungsstarre ist charakterisiert durch Streckung und Innendrehung (Rotation) aller vier Extremitäten. Es handelt sich hierbei nicht um – wie fälschlicherweise häufig bezeichnet – Beuge- und/ oder Streckkrämpfe, sondern um Zeichen schwerster zerebraler Schädigungen.

▶ Querschnittslähmung

Die Querschnittslähmung ist bedingt durch eine teilweise oder vollständi-

ge Schädigung des Rückenmarks. Querschnittslähmungen sind im Rettungsdienst am häufigsten bedingt durch Frakturen, Luxationen (Verrenkungen), Kontusion (Prellung) des Rückenmarks oder Blutungen in den Spinalkanal. Durch Erhebung der Anamnese können Lähmungen ursächlich bei Tumoren oder Metastasen ebenso erkannt werden.

Die klinische Untersuchung ist maßgebend für die Diagnose und das notfallmedizinische Management. Leitsymptom ist der Verlust der Sensibilität und Motorik der unteren Extremitäten (Paraplegie) oder aller vier Extremitäten (Tetraplegie).

Ist der Patient bewusstseinsklar, bereitet die Diagnosestellung kaum Probleme. Die Wirbelsäule kann vorsichtig palpiert werden, wesentlich ist jedoch die Bestimmung der Höhe der Sensibilitätsstörungen, welche die Höhe des Querschnitts bezeichnet.

Die Diagnose beim Bewusstseinsgetrübten oder Bewusstlosen ist ungleich schwerer zu stellen, insbesondere da hier erst einmal Maßnahmen zur Sicherung der Vitalfunktionen im Vordergrund stehen. Letztendlich kann nur über das Setzen von Schmerzreizen und die Qualität der Antwort der Verdacht auf eine Querschnittslähmung gestellt werden. So sind beispielsweise völlig fehlende Reflexe an den Extremitäten bei grimassierender Gesichtsmuskulatur dringend verdächtig auf eine Verletzung des Rückenmarks im Halswirbelbereich.

Wesentlich ist auch hier, durch wiederholte Untersuchung frühzeitig festzustellen, ob der Erstbefund sich zurückbildet oder nicht, oder ob die Symptomatik bestehen bleibt.

39

2.**2.9** Systematische Untersuchung

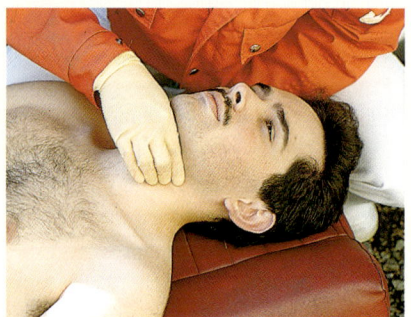

ABB. 16 ▶ Palpation der Halsschlagader (Arteria carotis)

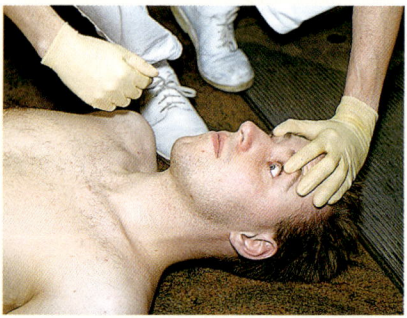

ABB. 17 ▶ Öffnung der Augen und Inspektion der Pupillen

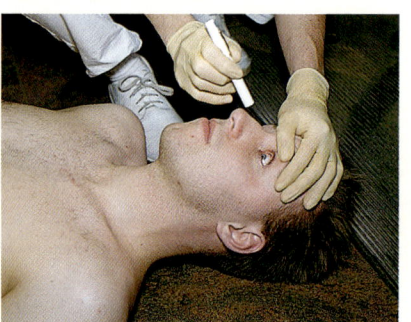

ABB. 18 ▶ Überprüfung der Lichtreaktion mit Pupillenleuchte

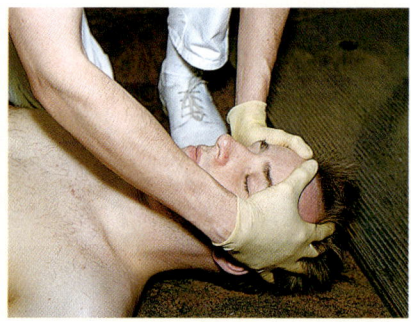

ABB. 19 ▶ Palpation der Schädelkalotte

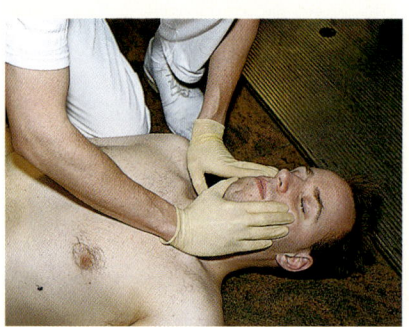

ABB. 20 ▶ Palpation des knöchernen Gesichtsschädels

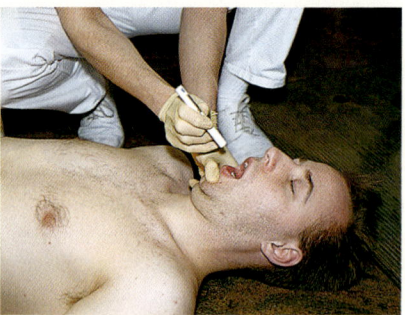

ABB. 21 ▶ Inspektion der Mundhöhle

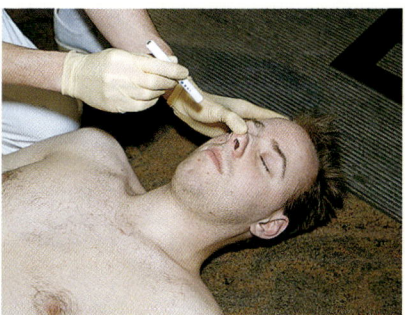

ABB. 22 ▶Inspektion der Nasen-
öffnung

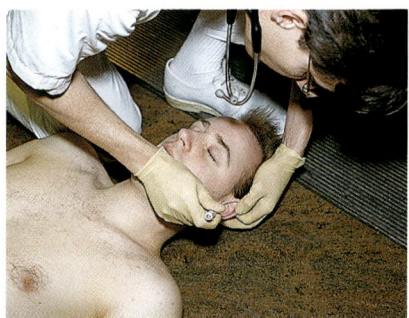

ABB. 23 ▶ Inspektion der Gehörgänge

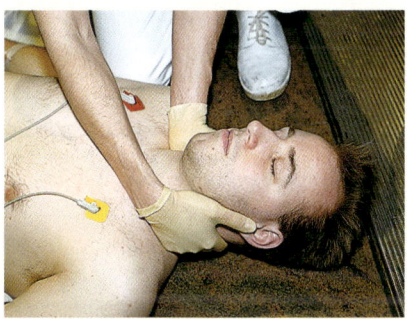

ABB. 24 ▶ Palpation der Halswirbelsäule

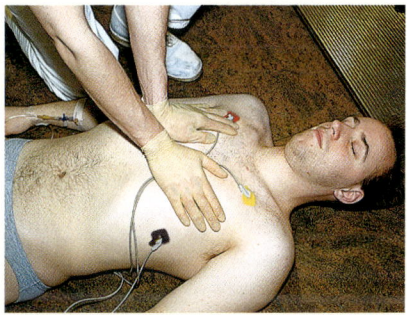

ABB. 25 ▶ Kompression des Thorax in
zwei Ebenen

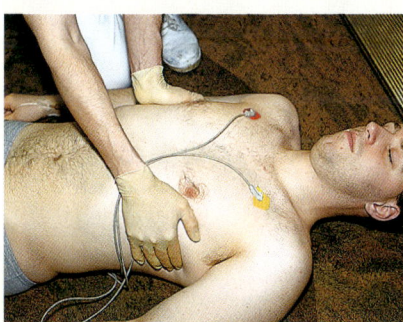

ABB. 26 ▶ Kompression des Thorax in
zwei Ebenen

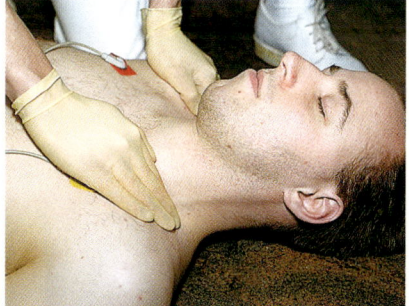

ABB. 27 ▶ Palpation der Schlüsselbeine

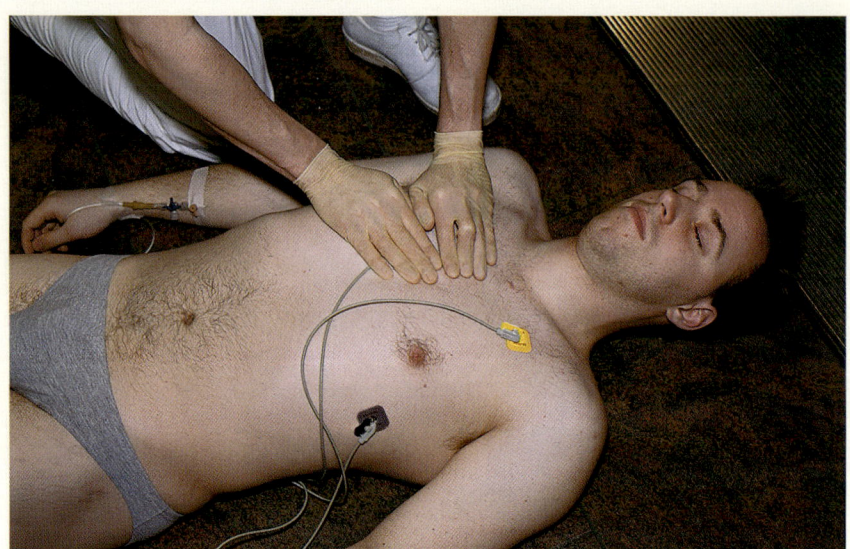

ABB. 28 ▶ Palpation des Sternums

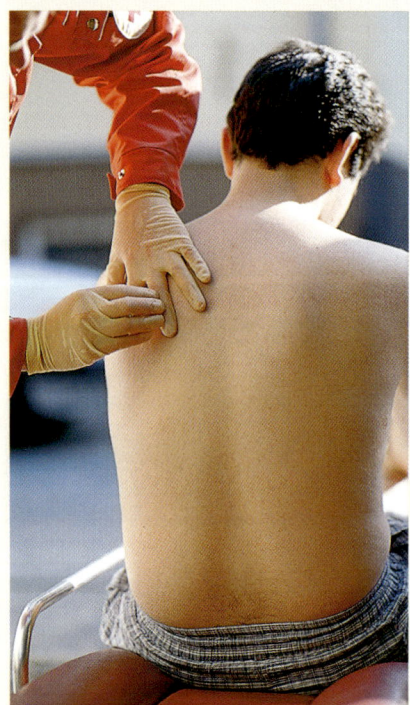

ABB. 29 ▶ Perkussion des Thorax von hinten

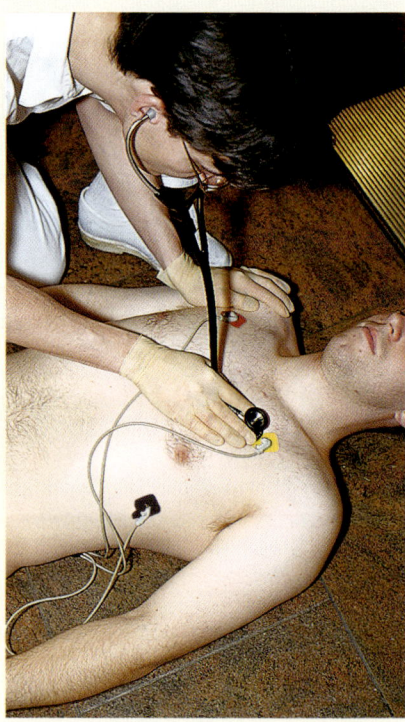

ABB. 30 ▶ Auskultation der Lunge von vorne

Auskultationspunkte Vorderseite

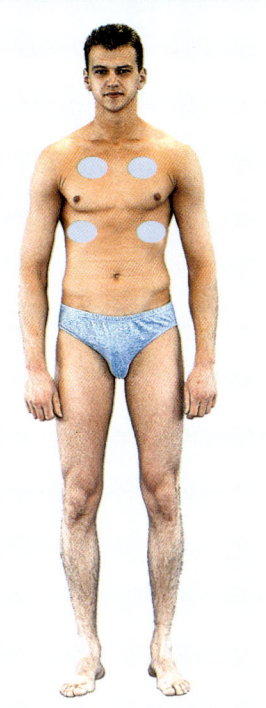

Auskultationspunkte Rückseite

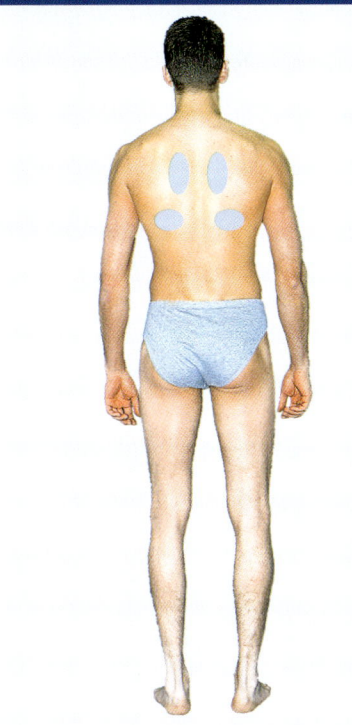

ABB. 31 ▶ Auskultation der Lunge von vorne

ABB. 32 ▶ Auskultation der Lunge von hinten

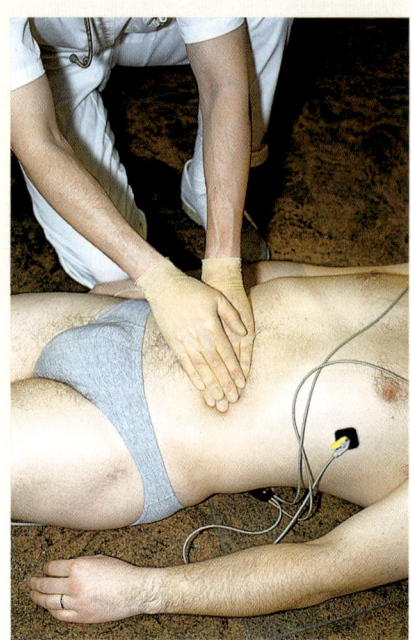

Abb. 33 ▶ Palpation des Abdomens

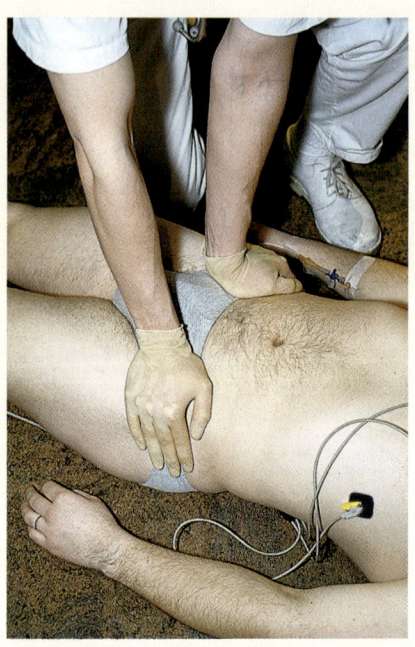

Abb. 34 ▶ Kompression des Beckens in zwei Ebenen

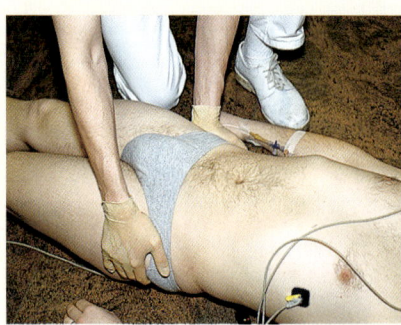

Abb. 35 ▶ Kompression des Beckens in zwei Ebenen

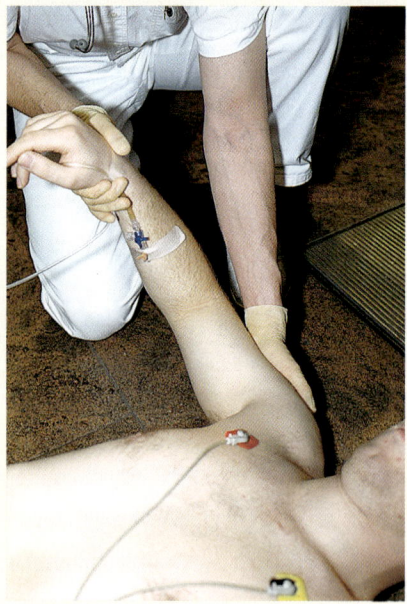

Abb. 36 ▶ Funktionsprüfung des Schultergelenks

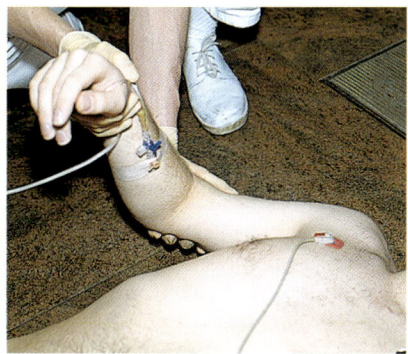

ABB. 37 ▶ Funktionsprüfung des Ellenbogengelenks

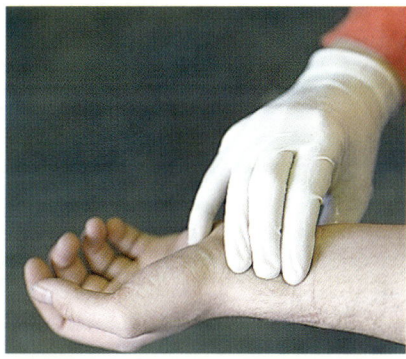

ABB. 38 ▶ Palpation der A. radialis am Handgelenk

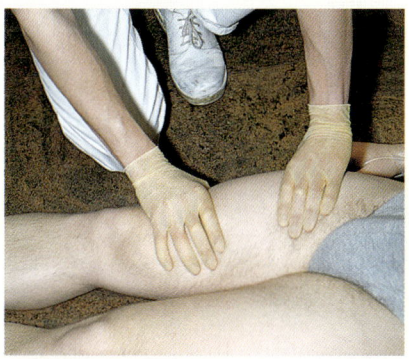

ABB. 39 ▶ Palpation/Kompression des Oberschenkels

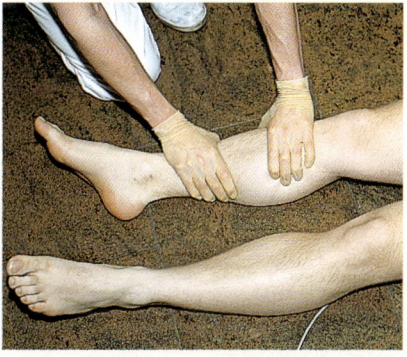

ABB. 40 ▶ Palpation/Kompression des Unterschenkels

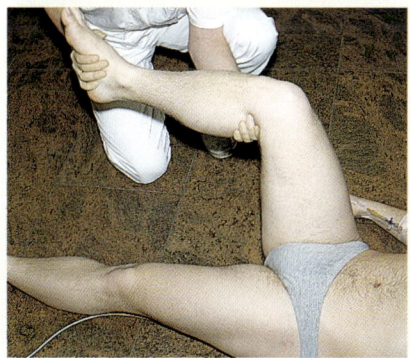

ABB. 41 ▶ Funktionsprüfung des Hüft- und Kniegelenks

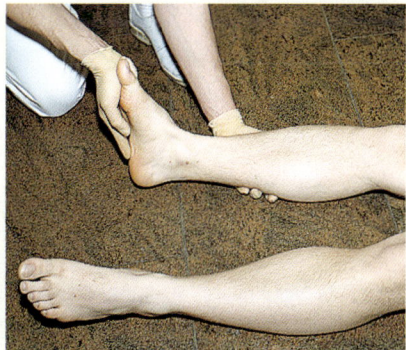

ABB. 42 ▶ Funktionsprüfung des Sprunggelenks

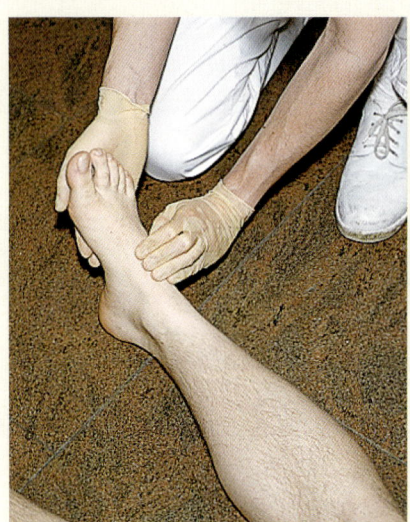

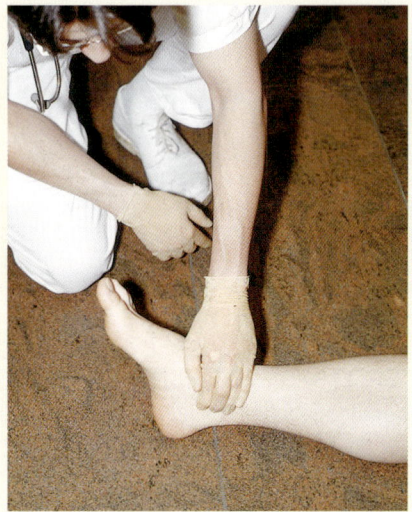

ABB. 43 ▶ Palpation der A. dorsalis pedis

ABB. 44 ▶ Palpation der A. tibialis posterior

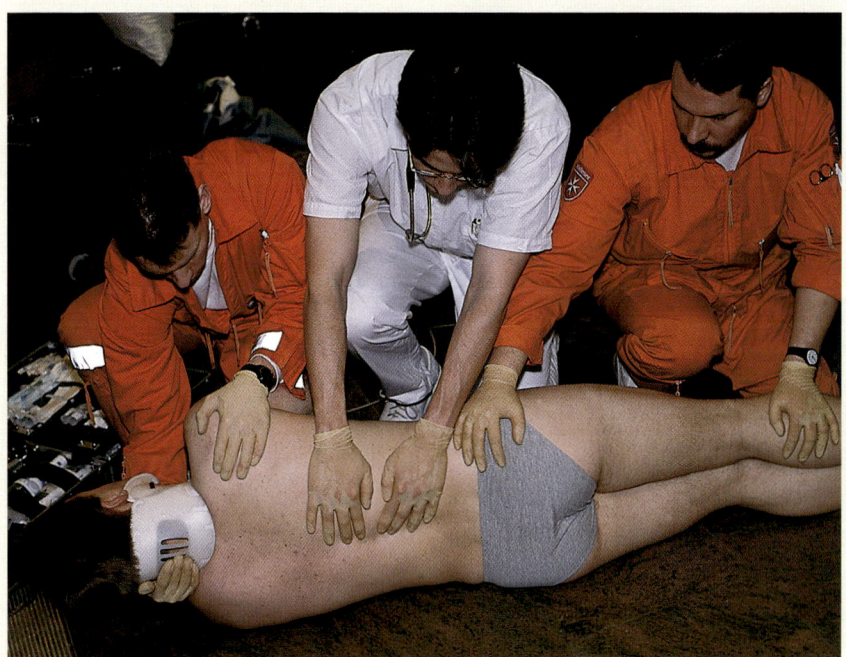

ABB. 45 ▶ Palpation der Wirbelsäule und Untersuchung des dorsalen Thorax (achsengerechte Drehung durch mehrere Helfer)

2.3 APPARATIVE DIAGNOSTIK UND MONITORING

Die Anamneseerhebung und die klinische Untersuchung werden ergänzt durch den gezielten Einsatz einiger apparativer Diagnose- und Monitoringverfahren.

2.3.1 Präklinische Diagnostik und Überwachung

V. DÖRGES

Monitoring wird definiert als kontinuierliche Erfassung von Vitalfunktionsparametern zur Verlaufsüberwachung. Gerade in der Notfallmedizin mit ihren eingeschränkten technischen Möglichkeiten ist die klinische Untersuchung und Überwachung des Patienten von entscheidender Bedeutung. Umwelteinflüsse wie Lärm, schlechte Lichtverhältnisse oder Erschütterungen können die klinische Beurteilung des Patienten (z.B. Hautkolorit, Thoraxbewegungen) sowie die Auskultation und Perkussion und die manuelle Blutdruckmessung deutlich beeinträchtigen. Da es aber insbesondere bei Notfallpatienten innerhalb kürzester Zeit zu gravierenden Verschlechterungen der Vitalfunktionen kommen kann, stellt die kontinuierliche Überwachung der entsprechenden Parameter die einzige Möglichkeit dar, derartige akute Veränderungen zeitgerecht zu erkennen. Einfach zu erhebende apparative Messwerte (z.B. Blutzucker, Temperatur) tragen außerdem zur schnellen Sicherung der Diagnose bei und ermöglichen den frühestmöglichen Beginn notfallmedizinischer Maßnahmen.

> Die *kontinuierliche Überwachung* der Vitalfunktionen vom Zeitpunkt des Eintreffens am Einsatzort bis zur Übergabe in der Klinik ist ein zentraler Bestandteil der präklinischen Versorgung des Notfallpatienten und ermöglicht
> – die Erkennung des aktuellen Ist-Zustands,
> – die Einleitung unverzüglicher Therapiemaßnahmen bei Verschlechterung der Vitalfunktionen zur Verhinderung von Komplikationen und Folgeschäden,
> – die Bestätigung der eingeleiteten Therapie bei Stabilisierung der Vitalfunktionen.

Die in der Notfallmedizin zum Einsatz kommenden handlichen, leichten Kompaktgeräte sollten umweltunabhängig und zuverlässig arbeiten, über eine Selbstüberwachung sowie optische und akustische Alarmfunktionen verfügen und folgende Voraussetzungen erfüllen:
– Multifunktionsgerät (alle Parameter in einem Gerät)
– leistungsfähiger Akku (Kapazität > 90 min)
– robuste Bauweise
– einfache Handhabung
– geringe Störanfälligkeit
– kontinuierliche Messung
– genaue und schnell interpretierbare Messergebnisse
– Datenspeicher, Trendanalyse, Ausdruck.

Das *Basismonitoring* für jeden Notfallpatienten ist genauso unverzichtbar wie ein sicherer venöser Zugang und beinhaltet möglichst in einem Gerät:
– EKG-Ableitung
– Blutdruckmessung
– Pulsoxymetrie.

2.**3.1**.1
Blutdruckmessverfahren

Die arterielle Blutdruckmessung ist ein aussagekräftiger Kreislaufparameter mit drei verschiedenen Messgrößen:
– systolischer Blutdruck = p_{sys}
– diastolischer Blutdruck = p_{dia}
– arterieller Mitteldruck = p_m

Auch für die Notfallmedizin ergibt die Ermittlung aller drei Werte wichtige pathophysiologische Hinweise:

Der *systolische* Wert informiert über Hypotonie, Normotonie und Hypertonie (niedriger, normaler und erhöhter Blutdruck) und ist darüber hinaus ein Maß für den Sauerstoffverbrauch des Herzens (p_{sys} x Herzfrequenz).

Der *diastolische* Blutdruck spielt bei der Definition der Hypertonie eine wichtige Rolle und ermöglicht Aussagen über den peripheren Widerstand. Er ist für die koronare und damit myokardiale Durchblutung entscheidend, die überwiegend in der Diastole stattfindet (VGL. II 3.2.2.).

Der *arterielle Mitteldruck* ($p_m = p_{dia} + 1/3\ [p_{sys} - p_{dia}]$) entspricht der treibenden Kraft, die den Blutstrom in der Peripherie und im ZNS aufrechterhält.

Die *palpatorische Blutdruckeinschätzung* anhand des zentralen Karotis- oder Femoralispulses gibt in der Notfallmedizin am schnellsten eine orientierende Auskunft über die aktuelle Herz-Kreislauf-Situation.

▶ Blutdruckmessung nach Riva-Rocci (RR)
Die Messung erfolgt in der Regel am Oberarm des Patienten, um den die aufblasbare Manschette des Blutdruckmessgerätes

gelegt wird. Mit Hilfe eines Gummiballons und eines Ventils kann der Druck in der Manschette verändert und kontinuierlich an einem Manometer (Druckmesser) abgelesen werden. Dieser Druck wird durch die Weichteile auf die Arterienwand übertragen und ist mittels verschiedener Methoden bestimmbar:

1. Palpation
2. Auskultation
3. Oszillometrie.

PALPATION. Die palpatorische Methode ist von grob orientierender Genauigkeit. Dabei entspricht der systolische Blutdruck dem Manschettendruck, bei dem der Puls einer distal (auf der körperfernen Seite) der Manschette befindlichen Arterie gerade tastbar ist. Diastolischer und mittlerer arterieller Druck sind mit dieser Methode nicht bestimmbar.

AUSKULTATION. Mit der auskultatorischen Methode nach *Korotkow* wird der Blutdruck durch charakteristische Geräusche bestimmt, die distal der Manschette mithilfe des Stethoskops über der A. brachialis (Armschlagader) in der Ellenbeuge abzuhören sind. Die verschiedenen Geräuschphänomene ermöglichen die Messung aller drei Blutdruckwerte:
– *Phase I:* kurzes, scharfes Geräusch bei beginnender Aufhebung der Gefäßkompression, entspricht dem systolischen Blutdruck
– *Phase II:* dumpfes, leises Geräusch
– *Phase III:* Geräusch wieder scharf und laut, entspricht dem arteriellen Mitteldruck
– *Phase IV:* Töne leiser und dumpf
– *Phase V:* Töne verschwinden, entspricht dem diastolischen Blutdruck.

Mit der auskultatorischen Methode nach *Korotkow* wird der systolische Druck eher zu niedrig, der diastolische Druck eher zu hoch gemessen, die Fehlerbreite liegt bei ungefähr 10%. Zu breite Manschetten liefern zu niedrige, zu schmale dagegen zu hohe Messwerte. Außerdem gibt es besonders bei Hypertonikern so genannte »auskultatorische Lücken«, die zu erheblichen Fehlmessungen führen können. Bei hohen Blutdruckwerten ist eine Kontrollmessung am anderen Arm geboten.

Die an sich banale Forderung nach einer exakten präklinischen Blutdruckmessung stößt unter den besonderen Bedingungen des Rettungsdienstes nicht selten auf Schwierigkeiten: Die exakte Auskultation der Korotkow-Töne kann präklinisch allein aufgrund der Umgebungsbedingungen unmöglich werden. Der Lärmpegel am Einsatzort und die Geräuschentwicklung an Bord eines bodengebundenen Rettungsmittels oder eines Rettungshubschraubers ermöglichen keine sichere auskultatorische Blutdruckmessung, so dass häufig nur die palpatorische Bestimmung des systolischen Blutdruckes möglich ist. Dabei entfällt z. B. mit dem diastolischen Druck ein entscheidender Parameter für die Beurteilung der Sauerstoffversorgung des Herzens.

Diese Unzulänglichkeiten der traditionellen Methoden der Blutdruckmessung fallen insbesondere bei Versorgung und Transport kritisch Kranker ins Gewicht. Daraus entstand die Forderung nach kontinuierlicher, verlässlicher und ortsunabhängiger Blutdruckmessung durch eine nicht-invasive (nicht die Haut durchdringende), präzise und vibrationsunempfindliche Messmethode: die Oszillometrie.

Oszillometrie (NIBP, Non Invasive Blood Pressure). Bei dem oszillometrischen Messverfahren werden die unterschiedlichen Amplituden der Gefäßwandschwingungen (Pulsationen) direkt über einen Drucksensor gemessen. Dabei kommen herkömmliche Blutdruckmanschetten zum Einsatz.

Die oszillometrische Blutdruckmessung ist auch bei Säuglingen und Kleinkindern einsetzbar und erfüllt darüber hinaus weitere Anforderungen der präklinischen Notfallmedizin:

– frei variierbare Messintervalle
– frei einstellbare Alarmgrenzen
– Dokumentation aller gemessenen Werte
– die Helfer haben die »Hände frei« für andere Maßnahmen.

Ein weiterer Vorteil der automatischen Blutdruckmessung besteht darin, dass neben systolischem und diastolischem Druck auch Mitteldruck und Herzfrequenz nicht-invasiv messbar sind.

Insbesondere beim Einsatz im Rettungsdienst zeigt die oszillometrische Blutdruckmessung aber auch erhebliche Schwächen: große Ungenauigkeit bei einem systolischen Blutdruck von unter 70 mmHg und häufiges Versagen im Fahrbetrieb bei Patienten mit absoluter Arrhythmie sowie bei unruhigen Patienten.

Da aber gerade beim hämodynamisch, d. h. den Blutfluss betreffend instabilen Patienten eine exakte Blutdruckmessung von größter Wichtigkeit ist, kann die automatische, nicht-invasive Messmethode eine palpatorische bzw. eine auskultatorische Blutdruckkontrolle nicht vollständig ersetzen.

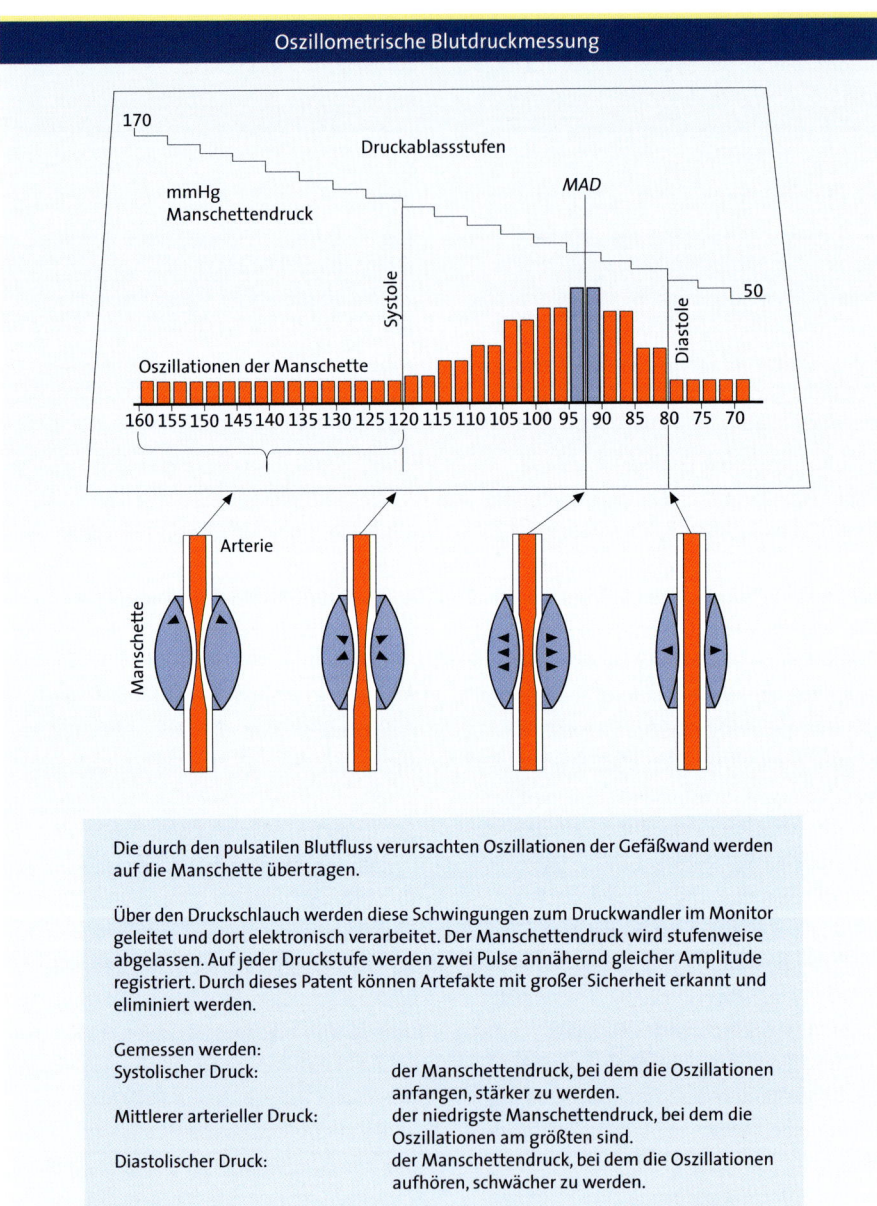

Abb. 46 ▶ Prinzip der oszillometrischen Blutdruckmessung

ARTERIELLE BLUTDRUCKMESSUNG (IBP). Außerklinisch kommt die invasive arterielle Blutdruckmessung hauptsächlich im Interhospitaltransfer mittels Intensivtransporthubschrauber (ITH) oder Intensivtransportwagen (ITW) zum Einsatz.

Die *Vorteile* der invasiven Methode liegen in der kontinuierlichen Blutdruckmessung mit der Chance, verschiedene hämodynamische Störungen frühestmöglich zu erkennen. Bei diesem Verfahren wird ein in eine Arterie des Patienten eingeführter Katheter (invasive Technik) über ein Druckmesssystem mit einem Monitor verbunden. Es besteht nun die Möglichkeit, kontinuierlich von Herzschlag zu Herzschlag die arterielle Blutdruckkurve grafisch darzustellen, die o.g. drei Messwerte zu ermitteln und als Zahlenwerte anzuzeigen. Darüber hinaus ist auch die Analyse der Kurvenform von großem Nutzen, z.B. zur Einschätzung des Füllungszustandes des arteriellen Gefäßsystems. Mögliche *Gefahren:*

- arterielle Blutung durch Diskonnektion (Unterbrechung) des Systems bei Transporten mit mehrfacher Umlagerung des Patienten
- Fehlinjektionen von Medikamenten bei nicht eindeutiger Kennzeichnung der arteriellen Kanüle (roter Aufkleber »Arterie«).

Im Rahmen von Primäreinsätzen besteht für die invasive Blutdruckmessung nahezu keine Indikation. Aus diesem Grund gehören die dafür erforderlichen aufwändigen technischen Geräte auch nicht zur Standardausrüstung von Primärrettungsmitteln.

2.3.1.2
Blutzuckermessung

Blutzuckerentgleisungen wie Hypoglykämie (Unterzuckerung) oder diabetisches Koma sind wegen ihrer vielfältigen klinischen Symptomatik häufig schwer zu erkennen. Deshalb ist die Blutzuckerbestimmung bei allen bewusstseinsgetrübten Notfallpatienten heute Standard. Am weitesten verbreitet ist der optische Vergleich eines Teststreifens mit einer farblich abgestuften Referenzskala, die so genannte halbquantitative Blutzuckerbestimmung.

Exaktere Werte liefert die Blutzuckermessung mit akkubetriebenen Miniphotometern (z.B. Glucometer Elite®). Bei neueren Geräten findet eine »externe« Messung statt. Ein Blutstropfen wird dabei auf eine Einmalreaktionszone gegeben, die je nach Blutzucker ihre elektrischen Eigenschaften ändert (ABB. 47). Zur Analyse des Blutzuckerspiegels genügt ein Tropfen Blut beispielsweise aus dem Mandrin (Führungsstab) der Venenverweilkanüle. Bei der Entnahme von

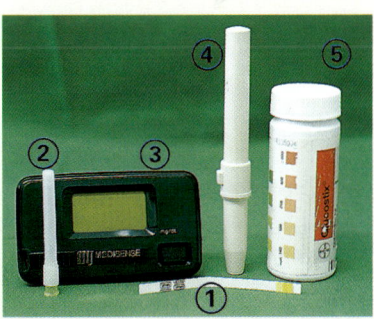

ABB. 47 ▶ Material und Geräte zur Blutzuckermessung: Teststreifen (1), Einmalkanüle (2), Photometer (3), Druckluftlanzette (4), Teststreifen mit Farbskala (5)

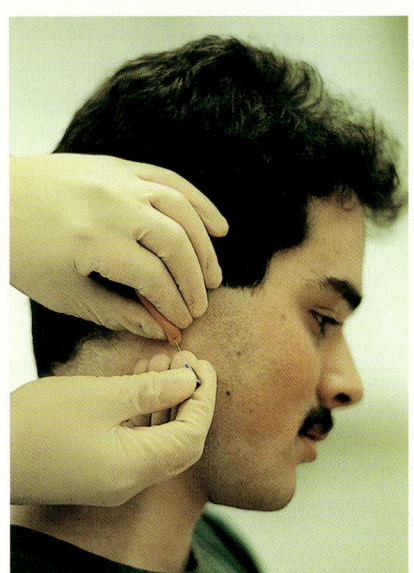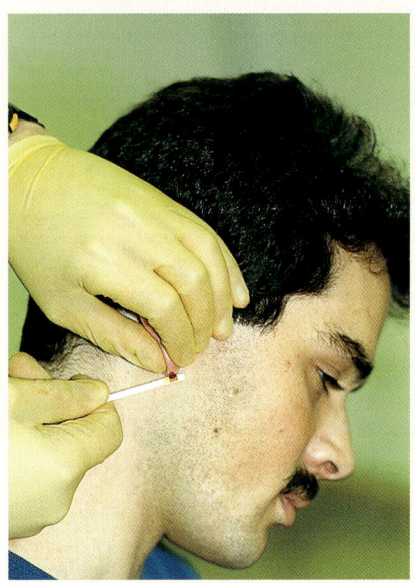

Abb. 48 ▶ Blutentnahme aus dem Ohrläppchen zur Blutzuckerbestimmung

Kapillarblut aus Fingerbeere oder Ohrläppchen können die vorherige Alkoholdesinfektion sowie heftiges Ausquetschen der Entnahmestelle zu verfälschten Ergebnissen führen.

2.**3.1**.3
Blutgasmessung

Die Durchführung einer arteriellen Blutgasanalyse hat sich für den Rettungsdienst als nicht praktikabel erwiesen. Die stattdessen praktizierte kapilläre oder venöse Blutentnahme zur Bestimmung der Blutgase führt unter Notfallbedingungen (Zentralisation, Kreislaufstillstand) häufig zu stark verfälschten Messergebnissen. Da die Bestimmung der Blutgase zudem für das kurze rettungsdienstliche Behandlungsintervall in der Regel keinerlei zusätzliche therapeutische Konsequenzen

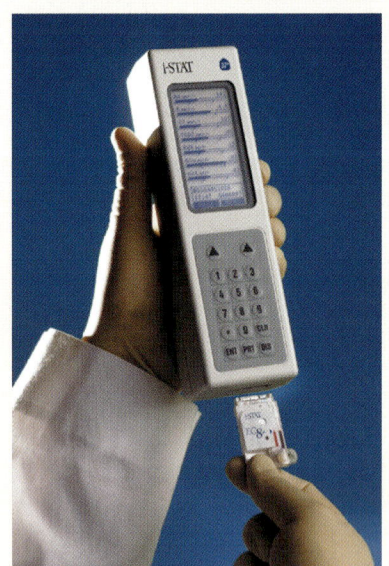

Abb. 49 ▶ Mobiles Blutgasanalysegerät

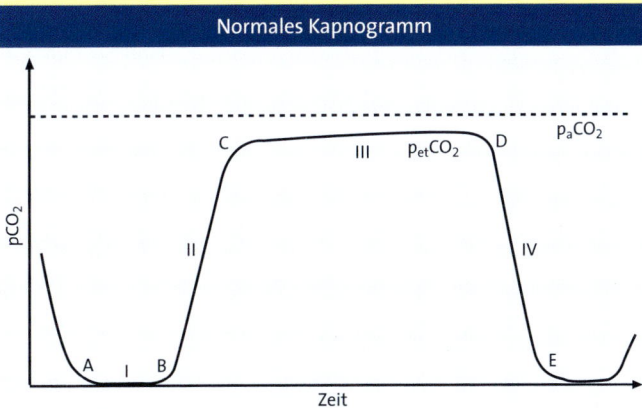

Normales Kapnogramm

- A – B (Phase I): Beginn der Exspiration
- B – C (Phase II): frühe Exspirationsphase, schnelle CO_2-Anreicherung durch Einstrom von Alveolarluft mit steilem Anstieg der Kurve
- C – D (Phase III): Exspirationsende, exspiratorisches Plateau durch homogenes Alveolargas
- D: CO_2-Spitzenwert
- D – E (Phase IV): Inspirationsphase

ABB. 53 ▶ Normales Kapnogramm während Exspiration und Inspiration

Die *quantitative Kapnometrie* erfolgt im so genannten Haupt- oder *Nebenstromverfahren*. Im Nebenstromverfahren wird eine Atemgasprobe von ca. 200 ml während der Exspiration abgesaugt. Im *Hauptstromverfahren* erfolgt direkt am Tubus eine kontinuierliche Messung ohne verzögerte Anzeige (mit Nullabgleich in jeder Inspirationsphase).

Die *semiquantitative Überwachung* der endexspiratorischen CO_2-Konzentration durch einen zwischen Tubus und Beatmungssystem platzierten Farbindikator erlaubt den Ausschluss einer Tubusfehllage und mit jedem Atemzug den Nachweis des Gasaustausches.

Bei Vorliegen eines Kreislaufstillstandes kann erst nach Wiederherstellung eines ausreichenden Herzzeitvolumens durch effektive Reanimationsmaßnahmen eine CO_2-Konzentration nachgewiesen werden. Aus diesem Grund ist eine Kontrolle der korrekten Tubuslage vorher nicht durchführbar.

Der rein *qualitative Nachweis* von CO_2 im Atemgas wird über einen Infrarotabsorptionsdetektor gemessen. Jeder Atemzug wird mittels eines optischen bzw. akustischen Signals angezeigt.

▶ **Transkutane Kapnometrie**

Die Messung des durch die Haut diffundierenden CO_2 mittels eines Klebesensors führt zur Ermittlung des Gewebe-CO_2-Partialdruckes bei spontanatmenden und bei beatmeten Patienten. Die Ergebnisse werden dabei nicht durch Störungen der Lungenfunktion beeinflusst.

Fälschlicherweise hohe Ergebnisse sind bei ausgeprägten hämodynamischen Störungen zu erwarten, da es bei Gewebsazidose durch Hypoperfusion (Gewebsübersäuerung durch Minderdurchblutung) zum CO_2-Anstieg im Gewebe und zum verzögerten Abtransport aus dem Gewebe kommt.

Ein hoher Schulungsaufwand, die aufwändige Eichung und insbesondere die lange Latenzzeit von etwa acht Minuten bis zum Vorliegen des ersten Messergebnisses schränken die Tauglichkeit dieser Methode für den Rettungsdienst stark ein.

▶ Pathologisch veränderter CO_2-Wert

Da die CO_2-Konzentration wesentlich von Produktion, Transport und Elimination abhängt, kann ein pathologisch veränderter CO_2-Wert unterschiedliche Ursachen haben:

- CO_2-Produktion, abhängig von Stoffwechselleistung, Körpertemperatur und Muskelarbeit
- CO_2-Transport, abhängig vom Herzzeitvolumen (HZV)
- CO_2-Elimination, abhängig von Diffusion, Ventilation und Perfusion.

> Ein Abfall der endexspiratorischen CO_2-Konzentration weist auf ein zu hohes, ein Anstieg auf ein zu niedriges Atemminutenvolumen hin.

Andere Gründe für einen Abfall der endexspiratorischen CO_2-Konzentration können sein:

- Lungenembolie
- Herzrhythmusstörungen
- Hypovolämie
- Schock mit Abnahme der Lungendurchblutung (Herzstillstand).

Ein Alarmzeichen ist der schlagartige Abfall der endexspiratorischen CO_2-Konzentration gegen Null. Ursachen können sein:

- vollständige Diskonnektion des Atemsystems
- Ausfall des Beatmungsgerätes
- komplette Verlegung des Tubus
- Tubus im Ösophagus (Speiseröhre).

> Die Kapnometrie stellt insbesondere in Kombination mit der Pulsoxymetrie eine Erhöhung des Sicherheitsstandards bei der Überwachung des Gasaustausches dar und sollte auf jedem arztbesetzten Rettungsmittel zur Verfügung stehen!

2.**3.1**.6
EKG

R. Schnelle

Die Ableitung eines Elektrokardiogramms (EKG) gehört zu den Routinemaßnahmen im Rettungsdienst. Der Umgang mit der komplizierten EKG-Technik und vor allem die Interpretation der erhobenen Befunde erfordern eine fundierte Ausbildung. Das folgende Kapitel soll elektrophysiologische und technische Grundlagen der EKG-Ableitung im Rettungsdienst vermitteln. Aus Platzgründen kann dabei jedoch nicht auf alle Aspekte ausführlich eingegangen werden.

Mithilfe des EKG werden von der Körperoberfläche des Patienten mittels Elektroden die Erregungsleitung und der Erregungsablauf am Herzen abgeleitet und auf einem Monitor oder mittels eines Schreibers dargestellt. Hierbei wird der regelrechte oder krankhafte Erregungsablauf aufgezeigt. Dies setzt genaue Kenntnisse über den »normalen« EKG-

Kurvenverlauf, die krankhaften Veränderungen sowie die physiologischen und technischen Grundlagen voraus. Den verschiedenen Kurven und Zacken im EKG ist eine einheitliche Beschreibung (P, Q, R, S, T) zugeordnet, die der Anwender ebenfalls sicher beherrschen muss. Durch die Anwendung verschiedener Ableitungsarten kann der Blickwinkel auf das Herz aus verschiedenen Richtungen erfolgen. Dies ist zum Beispiel bei Herzinfarktdiagnostik von klinischer Bedeutung. Hierbei kann der Bezirk einer akuten Minderdurchblutung (Ischämie) einer anatomischen Lage am Herzen (z.B. Vorderwand) zugeordnet werden.

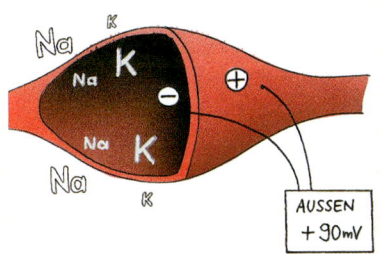

ABB. 54 ▶ Muskelzelle in Ruhe (+90 mV)

> Ein EKG liefert nur Informationen über die elektrischen Herzaktionen. Diese sind zwar Grundlage der mechanischen Herztätigkeit, sichere Rückschlüsse auf die Hämodynamik und die Verhältnisse im Herzen lassen sich mittels des EKG aber nicht ziehen. Man darf sich daher keinesfalls auf das EKG als ausschließliches Überwachungsmittel für die Herz- und Kreislauffunktion verlassen: »Schau nach dem Patienten, nicht nach dem Monitor!«

▶ **Elektrophysiologie der Zelle**

Um die komplizierte Bewegungsabfolge der Herzkontraktion zu ermöglichen, verfügt das Herz über ein komplexes Erregungsleitungssystem. Zum Verständnis der Vorgänge bei der EKG-Ableitung ist die Kenntnis der elektrophysiologischen Grundlagen erforderlich (zu Anatomie und Physiologie des Herzens; VGL. II 3.2.2).

ABBILDUNG 54 zeigt schematisch eine in Ruhe befindliche Muskelzelle. Aus der in-tra- und extrazellulär unterschiedlichen Verteilung der Elektrolyte, hier sind nur Natrium (Na) und Kalium (K) dargestellt, resultiert ein elektrischer Spannungs-

zustand der Zelle (Polarisation). An der Zelloberfläche lässt sich gegen das Zellinnere in Ruhe ein positives Potenzial ableiten. Bei einer Reizung der Zelle (elektrisch oder auch mechanisch) verändert sich innerhalb von Millisekundenbruchteilen die Durchlässigkeit der Membrane für die Elektrolyte. Die Verschiebung von geladenen Teilchen führt zu einer Umpolung (Depolarisation), die Zelloberfläche zeigt sich nun negativ (ABB. 55).

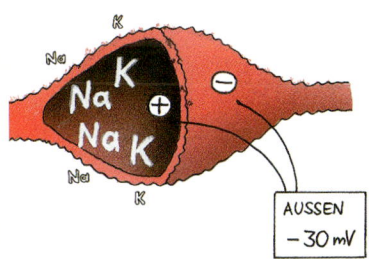

ABB. 55 ▶ Muskelzelle depolarisiert (-30 mV)

Im Prinzip sind alle Herzmuskelzellen zur spontanen Depolarisation befähigt, vor allem die Zellen des speziellen Erregungsleitungssystems. Weil die Sinusknoten-

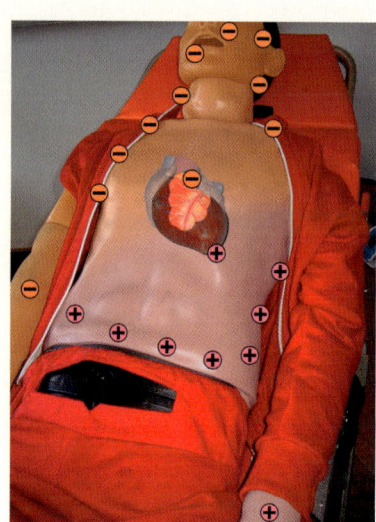

ABB. 56 ▶ Ausdehnung des elektrischen Feldes

zellen mit der höchsten Frequenz »schlagen«, übernehmen sie im Normalfall die Schrittmachertätigkeit. Die Weitergabe des Reizes erfolgt von Zelle zu Zelle, die Depolarisation aller Herzmuskelzellen geschieht normalerweise innerhalb von 0,3 Sekunden.

Nach einer gewissen Zeit kommt es zur passiven und aktiven Rückverteilung der Elektrolyte, die Zelle wird wieder in ihren ursprünglichen Spannungszustand versetzt. Dieser Vorgang der Erregungsrückbildung wird als Repolarisation bezeichnet.

Für das Verständnis des EKG ist natürlich die Betrachtung der Vorgänge am gesamten Herzen wichtiger als die Betrachtung der Einzelzelle. Betrachtet man – der größeren Muskelmasse wegen – nur die Ventrikel (Herzkammern), ergibt sich zu einem bestimmten Zeitpunkt das in ABBILDUNG 56 gezeigte Bild. Hier sind die oberen Abschnitte der Ventrikel bereits

erregt, während die Zellen der Herzspitze noch nicht depolarisiert sind. Die Gesamtheit der depolarisierten Zellen, die ja alle an ihrer Außenfläche negativ geladen sind, kann als negativer Pol verstanden werden. Die Herzspitze ist dagegen positiv geladen. Zwischen diesen zwei Polen bildet sich ein elektrisches Feld aus, das sich bis zur Körperoberfläche ausbreitet. Dort kann man es mithilfe eines Elektrokardiografen ableiten und sichtbar machen.

▶ Grundlagen der EKG-Technik

Im Prinzip arbeitet ein EKG-Gerät wie ein elektrischer Verstärker. Zur Ableitung dienen zwei Elektroden, eine negativ und eine positiv geladene. Zum leichteren Verständnis der EKG-Technik und der EKG-Befunde hat sich die Betrachtungsweise mit Vektoren bewährt. Ein Vektor ist im Prinzip ein Pfeil von bestimmter Länge und Richtung.

In ABBILDUNG 57 sind ein so genannte Herzvektor und ein Ableitungsvektor

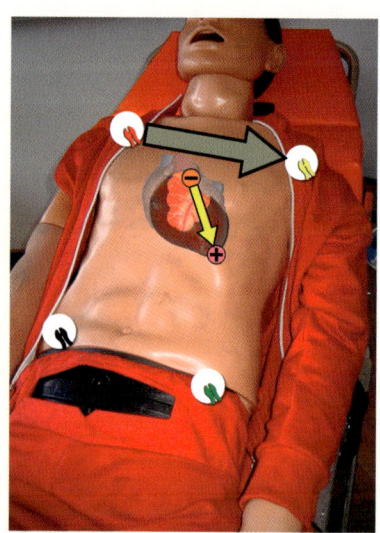

ABB. 57 ▶ Ableitungsvektor

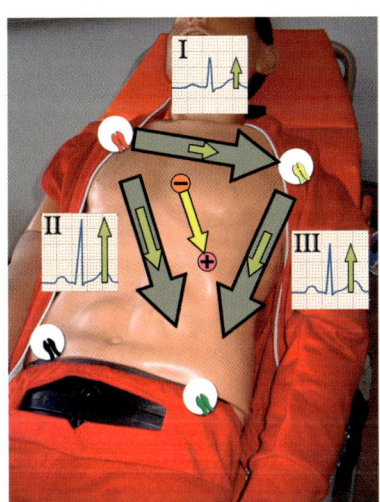

ABB. 58 ▶ Projektion der Herz-vektoren

dargestellt. Der Herzvektor entspricht der elektrischen Herzaktion, er zeigt von der negativ geladenen zur positiv geladenen Muskelmasse des Herzens. Es liegt nahe, dass der Herzvektor also im Verlauf der Erregungsausbreitung seine Länge und Richtung ändert, die Abbildung gilt also nur zu einem bestimmten Zeitpunkt. Der Ableitungsvektor entspricht dagegen der gewählten EKG-Ableitung, er wird zwischen den beiden EKG-Elektroden eingezeichnet. Auch der Ableitungsvektor zeigt von negativ nach positiv.

Um zu erfahren, wie die elektrischen Aktionen am Herzen nun auf dem EKG-Monitor dargestellt werden, muss man nur noch die beiden Vektoren vergleichen. Zeigen Herzvektor und Ableitungsvektor in dieselbe Richtung, erscheint auf dem Monitor eine nach oben gerichtete Zacke, die desto größer ist, je ähnlicher die beiden Vektoren verlaufen. Zeigen die beiden Vektoren dagegen in entgegengesetzte Richtungen, sieht man einen Ausschlag

nach unten. Ein Problem kann entstehen, wenn der Herzvektor genau senkrecht zum Ableitungsvektor steht: Möglicherweise sieht man gar keinen verwertbaren Ausschlag. In der Realität sieht man allerdings meist einen so genannten QRS-Komplex mit kleinem positiven und kleinem negativen Anteil. ABBILDUNG 58 zeigt, wie sich ein Herzvektor schattenartig auf drei verschiedene Ableitungsvektoren projiziert. Die unterschiedlichen Ausschläge in verschiedenen EKG-Ableitungen sind also verschiedene Darstellungen ein und derselben Herzaktion aus verschiedenen Blickwinkeln.

DAS EKG-GERÄT. Die große Vielfalt der auf dem Markt befindlichen EKG-Geräte macht eine Vorstellung aller Typen unmöglich. Deshalb wird im Folgenden der Aufbau eines typischen EKG-Gerätes erläutert, wie es im Rettungsdienst Verwendung findet. Häufig werden noch so genannte Ein-Kanal-Elektrokardiografen mitgeführt, bei denen auf dem Monitor nur jeweils eine Ableitung zu sehen ist. Zunehmend gibt es auch Geräte, die gleichzeitig mehrere – meistens drei – Ableitungen darstellen können. Fast alle Geräte im Rettungsdienst haben einen eingebauten Defibrillator.

> Bei manchen Geräten muss die Wahl der Ableitungselektroden (Defibrillationselektroden oder Kabel) manuell erfolgen. Viele Modelle leiten automatisch sofort über das Kabel ab, das in die Gerätebuchse eingesteckt ist. Hierbei ist eine vorherige Schnellableitung über die Paddles des Defibrillators (s. u.) möglich.

Zur Feineinstellung des Monitorbildes dienen verschiedene Tasten; die Laufgeschwindigkeit des EKG-Bildes und des Papierschreibers werden meist auf 25 mm/s, zur speziellen Diagnostik auch auf 50 mm/s, eingestellt. Die Amplitude wird meist mit 1 cm/mV gewählt, eine Eichzacke zeigt die Einstellung entsprechend an. Mit der so genannten »Einfriertaste« wird das aktuelle Bild angehalten.

Das Gerät gibt Auskunft über die aktuelle elektrische Herzfrequenz sowie über den Ladezustand der Akkus, ein Lautsprecher gibt einen Systolenton wieder. Die Dokumentation erfolgt meist mittels Papierschreiber, manche Geräte verfügen über einen Speicher, so dass nach Einsatzende verschiedene Streifen ausgedruckt werden können.

EKG-SCHNELLABLEITUNG ÜBER »PADDLES«. Die einfachste und schnellste Art der EKG-Ableitung erfolgt über die Defibrillationselektroden, die auch mit dem englischen Ausdruck »Paddles« bezeichnet werden. Um den Hautkontakt und somit die Ableitungsbedingungen zu verbessern, sollte Elektrodengel verwendet werden. Die Paddles müssen fest aufgepresst werden. Zu beachten ist, dass bei manchen Geräten das Ableitungskabel nicht eingesteckt sein darf, mitunter muss extra die Einstellung »Paddle-Ableitung« gewählt werden.

> Der Nachteil einer Paddle-Ableitung besteht darin, dass ein Helfer mit dem Halten der Elektroden beschäftigt ist. In der Praxis sollte deshalb so schnell wie möglich eine Ableitung über Klebeelektroden und Kabel erfolgen.

EKG-MONITORING ÜBER DREIPOL-ODER VIERPOLKABEL. In der Regel erfolgt die EKG-Ableitung über ein dreipoliges Überwachungskabel. Damit ist ein Monitoring der Herzaktion und mit einigen Einschränkungen auch eine Diagnostik von Rhythmusstörungen möglich.

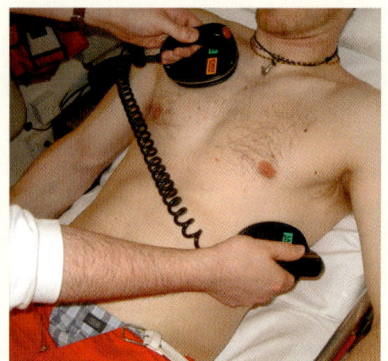

ABB. 59 ▶ Schnellableitung über die Paddles

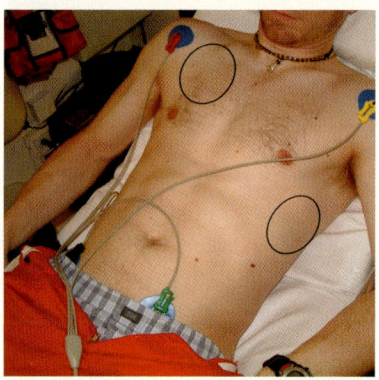

ABB. 60 ▶ Vierpolkabel zum Monitoring

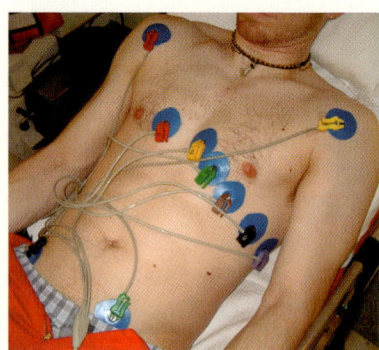

ABB. 61 ▶ Vierpolkabel mit Sechspolkabel zur Dokumentation der 12 Standardableitungen

> Die meisten Dreipolkabel haben die Farben Schwarz, Rot und Gelb, wobei Rot die negative und Gelb die positive Elektrode bezeichnet.

Die rote und die gelbe Elektrode sollten entlang des Herzvektors angelegt werden, um ausreichend hohe EKG-Ausschläge zu erreichen. Den Herzvektor kann man bei den meisten Erwachsenen in etwa parallel zur Ableitung II (s. u.), bei älteren Menschen auch nach links gerichtet vermuten. Die schwarze Elektrode dient der aktiven Störunterdrückung durch das EKG-Gerät.

> Es gibt Dreipolkabel mit den Farben Rot, Gelb und Grün. Diese werden entsprechend dem »Ampelschema« im Uhrzeigersinn angebracht, d.h. Rot an der rechten Schulter, Gelb an der linken Schulter und Grün an der Herzspitze.

Immer mehr Geräte ermöglichen heute ein Monitoring über ein Vierpolkabel mit den Farben Rot, Gelb, Grün und Schwarz (Tab. 2). Auch hier werden die Elektroden nach dem Ampelschema angebracht, die schwarze entsprechend am rechten Unterbauch.

> Bei jedem Notfallpatienten müssen die für das Aufsetzen der Defibrillator-Paddles benötigten Stellen unterhalb des rechten Schlüsselbeins und in der linken mittleren Axillarlinie frei bleiben.

Für einen eventuell erforderlichen Wechsel der Ableitungsrichtung ermöglichen viele EKG-Geräte ein Umschalten zwischen den verschiedenen Ableitungen. Ist dies nicht möglich, muss ein umständlicher Kabelwechsel erfolgen, um zu ermitteln, in welcher Ableitung die größten P- und QRS-Amplituden zu sehen sind. Diese Ableitung eignet sich dann am besten zum Monitoring (zu Amplituden und zum normalen EKG vgl. Tab. 2).

Oft wird das Einschalten der akustischen EKG-Überwachung vergessen. Die akustischen Signale sind jedoch unbedingt notwendig, weil während der Patientenversorgung und des Transports der Monitor nicht kontinuierlich beobachtet werden kann.

▶ Diagnostik: Standard-EKG im Rettungsdienst

Neben anderen mit dem EKG zu diagnostizierenden Erkrankungen ist der Herzinfarkt für den Rettungsdienst am relevantesten. Die klassischen EKG-Veränderungen eines frischen Herzinfarktes (ST-Hebungen) müssen von Rettungsassistent und Notarzt erkannt werden. Es ist zu beachten, dass sich diese Veränderungen nur in Ableitungen zeigen, die in Richtung des Infarktareals zeigen.

In Kliniken und Arztpraxen wird grundsätzlich mehr als eine EKG-Ableitung vorgenommen. Die dort eingesetzten Geräte ermöglichen ein zeitgleiches Registrieren von je drei, sechs oder allen 12 Ableitungen. Heutzutage kann und muss daher auch im Rettungsdienst mittels des Elektrokardiogramms eine differenzierte Diagnostik bei verschiedenen Krankheitsbildern erfolgen. Hierzu werden spezielle Diagnostikkabel eingesetzt.

Geräte mit einem Fünfpolkabel ermöglichen die Aufzeichnung der so genannten Standardableitungen auch auf einem Ein-Kanal-EKG-Gerät; ein solches Kabel kann für alle auf dem Markt befindlichen EKG-Geräte bezogen werden. Es besteht aus drei »bunten« Extremitätenadern, einer schwarzen »Erdungselektrode« sowie einer weißen Brustwandader. Die verschiedenen Ableitungsadern werden durch einen Wahlschalter je nach gewählter Ableitung dem negativen und dem positiven Pol zugeordnet. Bei Ein-Kanal-EKG-Geräten werden die verschiedenen Standardableitungen nacheinander aufgezeichnet. Moderne EKG-Geräte, die heute schon vielfach Standard sind, arbeiten mit zehn Ableitungsadern. Dabei wird das dann vierpolige Überwachungskabel durch ein sechsadriges Diagnostikkabel ergänzt (TAB. 2).

> Folgende Standardableitungen gehören zur klinischen Routine: Die Extremitätenableitungen I, II und III nach *Einthoven*, die mit Verstärkung (aV = augmented voltage) aufgenommenen Extremitätenableitungen aVR, aVL und aVF nach *Goldberger* sowie die Brustwandableitungen V1 – V6 nach Wilson.

Die zwölf Ableitungen können noch ergänzt werden, beispielsweise durch Versetzen der Elektroden um einen Interkostalraum nach oben. Dies kann bei bestimmten Fragestellungen sinnvoll sein, ist aber normalerweise nicht nötig.

In der TABELLE 2 ist die Anordnung der Elektroden für die 12 Standardableitungen aufgelistet. An jeder Extremität ist eine Elektrode befestigt, nach dem »Ampelschema« die Farben Rot, Gelb, Grün und Schwarz. Die Brustwandelektroden (beim Fünfpol-Kabel: Weiß) werden direkt über dem Herzen platziert.

Es gibt für jede Ableitung einen Ableitungsvektor. Beispielsweise ist bei der Ableitung I die rote Elektrode negativ und die gelbe Elektrode positiv. Der Ableitungsvektor von I zeigt also vom rechten zum linken Arm. Bei den Goldberger-Ableitungen bilden jeweils zwei Elektroden zusammen den negativen Pol, z. B. bei aVL

die Elektroden am rechten Arm und am linken Fuß. Hier ist die Elektrode am linken Arm positiv, der aVL-Vektor zeigt also schräg zum linken Arm. Bei den Brustwandableitungen nach Wilson werden die drei »bunten« Extremitätenelektroden über sehr große Widerstände zusammengeschaltet, wodurch ein »Pseudo-Minuspol« entsteht, den man sich in der Körpermitte vorstellen kann. Den jeweiligen Pluspol der einzelnen Wilson-Ableitungen bilden die auf die Brustwand gesetzten Elektroden.

ABBILDUNG 62 zeigt die Vektoren der sechs Extremitätenableitungen in einen Kreis, den so genannten Cabrera-Kreis eingezeichnet. Diese Vektoren liegen alle in der rot dargestellten Frontalebene und sind weiß dargestellt. Die schwarz dargestellten Vektoren der Brustwand-Ableitungen liegen dagegen in der Horizontalebene.

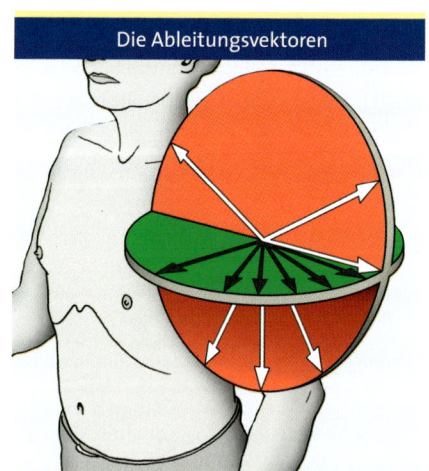

ABB. 62 ▶ Die Ableitungsvektoren der 12 Standardableitungen

TAB. 2 ▶ Korrekte Position der EKG-Elektroden

Position	3-Pol	3-Pol	4-Pol	5-Pol	Diagnostikkabel
rechter Arm/Schulter	rot	rot	rot	rot	rot
linker Arm/Schulter	schwarz	gelb	gelb	gelb	gelb
linkes Bein/Leiste	gelb	grün	grün	grün	grün
rechtes Bein/Leiste	–	–	schwarz	schwarz	schwarz
V1 4. ICR (Interkostalraum), rechts parasternal	–	–	–	weiß	V1 (rot)
V2 4. ICR, links parasternal	–	–	–	weiß	V2 (gelb)
V3 auf 5. Rippe, genau zwischen V2 und V4	–	–	–	weiß	V3 (grün)
V4 5. ICR, Medioklavikularlinie	–	–	–	weiß	V4 (braun)
V5 in gleicher Höhe, vordere Axillarlinie	–	–	–	weiß	V5 (schwarz)
V6 in gleicher Höhe, mittlere Axillarlinie	–	–	–	weiß	V6 (lila)

▶ Die EKG-Standardableitungen

> Bei der EKG-Ableitung mithilfe von Kabeln kommen im Rettungsdienst meistens Einmal-Klebeelektroden zum Einsatz; bei der Ableitung der Brustwandableitungen können alternativ auch Saugelektroden verwendet werden. Das Anbringen von Platenelektroden, die mit Gummibändern befestigt werden, benötigt in der Regel zuviel Zeit, jedoch kann andererseits die Verwendung solcher Elektroden gerade bei schweißnasser Haut sinnvoll sein.

Der Patient sollte beim Schreiben des EKG möglichst bequem und ruhig liegen und nicht frieren, damit Störungen durch Muskelaktivität und Extremitätenbewegungen vermieden werden. Sollte es nicht anders möglich sein, kann auch beim sitzenden Patienten ein EKG abgeleitet werden. Der Patient sollte aufgefordert werden, während der EKG-Registrierung die Augen zu schließen und nicht zu sprechen, damit Ableitungsartefakte verhindert werden.

> Das Anbringen der Elektroden und das Schreiben eines EKG sollten immer wieder geübt werden, da bei perfektem Training ein Helfer innerhalb von nur etwa zwei Minuten die kompletten 12 Standardableitungen aufzeichnen kann. Außerdem soll das Kabel mit aufgesteckten Klebeelektroden am EKG-Gerät mitgeführt werden, da es auf diese Weise einfach und ohne Zeitverlust angeschlossen werden kann.

Üblicherweise werden die Extremitätenkabel an den Unterarmen bzw. den Unterschenkeln angelegt. Man kann die Elektroden aber auch zeitsparend an der Schulter und am Unterbauch bzw. in der Leiste anbringen, wodurch auch Störungen durch Muskelzittern vermieden werden. Grundsätzlich sollten die Extremitätenkabel jedoch immer so herzfern wie

möglich platziert werden, um Fehlinterpretationen zu vermeiden. Grundsätzlich gilt, dass Klebeelektroden nicht auf Stellen angebracht werden dürfen, die für Defibrillation oder Punktionen benötigt werden.

Das Schreiben eines kompletten Standard-EKG gehört zu den Aufgaben eines Rettungsassistenten. Die Elektroden und ggf. auch das Kabel sollen anschließend nicht entfernt werden, damit identische Verlaufsuntersuchungen erfolgen können. Bei Verwendung eines Fünfpol-Kabels mit einem Einkanalschreiber wird nach Dokumentation der Extremitätenableitungen die Ableitung V gewählt. Jetzt wird die weiße Brustwandelektrode nacheinander auf die vorgeschriebenen Positionen gesetzt und jeweils ein kurzer Streifen geschrieben. Mit etwas manueller Unterstützung bei den letzten Brustwandableitungen kommt man mit einer Klebeelektrode für V1 bis V6 aus, alternativ kann auch eine mit Gel versehene Saugelektrode verwendet werden. Beim Zehnpol-Kabel erfolgt das Registrieren aller Ableitungen automatisch.

> Zum Auffinden der Interkostalräume tastet man möglichst nah am Brustbein. Bei Patientinnen müssen die Elektroden nicht unter, sondern auf die Brust gesetzt werden.

Alle geschriebenen Streifen werden mit der jeweiligen Ableitung beschriftet. Neben dem Papiervorschub sollten die Verstärkung, die Patientenpersonalien sowie Tag und Uhrzeit am Beginn des EKG-Streifen notiert werden, falls dies nicht automatisch erfolgt.

Nach der Diagnostik kann selbstverständlich auch das Monitoring über das Diagnostikkabel erfolgen. Von Vorteil ist

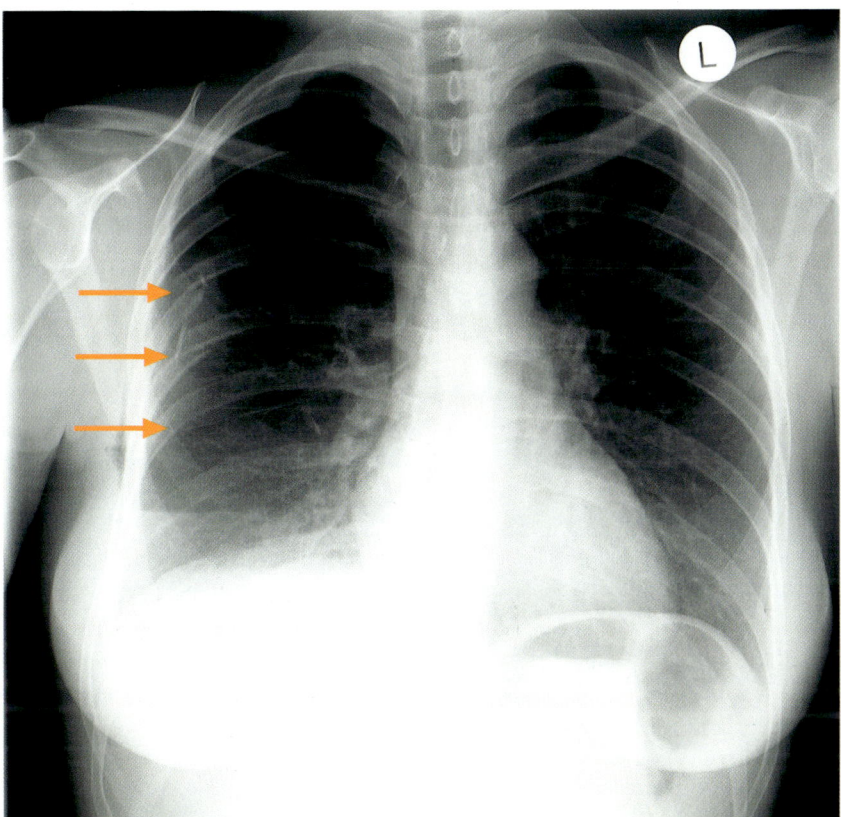

ABB. 68 ▶ Röntgenbild der Lunge mit rechtseitiger Blut- und Luftansammlung im Brustraum (Hämatopneumothorax) bei Rippenserienfraktur

nen Achsabweichungen und Drehfehler so besser beurteilt werden. Es gibt insbesondere für die Diagnostik der Schädelfrakturen eine Fülle spezieller Aufnahmetechniken.

Nicht darzustellen sind mit der konventionellen Röntgenaufnahme Verletzungen des Gelenkknorpels sowie des Bandapparates. Ergänzend sind zur Diagnosesicherung zusätzliche Aufnahmen (z. B. Schichtaufnahmen, so genannte Tomographien und gehaltene Aufnahmen) notwendig. Allerdings haben alle diese er-

gänzenden Untersuchungsverfahren keine notfallmedizinische Relevanz.

Die Leitsymptomatik »akute Luftnot« führt immer zur Anfertigung einer Thoraxübersichtsaufnahme. Die Aspiration (Anatmen von Gasen oder Flüssigkeit), der Schweregrad eines Lungenemphysems oder die klinisch immer wieder schwierige Abgrenzung einer Pneumonie vom kardial bedingten Lungenödem lassen sich durch eine Lungenübersichtsaufnahme rasch nachweisen. Innerhalb der Diagnostik der Lungenembolie und des

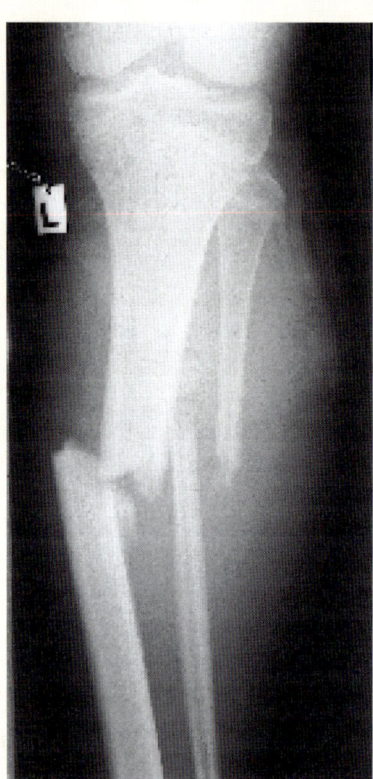

ABB. 69 ▶ Komplette Unterschenkelfraktur

toxischen Lungenödems nach Inhalation entsprechender Atemgase dient die Lungenaufnahme vorwiegend als Verlaufskontrolle.

Begleitverletzungen der Lunge lassen sich in der Lungenaufnahme meistens gut durch den Kollaps der Lunge und die Verbreiterung des Pleuraspaltes (VGL. II 3.3.1) nachweisen. So kann ferner die Verbreiterung des Mediastinums (der Raum zwischen den beiden Pleurahöhlen) bei nicht eindeutigem klinischen Beschwer-

debild der erste Hinweis auf eine gedeckte Aortenruptur sein.

Brustkorbwandverletzungen werden durch Nachweis von Frakturen im knöchernen Übersichtsbild nachgewiesen.

Während der Röntgenaufnahmen insbesondere des Skeletts können Ruhigstellungsmaterialien des Rettungsdienstes wie z.B. Schienen, Vakuummatratzen etc. durchaus am Patienten verbleiben. Es müssen dann allerdings von den technischen Mitarbeitern der Röntgenabteilung andere Belichtungswerte eingestellt werden. Dieses Problem, das immer wieder zu Missverständnissen und Ärger Anlass gibt, muss generell vor Ort zwischen den Beteiligten (Ärztlicher Leiter Rettungsdienst, Chefarzt der Röntgenabteilung, leitende MTRA) abgestimmt und in einem Protokoll für alle verbindlich geregelt werden.

Die Untersuchung des Abdomens durch konventionelles Röntgen ist schwierig und erfordert einen routinierten Betrachter. Die Aufnahmen werden im Liegen und im Stehen oder in Linksseitenlage beim unklaren oder akuten Abdomen angefertigt.

▶ **Schnittbildverfahren**

Bei der Sonographie, Computer- und Kernspintomographie handelt es sich um bildgebende Verfahren in Ergänzung zur konventionellen Röntgendiagnostik.

Da alle drei Untersuchungsmethoden überlagerungsfreie Schnittbilder des menschlichen Körpers wiedergeben, werden sie auch als Schnittbildverfahren bezeichnet. Es handelt sich bei allen Untersuchungen um so genannte nichtinvasive Untersuchungsmethoden.

▶ Ultraschalluntersuchung / Sonographie

Die Ultraschalluntersuchung ist ein mittlerweile standardisiertes, apparativ und personell wenig aufwändiges Untersuchungsverfahren, das nicht invasiv ist und den Patienten nicht belastet.

Ultraschallwellen sind hochfrequente mechanische Schwingungen, die sich im Körper parallel zur Körperlängsachse fortsetzen. Die im medizinisch-diagnostischen Bereich verwendeten Schallwellen liegen im Frequenzbereich von 2 – 10 MHz. Die im Ultraschallgerät erzeugten elektrischen Impulse werden im Schallkopf in Ultraschallimpulse umgesetzt und ausgesandt. Die Schallwellen werden nach Eindringen durch die unterschiedliche Dichte der Gewebe reflektiert, absorbiert oder gebrochen. Die so genannten Piezoelemente des Schallkopfes dienen nun als Empfänger, wobei aus der zeitlichen Verzögerung (Schalllaufzeit) zwischen Entsenden des Schalls und Empfangen des reflektierten Schalls der Ort und damit die Tiefe der Reflexion im Körper berechnet werden können. Eine ungehinderte Transmission des Schallstrahles in den Körper wird durch Verwendung eines Kontaktgels ermöglicht. Die Ultraschalluntersuchung ist beliebig oft wiederholbar. Da transportable Geräte zur Verfügung stehen, muss der Patient nicht – wie beispielsweise zur Computertomographie – mit der gesamten Intensiveinheit innerhalb der Klinik zum Gerät transportiert werden. Die Methode ermöglicht zudem in der Hand eines erfahrenen Untersuchers eine rasche Abklärung klinischer Untersuchungsbefunde, weshalb sie häufig auch als »erweiterte klinische Untersuchung« bezeichnet wird. Als so genannte *Screening-Methode* (Suchverfahren)

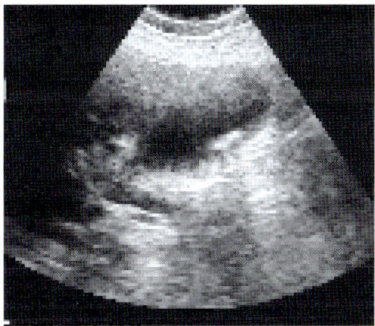

ABB. 70 ▶ Ultraschalluntersuchung des Oberbauches, Nachweis kleiner Gallenblasensteine als Ursache von Koliken im rechten Oberbauch

eignet sie sich insbesondere zur ersten Orientierung beim unklaren Abdomen. Als Entscheidungshilfe dient sie bei klinisch nicht eindeutigem Untersuchungsbefund und als Verlaufskontrollverfahren bei unklarem Erstbefund oder kontrollbedürftigen Ergebnissen.

So ist es das Ziel der Diagnostik beim stumpfen Bauchtrauma, so genannte freie Flüssigkeit als Zeichen einer Blutung in den Bauchraum auszuschließen. Die schnell und sicher durchführbare orientierende Ultraschalluntersuchung als erstes diagnostisches Untersuchungsverfahren gibt hier schnellen Aufschluss. Nicht selten zeigt sich dabei zunächst nur ein schmaler, noch nicht zwingend operationspflichtiger Flüssigkeitssaum um Leber oder Milz. Unabdingbar sind dann jedoch kurzfristige Kontrollen gefordert, die wegen der guten Durchführbarkeit der Untersuchung und der jederzeitigen Verfügbarkeit des Gerätes zu jedem Zeitpunkt, also beispielsweise auch während der Durchführung anderer Untersuchungen, gemacht werden können.

Dies gilt gleichwohl für die Erkrankungen und Verletzungen des Retroperitoneums (VGL. III 2.6.2). Etwa 80% der Verletzungen der Nieren und der ableitenden Harnwege können durch die Sonographie erfasst werden.

Innerhalb der notfallmedizinischen Erstdiagnostik hat die Sonographie manch andere, aufwändigere Untersuchung abgelöst. Bestes Beispiel ist die früher oft durchgeführte Peritoneallavage zum Nachweis freier Flüssigkeit im Bauchraum. Es existieren mittlerweile sehr kompakte und transportable Geräte, die im Notarztdienst verwendet werden können.

Eine besondere Bedeutung erlangt die Ultraschalluntersuchung auch zunehmend in der Herzdiagnostik, wo sie als *Echokardiographie* transthorakal (durch den Brustkorb) und transösophageal (durch Einführen einer Sonde in die Speiseröhre) durchgeführt werden kann. Insbesondere in der Diagnostik des akuten Myokardinfarktes sind als Ausdruck der koronaren Ischämie Wandbewegungsstörungen des linken Ventrikels kennzeichnend, und dies häufig auch dann, wenn noch keine Veränderungen im EKG nachweisbar sind.

Ein hoher Stellenwert kommt der Echokardiographie auch in der Diagnostik des dissezierenden Aortenaneurysmas (VGL. II 3.2.3.7), im Nachweis von chronischen oder akuten Perikardergüssen (Herzbeutelergüssen), Thromben im Herzen und in der Überprüfung der linksventrikulären Funktion bei der akuten Herzinsuffizienz zu. Je nach Verdachtsdiagnose wird die transthorakale durch die transösophageale Echokardiographie ergänzt.

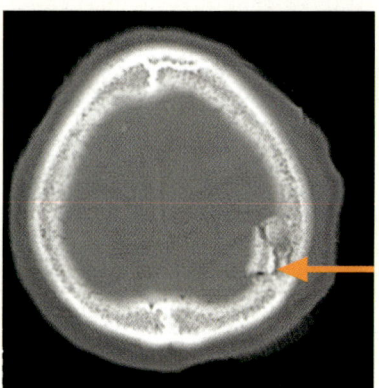

ABB. 71 ▶ CT des knöchernen Schädels, Impressionsfraktur der Schädelkalotte nach Stoß an einen Eisenträger

▶ **Computertomographie**

Die Computertomographie (CT) ist ein Verfahren zur Herstellung von Querschnittsbildern des Körpers mit Hilfe von Röntgenstrahlen. Der Patient wird dabei von einer den Körper umkreisenden Röntgenröhre durchstrahlt. Die Anfertigung eines Schnittbildes erfolgt durch ein eng begrenztes Röntgenstrahlenbündel, das die gewünschte Körperschnittebene aus verschiedenen Richtungen abtastet. Die durch den Körper abgeschwächten Röntgenstrahlen werden durch Detektoren erfasst, in elektrische Signale umgewandelt und über einen Analog-Digital-Wandler in den Computer eingegeben. Die räumliche Verteilung lässt rechnerisch ein überlagerungsfreies Querschnittsbild des Körperinneren aufbauen, das in verschiedenen Grau- oder Farbabstufungen auf einem Monitor erscheint.

Durch Gabe von Kontrastmittel (z. B. oral, Injektion oder Katheter) ist es möglich, innerhalb ähnlicher Gewebestrukturen eine noch größere Kontrastierung hervorzurufen, was letztendlich auch die Darstellung von Organ- und Weichteilstrukturen möglich macht.

Durch die Entwicklung hoch auflösender CT ist die Indikation für diese Untersuchung auf alle möglichen Körperregionen erweitert worden. Schwerpunkt innerhalb der notfallmedizinischen Erstdiagnostik ist noch immer die 1971 von *X. Hounsfield* eingeführte so genannte kraniale CT (CCT) in der Diagnostik des Schädel-Hirn-Traumas. Die Abgrenzung der intrakranialen Blutung von der Kontusion (Quetschung) und dem Hirnödem ist die Notfallindikation schlechthin für die Durchführung einer CCT. In jüngerer Zeit wird sie auch zur Diagnostik an sich und zur Lokalisationsbestimmung in entsprechenden Hirnarealen beim apoplektischen Insult gefordert und stellt eine dringliche Indikation dar. Grundsätzlich ist die kraniale Computertomographie bei jeder unklaren Bewusstlosigkeit oder Bewusstseinstrübung indiziert.

Die Indikation zur Computertomographie stellt sich des Weiteren als Notfallindikation beim Wirbelsäulentrauma innerhalb der erweiterten Diagnostik bei allen instabilen Frakturen und bei kompletter oder inkompletter Verletzung des Spinalkanals.

Die erste Diagnostik beim Thoraxtraumatisierten beschränkt sich weitgehend auf die Durchführung einer Thoraxaufnahme. Neuere Untersuchungen haben jedoch gezeigt, dass die Computertomographie auch innerhalb der Diagnostik von Thoraxverletzungen einen hohen Stellenwert einnimmt. Immerhin werden durch diese Untersuchung beim Thoraxtraumatisierten in 62% der Fälle zusätzliche Informationen erfasst, die zur Hälfte

therapeutische Konsequenzen nach sich ziehen. Dies gilt insbesondere für in der Lungenaufnahme primär nicht nachweisbare Kontusionen der Lunge.

> Computertomographen stehen für die Notfalldiagnostik fast flächendeckend zur Verfügung.

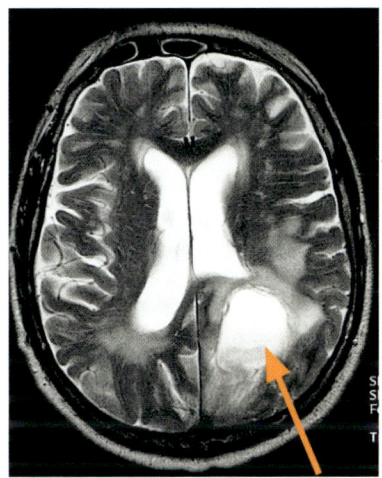

ABB. 72 ▶ Kernspintomographie des Schädels zum Nachweis einer Hirnblutung

▶ **Magnetresonanztomographie (Kernspintomographie)**

Die Magnetresonanztomographie (MRT) oder auch Kernspintomographie ist das jüngste bildgebende Verfahren der Radiologie und unterliegt bis zum heutigen Tag noch immer einer rasanten Weiterentwicklung.

Die 1946 von *Bloch* und *Purcell* entdeckte Kernspinresonanz beruht darauf, dass Wasserstoffkerne, die in einem Magnetfeld ausgerichtet sind, elektromagnetische Wellen definierter Frequenzen absorbieren. Es wird die Energie gemessen, die unter Einfluss eines von außen angelegten Magnetfeldes bei durch einen kurzen Hochspannungsimpuls angeregtem Kernspin (Eigendrehimpuls von Atomkernen) aus dem Körper in Form von elektromagnetischen Wellen austritt. Die Signale einer aus verschiedenen Aufnahmepositionen abgetasteten Körperschicht lassen sich mit Hilfe eines Rechners zu einem zwei- oder dreidimensionalen Bild zusammensetzen.

Die besondere Bedeutung der MRT liegt darin, unterschiedliche Gewebe ähnlicher Protonendichte darzustellen, so dass insbesondere auch Weichteilgewebe gut zur Darstellung kommen.

Die beiden wesentlichen Eigenschaften des MRT bestimmen gleichzeitig den diagnostischen Einsatz. Dies ist zum einen die frei wählbare Schnittebene, die auch Bilder erlaubt, die mit der Computertomographie nicht möglich sind. Zum anderen wird bedingt durch den hohen Weichteilkontrast die MRT frühzeitig zur Diagnostik von Binnenverletzungen der großen Gelenke herangezogen. In der Diagnostik von Veränderungen des Spinalkanals und der Schädelbasis hat sie zunehmende Bedeutung.

▶ Endoskopie

Die Endoskopie bezeichnet die Ausleuchtung und Inspektion von Körperhohlräumen und Hohlorganen. Als Untersuchungsmethode für die Notfallsituation sind die Spiegelung des oberen (Gastroduodenoskopie) und unteren (Rekto-, Sigmoido-, Koloskopie) Verdauungstraktes und die Untersuchung der Atemwege (Bronchoskopie) mit einem flexiblen Gerät von Bedeutung.

Der obere Verdauungstrakt kann bis zum Duodenum (Zwölffingerdarm) be-

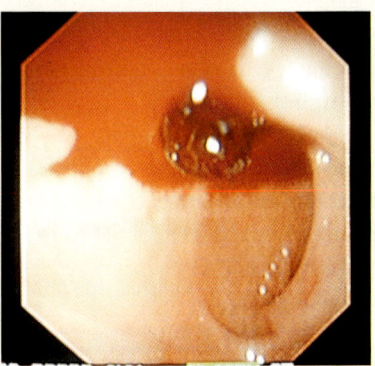

ABB. 73 ▶ Endoskopische Untersuchung des oberen Magen-Darm-Traktes, blutendes Geschwür im Bulbus duodeni

urteilt werden. Indikation ist die Lokalisation und Schwere einer oberen gastrointestinalen (Magendarm-)Blutung. Gleichzeitig ist die Unterspritzung eines blutenden Gefäßes mit entsprechenden Medikamenten im Sinne einer ersten Therapie möglich.

Für den unteren Verdauungstrakt ist ebenfalls zur Feststellung einer Blutungsquelle die Spiegelung der unteren Darmabschnitte möglich. Die Spiegelung des gesamten Kolonrahmens (VGL. II 3.4.2.5) ist, da die Patienten oft massiv verstuhlt sind, jedoch häufig nur schlecht möglich.

Die Indikation zur notfallmäßigen Bronchoskopie ist zur Entfernung von Fremdkörpern und zur Entfernung von Sekret bei Verlegung eines Bronchus (Atelektase, d.h. fehlende Belüftung eines Lungensegmentes) gegeben. Des Weiteren wird sie zur ersten Beurteilung der Schleimhautverhältnisse nach Inhalationstraumata und beim Verdacht einer Verletzung der Luftröhre oder der Bronchien durchgeführt.

5. Verlauf Verlaufsbeschreibung

6. Maßnahmen

6.1. Herz / Kreislauf ○ keine — Anzahl

○ peripher-venöser Zugang
Ort/Größe

○ zentral-venöser Zugang
Ort/Größe

○ intraossäre Kanüle
○ art. Kanüle — Ort/Größe

○ Spritzenpumpe
○ Schrittmacher (extern)
○ Reanimation / HDM — Anzahl — Joule letzte Defi.
○ Defibrillation / Kardioversion
　○ monophasisch　○ biphasisch

Zeit — Zeit
1. Defi — 1. ROSC

○ Reanimationsregister (DIVI-MIND 2) s. Rückseite – nur RD / NA

6.2. Atmung ○ keine

○ Sauerstoffgabe — O₂ l/min
○ Freimachen der Atemwege
○ Absaugen

Beatmung ○ manuell ○ maschinell
Atemwegssicherung / Intubation ○ ITN oral ○ ITN nasal

○ LMA ○ Combitubus ○ chir./tracheost. ○ andere

Tubus Gr. ID — AMV — AF — PEEP — FiO₂

UHRZEIT — 15 — 30 — 45 — 15 — 30 — 45

Puls — 280, 260, 240
RR — 220
HDM — 200, 180
Defibrillation — 160, 140
Transport — 120
In/Extubation — 100, 80
Spontanatmung — 60
assistierte Beatmung — 40
kontrollierte Beatmung — 20
Maßnahmen
SpO₂
O₂ L/min
Temp.
et CO₂

6.5. Medikamente — Dosis: (mg / ml / IE)

6.3. Weitere Maßnahmen ○ keine
○ Anästhesie ○ Entbindung ○ Dauerkatheter
○ Blutstillung ○ Magensonde ○ Krisenintervention
○ Verband

○ Reposition ○ Ort

○ bes. Lagerung ○ Art
○ Cervicalstütze ○ Vakuummatratze ○ Schaufeltrage
○ Thoraxdrainage ○ rechts ○ links — Ch

Ort

○ Sonstiges

Art

○ keine Medikamente ○ Antihypertensiva ○ Kortikosteroide ○ Kristalloide
○ Analgetika (Opiate) ○ Antikoagulantien ○ Muskelrelaxantien ○ Kolloide
○ Antiarrhythmika ○ Bronchodilatantien ○ Narkotika ○ Small Volume Lsg.
○ Antidota ○ Diuretika ○ Sedativa ○ Pufferlösung
○ Antiemetika ○ Glukose ○ Thrombolytikum ○ Sonstige
○ Antiepileptika ○ Katecholamine ○ Vasodilatantien

6.4. Monitoring ○ keine
○ EKG-Monitor ○ Kapnometrie ○ Temperatur
○ 12-Kanal-EKG ○ manuelle Messung RR ○ Sono
○ Pulsoxymetrie ○ oszillometr. Messung RR

○ Sonstiges

7. Übergabe

7.1. Zustand ○ verbessert ○ gleich ○ verschlechtert

Zeit-punkt — Glascow-Coma-Scale — ○ orientiert ○ narkotisiert/sediert — ○ getrübt ○ bewusstlos

7.2. Messwerte ○ keine — Temperatur
RR — / — HF — regelmäßig ○ ja ○ nein
BZ — mg/dl AF — SpO₂ — etCO₂
Schmerzen — ○—○—○—○—○—○—○—○—○—○

7.3. EKG ○ keine
○ Sinusrhythmus ○ Kammerflimmern / -flattern
○ absolute Arrhythmie ○ elektromechanische Dissozation
○ AV-Block ○ I° ○ II° ○ III° ○ Asystolie
○ Bradykardie ○ Schrittmacher
○ schmale QRS- Tachykardie ○ Infarkt-EKG
○ breite QRS- Tachykardie ○
Extrasystolen ○ SVES ○ VES ○ monotop ○ polytop ○ Salven

7.4. Atmung ○ nicht untersucht
○ unauffällig ○ Spastik ○ Atemwegverlegung ○ Beatmung
○ Dyspnoe ○ Rasselgeräusche ○ Schnappatmung ○ Hyperventilation
○ Zyanose ○ Stridor ○ Apnoe ○ nicht beurteilbar

8. Ergebnis

8.1. Einsatzbeschreibung
○ Transport ins KH ○ mit Notarzt
○ Sekundäreinsatz ○ ohne Notarzt
○ Patient lehnt Transport ab
○ nur Untersuchung/Behandlung
○ Übergabe an anderes Rettungsmittel

Art
○ Übernahme von arztbes. Rettungsmittel
○ Reanimation primär erfolgreich
○ Reanimation primär erfolglos
○ Tod auf dem Transport
○ Todesfeststellung
Zeitpunkt

8.2. Ersthelfermaßnahmen (Laien)
○ suffizient ○ AED
○ insuffizient ○ keine

8.5. Zielklinik / Patientenübergabe
○ Notaufnahme ○ Intensiv-Stat. ○ OP
○ Allgemeinstation ○ Arztpraxis ○ k.A.

8.3. Notfallkategorie
○ kein Notfall
○ akute Erkrankung
○ Vergiftung
○ Verletzung

Unfall
○ Verkehr ○ Sportunfall
○ Arbeit ○ Hausunfall

○ Sonstiger

8.4. NACA-Score
○ I geringfügige Störung
○ II ambulante Abklärung
○ III stationäre Behandlung
○ IV akute Lebensgefahr
　 nicht auszuschließen
○ V akute Lebensgefahr
○ VI Reanimation
○ VII Tod

9. Bemerkungen (z.B. Allergien, Hausarzt, Tel. Angeh., Wertsachen)
übergeben wurden ○ Chipkarte ○ Blut ○ Rhythmusstreifen ○ Prothesen
○ Wertsachen ○ Andere

Übergabe an:

Unterschrift Notarzt

Arztbrief erbeten ○ ja ○ nein Nachforderung Notarzt ○ ja ○ nein
ZEK (s. Rückseite) ○ ja ○ nein Notkompetenz RettAss / RS ○ ja ○ nein

Abb. 75 ▶ Notarzteinsatzprotokoll (Seite 2) (Quelle: DokuForm Verlags-GmbH)

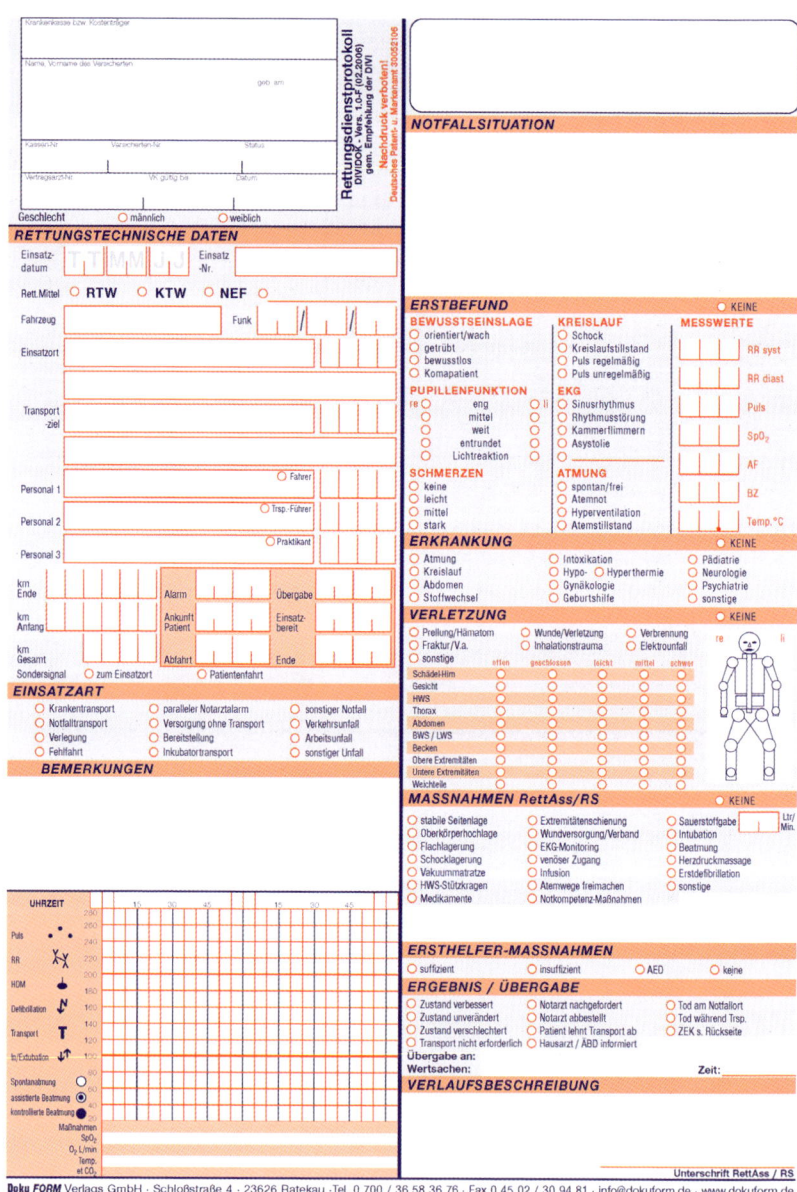

ABB. 76 ▶ Rettungsdienstprotokoll (Quelle: DokuForm Verlags-GmbH)

Notarztes chronologisch archiviert werden, das dritte Exemplar steht dem Notarzt zur Verfügung.

> Personenbezogene Daten dürfen grundsätzlich nicht zu Hause aufbewahrt werden. Alle Führungskräfte sind gehalten, dafür Sorge zu tragen, dass die kontinuierliche Dokumentation aller Rettungseinsätze umgesetzt und kontrolliert wird.

Neben der Erfüllung der Dokumentationspflicht dient das Rettungsdienstprotokoll auch dem Zweck, dem aufnehmenden Krankenhaus aussagekräftige Mitteilungen über den Patienten und seinen Zustand sowie den Verlauf des Notfalls zu machen. Durch die schriftliche Übergabe wird sichergestellt, dass keine wichtigen Informationen, die den Patienten betreffen, verloren gehen.

2.4.1 Der minimale Notarztdatensatz (MIND)

Inhaltlich stellt das DIVI-Protokoll den kleinsten gemeinsamen Nenner zur Dokumentation dar. Die unterschiedliche Dokumentations- und EDV-Landschaft macht es notwendig, einen minimalen Notarztdatensatz (MIND) zu definieren, um vergleichbare Daten erfassen zu können. Der MIND ist die Grundlage der Datenerfassung, die ein späteres Qualitätsmanagement möglich macht. Er umfasst folgende Punkte:

1. Variablen zur Selbstidentifikation des Datensatzes und eine Kennung zur Einordnung in übergeordnete Projekte

2. Strukturdaten der Rettungsdienstorganisationen, des versorgten Gebietes und Angaben zur Fachrichtung des Notarztes

3. rettungstechnische Angaben

4. Erstbefunde und Messwerte physiologischer Parameter (MEES – s. u.– zum ersten Zeitpunkt)

5. Angaben über Erkrankungen und Verletzungen

6. Angaben über Maßnahmen

7. Aufführungen der verabreichten Medikamente und Infusionen

8. Befunde und Messwerte zum Übergabezeitpunkt (MEES zum zweiten Zeitpunkt)

9. Ergebnischarakterisierung

10. Aufführung der notarzteinsatzrelevanten Besonderheiten.

Mit der Empfehlung der DIVI zum minimalen Notarztdatensatz ist auch die Forderung verbunden, diese in bestehende oder zu entwickelnde Software-Systeme zu integrieren.

2.4.2 MEES – Optionen des bundeseinheitlichen Notarztprotokolls

Entscheidend für die effektive Erstversorgung ist das schnelle Erkennen vitaler Störungen und nicht die exakte Diagnose der Grundkrankheit. Zur Beurteilung des Zustandes des Notfallpatienten beim Eintreffen des Notarztes am Notfallort und zum Übergabezeitpunkt in der Klinik wurde das Bewertungssystem MEES *(Mainz Emergency Evaluation Score)* entwickelt. Dieses Bewertungssystem besteht aus sieben Parametern der Vitalfunktionen, die in ihrer Gesamtheit den Zustand des Notfallpatienten kennzeichnen und eine objektive Beurteilung ermöglichen:

- Glasgow Coma Scale
- S_pO_2
- Atem- und Herzfrequenz
- Herzrhythmus
- Blutdruck
- Schmerzempfindung.

Die aktuellen Versionen des DIVI-Notarztprotokolls ermöglichen die Dokumentation der erforderlichen Befunde zu den beiden genannten Zeitpunkten. Sie dienen damit als Grundlage zur Berechnung des MEES (jeweils vierstufige Einteilung, maximal 28 Punkte) sowie zur objektiven Beurteilung der notärztlichen Tätigkeit und des präklinischen Therapieerfolges und stellen zusätzlich ein Instrument des Qualitätsmanagements dar.

2.4.3 Modifikationen des RD-Protokolls

Die Empfehlung der DIVI bezieht sich ausschließlich auf den Kerndatensatz und nicht auf das Layout. Ebenso muss das Feld mit den personenbezogenen Daten des Patienten für den Beförderungsauftrag den regionalen Gegebenheiten angepasst werden.

Die Abschnitte »Transportverweigerung« und »Materialverbrauch« auf der Rückseite des Protokolls sind nicht Teil der DIVI-Empfehlung, sondern sinnvolle Optionen, die von verschiedenen Rettungsdienstorganisationen für ihren internen Gebrauch gefordert wurden. Zwischenzeitlich ist in einigen Rettungsdienstbereichen ein kombiniertes Rettungsdienst- und Notarztprotokoll verfügbar. Dem Vorteil eines einheitlichen Protokolls für Rettungsassistenten und Notärzte steht jedoch das Problem der getrennten Archivierung und Auswertung entgegen.

> Die Dokumentation von Rettungsdiensteinsätzen ist heute ein unabdingbares Muss, unabhängig davon, ob der Rettungseinsatz mit oder ohne Notarzt durchgeführt wird. Inwieweit die Dokumentation auf Krankentransporte ausgeweitet werden muss, ist im Moment nicht absehbar, jedoch in Zukunft eine durchaus denkbare Variante, um auch hier die entsprechende Rechtssicherheit zu erlangen und um sicherzustellen, dass die Informationen über den Patienten nahtlos an die Kliniken weitergegeben werden können. Rettungseinsätze ohne Dokumentation müssen der Vergangenheit angehören.

3 *Elementar- und Standardtherapie*

R. Lipp, A. Flemming

Die Aufgabe des Rettungsdienstes besteht nicht nur darin, den Notfallpatienten einer medizinischen Versorgung zuzuführen, sondern auch durch präklinische Erstversorgung die Überlebenswahrscheinlichkeit zu verbessern und die Folgeschäden zu mindern – sowie (idealerweise) die Krankenhausverweildauer zu verringern.

Um möglichst frühzeitig die wichtigsten diagnostischen und therapeutischen Maßnahmen bei der Versorgung von Notfallpatienten zur Anwendung zu bringen, muss eine standardisierte Patientenversorgung erfolgen.

Unter dem Begriff »Standardtherapie« definieren wir im Folgenden die Mindestanforderungen, die an die Therapie des Rettungsfachpersonals gestellt werden, um dem Anspruch einer kompetenten Versorgung gegenüber jedem Notfallpatienten zu genügen. Selbstverständlich muss die Therapie immer grundsätzlich situationsgerecht unter Beachtung aller Untersuchungsbefunde (z. B. Ganzkörperuntersuchung) und der Anamnese angepasst werden. Dieser systematische Untersuchungsgang sowie die Anamneseerhebung werden hier nicht gesondert erwähnt.

Rechtlich und ethisch gesehen beinhaltet eine standardisierte Versorgung den Versorgungsstandard, auf den jeder Patient einen Anspruch hat. In den Bänden des vorliegenden Lehrbuches ist die Elementar- und Standardtherapie die Grundlage der Beschreibung der einzelnen therapeutischen Aufgaben durch den Rettungsdienst.

Das Therapieschema vereinfacht zudem ein systematisches Lernen und ermöglicht ein sicheres und zeitgerechtes Handeln an Notfallstellen.

3.1 STANDARDISIERTE PATIENTENVERSORGUNG

Die rettungsdienstliche Patientenversorgung setzt sich aus drei Grundpfeilern zusammen, der »Elementartherapie«, der »Standardtherapie« und der »Speziellen Therapie«. Diese drei Komplexe sind als ein Verbundsystem zu betrachten, sie bauen aufeinander auf und ergänzen sich gegenseitig.

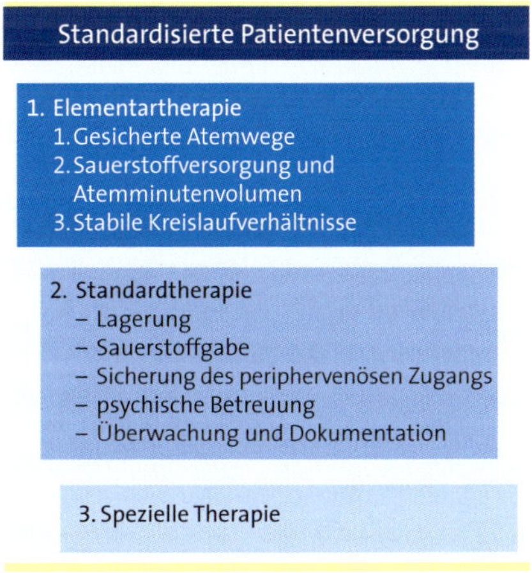

Standardisierte Patientenversorgung

1. Elementartherapie
   1. Gesicherte Atemwege
   2. Sauerstoffversorgung und Atemminutenvolumen
   3. Stabile Kreislaufverhältnisse

2. Standardtherapie
   - Lagerung
   - Sauerstoffgabe
   - Sicherung des periphervenösen Zugangs
   - psychische Betreuung
   - Überwachung und Dokumentation

3. Spezielle Therapie

ABB. 1 ▶ Grundpfeiler der Patientenversorgung

Wenn diese drei Aufgabenkomplexe bei Einsätzen systematisch abgearbeitet werden, kann die standardisierte Versorgung die Arbeit erleichtern und für den Patienten ein hohes Maß an Qualität bei der Versorgung garantieren. Grundlage der Versorgung ist dabei die Elementartherapie, auf die die Standardtherapie und anschließend die spezielle Therapie aufbauen.

3.1.1 Elementartherapie

Die Elementartherapie ist der erste Pfeiler der rettungsdienstlichen Versorgung. Sie greift immer dann, wenn eine Störung vitaler Funktionen vorliegt und diese wiederhergestellt oder erhalten werden müssen. Nach der Rettung eines Patienten unter Wahrung des Eigenschutzes müssen diese Maßnahmen mit höchster Priorität erfolgen. Die frühzeitige Alarmierung eines Notarztes ist hierbei ebenfalls selbstverständlich. Die Elementartherapie umfasst drei grundsätzliche therapeutische Schritte und entspricht somit dem internationalen ABC-Schema:
- gesicherte und freie Atemwege (A = Airway)
- ausreichende Sauerstoffversorgung, ausreichende Ventilation (B = Breathing)
- stabile Kreislaufverhältnisse (C = Circulation).

3.1.1.1
Gesicherte Atemwege

Zur Aufrechterhaltung freier Atemwege sind Maßnahmen durchzuführen, durch die beispielsweise bei bewusstlosen Patienten nach einer Reklination des Kopfes und der Racheninspektion eventuell vorhandenes Blut, Schleim oder Erbrochenes im Rachenraum entfernt wird. Diese Fremdkörper werden durch manuelles Ausräumen, mit der Absaugpumpe oder mit der Magillzange – ggf. unter laryngoskopischer Sicht – entfernt. Diese Maßnahme wird als das »Freimachen der Atemwege« bezeichnet.

> Das sichere Freihalten der Atemwege bei bewusstlosen Patienten erreicht man bei vorhandener ausreichender Atmung durch die stabile Seitenlage oder die endotracheale Intubation. Letztere wird als der Goldstandard zum Freihalten der Atemwege bezeichnet und muss im Rettungsdienst zur Anwendung kommen, wenn bewusstlose Patienten auf dem Rücken liegen müssen.

3.**1.1**.2
Sauerstoffversorgung und Atemminutenvolumen

Ein dem Patienten angepasstes Atemminutenvolumen und Sauerstoffangebot stellen eine ausreichende Sauerstoffversorgung sicher. Weiterhin müssen die Aufnahme, die Abgabe und der Transport, insbesondere von Sauerstoff und Kohlendioxid, gesichert sein. Im Rettungsdienst kann dies situationsabhängig beim ateminsuffizienten Patienten mit einer Hochlagerung des Oberkörpers, die es ermöglicht, die Atemhilfsmuskulatur einzusetzen und die Zwerchfellbeweglichkeit zu erhöhen, oder mit einer assistierten oder kontrollierten Beatmung mit hohem Sauerstoffgehalt erreicht werden.

> Bei der Sauerstoffinhalation soll ein Flow von 10 – 15 l/min eingestellt und ein Reservoirbeutel verwendet werden, um eine entsprechend hohe inspiratorische Sauerstoffkonzentration zu erreichen.

3.**1.1**.3
Stabile Kreislaufverhältnisse

Bei instabilen Kreislaufverhältnissen muss frühzeitig versucht werden, ursächlich diese Instabilität zu behandeln. »Ursächlich behandeln« bedeutet, dass entweder das fehlende Volumen ersetzt oder mobilisiert oder aber die kardiale Pumpkraft wiederhergestellt wird. Hierbei werden die unterschiedlichen Therapieansätze deutlich.

Erster therapeutischer Schritt kann beispielsweise die Lagerung sein. Beim Volumenmangelschock ist die Schocklagerung, sofern sie durchführbar ist, indiziert. Beim kardiogenen Schock wird der Patient mit erhöhtem Oberkörper bzw. bei Blutdruckwerten unter 80 mmHg systolisch flach gelagert. Als weitere Maßnahmen sind der venöse Zugang und bei Volumenmangel die Volumensubstitution bzw. bei Pumpversagen die differenzierte Katecholamintherapie (Notarzt) und bei Kreislaufstillstand die Reanimation einzuleiten, um auf diese Weise stabile Kreislaufverhältnisse zu schaffen. Da durch die schwere Kreislaufdepression auch der Sauerstofftransport beeinträchtigt ist, wird selbstverständlich in solchen Situationen auch nach den obengenannten Empfehlungen Sauerstoff appliziert.

3.**1.2** Standardtherapie

Wenn eine Störung der vitalen Funktion nicht vorhanden ist oder die vitalen Funktionen gesichert sind und die Notfalluntersuchung bzw. die Erfassung der Anamnese erfolgt, muss bei allen Notfallpatienten die Standardtherapie durchgeführt werden, zumal im Rahmen der Elementartherapie nicht alle Maßnahmen aus der Standardtherapie abgedeckt sind. Jeder Patient, der im Rettungsdienst transportiert und als Notfallpatient eingestuft wird, hat daher Anspruch auf die folgenden fünf Versorgungsprinzipien:

– Lagerung
– Sauerstoffgabe
– Anlage eines periphervenösen Zugangs
– psychische Betreuung
– fortlaufende Überwachung und Dokumentation.

3.**1.2**.1
Lagerung

Die Lagerung des Patienten richtet sich nach der Erstdiagnose. Zur Stabilisierung der Kreislaufverhältnisse kann zum Beispiel die Schocklage im Rahmen der Elementartherapie erforderlich sein, ebenso die sitzende Lagerung bei akuten Atemnotzuständen. Bei Patienten ohne eine akute Störung der Vitalfunktion wird im Rahmen der Standardtherapie die Lagerung entsprechend des Krankheitsbildes durchgeführt, die eine Besserung des Patientenzustandes erwarten lässt oder zumindest einer weiteren Verschlechterung seines Zustandes vorbeugt.

So wird zum Beispiel bei einem nicht bewusstseinsgetrübten Schlaganfallpatienten der Betroffene bei ausreichendem Blutdruck mit erhöhtem Oberkörper, bei niedrigem Blutdruck dagegen flach gelagert, um eine optimalen Zu- und Abstrom des Blutes im Gehirn zu gewährleisten und damit einer weiteren Schädigung des Gehirns mit möglicher Folge einer Störung des Bewusstseins entgegenzuwirken.

> Die Patientenlagerung im Rahmen der Standardtherapie ist eine einfache und nicht-invasive Maßnahme, die dazu dient, weiteren Schaden vom Patienten abzuwenden und Störungen vitaler Funktionen vorzubeugen.

3.**1.2**.2
Sauerstoffgabe

Damit eine gute Sauerstoffsättigung des Blutes (95 – 99%) erreicht werden kann, soll die Sauerstoffgabe im Rettungsdienst in der Regel über eine Inhalationsmaske mit Reservoir erfolgen. Dabei wird in der Inspirationsluft bei einem Sauerstoff-Flow von 6 l/min eine Sauerstoffkonzentration von ca. 40% erreicht. Bei Patienten mit einem Sauerstoffmangel oder einer Störung der vitalen Funktionen (z.B. Volumenmangelschock) muss ein Flow von ca. 10 – 15 l/min appliziert werden, um eine Sauerstoffkonzentration in der Inspirationsluft von ca. 90% zu erreichen (siehe Elementartherapie). Mit der Nasensonde oder der Sauerstoffbrille werden trotz hohen Flows nur niedrigere inspiratorische Sauerstoffkonzentrationen erzielt. Im Verlauf der rettungsdienstlichen Versorgung muss eine Anpassung der Sauerstoffdosierung (pulsoxymtetrische Überwachung) an die medizinischen Bedürfnisse (Verlauf der Grunderkrankung) durchgeführt werden (VGL. 4.2.6).

> Nasensonde und Sauerstoffbrille werden zwar durch die Patienten gut toleriert, doch ist mit ihnen nur eine schlechte Dosierbarkeit zu erreichen. Mit Sauerstoffmasken erzielt man hingegen eine höhere Sauerstoffkonzentration der Inspirationsluft, diese sollte aber nur mit einem zusätzlichen Reservoir-Beutel und eventuell mit Rückatemventil betrieben werden.

Bei Verwendung von Sauerstoffmasken ist zu beachten, dass es bei einem zu niedrigen Sauerstofffluss (weniger als 5 l/min) zu einer CO_2-Rückatmung kommen kann. Entscheidend für eine optimale Sauerstoffversorgung des Patienten ist es, frühzeitig mit der Inhalation von Sauerstoff zu beginnen. Voraussetzung hierfür stellt eine ausreichende Eigenatmung (Ventilation) dar.

3.**1.2**.3
Venöser Zugang

Der periphere venöse Zugang ist zur Volumensubstitution (Elementartherapie) und zur Gabe von Medikamenten erforderlich. Das Legen eines peripheren venösen Zugangs bedarf immer einer medizinischen Indikation. Geeignete Punktionsstellen sind u. a. die peripheren Venen des Handrückens und des Unterarms. Andere Punktionsorte sind von der persönlichen Ausbildung und Erfahrung abhängig. Die Durchführung der Venenpunktion muss theoretisch geschult (Rettungsdienstschule) und praktisch erlernt (Klinikpraktikum) worden sein. Der Erfolg bei der Punktion hängt entscheidend von der praktischen Erfahrung ab. Die Punktion zentraler Venen ist in der Regel dem Arzt vorbehalten. Nach der Punktion wird der venöse Zugang durch Infundieren einer Vollelektrolytlösung oder durch Verschluss mit einem geeigneten Mandrin offen gehalten. Diese Maßnahme wird bei bestehender Indikation frühzeitig durchgeführt, da sie die Möglichkeit zum jederzeitigen therapeutischen Eingreifen verbessert.

3.**1.2**.4
Psychische Betreuung

Obgleich jedem Rettungsdienstmitarbeiter klar sein sollte, welchen Stellenwert die psychische Betreuung von Patienten hat, wird diese trotzdem nicht immer in der Einsatzsituation beachtet. Jeder Notfall stellt für den Patienten eine nicht nur durch die Erkrankung oder Verletzung ausgelöste physische Stresssituation dar, Angst vor bleibenden Schäden, dem Krankenhausaufenthalt und vor dem Ungewissen verschlimmern die Situation für den Patienten. So können beispielsweise bei einem Herzinfarktpatienten zusätzlicher Stress und Angst in Verbindung mit anhaltender tachykarder Herzfrequenz und daraus folgender verschlechterter Sauerstoffversorgung der Herzmuskelzellen schwere gesundheitliche Folgen haben (z. B. Herzrhythmusstörungen bis zum Kammerflimmern). Die psychische Betreuung von Patienten hat daher neben der medizinischen eine wesentliche soziale Bedeutung im Rettungsdienst.

3.**1.2**.5
Überwachung und Dokumentation

Um den Zustand des Patienten richtig beurteilen zu können und um eine Überwachung zu gewährleisten, ist es erforderlich, kontinuierlich neben Puls, Blutdruck und Atemfrequenz auch das EKG und eventuell die Sauerstoffsättigung mittels Pulsoxymetrie zu kontrollieren. Auch der neurologische Verlauf (z. B. Veränderung der Bewusstseinslage, Pupillengröße) muss überwacht werden. Es ist daher unumgänglich, jeden Notfalleinsatz zu dokumentieren. Nach Empfehlungen der Deutschen Interdisziplinären Vereinigung für Intensivmedizin (DIVI) soll zur Dokumentation für jeden Einsatz ein Notfallprotokoll geschrieben werden.

> Nicht zuletzt aus rechtlichen Gründen ist es erforderlich, die Dokumentation der Einsätze kontinuierlich zu betreiben.

Die Dokumentation gibt Auskunft über den Zustand des Patienten bei Übernahme und Übergabe und über mögliche Veränderungen während der rettungsdienstlichen Obhut, also über den Verlauf des Patientenzustandes. Ein zeitnahes Ausfüllen erleichtert die Dokumentation wesentlich, allerdings muss in Notfallsituationen die medizinische Therapie selbstverständlich vor der Dokumentation stattfinden. Ein Exemplar des Rettungsdienstprotokolles muss bei der Krankenakte, ein Exemplar in der Rettungswache oder am Sitz der Verwaltungseinheit aufbewahrt werden, das dritte Exemplar ist für die Mitarbeiterinnen und Mitarbeiter gedacht, die im Rahmen der Notkompetenz tätig wurden, um es an den zuständigen Arzt (Ärztlicher Leiter Rettungsdienst) weiterzuleiten.

3.1.3 Spezielle Therapie

Der dritte Pfeiler der Versorgung von Notfallpatienten ist die Durchführung von speziellen Maßnahmen. Unter der speziellen Therapie versteht man die auf die Verdachtsdiagnose abgestimmten und ergänzenden Maßnahmen. Hierunter fallen das Vorbereiten der Intubation (z.B. zur Notfallnarkose) ebenso wie Wundverbände, Kühlung bei Verbrennungen oder Wärmeerhaltung. Weiterhin werden Medikamente (ggf. nach Rücksprache mit dem Notarzt) vorbereitet und ggf. auch appliziert (z.B. Glukose bei Hypoglykämie). Je nach Situation ist ein Notarzt nachzufordern.

3.1.3.1
Blutzuckerbestimmung

Bei der Bestimmung des Blutzuckerwertes handelt es sich nicht um eine Therapie, sondern um ein Diagnoseverfahren; wegen der weitreichenden Folgen einer nichtbehandelten Hypoglykämie wird die Blutzuckerbestimmung hier jedoch gesondert aufgeführt.

> Es muss bei jedem Patienten mit Bewusstseinsstörung, zentralen neurologischen Ausfällen oder anderen anamnestischen Hinweisen frühestmöglich der Blutzuckerwert bestimmt werden.

Die Bestimmung des Blutzuckers muss spätestens bei der Anlage eines peripheren venösen Zugangs (z.B. mit Blut aus Reservoir der Venenverweilkanüle) durchgeführt werden. Natürlich kann auch mittels Lanzette frühzeitig eine Probe aus der Fingerbeere oder dem Ohrläppchen entnommen werden. Für die Therapie einer Hypoglykämie ist bei bewusstseinsgetrübten Patienten jedoch immer ein venöser Zugang notwendig.

3.2 FALLBEISPIEL

An dem folgenden Fallbeispiel eines Patienten mit einem Schlaganfall wird der Ablauf der standardisierten Versorgung eines Notfallpatienten verdeutlicht.

▶ **Situation an der Einsatzstelle**

Es handelt sich um einen 58-jährigen Patienten, der zeitlich und örtlich orientiert ist. Der Patient hat herabhängende Mundwinkel und eine Halbseitenlähmung links. Sein Blutdruck liegt bei 240/110 mmHg, die Pulsfrequenz beträgt 80/min. Bei ausreichender Atemzugtiefe liegt die Atemfrequenz bei 15/min, eine Zyanose ist nicht erkennbar.

ELEMENTARTHERAPIE. Elementarmaßnahmen sind nicht erforderlich, da der Patient bei Bewusstsein ist, scheinbar über ein ausreichendes Atemminutenvolumen verfügt und keine Zyanose aufweist, die Kreislaufverhältnisse sind stabil.

STANDARDTHERAPIE. Der Patient wird mit erhöhtem Oberkörper gelagert, wobei die paretischen Extremitäten abgepolstert werden. Er erhält initial 4 l Sauerstoff pro Minute über eine Nasensonde und erreicht hiermit eine pulsoxymetrische Sauerstoffsättigung von 98%. Es wird ein peripherer venöser Zugang zur eventuellen Medikamentenapplikation gelegt und Blut für die Bestimmung des Blutzuckerwertes entnommen. Die psychische Betreuung bei diesem Krankheitsbild erfolgt fortlaufend. Es werden ein automatisches Blutdruckmessgerät, ein EKG-Monitoring sowie eine Pulsoxymetrie angelegt (VGL. 2.3.1). Die Daten werden zeitnah und lückenlos in das DIVI-Protokoll Rettungsdienst eingetragen.

SPEZIELLE THERAPIE. Im Hinblick auf den hohen Blutdruck wird ein Notarzt nachalarmiert und nach Rücksprache ggf. ein entsprechendes Antihypertensivum vorbereitet. Das Ergebnis der Blutzuckerkontrolle ergibt einen Wert von 110 mg/dl.

4 Störungen vitaler Funktionen

4.1 Das Verbundsystem der Vitalfunktionen

G. Peters, J. Veith, G. Wisser

Die Weltgesundheitsorganisation (WHO) hat den Begriff Gesundheit wie folgt definiert:

Gesundheit ist der Zustand völligen körperlichen, geistigen, seelischen und sozialen Wohlbefindens.

Aus dieser Definition ist ersichtlich, dass Gesundheit – und damit die Qualität des Lebens – von verschiedenen Faktoren abhängt.

In diesem Kapitel soll der menschliche Körper als Faktor für Gesundheit thematisiert werden. Auf dieser Ebene muss die ordnungsgemäße Funktion eines Systems gewährleistet sein, um der von der WHO genannten Definition gerecht werden zu können. Der *funktionsfähige Organismus* muss in der Lage sein, unter bestimmten *Funktionsbedingungen* ein Gleichgewicht zwischen Angebot und Nachfrage herzustellen.

Beispiel. Ein gesundes Herz (funktionsfähiges Organ) ist in der Lage, unter Sauerstoffzufuhr (Funktionsbedingung) den benötigten Blutfluss im Körper (Nachfrage) zu gewährleisten (Angebot).

Zu den *Vitalfunktionen*, die ein solch komplexes System funktionieren lassen, gehören:

1. die Atmung
2. die Herz-Kreislauf-Funktion
3. die Hirnfunktion/das Bewusstsein.

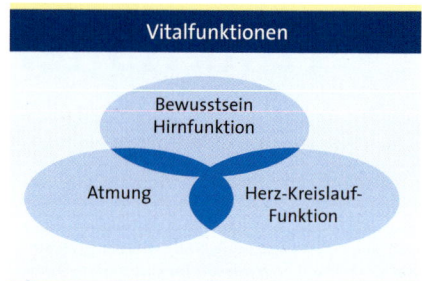

Abb. 1 ▶ Vitalfunktionen

Allgemein wird die dritte Vitalfunktion (Hirnfunktion) auch als »Bewusstsein« bezeichnet. Da im menschlichen Organismus auch ohne Bewusstsein lebenswichtige Funktionen des Hirns aufrechterhalten werden können, trifft der Begriff »Hirnfunktion« die zu beschreibenden Umstände besser. Die drei in Abbildung 1 dargestellten Hauptfunktionen, bei denen durch eine Störung unmittelbar ein lebensbedrohlicher Zustand eintreten kann, sind jedoch noch auf andere lebenswichtige Funktionskreise des menschlichen Organismus angewiesen. Wenn in der Notfallmedizin von Störungen vitaler Funktionen gesprochen wird, dann sind im Allgemeinen Störungen der Atmung, des Herzkreislaufsystems und des Bewusstseins (Hirnfunktion) gemeint.

4.2 STÖRUNG DES BEWUSSTSEINS

Das Bewusstsein ist die Gesamtheit der als gegenwärtig empfundenen seelischen Vorgänge. Die hervorragendste Fähigkeit der menschlichen Existenz beruht darauf, ihre Umwelt und ihre inneren Seinszustände auf emotionaler und geistiger Ebene bewusst wahrzunehmen und in freier Entscheidung handeln zu können. Damit diese Fähigkeiten aufrechterhalten werden können, ist der Mensch unter anderem auf die Funktionsfähigkeit komplexer Strukturen im zentralen Nervensystem angewiesen. Es gibt verschiedene Theorien über die Funktionskreise und Strukturen, die am Phänomen »Bewusstsein« beteiligt sind.

4.2.1 Kennzeichen und Gefahren einer Bewusstseinsstörung

Der Rettungsassistent sollte in der Lage sein, mit großem Feingefühl und viel Spürsinn auf den Patienten einzugehen, da auch kleinste Symptome – wie z. B. eine kleine Störung der Willkürmotorik – einen Anhaltspunkt für eine Bewusstseinsstörung bieten können.

Alles, was für eine Störung des Wachheitsgrades oder das gestörte Erleben von Bewusstseinsinhalten spricht, ist Kennzeichen einer Bewusstseinsstörung.

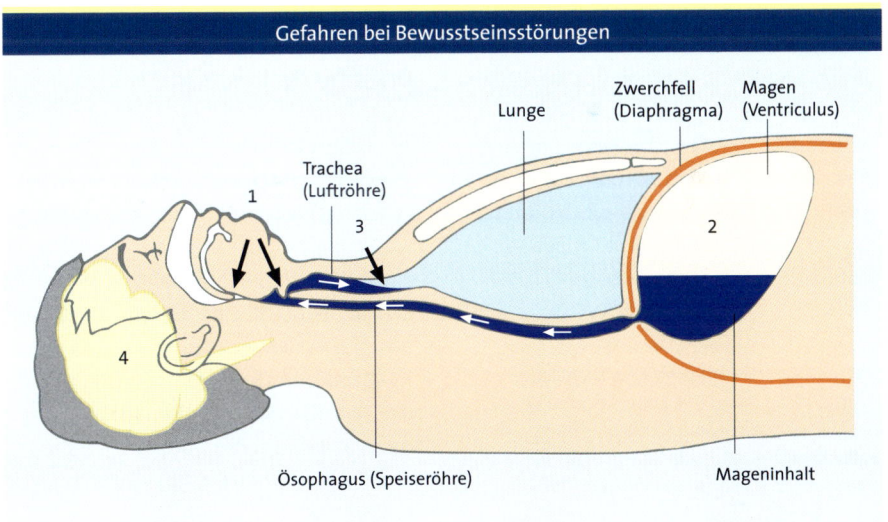

Gefahren bei Bewusstseinsstörungen

ABB. 2 ▶ Gefahren bei Bewusstseinsstörungen: Verlegung der Atemwege durch Zurücksinken des Unterkiefers und Erschlaffung der Zungenmuskulatur (1), Zurücklaufen von Mageninhalt = Regurgitation (2), Eindringen von Mageninhalt und anderen Flüssigkeiten in die Atemwege = Aspiration (3), Abschwächung oder Ausfall von Schutzreflexen (4)

Nicht nur das Fehlen von Funktionsbedingungen, sondern auch die Einschränkung in der Funktionsfähigkeit der Organe, die maßgeblich an der Ausprägung des Bewusstseins beteiligt sind, kann zu einer Bewusstseinsstörung führen.

4.2.2. Gefahren einer Bewusstseinsstörung

Neben der eigentlichen Hirnfunktionsstörung können als Folge einer Bewusstlosigkeit weitere Gefahren für den Patienten auftreten:

ZURÜCKFALLEN DER ZUNGE. Durch die Erschlaffung der Zungenmuskulatur fällt die Zunge zurück und kann somit – vor allem bei einem Patienten in Rückenlage – die Atemwege verlegen.

REGURGITATION. Durch die Erschlaffung des Schließmuskels der Speiseröhre kann es zum passiven Rückfluss (Regurgitation) von Mageninhalt in den Mund-Rachen-Raum kommen.

AUSFALL DER SCHUTZREFLEXE. Durch den Ausfall von Husten-, Schluck- und Würgereflex kann es zum Eindringen von Fremdkörpern in die Luftwege kommen.

ASPIRATION. Bei erloschenen Schutzreflexen ist das Eindringen von Mageninhalt in die Atemwege möglich.

Neben den primären Gefahren einer Bewusstseinsstörung sind natürlich auch sekundäre Schäden wie traumatische Verletzungen durch Sturz, Unterkühlung oder ähnliches möglich. Vom Rettungsassistenten ist somit ein zielgerichtetes, schnelles Handeln zur Abwehr dieser vitalen Bedrohung gefordert.

4.2.3 Ursachen einer Bewusstseinsstörung

Der Schweregrad einer Bewusstseinsstörung hängt vom Ausmaß der Schädigung des zentralen Nervensystems bzw. des Gehirns ab. Die Ursachen können in drei große Hauptgruppen aufgeteilt werden:

1. *Primäre Hirnläsion.*
   Bei dieser Schädigung des Gehirns handelt es sich um die Folge einer direkten Verletzung oder Erkrankung.
2. *Sekundäre Hirnläsion.*
   Die sekundäre Hirnläsion ist Folge einer anderen vitalen Bedrohung, zum Beispiel durch Atem- oder Herz-Kreislaufstörungen.
3. *Toxische Ursachen.*
   Darunter fasst man die Folge der Einwirkung von endogenen oder exogenen Giftstoffen zusammen.

4.2.3.1
Primäre Hirnläsion

▶ **Trauma**

Eine mögliche Ursache für eine Bewusstseinsstörung ist ein traumatisches Ereignis, das direkt auf das Gehirn einwirkt. Hierbei kommt es, insbesondere beim Schädel-Hirn-Trauma, zur Verletzung von Strukturen des zentralen Nervensystems. Die Zerstörung von Hirnsubstanz oder das Zerreißen von Gefäßen führen zu einem Hämatom oder Ödem mit einem nachfolgenden Anstieg des intrakraniellen Drucks.

▶ **Blutung**

Eine Blutung zwischen Gehirn und Spinngewebshaut (Subarachnoidalblutung) tritt meistens beim Einreißen eines An-

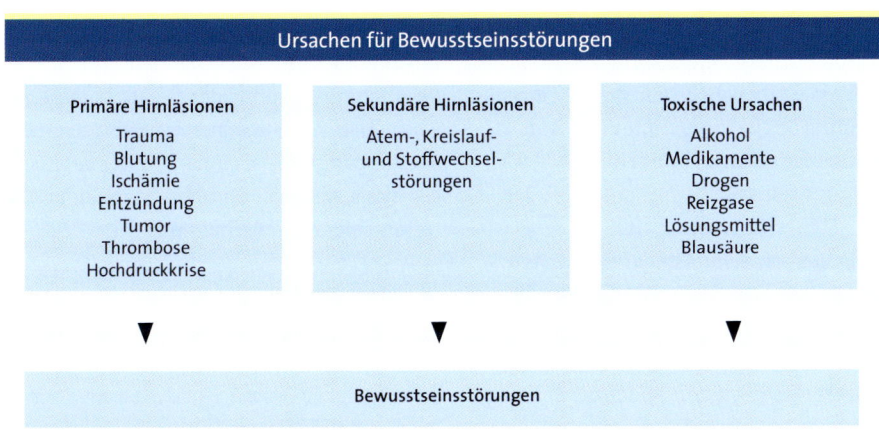

ABB. 3 ▶ Ursachen für Bewusstseinsstörungen

eurysmas (Ausstülpung der Gefäßwand) oder einer Gefäßmissbildung auf. Auch eine Blutung zwischen der harten Hirnhaut und der Spinngewebshaut (subdurale Blutung) oder eine Blutung zwischen der harten Hirnhaut und dem Schädelknochen (epidurale Blutung), die etwa im Rahmen eines Schädel-Hirn-Traumas mit Verletzung von venösen oder arteriellen Gefäßen auftritt, können zu einer primären Bewusstseinsstörung führen.

▶ **Minderdurchblutung (Ischämie)**

Ein häufiger Notfall im Rettungsdienst ist der Schlaganfall (Apoplexie). Hierbei kommt es in der überwiegenden Zahl der Fälle (zirka 75%) zum Verschluss einer das Gehirn mit Blut versorgenden Arterie und somit zur Minderdurchblutung der durch dieses Gefäß versorgten Hirnregion. Natürlich kann auch eine Blutung im Gehirn (zirka 25% aller Schlaganfälle) eine Minderdurchblutung mit verschiedenartigen Störungen der Willkürmotorik bis hin zum Koma verursachen.

▶ **Entzündlicher Prozess**

Durch bakterielle oder virale Infektionen kann eine Entzündung der Hirnhäute und des Gehirns selbst eine wesentliche Beeinträchtigung des Bewusstseins herbeiführen.

▶ **Tumor**

Die Gründe für die Entstehung und das Wachstum von Tumoren des Gehirns sind bis auf endogene Faktoren und Umwelteinflüsse weitgehend unbekannt. Durch Verdrängung des gesunden Hirngewebes oder Infiltration (Einwachsen) können unterschiedliche Hirnfunktionen beeinträchtigt werden. Abhängig von der Größe und Lokalisation des Tumors kann es zu akuten Störungen vitaler Funktionen kommen.

▶ **Thrombose**

Durch eine Störung der Blutgerinnung, eine Gefäßverletzung, im Rahmen einer Schwangerschaft oder während der Einnahme von oralen Kontrazeptiva (»Anti-

103

Baby-Pille«) kann es u. a. auch zu einer Thrombose der venösen Hirngefäße mit einer lebensbedrohlichen Abflussstörung des venösen Blutes aus dem Hirngefäßbereich kommen.

▶ **Hypertensiver Notfall**

Bei einer massiven Steigerung des Blutdrucks kann es zur Austauschstörung im Kapillarbett des Gehirns kommen. Dies kann unter anderem zur Ausprägung eines Hirnödems oder zur Einblutung in das Gehirn führen.

4.**2.3.**2
Sekundäre Hirnläsion

Sauerstoff ist der wichtigste Stoff, den der menschliche Organismus benötigt. Der Anteil des Gehirns am O_2-Gesamtverbrauch liegt bei etwa 20%. Das bedeutet, dass jede Störung, die mit der Aufnahme, dem Transport oder der Abgabe des Sauerstoffs einhergeht, zu schwerwiegenden Folgen mit vitaler Bedrohung führen kann. Diese Störung der Funktionsbedingungen kann bis zum totalen Ausfall des Bewusstseins und der Hirnfunktion führen. Somit haben die anderen Vitalfunktionen einen wesentlichen Einfluss auf das reibungslose Funktionieren des Gehirns.

4.**2.3.**3
Toxische Ursachen

Endogene und exogene Giftstoffe können sowohl direkt als auch über andere Organsysteme eine Schädigung des zentralen Nervensystems verursachen und somit das Bewusstsein bzw. die Hirnfunktion beeinträchtigen. Als im

Rettungsdienst häufige Notfallsituationen lassen sich die Intoxikationen mit Alkohol, Beruhigungsmitteln oder Opiaten nennen. Alle genannten Substanzen führen zu einer dosisabhängigen Veränderung der Bewusstseinslage, teilweise kombiniert mit dem Auftreten einer Atemdepression.

▶ **Metabolische Störungen**

Eine Störung im Zuckerhaushalt zählt zu den wichtigsten Ursachen einer unklaren Bewusstlosigkeit. Da die Hirnzellen zur Energiegewinnung ausschließlich Zucker durch den Stoffwechsel verändern können, ist bei einer Hypoglykämie (Zuckermangel im Blut) relativ schnell eine Grenze erreicht, bei der es zu Störungen des Funktionsstoffwechsels des Gehirns kommt.

Auch die nicht ausreichende Entgiftung bei Leberversagen oder die unzureichende Ausscheidung im Rahmen einer Niereninsuffizienz führen zur Wesensveränderung des Patienten, zur Störung des Bewusstseins und zur Gefährdung des ganzen Verbundsystems der Vitalfunktionen.

4.**2.4** Auswirkungen auf die Vitalfunktionen

▶ Pathophysiologie

Verletzungen und Erkrankungen unterschiedlichster Art sind Ursachen für eine Störung des Bewusstseins bzw. der Hirnfunktion. Diese Ursachen, die sowohl das zentrale Nervensystem direkt als auch andere Organsysteme wie die Lunge oder das Herz betreffen können, sind Ausgangspunkt eines Teufelskreises im Verbundsystem der vitalen Funktionen. Dabei kann der Patient irreparable Schäden erleiden oder gar sterben.

TAB. 1 ▶ Symptome bewusstseinsgetrübter Patienten

	Somnolenz	Sopor	Koma
Symptome	Benommenheit abnorme Schläfrigkeit	tiefe Schläfrigkeit	Bewusstlosigkeit
	Augenöffnen auf Ansprache	Augenöffnen auf Schmerzreiz	kein Augenöffnen auf Schmerzreiz
	Erweckbarkeit durch äußere Reize	Erweckbarkeit durch Schmerzreiz	fehlende Erweckbarkeit
	Teilnahmslosigkeit	geordnete Abwehrbewegungen auf Schmerzreiz möglich	evtl. reflektorische Abwehrbewegungen möglich
	Erinnerungslücke		

BEISPIEL. Eine mangelnde Durchblutung im Bereich des Stammhirns kann neben der primären Bewusstseinsstörung auch eine Ateminsuffizienz auslösen. Diese wiederum führt über einen Sauerstoffmangel im Blut und später im Gewebe (sowohl am Herzen als auch im Gehirn) zu sekundären Schäden, die den primären Schaden zusätzlich negativ beeinflussen. Es besteht somit eine vitale Bedrohung.

4.2.5 Symptome und Diagnostik

Damit schnellstmöglich geeignete Maßnahmen ergriffen werden können, muss der Rettungsassistent in kürzester Zeit eine orientierende Untersuchung durchführen.

4.2.5.1
Erst- und Basisdiagnostik

Als Erstes muss festgestellt werden, ob die Bewusstseinslage des Patienten eingeschränkt ist. Wenn dies der Fall ist, muss in einem zweiten Schritt die Tiefe der Bewusstlosigkeit abgeschätzt werden. Es wird dabei zwischen drei Bewusstseinszuständen unterschieden (VGL. II 2.2.8.1):

1. bewusstseinsklarer Patient
2. bewusstseinsgetrübter (somnolenter, soporöser) Patient
3. bewusstloser (komatöser) Patient.

Ein bewusstseinsklarer Patient ist zeitlich, räumlich und hinsichtlich der eigenen Person orientiert. Seine Fähigkeit zur sinnlichen Wahrnehmung der Umwelt ist nicht gestört. Der Umgang mit Ideen, der Ausdruck über die Sprache, Erwartungshaltungen und die Fähigkeit der Planung bzw. das Vorhandensein ethischer Werte sind ebenfalls Ausdruck eines nicht gestörten Bewusstseins.

Ein bewusstseinsgetrübter Notfallpatient weist die in TABELLE 1 genannten Symptome auf. Diese Symptome sind oft nicht exakt voneinander abgrenzbar, und somit ist eine Einstufung in die Grade *Somnolenz* (lat. Schläfrigkeit) und *Sopor* (lat. tiefer Schlaf) wegen des fließenden Übergangs oft schwierig. Ein *komatöser* (gr. tiefer, fester Schlaf) Patient dagegen bietet erstdiagnostisch eine eindeutige Symptomatik.

4.**2.5**.2
Erweiterte Diagnostik

▶   **Glasgow Coma Scale**

Erst nachdem eine grobe Orientierung stattgefunden hat und lebensrettende Maßnahmen begonnen wurden, kann eine erweiterte Diagnostik betrieben werden. Eine Einschätzung der Bewusstseinslage des Patienten mittels einer Punktzahl (Scoresystem) bietet die *Glasgow Coma Scale*, mit der eine einheitliche und schnelle Verständigung der an der Versorgung des Patienten beteiligten Personen möglich ist (VGL. 2.2.8.1 UND III 2.10.2). Ein bewusstseinsklarer Patient erreicht maximal 15, ein komatöser minimal 3 Punkte.

▶   **Begleitumstände**

Neben den spezifischen Reaktionen, die bei der Glasgow Coma Scale eine Rolle spielen, können auch andere Begleitumstände aufschlussreich für die Erkennung der Ursache einer Bewusstseinsstörung sein. Folgende Befunde kann der Rettungsassistent auch ohne spezielle Hilfsmittel, allein durch seine Sinneseindrücke gewinnen (VGL. I 2):
–   Geruch in der Ausatemluft (Foetor) und in der Umgebung des Patienten
–   Krampfanfall
–   Lähmung
–   Hautfarbe und Hautbeschaffenheit
–   Hautblasenbildung (z.B. bei speziellen Vergiftungen oder Verbrennungen)
–   Körpertemperatur
–   Pupillenveränderung
–   Atemgeräusch
–   Verletzung (Blutungen, Hämatome)
–   Pulsqualität (Frequenz, Rhythmus Stärke).

▶   **Apparative Diagnostik**

Zur apparativen Diagnostik gehören die Blutdruckmessung, die EKG-Ableitung, die Pulsoxymetrie und die Bestimmung der Blutzuckerkonzentration (VGL. 2.3.1). Da eine Hypoglykämie neben einer Bewusstlosigkeit zur irreversiblen Schädigung des Gehirns führen kann, ist es wichtig, dass eine solche Situation schnellstmöglich erkannt und geeignete Maßnahmen eingeleitet werden.

> Bei jedem bewusstseinsgestörten Patienten muss routinemäßig der Blutzucker bestimmt werden!

Der normale Nüchternblutzuckerwert eines Erwachsenen liegt in einem Bereich von 60 – 120 mg/dl. Entscheidend ist weniger der absolute Wert als der Unterschied zum Blutzucker unter normalen Bedingungen und die individuelle Toleranz.

▶   **Weitere Verletzungen**

Im Rahmen einer sorgfältigen Ganzkörperuntersuchung muss auf weitere Verletzungen, insbesondere im Bereich des Schädels, z.B. als Ursache der Störung der Bewusstseinslage, untersucht werden (VGL. 2.2.9). Die Untersuchung erfolgt nach Durchführung der notwendigen Elementarmaßnahmen.

▶   **Fremdanamneseerhebung**

Aus der Befragung der Umstehenden oder der Verwandten können oft weitere wertvolle Hinweise zur möglichen Ursache der Bewusstseinsstörung erhalten werden (»80% der Diagnose liegt in der Anamnese«) (VGL. 2.1).

4.2.6 Therapie

Am Notfallort ist es oft schwer oder sogar unmöglich, die wahre Ursache der Bewusstseinsstörung zweifelsfrei festzustellen. Somit kann auch der Notarzt oftmals keine Behandlung der Grundkrankheit durchführen, sondern muss einer symptomorientierten Behandlung der Funktionsstörungen den Vorzug geben.

4.2.6.1
Elementartherapie

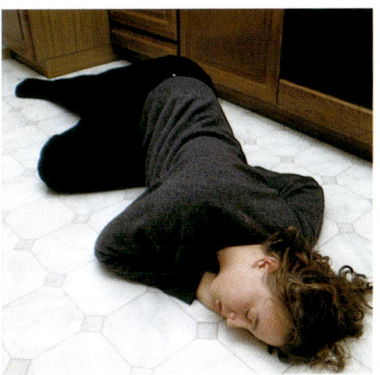

ABB. 4A ▶ Stabile Seitenlage

SICHERUNG FREIER ATEMWEGE. Die wichtigste Maßnahme bei einem bewusstlosen Patienten ist die Überprüfung der Atmung. Ist diese intakt und ausreichend, muss für weiterhin sichere und freie Atemwege gesorgt werden (VGL. I 4.3.5.1). Ein bewusstloser, spontanatmender Patient wird prinzipiell in die Seitenlage gebracht. Dadurch wird einem Zurückfallen der Zunge und einer daraus resultierenden Verlegung der Atemwege vorgebeugt.

> Bei einem bewusstlosen Patienten mit Wirbelsäulenverletzung erfolgt die Seitenlage unter besonders sorgfältiger und schonender Umlagerung. Nach endotrachealer Intubation und Beatmung kann der Patient nach der Art der bestehenden Verletzung gelagert werden.

SICHERUNG ATEMMINUTENVOLUMEN. Patienten, die nicht ausreichend oder gar nicht atmen, müssen mittels assistierter bzw. kontrollierter Beatmung ein ausreichendes Atemminutenvolumen erhalten. Neben der Ventilation muss weiterhin frühestmöglich eine ausreichende Versorgung mit Sauerstoff mittels Sauerstoffmaske und hohem Sauerstoff-Flow von 10 – 15 l/min sichergestellt werden.

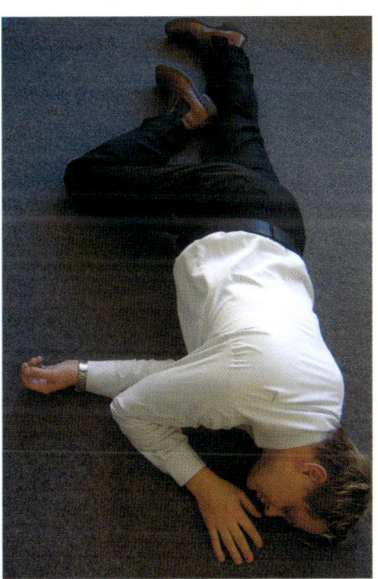

ABB. 4B ▶ Stabile Seitenlage nach ERC-Richtlinien

SICHERUNG DER HERZ-KREISLAUF-FUNKTION. Die Messung der Herzfrequenz und des arteriellen Blutdrucks ist die Voraussetzung dafür, zu entscheiden, ob neben den oben ausgeführten Elementarmaßnahmen zur Sicherung des Atem-

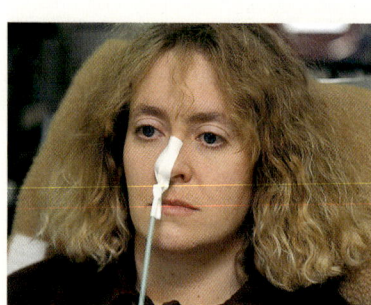

ABB. 5 ▶ Sauerstoffgabe über Sonde

se, sondern auch die Pulsoxymetrie kann bei der Einstellung der Höhe des Sauerstoffflows hilfreich sein. Ein zyanotischer Patient hat einen erheblichen Sauerstoffmangel und benötigt daher einen hohen Flow (10 – 15 l/min). Bei anhaltender Zyanose ist ggf. eine Beatmung erforderlich.

Im Rettungsdienst kann Sauerstoff entweder über eine Sauerstoffsonde, eine Sauerstoffbrille oder über eine Sauerstoffmaske verabreicht werden. Nur eine dicht aufsitzende Sauerstoff-Maske mit Reservoirbeutel ermöglicht bei hohem Sauer-

volumens auch Elementarmaßnahmen zur Stabilisierung der Kreislauffunktion durchgeführt werden müssen.

> Bei Bewusstlosigkeit besteht die Indikation zur frühestmöglichen Notarztalarmierung.

4.2.6.2
Standardtherapie

LAGERUNG. Da bei Bewusstlosen bereits im Rahmen der Elementarmaßnahmen die stabile Seitenlage durchgeführt werden muss, erübrigt sich eine Lagerung im Rahmen der Standardtherapie. Alle bewusstseinsgetrübten Patienten mit ausreichenden Schutzreflexen werden entsprechend ihrer Grunderkrankung bzw. Verletzung gelagert.

SAUERSTOFFGABE. Zur Optimierung der Sauerstoffversorgung des Gehirns soll, wenn noch eine suffiziente Eigenatmung vorhanden ist, so früh wie möglich mit der Inhalation von Sauerstoff begonnen werden. Ist der Patient nicht zyanotisch (Blauverfärbung der Haut), kann ein Sauerstoffflow von 4 l/min eingestellt werden. Nicht nur eine erkennbare Zyano-

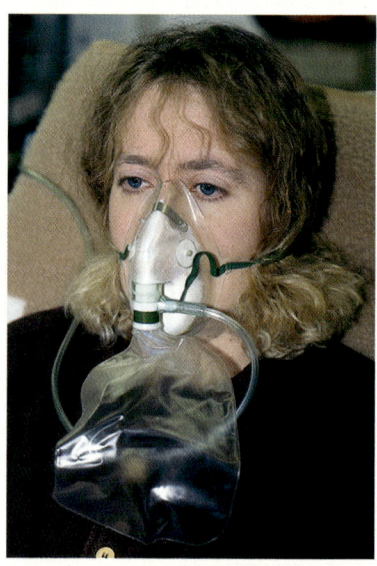

ABB. 6 ▶ Sauerstoffgabe über Maske mit Reservoir-Beutel

stoffflow (10 – 15 l/min) eine deutlich erhöhte Sauerstoff-Konzentration in der Einatemluft.

PERIPHERVENÖSER ZUGANG. Bei Patienten mit Störungen des Bewusstseins wird immer ein venöser Zugang gelegt. Dieser dient zur Infusion von Flüssigkeiten und um ggf. die notwendige Applikation von Medikamenten durchführen zu können. Spätestens beim Anlegen des venösen Zugangs wird Blut zur Blutzuckerbestimmung entnommen.

Darüber hinaus können weitere Blutentnahmen – beispielsweise für Laboruntersuchungen in der Klinik oder als Kreuzblut für spätere Bluttransfusionen – orientiert an der medizinischen Notwendigkeit und unter Berücksichtigung der regionalen rettungsdienstlichen bzw. Krankenhausinfrastruktur vorgenommen werden (VGL. 2.3.2.1).

PSYCHISCHE BETREUUNG. Auf den ersten Blick scheint es unnötig, mit bewusstlosen Patienten zu sprechen. Es ist aber nur schwer abzuschätzen, wie tief bewusstlos der Patient ist und wie viel er in seiner Bewusstlosigkeit von der Umwelt wahrnimmt. Auch vom bewusstlosen Notfallpatienten können daher Äußerungen des Rettungsdienstpersonals und der Umstehenden falsch verstanden werden. Während der Versorgung des Patienten sollte daher keine negative Bemerkung über seinen Zustand gemacht werden. Stattdessen können ermutigende Worte und Verständigung etwa über Händedruck zu einer Reduzierung von Stress führen, was sich wiederum positiv auf den Patienten auswirkt.

KONTROLLE UND DOKUMENTATION. Die Vitalfunktionen des Patienten müssen im Verlauf des Einsatzes kontrolliert und dokumentiert werden. Zur Dokumentation muss ein Protokoll, z.B. das Rettungsdienstprotokoll gemäß der Empfehlung der DIVI, ausgefüllt werden (VGL. 2.4). Die Befunde von Puls, Blutdruck oder Atmung müssen mithilfe von EKG und sonstigen Geräten (z.B. Pulsoxymeter) in kurzen Abständen kontrolliert und dokumentiert werden.

WÄRMEERHALT. Auf Wärmeerhaltung muss besonders bei einem bewusstlosen oder bewusstseinsgetrübten Patienten geachtet werden, da seine Temperaturregulation gestört sein kann. Nicht nur in der kalten Jahreszeit sind Patienten und insbesondere Kinder sehr schnell ausgekühlt. Ausreichender Schutz vor Wärmeverlusten mit Hilfe von Kleidung, einer Decke, einer Isolierfolie etc. ist daher unbedingt erforderlich.

4.**2.6**.3
Spezielle Therapie

Die speziellen Maßnahmen richten sich bei bewusstseinsgetrübten oder bewusstlosen Patienten nach der auslösenden Ursache. Bei einer ursächlichen Hypoglykämie erfolgt also die intravenöse Applikation von Glukose. Zu weiteren speziellen Maßnahmen wird auf die entsprechenden Kapitel verwiesen.

> Die Vitalfunktionen Atmung, Kreislauf und Bewusstsein sowie die Hirnfunktion sind eng miteinander verbunden. Um Schaden vom Patienten abzuwenden, muss eine Störung schnell diagnostiziert und sofort konsequent behandelt werden. Hierbei kommt der Diagnose der Bewusstseinsstörung eine wichtige Bedeutung zu. Die Vielfalt der Ursachen muss bekannt sein und der Grad der Bewusstseinsstörung im Rettungsdienst eingeschätzt werden können. Die Säulen der Therapie umfassen lebenswichtige Basistechniken, z.B. das Freimachen und Freihalten der Atemwege sowie die Sicherung einer ausreichenden Ventilation und Kreislauffunktion.

4.3 STÖRUNG DER ATMUNG

Neben dem Bewusstsein und der Herz-Kreislauf-Funktion ist die Atmung als Vitalfunktion von entscheidender Bedeutung. Viele Notfälle gehen primär oder sekundär mit einer Atemstörung einher und spielen deshalb eine zentrale Rolle im Rettungsdienst.

4.3.1 Kennzeichen und Gefahren bei einer Atemstörung

Unter Lungenatmung, auch »äußere Atmung« genannt, versteht man die Aufnahme von Sauerstoff (O_2) und die Elimination von Kohlendioxid (CO_2) in den Alveolen der Lunge. Der Transport des Sauerstoffs von der Lunge zu den Zellen und des Kohlendioxids in umgekehrter Richtung erfolgt u.a. durch Bindung an die Erythrozyten (rote Blutkörperchen).

Dagegen beinhaltet die Zellatmung oder »innere Atmung« die Aufnahme des Sauerstoffs aus den Kapillaren in die Zelle und die dortige Verstoffwechselung zu Kohlendioxid in der Atmungskette.

Sauerstoff ist für jede Zelle ein obligatorisches Substrat zur Erhaltung ihres Funktions- und Strukturstoffwechsels. Der menschliche Körper verfügt über keine größeren Sauerstoffspeicher und ist daher auf eine kontinuierliche Zufuhr angewiesen. Wird der Weitertransport des Sauerstoffs zwischen der Lungenatmung und der Zellatmung unterbrochen,

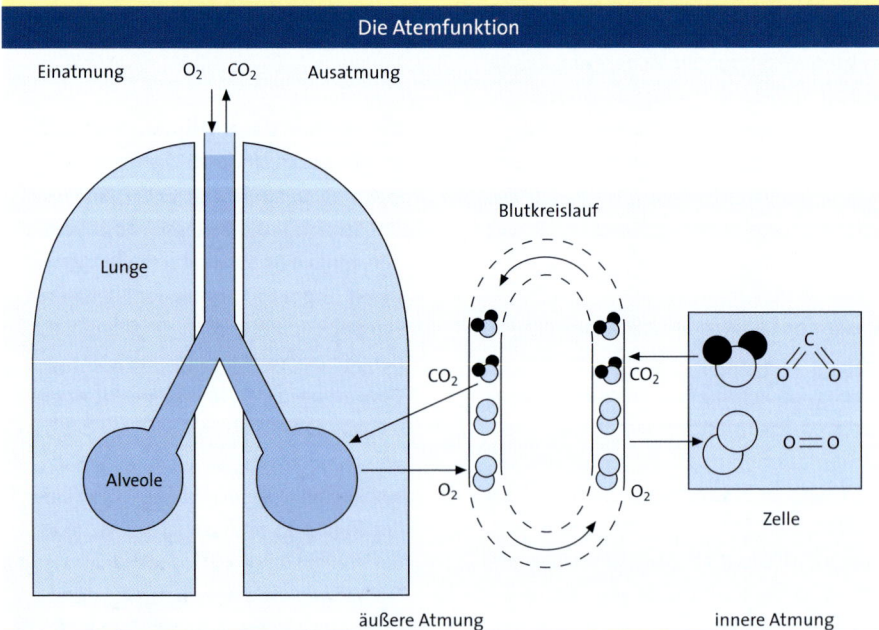

ABB. 7 ▶ Weg des Sauerstoffs von der Alveole zur Zelle und des Kohlendioxids von der Zelle zur Alveole

so kann diese Störung aufgrund des Sauerstoffmangels zunächst zum Absterben einzelner Zellen führen und darüber hinaus eine lebensbedrohliche Gefahr für den Gesamtorganismus darstellen. Besonders problematisch ist dieser Sauerstoffmangel bei den sehr empfindlich reagierenden Hirnzellen.

Wenn die Lungenatmung so sehr eingeschränkt ist, dass dadurch das Sauerstoffangebot im Gewebe vermindert wird (Hypoxie), spricht man von einer Ateminsuffizienz. Kommt es darüber hinaus zu einer vollständigen Einstellung der Atmung, dann liegt ein Atemstillstand vor.

4.3.2 Ursachen für eine Atemstörung

Eine Störung der Atmung ist kein typisches Symptom einer einzelnen Krankheit, sondern kann bei ganz unterschiedlichen Erkrankungen auftreten.

4.3.2.1
Störung des Sauerstoffangebots

Bei dieser Atemstörung ist die Konzentration von Sauerstoff, die eingeatmet wird,

TAB. 2 ▶ Ursachen für eine Störung des Sauerstoffangebots

- verminderte Sauerstoffkonzentration der Inspirationsluft (z.B. CO_2 in Klärgruben, Futtersilos und Gärkellern)
- reduzierter Sauerstoffpartialdruck (z.B. im Gebirge)
- erhöhte Konzentration von Fremdgasen (z.B. in Lackiereien oder bei Häuserbränden)
- Ertrinken
- Verschütten

TAB. 3 ▶ Ursachen für eine Störung der neuromuskulären Regulation der Atmung

ZNS	
	– Schädel-Hirn-Trauma
	– Intoxikation (z.B. Medikamente)
	– zerebrale Durchblutungsstörung (z.B. Schlaganfall)
	– entzündliche Störung (z.B. Hirnhautentzündung)
	– tumoröse Störung (z.B. Hirntumor, Blutung)
	– metabolische Störung (z.B. diabetisches Koma)
Rückenmark und Nerven	– Rückenmarkstrauma (z.B. hoher Querschnitt)
	– entzündliche Störung (z.B. Nervenentzündung)
	– peripherer Nervenschaden (z.B. Verletzung eines Zwerchfellnervs)
Muskuläre Störung	– Intoxikation (z.B. Alkylphosphate)
	– Muskelerkrankung (z.B. Myasthenie)

unter den physiologisch erforderlichen Anteil vermindert. Dies führt zu einer Reduzierung der Menge an Sauerstoff in den Alveolen.

▶ Störung der neuromuskulären Regulation

Die Ursache der Beeinträchtigung der Atmung liegt entweder in einer Störung im Atemzentrum in der Medulla oblongata (verlängertes Mark) des zentralen Nervensystems, in der Weiterleitung des Atembefehls über die Nerven bis zur Atemmuskulatur oder in einer nicht ausreichenden muskulären Kontraktion.

▶ Störung der Atemmechanik

Eine Behinderung der Atmung kann auch dann vorliegen, wenn die Atemwege verlegt sind oder die Ausdehnung der Lunge eingeschränkt ist.

TAB. 4 ▶ Ursachen für eine Störung der Atemmechanik

Verlegung der oberen Atemwege	– Zunge
	– Sekret/Blut/ Erbrochenes
	– Laryngospasmus (Stimmritzenkrampf)
	– Glottisödem (Schwellung der Schleimhaut des Kehlkopfes durch Insektenstich, Allergie)
	– Bolus (Fremdkörper)
Verlegung der unteren Atemwege	– entzündliche Störung (z.B. Bronchitis)
	– allergische Störung (z.B. Asthma)
	– mechanische Störung (z.B. Lungenödem)
Verminderung der Dehnbarkeit der Thoraxwand und/ oder des Lungenparenchyms	– Thoraxtrauma (z.B. Rippenfraktur)
	– Pneumothorax/ Spannungspneumothorax
	– Lungenkontusion (-quetschung)
	– Zwerchfellruptur (Zwerchfellriss)
	– Pleuraerguss (z.B. Hämatothorax)
	– Emphysem (Lungenüberblähung)

▶ Störung der Sauerstoffdiffusion

Aus der Alveole diffundiert der Sauerstoff durch die Alveolarwand, das Lungeninterstitium (-zwischenraum) und die Kapillarwand in das Blut zu den Erythrozyten.

Durch eine Vergrößerung dieser Strecke wird die Diffusion des Sauerstoffs behindert.

TAB. 5 ▶ Ursachen für eine Störung der Sauerstoffdiffusion

– Lungenödem

– Pneumonie (Lungenentzündung)

– Atelektase (nicht belüfteter Lungenabschnitt)

– Perfusionsstörung (Durchblutungsstörung, z.B. Lungenembolie)

4.3.3 Folgen einer Atemstörung

Jede Störung der Atmung bewirkt zunächst eine Verringerung der Sauerstoffkonzentration im Blut (Hypoxämie). Dies führt zu einer Verminderung des Sauerstoffpartialdrucks im Gewebe (Hypoxie).

> Die verschiedenen Gewebe des menschlichen Körpers reagieren unterschiedlich empfindlich auf einen Sauerstoffmangel. Am gefährdetsten sind das Gehirn und das Herz.

Bei einer ausgeprägten Ateminsuffizienz ist der Patient zunächst unruhig. Abhängig vom Sauerstoffdefizit kann es zur Bewusstseinsstörung bis zur Bewusstlosigkeit kommen. Am Herzen bewirkt ein Sauerstoffmangel zunächst eine Beschleunigung der Herzfrequenz (Tachykardie) und einen Blutdruckanstieg. Bei anhaltendem Sauerstoffmangel kann es zur Herzrhythmusstörung (Arrhythmie), zu einer Abnahme der Herzfrequenz (Bradykardie) und zum Abfall des Blutdrucks bis hin zum Herzstillstand kommen.

4.**3**.4 Symptome und Diagnostik

Um zu entscheiden, wie schnell und auf welche Weise eine respiratorische Störung behandelt werden muss, sind zunächst Ausmaß und Art der Störung festzustellen. Zur schnellen Diagnostik werden die Punkte in TABELLE 6 überprüft.

TAB. 6 ▶ Diagnostik respiratorischer Störungen

- Hautfarbe
- Atemfrequenz
- Atemrhythmus
- Atembewegung
- Atemgeräusch

4.**3**.4.1
Erst-/ Basisdiagnostik

Auch ohne Hilfsmittel lassen sich unmittelbar Informationen über die Atemfunktion erhalten.

▶ Hautfarbe

Bei einem gesunden Menschen sind Haut und Schleimhäute rosig. Hier ist das Hämoglobin (roter Blutfarbstoff) ausreichend mit Sauerstoff gesättigt. Fällt die Sauerstoffsättigung aber ab, so kommt es zu einer Zyanose (Blauverfärbung) zunächst der Zunge, der Lippen und der Schleimhäute. Auch an den Ohrläppchen, der Nasenspitze und dem Nagelbett lässt sie sich gut erkennen. Eine Zyanose der übrigen Haut stellt eine besonders schwere Form des Sauerstoffmangels dar (VGL. 2.2.3.1)

Nach einem starken Blutverlust ist es möglich, dass auch bei einem erheblichen Sauerstoffmangel eine Zyanose nicht sichtbar ist. Dies liegt an dem verminderten Hämoglobin und Hämatokrit im Blut. Auch bei einer Kohlenmonoxidvergiftung ist trotz des Sauerstoffmangels keine Zyanose sichtbar.

> Das Fehlen einer Zyanose ist nicht in jedem Fall ein Hinweis auf eine ausreichende respiratorische Funktion.

▶ Atemfrequenz

Die normale Atemfrequenz des Erwachsenen in Ruhe beträgt zwischen 10 – 12 Atemzüge pro Minute. Das Auszählen der Atemfrequenz kann einen Hinweis auf die mögliche Ursache der Atemstörung geben. Eine Erhöhung der Atemfrequenz (Tachypnoe) ist der Versuch des Körpers, durch Ventilationssteigerung die Atemstörung zu kompensieren. Meist liegt der Tachypnoe eine periphere Störung z. B. der Atemmuskulatur oder des Lungengewebes zugrunde. Eine Erniedrigung der Atemfrequenz (Bradypnoe) weist dagegen auf eine zentrale Atemstörung hin.

TAB. 7 ▶ Atemfrequenz und Atemzugvolumen

	Atemfrequenz/ min	Atemzug- volumen (ml)
Neugeborene	40	20 – 40
Säuglinge	30	50 – 100
Kleinkinder	25	100 – 200
Schulkinder	20	200 – 400
Jugendliche	15	300 – 500
Erwachsene	12	500 – 800

113

> Eine einfache Formel zur Berechnung des Atemzugvolumens (AZV) beschreibt für jedes Alter ca. 10 ml/kg KG.

Diese Formel ist einfach anzuwenden, wird aber in der Regel eher eine Hyperventilation des Patienten bewirken. Dies wird wiederum dadurch relativiert, dass auch das richtige Einschätzen des Körpergewichts häufig schwierig ist, und somit im Zweifel eine milde Hyperventilation im Rettungsdienst eher akzeptiert wird als eine Hypoventilation.

Die physiologische Atemfrequenz und das Atemzugvolumen unterliegen je nach körperlicher Belastung größeren Schwankungen.

▶ **Atemrhythmus**

Eine ungestörte, normale Atmung liegt vor, wenn die Atemzüge gleichmäßig sind und in regelmäßigen Abständen aufeinander folgen. Eine Änderung des Atemrhythmus weist meist auf eine zentral-nervöse Störung der Atmungsregulation hin (vgl. 2.2.3.3).

▶ **Atembewegung des Brustkorbs**

Eine normale Atmung zeigt eine regelmäßige, gleichförmige Bewegung des Thorax. Bei der Einatmung dehnt sich der Thorax aus, und die Bauchdecke hebt sich. Bei der Ausatmung zieht sich der Thorax wieder zusammen, und die Bauchdecke senkt sich.

Ist die atemabhängige Bewegung des Thorax gegensinnig zu der normalen Bewegung, dann liegt eine paradoxe Atmung vor. Sie kommt bei einer knöchernen Instabilität des Thoraxskeletts vor, z. B. bei Rippenserienfrakturen.

Bei einer ruckartigen oder stoßförmigen Bewegung von Brustkorb oder Bauchdecke ohne Atemstoß handelt es sich um eine inverse Atmung. Die Ursache ist eine hochgradige oder komplette Verlegung der Atemwege, z. B. durch den zurückgesunkenen Zungengrund, eine Schwellung

Paradoxe Atmung

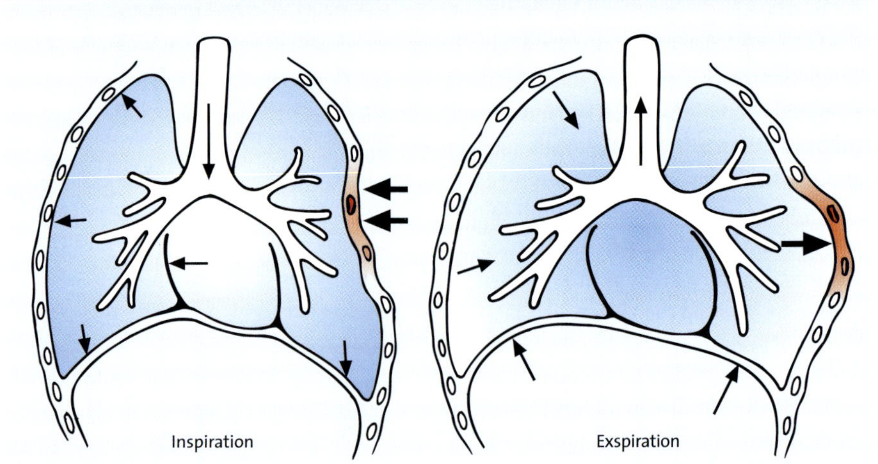

Inspiration

Exspiration

ABB. 8 ▶ Paradoxe Atmung

im Bereich der oberen Atemwege oder einen Fremdkörper (Bolus). Ein Gasaustausch zwischen Lunge und Umgebung ist nicht mehr möglich.

TAB. 8 ▶ Alarmzeichen der Atemstörungen

1. Ordnung	2. Ordnung
Atemstillstand	paradoxe Atmung
Schnappatmung	Cheyne-Stokes-Atmung
inverse Atmung	Biot-Atmung
massive Dyspnoe (Atemnot)	Kussmaul-Atmung

Zunächst muss binnen weniger Sekunden das Ausmaß der Atemstörung abgeschätzt werden. Alarmzeichen erster Ordnung weisen auf eine akute Lebensgefahr hin. Hier ist eine sofortige Therapie erforderlich. Dagegen sind Alarmzeichen zweiter Ordnung nicht unmittelbar lebensbedrohlich, müssen aber dringend behandelt werden.

4.**3**.4.2
Erweiterte Diagnostik

▶ **Atemgeräusche**

Bei einer normalen Atmung hört man ein leises inspiratorisches und exspiratorisches Atemgeräusch mit einer etwas längerer Phase der Exspiration. Laute Atemnebengeräusche sind hingegen oft schon von weitem zu hören. Leise Atemnebengeräusche lassen sich mit einem Stethoskop wahrnehmen.

Spastische Atemnebengeräusche liefern ein deutliches Pfeifen und Giemen bei pathologisch verlängerter Ausatemphase. Sie sind typisch für eine Verengung der kleinen Atemwege (z. B. Asthma).

Blasige Rasselgeräusche treten auf, wenn Luftblasen Flüssigkeit durchdringen (z. B. bei Flüssigkeitsansammlung im Mund/Rachen oder in den Alveolen beim Lungenödem).

Ein *Stridor*, d. h. ein pfeifendes, ziehendes Atemgeräusch, ist meist in der Inspiration deutlicher und lauter zu hören. Es weist auf eine Einengung der oberen Luftwege, häufig im Bereich des Kehlkopfes, hin.

▶ **Atemmonitoring**

Für die Überwachung der Atmung gibt es derzeit noch kein leicht und sicher einsetzbares Gerät, das eindeutig respiratorische Störungen erkennen könnte.

Die Anwendung der *Pulsoxymetrie*, d. h. die nicht-invasive Messung der arteriellen Sauerstoffsättigung, erlaubt nur indirekt Rückschlüsse (VGL. I 2.3.1.4). Denn die Pulsoxymetrie ist neben der aktuellen Lungenfunktion auch von der peripheren Durchblutung und der Kreislauffunktion abhängig. Vorsicht ist daher bei verschiedenen Vergiftungen (z. B. Kohlenmonoxid) oder bei einer Hypovolämie geboten. Hier zeigt das Pulsoxymeter zwar scheinbar ausreichende Werte an, die aber keine Rückschlüsse auf die tatsächliche Sauerstoffversorgung zulassen.

Der Einsatz eines *Kapnometers* zur Messung der Kohlendioxidkonzentration in der Atemluft wird die Überwachung der Atmung verbessern können. Dies Monitorverfahren ermöglicht die Überwachung aller intubierten Beatmungspatienten und wird mittlerweile auch als Erweiterung vieler Geräte angeboten. Die Überwachung und Ermittlung verlässlicher Werte bei nicht intubierten Patienten ist zurzeit noch problematisch.

4.**3.5.** Therapie bei Atemstörungen

4.**3.5.**1
Elementartherapie

Die Elementarmaßnahmen greifen immer dann, wenn eine Störung vitaler Funktionen vorliegt. Ziel dieser Maßnahmen sind sichere freie Atemwege, ein ausreichendes Atemminutenvolumen und Sauerstoffversorgung sowie stabile Kreislaufverhältnisse. Beim spontanatmenden, wachen Patienten wird versucht, die Eigenatmung zu erleichtern. Dazu wird der Oberkörper hochgelagert. Außerdem können dem Patienten Atemkommandos oder Anweisungen, z. B. zur Lippenbremse, gegeben werden. Dadurch soll eine nicht ausreichende Atmung verbessert werden.

Weiterhin wird eine Sauerstoffmaske mit einem hohen Flow (10 – 15 l/min) Sauerstoff angewendet.

FREIMACHEN DER ATEMWEGE. An erster Stelle steht die Inspektion der Mundhöhle. Mittels Esmarch-Handgriff (ABB. 9) wird der Mund geöffnet. Bei der Ausführung vom Kopfende des Patienten her wird durch Zug am Unterkiefer der Kopf vorsichtig überstreckt und gleichzeitig durch Druck mit den Daumen auf das Kinn der Mund geöffnet.

Mit den Fingern (Handschuhe tragen!) können Fremdkörper, Sekret oder Erbrochenes entfernt werden. Auch ein locker sitzendes künstliches Gebiss muss wegen einer Aspirationsgefahr herausgenommen werden.

Finden sich bei der Inspektion der Mundhöhle feste Fremdkörper, können

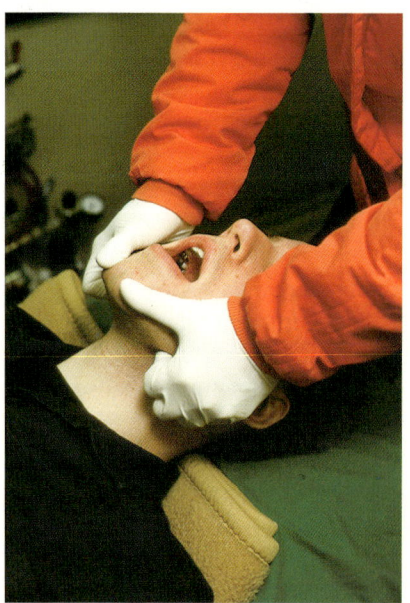

ABB. 9 ▶ Esmarch-Handgriff

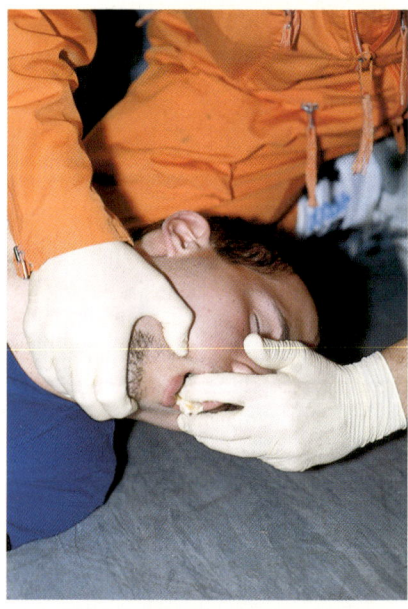

ABB. 10 ▶ Manuelles Freimachen der Atemwege

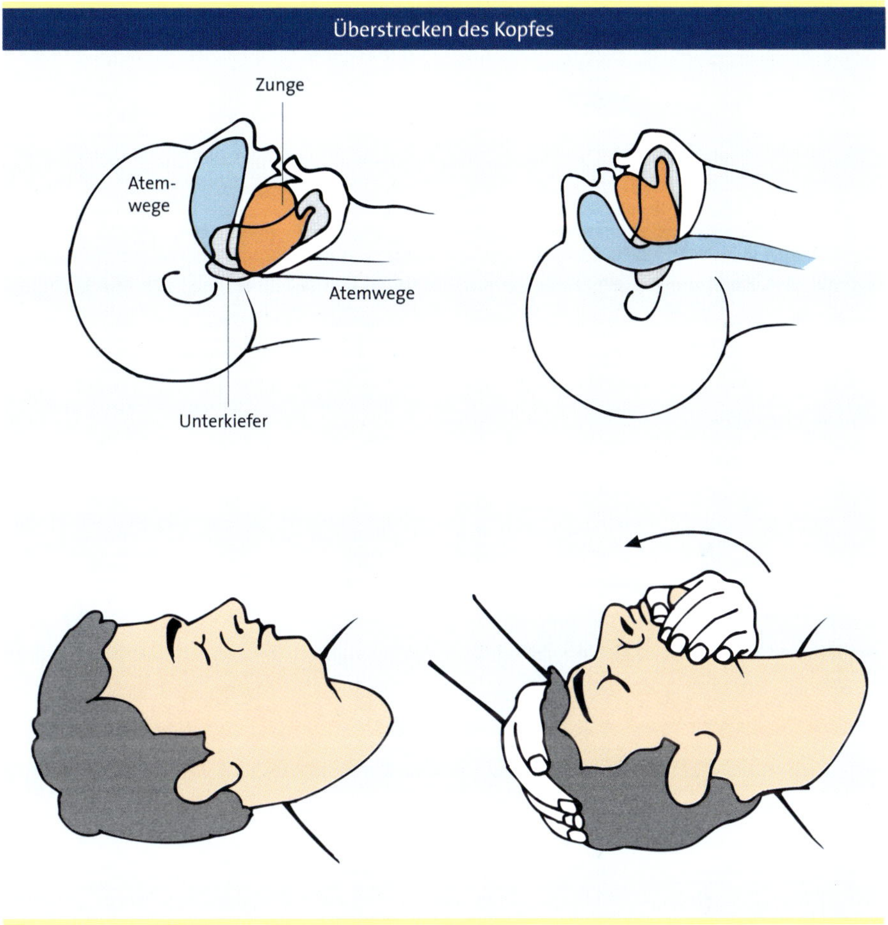

Überstrecken des Kopfes

Zunge

Atem-
wege

Atemwege

Unterkiefer

ABB. 11 ▶ Überstrecken des Kopfes

diese unter Zuhilfenahme z. B. der Magill-Zange entfernt werden. Wird ein Tupfer zwischen die Branchen der Zange
geklemmt, kann damit die Mundhöhle
ausgewischt werden.

Flüssigkeit oder Schleim, die bei Patienten mit fehlendem Husten- oder
Schluckreflex den Mundrachenraum an-
füllen, müssen abgesaugt werden. Dazu
wird ein Absaugkatheter über Mund oder
Nase eingeführt.

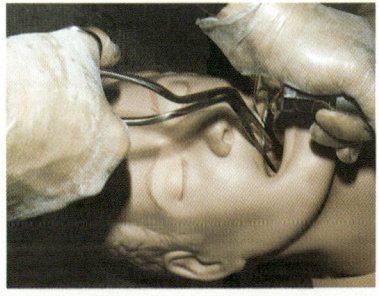

ABB. 12 ▶ Einsatz der Magill-Zange

117

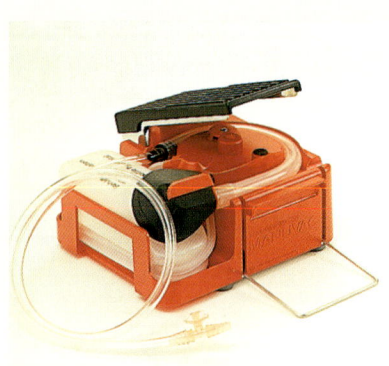

ABB. 13 ▶ Mechanische Absaugpumpe »Manuvac«

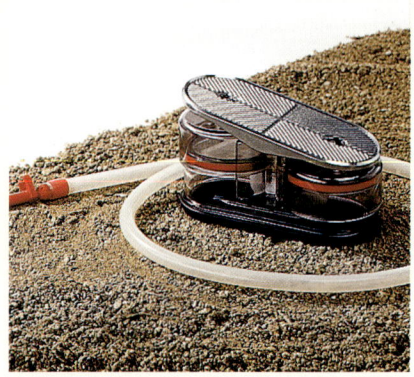

ABB. 14 ▶ Mechanische Absaugpumpe »Twin«

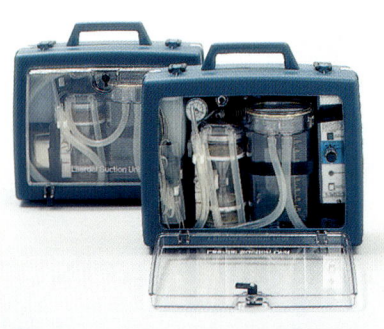

ABB. 15 ▶ Elektrische Absaugpumpe »Suction Unit«

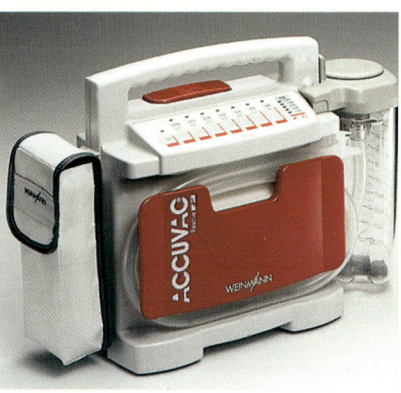

ABB. 16 ▶ Elektrische Absaugpumpe »Accuvac Rescue«

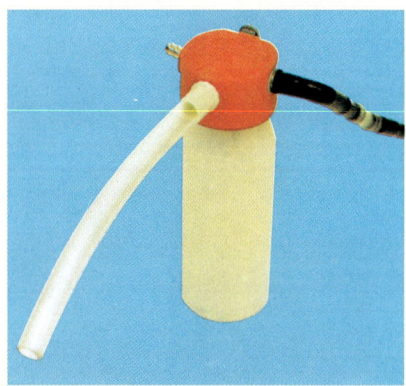

ABB. 17 ▶ Suction Booster

> Nicht angewendet werden dürfen die Mund-zu-Mund- oder Mund-zu-Nase-Beatmung bei einer Vergiftung mit Kontaktgiften, z. B. E 605, da sonst der Beatmende selbst das Gift aufnehmen kann.

Zur Durchführung der Atemspende kniet der Helfer seitlich neben dem Patienten. Der Kopf des Patienten wird im Nacken überstreckt und der Unterkiefer gleichzeitig vorgezogen. Dadurch wird der Zungengrund von der Rachenhinterwand abgehoben.

Bei der Mund-zu-Mund-Technik wird mit der einen Hand der Unterkiefer des Patienten angehoben und mit zwei Fingern der anderen Hand die Nase zugehalten, bevor der Beatmende seine Ausatemluft gleichmäßig über 2 Sekunden in den Mund des Patienten einbläst. Während der passiven Ausatemphase des Patienten wird das Senken des Brustkorbs beobachtet.

Bei Neugeborenen und Säuglingen dichtet der Helfer mit seinem Mund so-

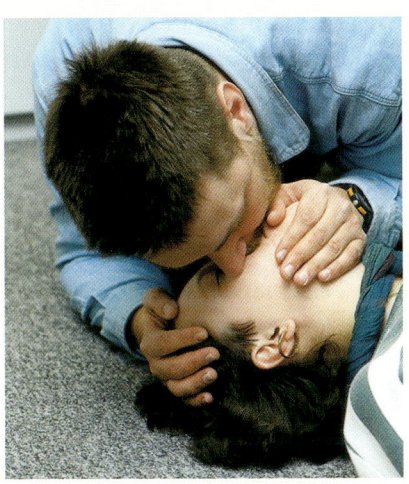

ABB. 25 ▶ Mund-zu-Nase-Beatmung

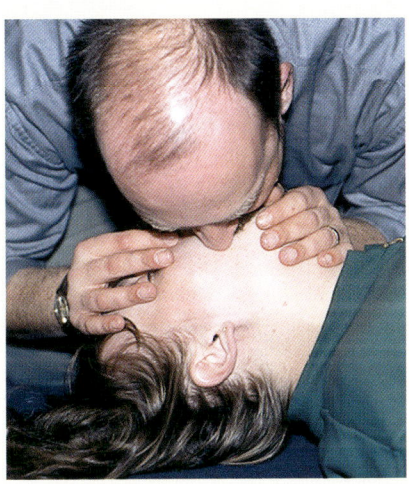

ABB. 26 ▶ Mund-zu-Mund-Beatmung

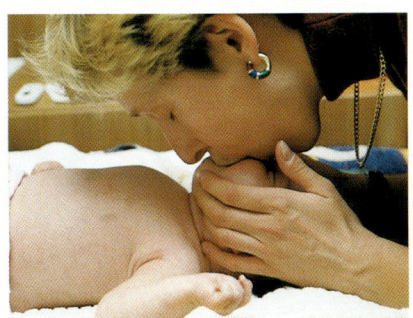

ABB. 27 ▶ Beatmung beim Säugling und Kleinkind: »Überkopfmethode«

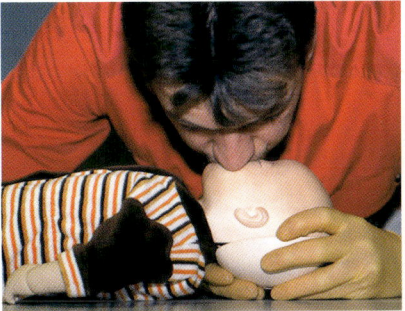

ABB. 28 ▶ Beatmung beim Säugling und Kleinkind: »Mund-zu-Mund/Nase«

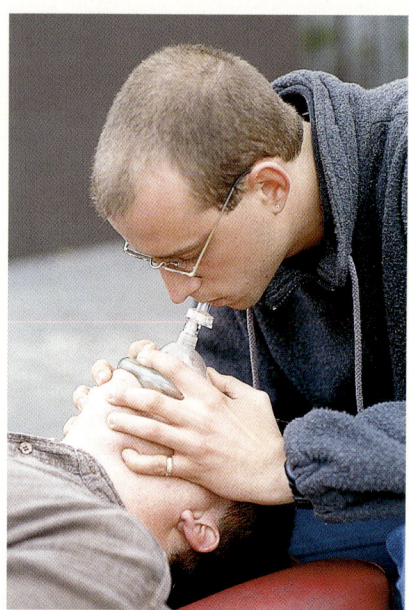

ABB. 29 ▶ Halten der Taschenmaske mit Filter

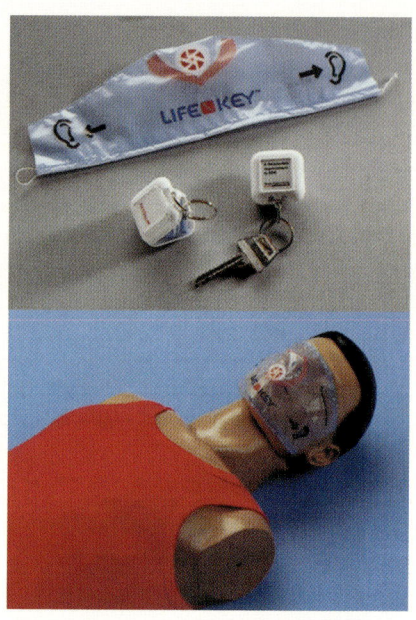

ABB. 30 ▶ Notfallbeatmungstuch

wohl Mund als auch Nase des Patienten ab. Zur Beatmung wird nur die Luftmenge in das Kind geblasen, die sich in der Mundhöhle des Beatmenden befindet, da sonst durch zu große Beatmungsvolumina die Lunge des Kindes reißen kann. Der Kopf wird dabei nur mäßig überstreckt.

Es gibt verschiedene Beatmungshilfen, die für den Beatmenden das Infektionsrisiko vermindern sollen. Dazu gehören Beatmungstücher und Masken mit Einwegventilen und Filtern (ABB. 30). Diese Hilfsmittel sind jedoch eher für die Erste Hilfe als für den Rettungsdienst entwickelt worden.

BEATMUNG MIT BEATMUNGSBEUTEL UND MASKE. Die Beatmung mit einem Beatmungsbeutel ist für den Beatmenden hygienisch sicherer und für den Patienten günstiger aufgrund der höheren Sau-

erstoffkonzentration der Inspirationsluft. Die Ausatemluft des Beatmenden enthält etwa 17% Sauerstoff, 4% Kohlendioxid und 79% Stickstoff; die Raumluft ca. 79% Stickstoff und ca. 21% Sauerstoff. Durch Zufuhr von Sauerstoff in den Beatmungs-

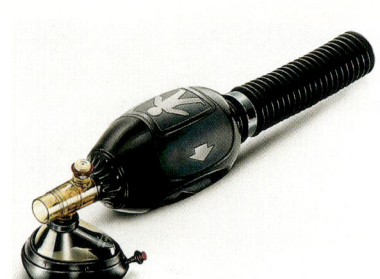

ABB. 31 ▶ Beatmungsbeutel »Combibag«

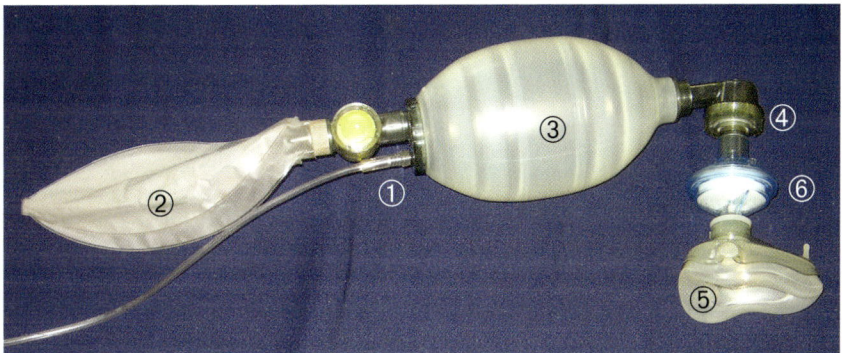

ABB. 32 ▶ Beatmungsbeutel »Laerdal« mit Reservoir: Sauerstoffzuleitung (1), Sauerstoff-Reservoirbeutel (2), Beatmungsbeutel (3), Ventil (4), Beatmungsmaske (5), Zubehör: HME-Filter (6)

beutel kann die inspiratorische Sauerstoffkonzentration erhöht werden. Durch den zusätzlichen Einsatz eines Reservoirs kann bei einem Sauerstofffluss von 10 bis 15 Litern pro Minute eine inspiratorische Sauerstoffkonzentration von über 90% erreicht werden. Alternativ zu einem Reservoir kann das Oxy-Demand-Ventil zur Anwendung kommen. Mit diesem System wird ein Sauerstoffanteil von nahezu 100% erreicht.

Zum Beatmen mit dem Beatmungsbeutel wird der Kopf des Patienten im Nacken überstreckt und gleichzeitig der Unterkiefer angehoben. Das Einlegen eines Guedel- oder Wendl-Tubus erleichtert das Freihalten der Atemwege. Mit Daumen und Zeigefinger einer Hand, vorzugsweise der linken, wird die Maske fest auf das Gesicht des Patienten aufgesetzt. Die übrigen Finger halten im Gegenzug den Unterkiefer und heben ihn damit an (so genannter C-Griff).

Mit der anderen Hand wird der Beatmungsbeutel ausgedrückt. Beim Ausdrücken des Beatmungsbeutels strömt die Luft durch Nichtrückatemventile in

die Lunge des Patienten. Beim Nachlassen des Beatmungsdruckes entweicht die Luft passiv. An den Beatmungsbeutel soll immer Sauerstoff angeschlossen werden.

Die Maskenbeatmung erfolgt mit Überdruck, d. h. einem Druck, der über

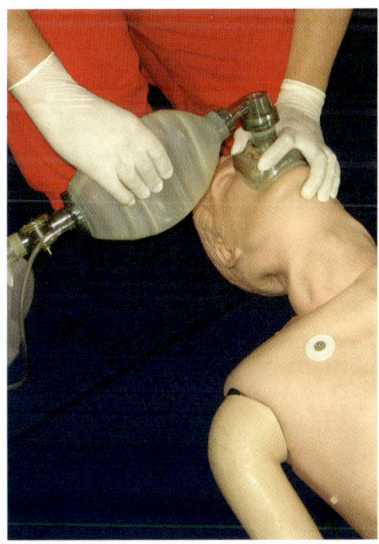

ABB. 33 ▶ Beatmung mit Beutel und Maske

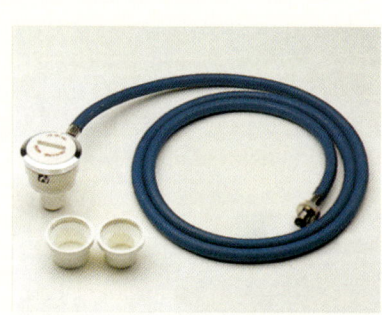

ABB. 34 ▶ Demand-Ventil mit Sauerstoffzuleitung

dem Luftdruck der Umgebung liegt. Aus diesem Grund können Leckagen an undichten Verbindungen zwischen Beutel und Maske oder durch eine nicht exakt auf dem Gesicht des Patienten sitzende Maske auftreten. Wird zuviel Luft oder unter zu hohen Druckspitzen insuffliert, kann Luft zudem in den Magen gelangen, der auf diese Weise aufgebläht wird. In der Folge wird der Druck in der Bauchhöhle erhöht und das Zwerchfell nach oben gedrückt, was die weitere Beatmung zusätzlich erschwert. Außerdem kann es zur Regurgitation von Mageninhalt in die Speiseröhre und die Mundhöhle und dadurch bedingt zur Aspiration kommen.

> Es muss bei der Maskenbeatmung auf eine gleichmäßige, gefühlvolle Kompression des Beatmungsbeutels geachtet werden. Beatmungswiderstände erfordern eine sofortige Suche nach der Ursache.

Die Beatmung von Kindern erfordert eine höhere Beatmungsfrequenz bei erheblich niedrigeren Beatmungsvolumina. Für die verschiedenen Altersgruppen gibt es daher unterschiedlich große Masken und Beatmungsbeutel mit kleineren Volumina.

Die Beatmung kann kontrolliert oder assistiert erfolgen. Bei der kontrollierten Beatmung legt der Rettungsassistent die Beatmungsfrequenz und das Atemminutenvolumen fest. Eine assistierte Beatmung ist dann indiziert, wenn der Patient noch eigene Atembewegungen, aber ein unzureichendes Atemminutenvolumen hat. Der Rettungsassistent unterstützt die Einatembewegung des Patienten durch Kompression des Beatmungsbeutels in der Inspirationsphase. Andernfalls gelangt durch den Gegendruck während der Ausatmung des Patienten Luft in den Magen. Für die assistierte manuelle Beatmung ist viel Erfahrung (Klinikpraktikum) notwendig.

4.**3.5**.2
Standardtherapie

Die Standardmaßnahmen sind der zweite wichtige Baustein der standardisierten Patientenversorgung. Sie werden in Bezug auf die Vitalfunktionsstörung der Atmung im Folgenden dargestellt.

LAGERUNG. Maßnahmen zur Lagerung im Rahmen der Standardmaßnahmen entfallen, wenn sie bereits bei den Elementarmaßnahmen durchgeführt wurde. Üblicherweise werden Patienten mit einer bereits bestehenden oder in Kürze zu erwartenden Störung der Atmung mit erhöhtem Oberkörper gelagert. Falls die weitere Verschlechterung der respiratorischen Situation die Intubation erforderlich macht, wird der Patient dazu in der Regel in eine flache Rückenlage gebracht.

SAUERSTOFFINHALATION. Bei einer Störung der Atmung ist Sauerstoff das wichtigste Medikament. Bei erhaltener Spontanatmung und freien Atemwegen wird eine Sauerstoffsonde mit Schaum-

Sauerstoffinsufflation durch Sauerstoffsonde (links) und Sauerstoffkatheter (rechts)

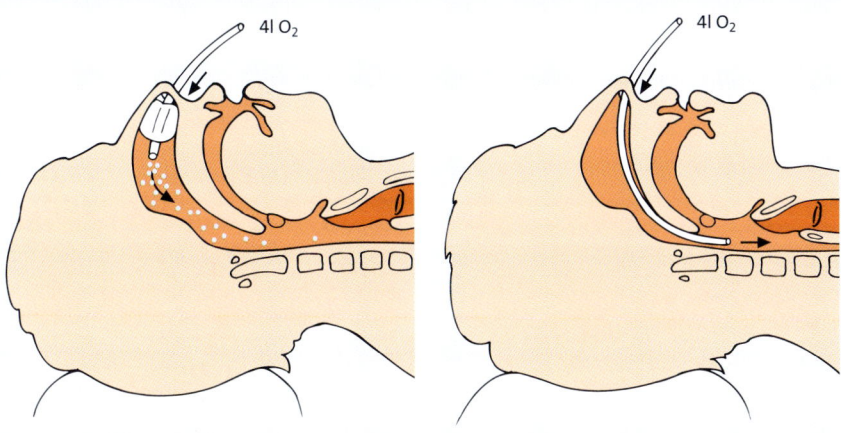

4l O_2 4l O_2

ABB. 35 ▶ Sauerstoffinsufflation durch Sauerstoffsonde (links) und Sauerstoffkatheter (rechts)

gummipolster im Naseneingang platziert. Alternativ kann auch ein Nasenkatheter bis in den Rachen eingeführt werden. An die Sonde wird ein Sauerstofffluss von mindestens 4 l/min angeschlossen. Dadurch kann eine inspiratorische Sauerstoffkonzentration von ca. 30 Volumenprozent erreicht werden.

Einen Anhaltspunkt für die Höhe des Sauerstoffdefizits liefert i.d.R. die Hautfarbe (z.B. die Zyanose) oder die Pulsoxymetrie des Patienten. Der Sauerstofffluss muss umso höher gewählt werden, je ausgeprägter die Zyanose ist. Es muss rechtzeitig auf das wesentlich effektivere Maskensystem gewechselt werden. Es gibt allerdings auch Situationen, in denen keine Zyanose erkennbar ist, aber ein Sauerstoffmangel vorliegt (z.B. Kohlenmonoxidvergiftung oder Hb-Abfall durch Volumenmangelschock). Auch in diesen Notfallsituationen ist eine Sauerstofftherapie mit Maske und hohem Sauerstofflow durchzuführen.

Zum Einsatz können auch Sauerstoffmasken kommen, die Mund und Nase des Patienten bedecken. Durch die Reservoirfunktion ist die Sauerstoffkonzentration der Einatemluft damit höher als bei Nasensonden. Toleriert der wache Patient die Maske, so ist diese der Nasensonde vorzuziehen. Beim Einsatz am bewusstlosen Patienten ist Vorsicht geboten, da die Masken, auch bei stabiler Seitenlage, ein Reservoir für Erbrochenes mit anschließender Aspiration bilden können.

Auch bei akuten Asthmaanfällen mit schwerer Dyspnoe und Zyanose muss ausreichend Sauerstoff appliziert werden, um den verstärkten Sauerstoffverbrauch bei gesteigerter Atemarbeit (Tachypnoe, Spastik) zu sichern und eine akute Hypoxie, mit Folge einer Bewusstlosigkeit, zu verhindern.

PERIPHERVENÖSER ZUGANG. Zur Volumensubstitution und zur Gabe von Medikamenten (z.B. Betamimetika, Bronchospasmolytika, Kortikoide) ist ein venöser Zugang erforderlich. Dieser wird durch Infusion einer Vollelektrolytlösung offen gehalten.

PSYCHISCHE BETREUUNG. Gerade eine Atemstörung führt beim Patienten teilweise zu erheblichen Angstzuständen. Dies kann zu einer Verschlimmerung der Symptomatik führen. Durch Beruhigung und Zuspruch kann der Rettungsassistent helfen, Stress abzubauen.

KONTROLLE UND DOKUMENTATION. Damit Änderungen im Zustand des Patienten rechtzeitig bemerkt werden, ist eine kontinuierliche Überwachung von Puls, Blutdruck, Atmung und ggf. EKG notwendig. Zur Verlaufskontrolle ist es auch für den Rettungsassistenten erforderlich, die erhobenen Werte in einem Notfallprotokoll (z. B. DIVI-Protokoll) zu dokumentieren (VGL. 2.4).

4.3.5.3
Spezielle Therapie

Wenn bereits am Notfallort die Erkrankung festgestellt werden kann, die der Atemstörung zugrunde liegt, dann wird die Therapie entsprechend ausgerichtet. In der Regel ist die medikamentöse Therapie dem Notarzt vorbehalten. Beispielsweise kann die Applikation von Bronchospasmolytika, Betamimetika und Kortikosteroiden im Rahmen des akuten Asthma bronchiale erforderlich werden. Falls keine Ursache ermittelt werden kann, erfolgt die Therapie symptomatisch.

INTUBATION. Die endotracheale Intubation ist die sicherste Methode zum Freihalten der Atemwege (»Goldstandard«). In der Regel stellt der Notarzt die Notwendigkeit zur endotrachealen Intubation fest. Dem Rettungsassistenten obliegt dann die Assistenztätigkeit. Es kann auch die Einleitung einer Narkose bei sehr schwerer respiratorischer Insuffizienz erforderlich werden.

> Im Gegensatz zum Notarzt ist dem Rettungsassistenten eine Intubation ausschließlich ohne Verabreichung von Medikamenten und nur im Rahmen der Notkompetenz erlaubt. Die Kenntnis der anatomischen Strukturen und der Physiologie der Atmung sind Voraussetzung für eine erfolgreiche Intubation und Beatmung.

Die Instrumente, die für die Intubation benötigt werden, zeigt TABELLE 9:

TAB. 9 ▶ Material zur endotrachealen Intubation

– **Endotrachealtuben** der entsprechenden Größe (zusätzlich je einen Tubus größer und kleiner bereit legen)

  Für den erwachsenen Patienten kommen Tubusgrößen in Frage von Ch. (Charrière) 30 bis 38, dies entspricht ID (Innendurchmesser) 7,0 – 9,0 mm

– **Laryngoskop (auf Funktion geprüft)**
  – entsprechender Spatel
  – Batteriegriff

– **Magill-Zange**

– **Führungsstab**

– auf Funktion geprüfte **Absaugeinheit** mit sterilem **Absaugkatheter**

– **Gleitmittel** (Silikonspray, Xylocain® 2% Gel, NaCl 0,9%)

– **Stethoskop**

– **Blockerspritze**

– **Beißschutz**
  – Guedel-Tubus
  – Mundkeil

– **Fixiermaterial**
  – Fixierset:
    › Tubusband
    › Mullbinde
    › evtl. Pflasterstreifen

– evtl. **Blockerklemme (Ausnahmesituation)**

– **Beatmungsbeutel**

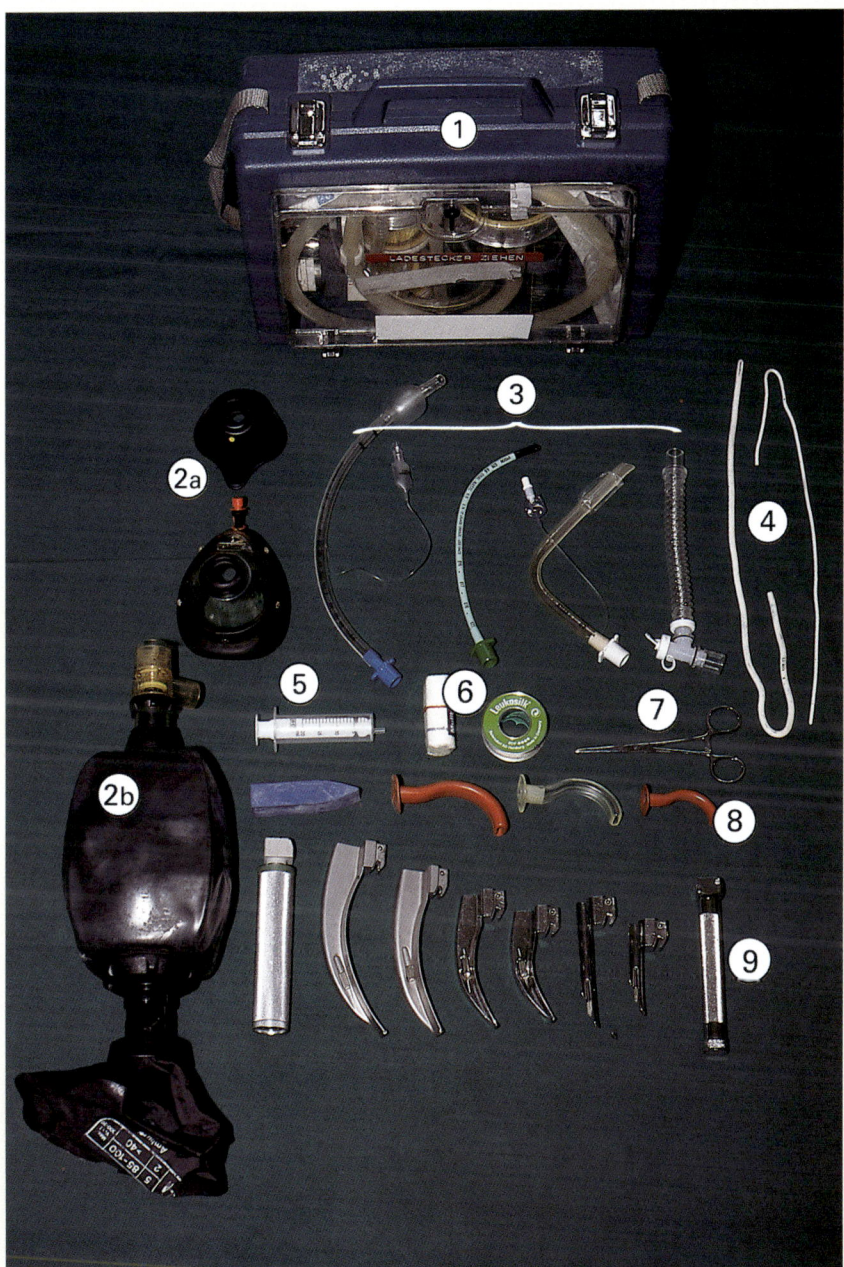

ABB. 36 ▶ Intubationsmaterialien: Absaugeinheit (1), Beatmungsmaske (2a) mit Beatmungsbeutel (2b), Endotrachealtuben (3), Führungsstäbe (4), Blockerspritze (5), Mullbinde und Heftpflaster zur Fixierung (6), Blockerklemme (7), Beißschutz, Beißkeil, Guedel-Tuben (8), Laryngoskopgriffe mit Spateln (9).

Zunächst muss das Instrumentarium auf Vollständigkeit und Einsatzbereitschaft überprüft werden. Dazu gehört auch das Testen des Laryngoskops. Derzeit sind als Endotrachealtuben Einmaltuben aus Kunststoff am weitesten verbreitet. Nach Öffnen der Verpackung wird der Endotrachealtubus im Inneren mit einem Silikonspray benetzt und anschließend ein Führungsstab eingelegt.

> Der Führungsstab muss immer gleitfähig gemacht werden (z.B. mit Silikonspray, Xylocaingel® oder NaCl). Andernfalls lässt sich der Stab nach erfolgreicher Intubation nicht – oder nur noch schwerlich – aus dem Endotrachealtubus entfernen.

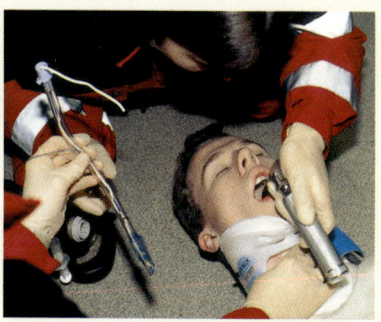

ABB. 38 ▶ Intubation bei liegender HWS-Schiene (cave: schwierige Intubationsbedingungen)

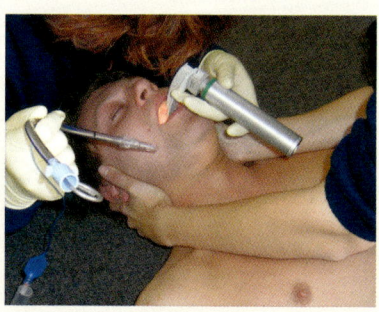

ABB. 39 ▶ Intubation mit manueller HWS-Stabilisierung

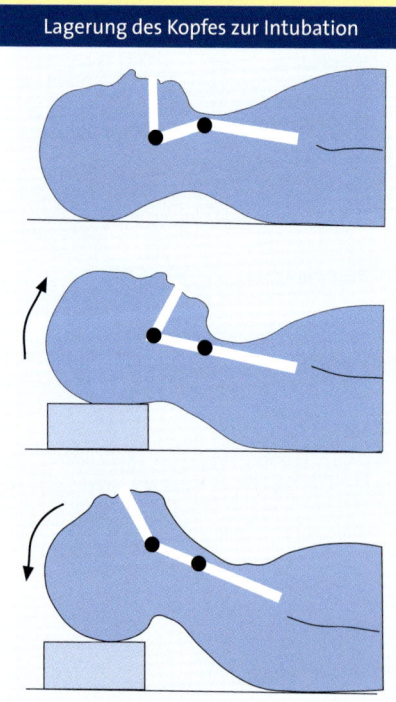

Lagerung des Kopfes zur Intubation

ABB. 37 ▶ Lagerung des Kopfes zur Intubation in »verbesserter Jackson-Position« mit d. HWS-Reklination

Der Führungsstab soll zur Vermeidung von Verletzungen nicht über das Ende des Endotrachealtubus hinausragen. Der Cuff des Tubus sollte auf Dichtigkeit geprüft werden, hierbei sind allerdings auch die speziellen Herstellerempfehlungen zu beachten. Die Spitze des Endotrachealtubus wird mit einem Gleitmittel (Silikonspray oder Xylocaingel®) benetzt. Als Ersatz für Spray bzw. Gleitmittel kann auch sterile Kochsalzlösung verwendet werden. Das Monitoring sollte i.d.R. EKG und Pulsoxymetrie umfassen. Bei Auftreten einer Bradykardie im EKG, z.B. als vagale Reaktion während der Intubation, muss diese zü-

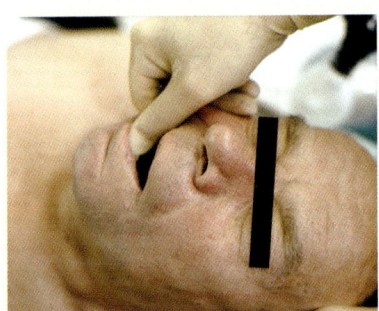

ABB. 40 ▶ Mund öffnen mit dem Kreuzgriff

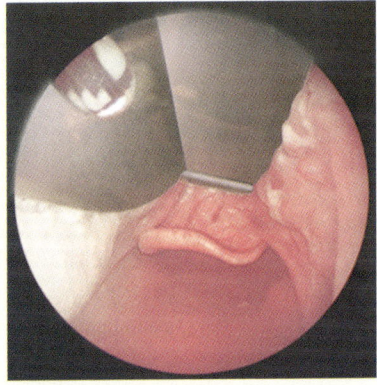

ABB. 42 ▶ Korrekte Position der Spatelspitze

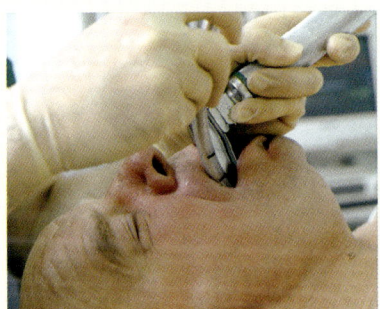

ABB. 41 ▶ Laryngoskopie

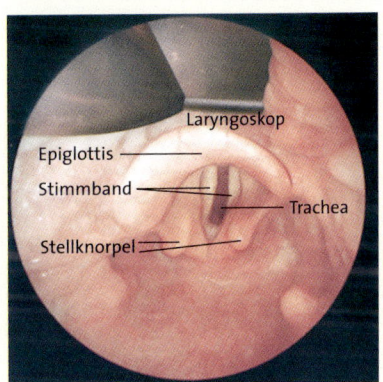

ABB. 43 ▶ Anheben des Kehldeckels

gig therapiert werden. Differenzialdiagnostisch muss, insbesondere bei Kindern, auch an das Auftreten einer Hypoxie (Pulsoxymetrie) gedacht werden.

Der Kopf des Patienten wird vor der Intubation leicht erhöht und im Nacken überstreckt (Reklination) gelagert. Dies ist die so genannte »verbesserte Jackson-Position« (ABB. 37). Bei traumatisierten Patienten, insbesondere mit Verdacht auf eine Verletzung der Halswirbelsäule, wird der Patient in der Regel unter manueller Stabilisierung der HWS intubiert, so dass der Kopf-Hals-Bereich in Neutralposition verbleibt. Alternativ kann die Intubation bei angelegter HWS-Schiene erfol-

gen. Dies erfordert allerdings Übung, da die Sicht auf den Kehlkopf nicht ideal ist. Bei Intubationsproblemen muss die HWS-Schiene sofort entfernt und unter manueller HWS-Stabilisierung eine Intubation durchgeführt werden.

Nach Öffnen des Mundes mit der rechten Hand wird die Mundhöhle von Fremdkörpern gereinigt. Eine Zahnprothese wird ggf. entfernt. Das Laryngoskop wird in die linke Hand genommen und die Spitze in den rechten Mundwinkel des Patienten eingeführt.

Unter sanftem Druck gleitet das Laryngoskop über die Zunge und schiebt diese in den linken Mundwinkel. Ist in der Tiefe der Kehldeckel (Epiglottis) zu sehen, so wird durch Zug am Laryngoskopgriff der Druck des Spatels auf den Zungengrund erhöht. Dadurch wird die Epiglottis aufgerichtet und der Blick auf die Stimmbänder wird frei.

Der Endotrachealtubus wird mit der rechten Hand gefasst und vorsichtig zwischen die Stimmbänder vorgeschoben. Während des Vorschiebens muss die korrekte Lage kontrolliert und auf eventuelle Intubationshindernisse geachtet werden.

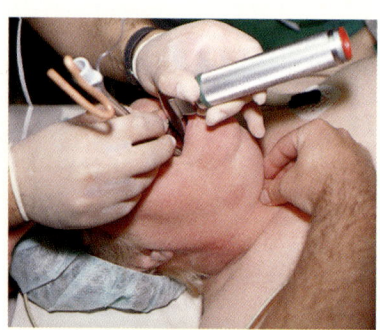

ABB. 44 ▶ Intubationsvorgang

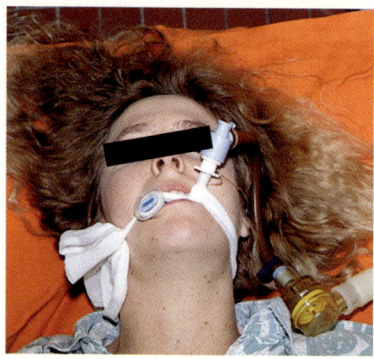

ABB. 45 ▶ Fixierung des Tubus nach Intubation

TAB. 10 ▶ **Ablauf der endotrachealen Intubation**

- Überprüfen der Geräte zur Intubation
- Lagerung des Patienten
- Öffnen der Mundhöhle
- Entfernen von Fremdkörpern aus der Mundhöhle
- Erkennen von eventuellen Intubationshindernissen
- Einführen des Laryngoskops in den rechten Mundwinkel
- Aufladen der Zunge
- Vorschieben des Laryngoskops
- Anheben des Zungengrundes
- Einführen des Endotrachealtubus zwischen die Stimmbänder
- visuelle Überprüfung der korrekten Lage des Endotrachealtubus
- Blocken des Endotrachealtubus
- Entfernen des Laryngoskops
- Konnektion (Verbindung) von Beatmungsbeutel mit Endotrachealtubus
- Kontrolle der Lage des Endotrachealtubus durch Auskultation, ggf. Nachblocken des Cuffs
- Fixieren des Endotrachealtubus
- Einlegen eines Beißschutzes
- erneute Kontrolle der Lage des Endotrachealtubus durch Auskultation

Sobald der *Cuff* (Blockerballon) des Endotrachealtubus zwischen den Stimmbändern verschwunden ist, wird er geblockt. Der Tubus wird mit der rechten Hand weiter am Mundwinkel festgehalten und das Laryngoskop sowie der Führungsstab entfernt. Auf den Tubus wird nun der Beatmungsbeutel aufgesetzt (die Maske kann in Ausnahmefällen auch kurzzeitig am Beatmungsbeutel verbleiben). Während Luftinsufflation wird der Cuff des Tubus ggf. nachgeblockt, bis keine Luft mehr aus dem Mund des Patienten entweicht, d.h. bis Dichtigkeit zwischen Cuff und innerer Wand der Trachea (Luftröhre) besteht. Anschließend wird die korrekte Lage des Tubus durch Auskultation und idealerweise durch Kapnometrie überprüft.

TAB. 11 ▶ Komplikationen bei der endotrachealen Intubation

- Weichteilverletzung im Mund
- Aus- oder Abbrechen von Zähnen
- Weichteilverletzung im Rachen
- Glottisödem
- Verletzung der Stimmbänder
- Laryngospasmus
- ösophageale Fehlintubation
- einseitige Intubation
- Verletzung der Luftröhre, Trachealnekrose (Nekrose: Absterben von Gewebe)
- vagale Reaktion

Zur Auskultation wird mit dem Stethoskop zunächst in der Magengrube und anschließend über beiden Lungenflügeln in Höhe der vorderen Axillarlinie abgehört. Sind beide Lungen gut belüftet, wird der Tubus befestigt. Zur Fixierung von Endotrachealtuben werden spezielle Sets angeboten. In der notfallmedizinischen Routine finden allerdings auch noch alternative Befestigungstechniken (z. B. Pflaster oder Binden) Verwendung.

Bis zur sicheren Fixierung wird der Endotrachealtubus mit einer Hand festgehalten. Zwischen die Zähne des Patienten wird ein Beißschutz eingelegt und ebenfalls fixiert. Zuletzt wird die korrekte Lage des Tubus durch erneutes Abhören über beiden Lungen überprüft.

Am gefährlichsten für den Patienten ist die unbemerkte Fehlintubation in den Ösophagus. Ist bei der Auskultation ein beatmungssynchrones Geräusch über dem Abdomen zu hören, so muss der Tubus entfernt werden, zumindest darf nicht mehr darüber beatmet werden. Das gleiche gilt, wenn sich ein Atemgeräusch nicht sicher über der Lunge feststellen lässt. Nach Entfernen des Tubus muss der Patient wieder mithilfe der Maske beatmet werden. Ist nur auf einer Seite der Lunge ein Beatmungsgeräusch festzustellen, so wurde wahrscheinlich der Tubus zu tief in einen der beiden Hauptbronchien vorgeschoben. Hier kann durch vorsichtiges Zurückziehen (nach Entblocken des Cuffs!) die Lage des Endotrachealtubus korrigiert werden.

> Während des gesamten Intubationsvorgangs muss der Rettungsassistent in der Lage sein, Situationen oder Hindernisse zu erkennen, welche die Intubation erschweren oder unmöglich werden lassen bzw. den Patienten gefährden könnten. In einem solchen Fall muss die Intubation sofort abgebrochen und auf eine andere Beatmungsform übergegangen werden, ggf. müssen alternative Verfahren zur Intubation eingesetzt werden.

THORAXPUNKTION UND THORAXDRAINAGE. Indikationen für eine Thoraxpunktion oder eine Thoraxdrainage sind der Spannungs- bzw. Ventilpneumothorax. Hinweis auf einen Pneumothorax kann ein Hautemphysem sein. Beim Spannungspneumothorax gelangt während der Einatemphase Luft in den Pleuraspalt, die während der Ausatemphase nicht mehr entweichen kann. Die Luftmenge im Pleuraspalt nimmt auf diese Weise während jedem Atemzug zu. Dadurch wird die Ausdehnungsfähigkeit der Lunge eingeschränkt oder sogar aufgehoben. Im Extremfall ist der Spannungspneumothorax so groß, dass sogar das Herz auf die andere Seite verlagert werden kann. Ein Spannungspneumothorax muss aus diesen Gründen sofort entlastet werden.

Die unterschiedlichen Therapiemöglichkeiten werden im Kapitel Thoraxtrauma umfassend dargestellt (VGL. III 2.9.2.2).

Die Technik der Entlastungspunktion beim Spannungspneumothorax führt zu einer schnellen Druckentlastung durch Beseitigung des »Überdrucks«. Sie ist nur als »Notbehelf« zur schnellen Therapie bei unmittelbarer Lebensgefahr geeignet. Anschließend wird eine Thoraxdrainage durch den Notarzt angelegt. Weiterhin ist diese Technik beim spontanatmenden Patienten mit beidseitigem Spannungspneumothorax nur an einer Thoraxseite möglich, da die Lunge nur mittels Thoraxdrainage und Sog beim spontanatmenden Patienten wieder entfaltet werden kann. Bei Beatmungspatienten hingegen ist die Anlage eines Sogs nicht zwingend erforderlich, und auch die beidseitige Drainage stellt kein Problem dar.

Die Entlastungspunktion beim Spannungspneumothorax wird unter Einhaltung steriler Bedingungen durchgeführt.

> Zur akuten Entlastung eines Spannungspneumothorax reicht die Punktion des Thorax im 2.–3. Interkostalraum (ICR) in der Medioklavikularlinie, mindestens 2–3 cm vom Brustbeinrand entfernt, mit einer großlumigen Kanüle (14–16 G (Gauge)) als Soforttherapie aus.

Das Risiko der Verletzung der inneren Brustkorbarterie *(Arteria mammaria interna)*, von intrathorakalen oder von intraabdominellen Organen ist an einer Punktionsstelle im 2.–3. Interkostalraum am geringsten. Zunächst muss die Einstichstelle desinfiziert werden. Die Punktion erfolgt stets am Rippenoberrand, um

die Nerven und Gefäße nicht zu verletzen, die am unteren Rippenrand entlang laufen. Die Kanüle wird durch Interkostalmuskulatur und Pleura vorgeschoben, bis hörbar Luft entweicht. Dann wird der Stahlmandrin sofort zurückgezogen und die Plastikkanüle vorsichtig weiter vorgeschoben. Mit dem Entweichen von Luft aus dem Pleuraspalt wird sich insbesondere die hämodynamische Symptomatik des Patienten schlagartig verbessern.

Der spontanatmende Patient hat jetzt zwar noch immer einen Pneumothorax, da die »Spannung« jedoch beseitigt ist, bessert sich die hämodynamische Situation. In der Regel benötigt der Patient anschließend eine Thoraxdrainge, um den Pneumothorax ebenfalls zu therapieren. Bei Beatmungspatienten sollte sofort eine Thoraxdrainage angelegt werden.

> Die Entlastung eines Hämatothorax wird durch Einlegen einer Drainage im 4.–5. ICR in der vorderen oder mittleren Axillarlinie oberhalb der Intermamillarlinie erreicht.

Der Drainageschlauch kann mithilfe der Drainage im 4.–5. ICR in alle Richtungen geführt werden. Bei einer tieferen Punktionsstelle besteht die Gefahr, dass intraabdominelle Organe (Leber, Milz, Magen) verletzt werden können, da das Zwerchfell bei Thoraxverletzten oft höher steht, oder eine Zwerchfellruptur vorliegen kann.

Der Rettungsassistent muss beim Legen einer Thoraxdrainage assistieren können. Daher ist es notwendig, dass er den Ablauf eines solchen Eingriffs beherrscht und mit den notwendigen Materialien vertraut ist.

Eine Thoraxdrainage besteht aus einem großlumigen Plastikschlauch mit

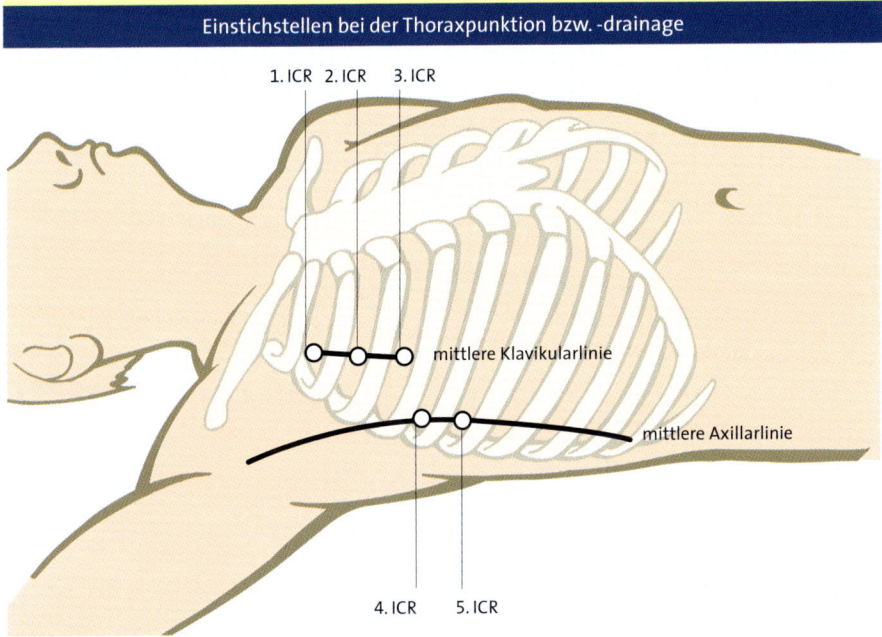

ABB. 46 ▶ Einstichstellen bei der Thoraxpunktion bzw. -drainage

teilweise einliegendem spitzen Stilett (Trokar). Aufgrund der hohen Verletzungsgefahr bei Direktpunktion mittels Trokar wird die so genannte chirurgische Minithorakotomie bevorzugt.

Beim wachen Patienten muss zuerst eine ausreichende Lokalanästhesie im Bereich der Inzisionsstelle der Haut, im darunterliegenden Interkostalraum und am Rippenperiost durchgeführt werden. Nach Desinfektion der Punktionsstelle wird die Haut parallel zur Rippe mit einem Skalpell inzidiert und mittels einer Schere gespreizt. Anschließend beginnt der Notarzt mit der geschlossenen Schere, Klemme oder auch einem Finger, einen Weg auf den Oberrand der Rippe zu tunnelieren. Um die Verletzungsgefahr zu vermindern, wird nun mit dem Finger die Pleura stumpf perforiert und die Pleurahöhle ausgetastet. Bei beatmeten Patienten soll,

bevor die Pleura durchstoßen wird, der Tubus diskonnektiert werden. Dadurch nimmt das Volumen der Lunge ab und die Verletzungsgefahr wird geringer.

Über den geschaffenen Kanal wird nun die Drainage unter Führung gelegt. Nach Platzierung der Thoraxdrainage beschlägt die Schlauchinnenwand bzw. es tritt Blut aus. Bei beatmeten Patienten wird der Tubus wieder konnektiert. Die Drainage wird fixiert und mit einem sterilen Verband versorgt. Wenn vorhanden, kann ein Sauggerät angeschlossen werden; andernfalls wird die Drainageschlauchöffnung nur mit großen sterilen Kompressen locker umwickelt. Beim beatmeten Patienten soll die Drainage offen bleiben. Dauerkatheterbeutel als Drainagebeutel sind als geschlossenes System ungeeignet, da sich auf diese Weise ein erneuter Spannungspneumothorax entwi-

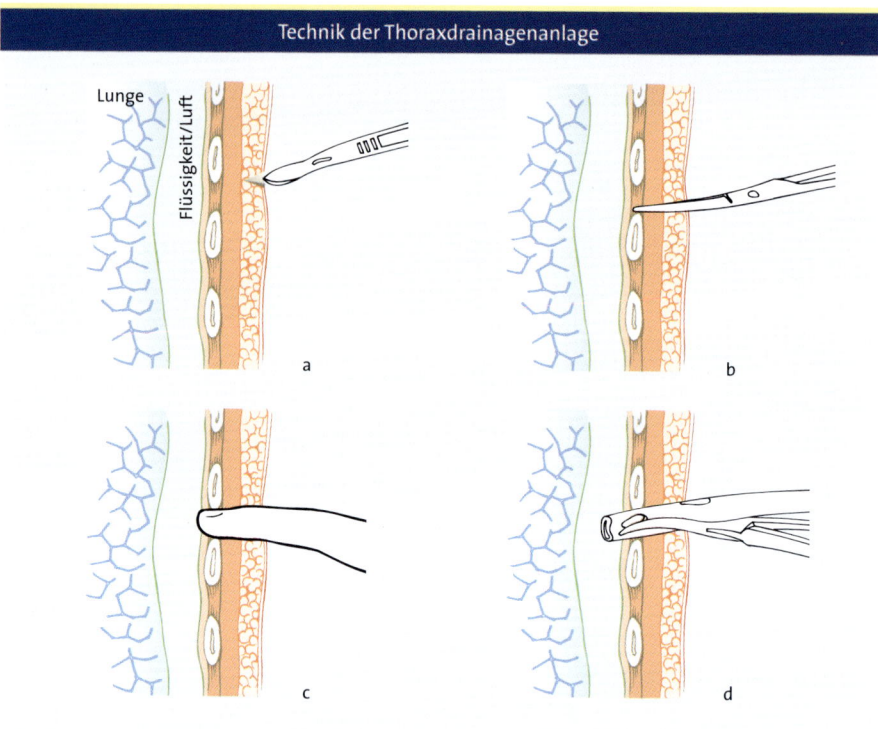

Technik der Thoraxdrainagenanlage

Lunge

Flüssigkeit/Luft

a

b

c

d

ABB. 47 ▶ Technik der Thoraxdrainagenanlage im Schema

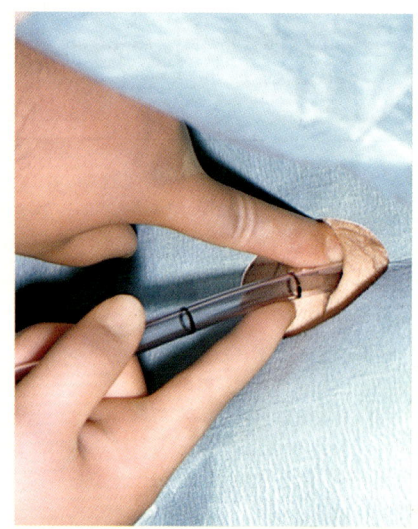

ABB. 48 ▶ Einführen der Drainage

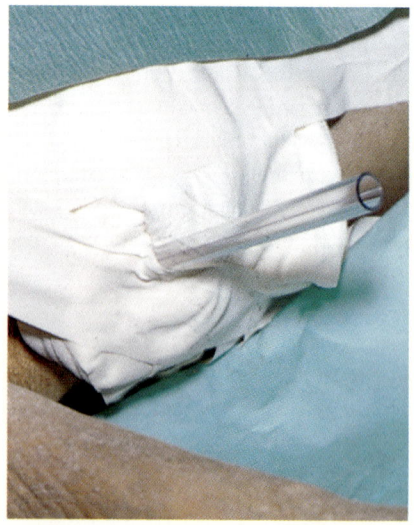

ABB. 49 ▶ Fixation der Drainage

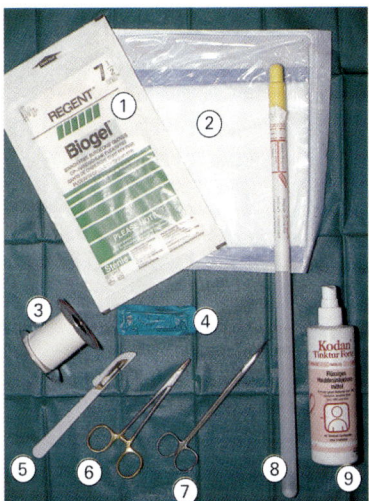

ABB. 50 ► Materialien für die Thoraxdrainage: Handschuhe (1), Kompressen (2), Pflasterrolle (3), Sicherheitsnadel (4), Skalpell (5), Kornzange (6), Schere (7), Thoraxdrainage (8), Desinfektionsmittel (9)

ckeln kann. Bei einem spontanatmenden Patienten muss an der Thoraxdrainage entweder eine Saugung angeschlossen oder ein Heimlich-Ventil aufgesetzt werden. Durch dieses Rückschlagventil kann Luft oder Flüssigkeit (Achtung: Blut kann das Ventil wieder verschließen!) aus dem Pleuraspalt nach außen treten. Bei der aktiven Einatmung kann aber keine Luft von außen in die Pleurahöhle eindringen.

4.**3**.5.4
Erweitertes Airway-Management

Die Sicherung des Atemwegs und die ausreichende Oxygenierung des Patienten haben in Notfallsituationen höchste Priorität. Daher muss der Rettungsassistent die Maskenbeatmung und im Rahmen der Notkompetenz auch die endotracheale Intubation sicher durchführen können. Die Intubation ist der »Goldstandard« der Atemwegssicherung einschließlich des Aspirationsschutzes.

Unter den Bedingungen der präklinischen Notfallmedizin ergeben sich jedoch häufig Situationen, in denen die Atemwegssicherung durch eine Intubation deutlich erschwert oder gar unmöglich ist. Bei einigen Patienten – z.B. mit Schwellungen im Kopf- oder Halsbereich, mit Einengung der oberen Atemwege, Versteifung der Halswirbelsäule, Einschränkung der Mundöffnung etc. – wird unter Umständen eine endotracheale Intubation mithilfe des Laryngoskops unmöglich. Wenn zudem die Gefahr besteht, dass die Beatmung mit Maske ebenfalls nicht erfolgreich ist, müssen alternative Hilfsmittel eingesetzt werden.

> Voraussetzung für die Verfahren des erweiterten Airway-Managements sind freie obere Atemwege und ein tief bewusstloser Patient ohne Schluckreflexe. Bei den aufgeführten alternativen Techniken geht es nicht um einen Ersatz für eine Intubation, sondern um eine Alternative beim »schwierigen Atemweg«, um zeitgerecht eine ausreichende Ventilation und Oxygenierung sicherzustellen.

► Kombitubus (Combitube®)

Eine mögliche Alternative für die erschwerte endotracheale Intubation stellt der Kombitubus dar. Dieser Tubus kann »blind«, d.h. ohne Sicht auf den Kehlkopf und daher auch ohne ein Laryngoskop gelegt werden.

Nach Vorziehen des Unterkiefers wird der Kombitubus vorsichtig in den Rachen vorgeschoben. Der Tubus rutscht dabei häufig in den Ösophagus. Der Kombitubus wird anschließend so weit vorgeschoben, bis die Markierung in Höhe der Lippen ist. Ein Kombitubus verfügt über zwei Cuffs: Der größere Cuff blockt die Rachenhinterwand ab, der kleinere Cuff die Trachea oder den Ösophagus. Nachdem der Tubus eingeführt ist, werden beide Cuffs geblockt. Im Unterschied zu anderen Tuben ist der Kombitubus mit zwei Beatmungskanälen ausgerüstet. In den meisten Fällen rutscht das distale Ende des Kombitubus in den Ösophagus. Dieses Ende ist länger als das zweite Lumen, farbig markiert (blau) und mit der Zahl 1 nummeriert. Das zweite Lumen ist kürzer und trägt die Nummer 2. Nach Einlegen

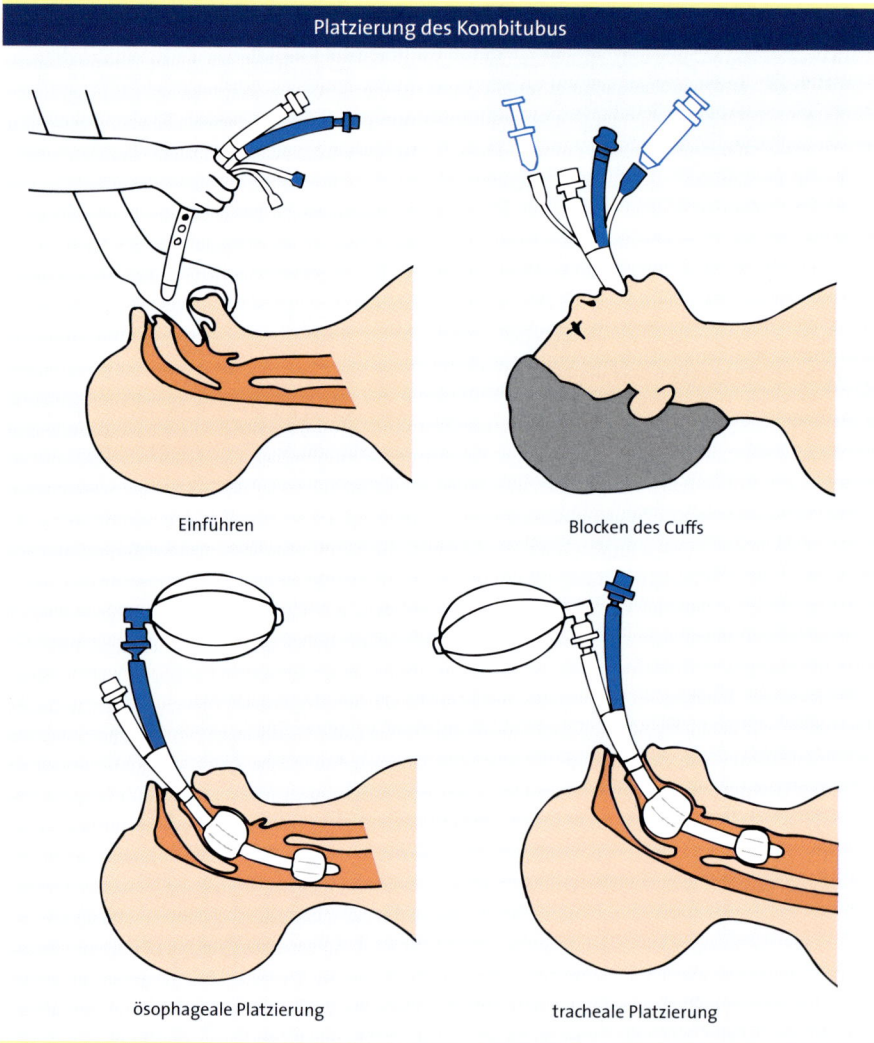

Platzierung des Kombitubus

Einführen

Blocken des Cuffs

ösophageale Platzierung

tracheale Platzierung

ABB. 51 ▶ Schematische Darstellung der Einlage des Kombitubus

des Kombitubus muss durch Auskultation festgestellt werden, über welchen Kanal die Lunge beatmet werden kann. Hierzu wird an das Lumen 1 ein Beatmungsbeutel angeschlossen und über dem Thorax auskultiert. Wenn nun hier ein Beatmungsgeräusch festgestellt wird, ist die Lage des Tubus im Ösophagus korrekt. Wenn kein Beatmungsgeräusch zu hören ist, wird über dem Abdomen auskultiert. Ist hier ebenfalls kein Geräusch zu hören, blockiert der Tubus wahrscheinlich mit dem Pharynxballon den Kehlkopfeingang. Das bedeutet, dass der Tubus entblockt und etwas zurückgezogen werden muss. Sollte auch dann kein Beatmungsgeräusch über dem Thorax auszukultieren sein, muss über das Lumen 2 beatmet werden. Wenn nun ein Beatmungsgeräusch zu hören ist, liegt der Kombitubus korrekt in der Trachea; der Pharynxballon kann entblockt werden.

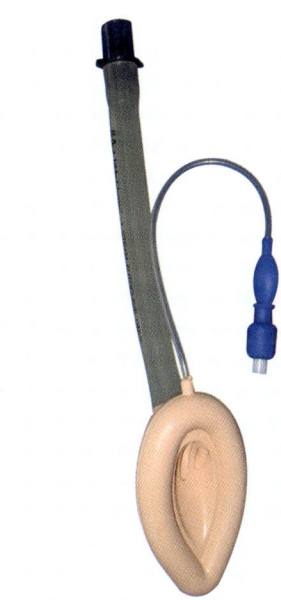

ABB. 52 ▶ Larynxmaske

Auch wenn der Kombitubus gerade für den in der Laryngoskopie Ungeübten leichter platzierbar ist, so bietet er keine Alternative (beispielsweise beim Aspirationsschutz) zur endotrachealen Intubation. Er ist in erster Linie beim Management schwieriger Atemwege einzusetzen. Weiterhin stellt der Kombitubus in Situationen, in denen eine Intubation technisch zunächst nicht möglich ist, z. B. bei schwer eingeklemmten Personen, eine gute Alternative zur Atemwegssicherung dar.

▶ **Larynxmaske**

Die Larynxmaske wird nach Öffnen des Mundes ohne weitere Hilfsmittel in den Rachen vorgeschoben. Durch das Blocken des Cuffs legt sie sich wie eine Kappe über den Kehlkopf. Anschließend kann der Patient beatmet werden. Mit der Larynxmaske lässt sich z. B. auch bei schwieriger

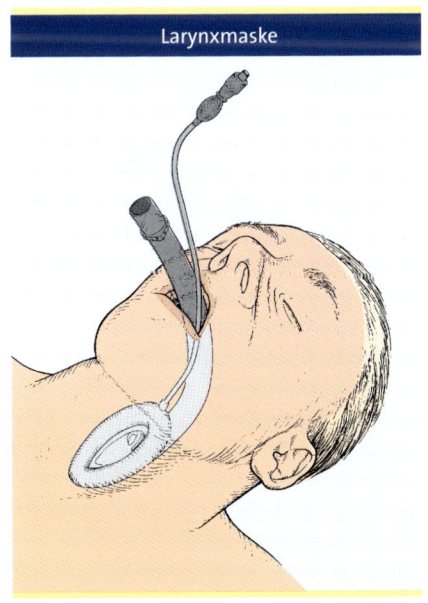

ABB. 53 ▶ Korrekte Position der Larynxmaske

Maskenbeatmung (z.B. durch einen Vollbart) eine Ventilation sichern, und auch der nicht intubierbare Patient kann hierüber ggf. ausreichend ventiliert werden.

▶ **Larynxtubus**
Eine weitere Alternative für das erweiterte Airway-Management stellt der Larynxtubus dar. Es handelt sich dabei um einen einlumigen Tubus aus Silikon, der am unteren Ende verschlossen ist. Ein großer pharyngealer Cuff dichtet den Atemweg nach oben ab, durch einen zweiten, kleineren Cuff wird der Ösophaguseingang verschlossen. Eine ventral zwischen den beiden Cuffs gelegene Ventilationsöff-

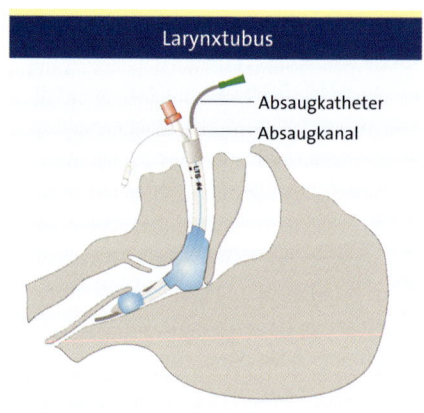

ABB. 55 ▶ Lage des Larynxtubus (LTS®)

nung erlaubt die Beatmung. Auch der Larynxtubus wird »blind« eingeführt. Aufgrund seiner Beschaffenheit rutscht er nahezu immer vor den Ösophaguseingang und wird dort geblockt. Die Ventilation erfolgt über die Seitenöffnung des Tubus. Vereinfacht ausgedrückt ist der Larynxtubus ein verkürzter Kombitubus ohne zweites Beatmungslumen. Der Larynxtubus hat zudem einen zusätzlichen Absaugkanal (ABB. 54).

Kombitubus, Larynxmaske und Larynxtubus sind Instrumente zum Management des schwierigen Atemwegs. Sie kommen zum Einsatz, wenn nicht ausreichend mit einer Atemmaske beatmet werden kann und eine Laryngoskopie (mit Intubation) nicht durchführbar ist. Alle drei Tuben bieten jedoch keinen sicheren Aspirationsschutz.
Bei Verletzung oder Schwellung des Kehlkopfs durch einen zuvor vorgenommenen unsachgemäßen Intubationsversuch können möglicherweise auch Kombitubus, Larynxmaske und Larynxtubus nicht mehr erfolgreich eingesetzt werden.

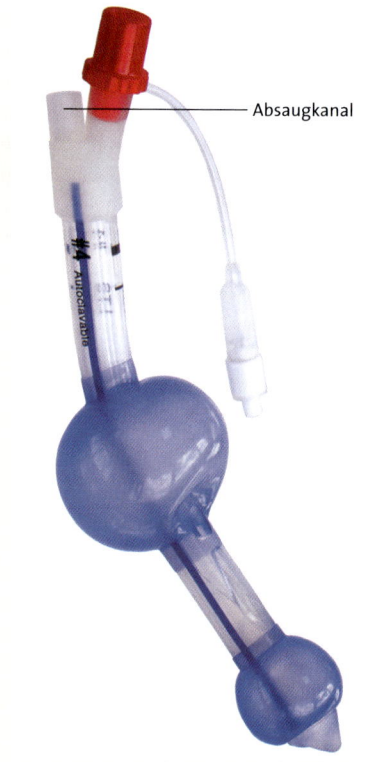

ABB. 54 ▶ Larynxtubus (LTS®)

▶ **Koniotomie**

Sind die oberen Atemwege des Patienten z. B. durch ein Glottisödem oder infolge eines Insektenstichs verlegt oder verschlossen, so dass eine Beatmung oder Intubation nicht möglich ist, kann als letzte Möglichkeit eine Koniotomie durchgeführt werden. Es handelt sich dabei nicht um ein rettungsdienstliches Routineverfahren und muss für seltene Ausnahmefälle, in der Regel als notärztliche Therapieoption, vorbehalten bleiben.

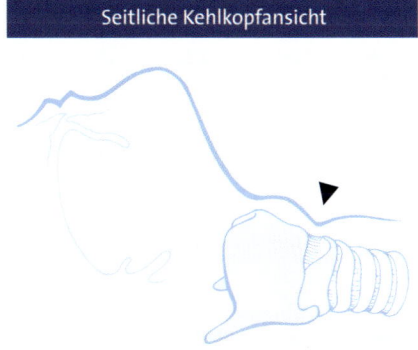

Seitliche Kehlkopfansicht

ABB. 56 ▶Tastbare Hautkuhle unterhalb des Adamsapfels

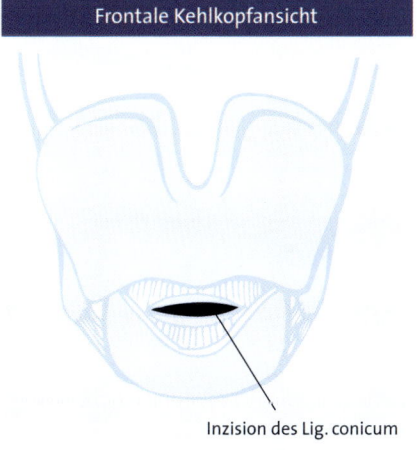

Frontale Kehlkopfansicht

Inzision des Lig. conicum

ABB. 57 ▶ Kehlkopfansicht von vorn

Zwischen Schild- und Ringknorpel kann man am überstreckten Hals eine Delle tasten. Hier liegt das *Ligamentum cricothyreoideum* bzw. *conicum* (Ringband) dicht unter der Haut. Mit einem Skalpell können die Haut und das Ringband gespalten werden.

Anschließend muss dieses Loch in der Luftröhre eventuell durch einen kleinen Endotrachealtubus (ID 5,0 – 6,0) offengehalten werden.

Statt eines Messers kann auch ein vorgefertigtes Koniotomie-Set, das von verschiedenen Herstellern angeboten wird, verwendet werden. Auch hier wird zunächst die Trachea im Bereich des Ringbands punktiert und anschließend diese Punktionsstelle soweit erweitert, dass der Patient über eine eingeführte großlumige Kanüle beatmet werden kann.

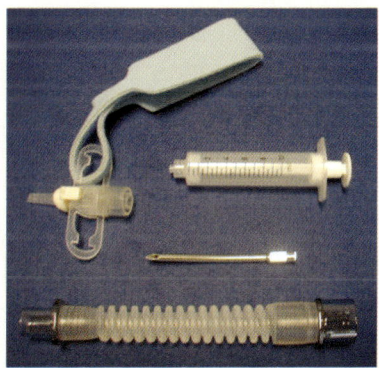

ABB. 58 ▶ Quicktrach®

4.**3.5**.5
Beatmung mit Notfallrespiratoren

Elektronische Beatmungsgeräte werden als Notfallpespiratoren zur Unterstützung bzw. als Ersatz für die Spontanatmung bei ungenügender Atmung durch den Patien-

141

ten eingesetzt. Es soll eine Erhöhung des Sauerstoffangebots, eine Normalisierung des CO_2-Austausches und eine vollständige oder partielle Übernahme der Atemarbeit erreicht werden.

> Beim Einsatz von Notfallrespiratoren müssen der Patient und das Beatmungsgerät fortlaufend beobachtet werden, um bei Problemen zeitgerecht eingreifen zu können.

Die meisten Notfallrespiratoren arbeiten nach dem Prinzip der intermittierenden Überdruckbeatmung *(IPPV, Intermittent Positive Pressure Ventilation)*. Ziel ist es dabei, in einer vorgegebenen Zeit eine bestimmte Menge eines Luft-Sauerstoff-Gemischs in die Lunge des Patienten zu brin-

gen. Während ältere Geräte ausschließlich eine kontrollierte Beatmung zuließen, verfügen neuere Notfallrespiratoren (z. B. Oxylog 2000) zusätzlich über die Möglichkeit einer assistierten Beatmung.

Des Weiteren wird der Rettungsassistent im Rahmen von Intensivverlegungen immer mehr mit unterschiedlichen Beatmungsmustern bei maschineller Beatmung und mit verschiedenen Gerätetypen konfrontiert. Deshalb ist es notwendig, der Beschreibung der Hersteller detaillierte technische Angaben zu den einzelnen Gerätetypen zu entnehmen. Bevor solche Geräte vom Rettungsassistenten zum Einsatz gebracht werden dürfen, muss selbstverständlich eine eingehen-

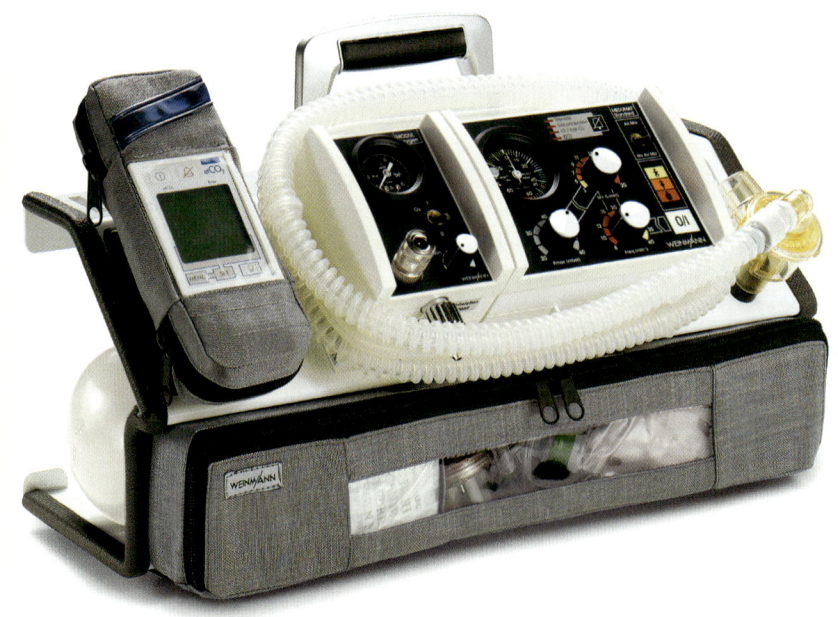

ABB. 59 ▶ Tragbare Beatmungseinheit Medumat® Standard

de Schulung (inkl. MPG-Einweisung) für das jeweilige Gerät vorausgegangen sein (Vgl. IV 1.3).

Die klassische Einteilung der Respiratoren erfolgt nach der Art ihrer Steuerung. Unter Steuerung versteht man den Umschaltmechanismus von Inspiration auf Exspiration. Je nachdem, welcher Parameter die Inspiration beendet, kann man vier Respiratortypen unterscheiden:
– druckgesteuert
– volumengesteuert
– zeitgesteuert
– flowgesteuert.

Ein druckgesteuerter Respirator schaltet mit einem Ventil von der Inspiration auf die Exspiration um, wenn ein voreingestellter inspiratorischer Spitzendruck erreicht ist.

Bei einem volumengesteuerten Respirator wird nach Erreichen eines definierten Atemhubvolumens von Inspiration auf Exspiration umgeschaltet, d. h. diese Geräte arbeiten volumenkonstant und unabhängig von Atemwegswiderstand und Dehnbarkeit der Lunge. Ohne Druckbegrenzung besteht daher die Gefahr, dass unphysiologisch hohe Spitzendruckwerte in der Lunge erreicht werden können und Alveolen einreißen.

Wird die Inspiration nach einer vorgegebenen Zeit beendet, so spricht man von einem zeitgesteuerten Respirator. Hier wird die Zeitdauer der Inspirations- und der Exspirationsphase durch das Atemzeitverhältnis bzw. die Atemfrequenz bestimmt. Der Nachteil besteht darin, dass das Atemhubvolumen, die Gasflussgeschwindigkeit und der Beatmungsdruck

größeren Schwankungen unterworfen sind.

Aus Sicherheitsgründen werden Begrenzungsmechanismen z. B. für Druck, Volumen und Flow zwischengeschaltet. Auch eine Kombination der Steuerungsprinzipien z. B. volumenkonstante, druckbegrenzte oder zeitgesteuerte Beatmung ist möglich, um die Nachteile der einzelnen Steuerungsarten auszugleichen.

Die Einstellung des Beatmungsgeräts erfolgt durch die Wahl von variablen Beatmungsparametern, die in ihrer Summe das so genannte Beatmungsmuster ergeben. Dabei beschreibt das Beatmungsmuster das zeitliche Verhalten von Druck, Volumen und Flow während eines Atemzyklus.

Notfallbeatmungsgeräte arbeiten in der Regel nach dem so genannten Flowzerhacker-Prinzip. Hierbei wird ein vom Anwender variabel einzustellender Gasfluss (Flow) mit der ebenfalls variabel einzustellenden Atemfrequenz und dem meist fest eingestellten I:E Verhältnis regelmäßig zerhackt. Die Beatmung wird quasi nur an- und ausgeschaltet, die gesamte Inspirationsphase ist Flowphase ohne Plateauphase. Der »Flow« entspricht hierbei dem AMV-Schalter, ein hohes AMV erfordert einen hohen »Flow« und umgekehrt. Diese Technik machte es möglich, sehr einfache und von elektrischer Steuerung unabhängige sowie robuste Notfallbeatmungsgeräte zu entwickeln. Mittlerweile sind auch elektrisch gesteuerte Geräte mit erweiterten klinischen Beatmungsmustern auf dem Markt (Abb. 59), die aber noch nicht zur Standardausrüstung im Rettungsdienst zählen.

Der Atemzyklus setzt sich aus der Inspirationszeit und der Exspirationszeit zusammen. Aus dem Quotienten 60 : AF (1 min/Atemfrequenz) lässt sich die Gesamtdauer eines Atemzyklus in Sekunden angeben. Das Verhältnis von Inspirationszeit (t_i) zur Exspirationszeit (t_E) bezeichnet man als Atemzeitverhältnis. Setzt man nun die Inspirationszeit gleich 1, ist der Normwert eines spontan atmenden Patienten $t_i : t_E = 1 : 1{,}5$.

Bei der Einstellung des Beatmungsmusters sollte der Rettungsassistent folgende Überlegungen beachten:

Um bei einem normal gewichtigen erwachsenen Patienten eine Normokapnie, also einen normalen arteriellen Kohlendioxidpartialdruck (pCO_2) von 35 – 45 mmHg zu erzielen, sollte, wie hier am Beispiel des Oxylog 1000 (Abb. 60) dargestellt, eine Beatmungsfrequenz von 8 – 12/min

(Schalter A) gewählt werden. Ein Atemminutenvolumen (Schalter B) von 100 – 150 ml/kg KG/min, alternativ beim Oxylog 2000/3000 ein Atemzugvolumen von 10 – max. 15 ml/kg KG, führt in der Regel zu einer ausreichenden Ventilation. Beim Oxylog 1000 ist ein I : E Verhältnis vom Hersteller festgelegt, bei erweiterten Geräten (z.B. Oxylog 2000/3000, Abb. 61 und 62) wird ein normales Atemzeitverhältnis von 1 : 1,2 bis 1 : 2 (z.B. 1 : 1,5) eingestellt. Es kann aber auch, beispielsweise bei einem schweren Lungenversagen, die Inspirationsdauer im Verhältnis zur Exspirationsdauer verlängert werden (2 : 1 bis 4 : 1; so genannte »*Inversed Ratio Ventilation*«), um auf diese Weise eine Verbesserung des pulmonalen Gasaustauschs zu erreichen. Von Nachteil ist dabei, dass möglicherweise die Exspirationszeit nicht ausreicht, um den gesamten Atemhub wieder auszuatmen.

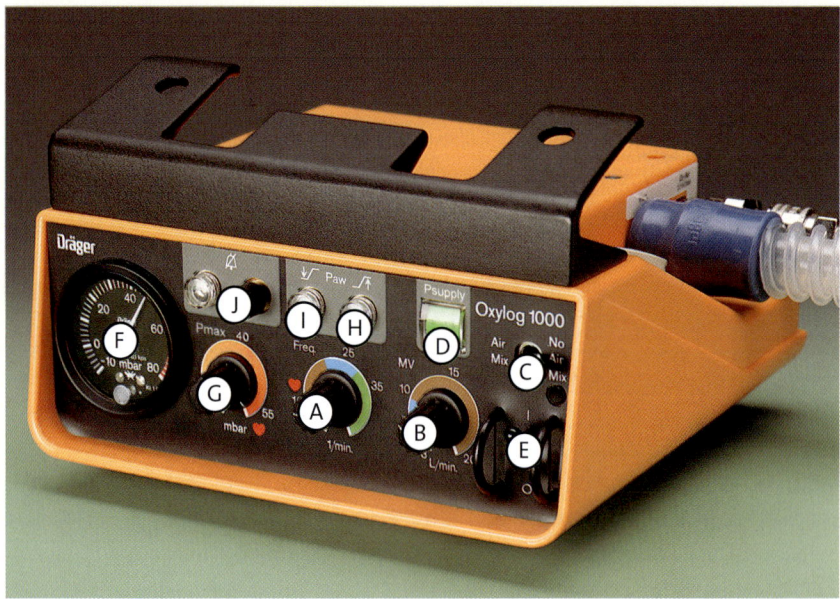

Abb. 60 ▶ Oxylog 1000

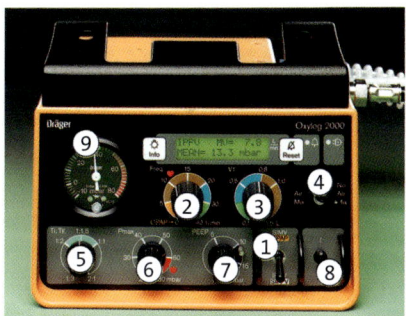

ABB. 61 ▶ Oxylog 2000 (s. Tab. 12)

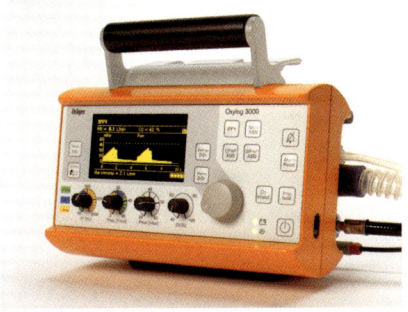

ABB. 62 ▶ Oxylog 3000

Am Bedienschalter C wird nur die inspiratorische Sauerstoffkonzentration eingestellt; hierbei kann nur zwischen reiner Sauerstoffbeatmung und einem Airmix-Gemisch mit ca. 60% Sauerstoff gewählt werden. Nach Öffnen der gefüllten Sauerstoffflasche und einem nun entsprechend grünen Feld in Display D wird der Oxylog angeschaltet (Schalter E). Erscheint eine rote Farbunterlegung im Display, ist entweder die Sauerstoffquelle nicht geöffnet, oder aber der notwendige Betriebsdruck des Oxylog 1000 wird nicht mehr erreicht. Abschließend kann der Beatmungsspitzendruck mit dem Schalter G begrenzt werden. Nach Konnektion des Endotrachealtubus mit dem angeschalteten Gerät wird der resultierende Beatmungsspitzendruck am Display F abgelesen (z.B. 20 mbar), hierzu muss der Drehschalter G ganz nach rechts (> 55 mbar = keine Spitzendruckbegrenzung) gestellt sein. Eine Druckbegrenzung soll am Drehschalter G ca. 5 – 10 mbar oberhalb des aktuellen Beatmungsspitzendrucks eingestellt werden. Wird diese Spitzendruckgrenze im weiteren Verlauf der Beatmung erreicht, gibt der Oxylog 1000 einen akustischen und optischen Alarm (Display H). Bei Dis-

konnektion erfolgt ebenfalls ein optisch-akustischer Alarm am Display I. Über den Druckknopf J kann der Alarm kurzfristig unterdrückt werden.

TAB. 12 ▶ Prinzipielle Handhabung eines Notfallrespirators am Beispiel des Dräger Oxylog 2000 (s. Abb. 61)

Handhabung	Beispiel
Grundeinstellungen	
1. Beatmungsform	IPPV
2. Atemfrequenz	10 – 12/min
3. Atemhubvolumen	0,8 l
4. Sauerstoffkonzentration	No-Air-Mix
Zusatzeinstellungen	
5. Atemzeitverhältnis	1:1,5
6. Beatmungsspitzendruck	30 mbar
7. PEEP	0 mbar
Vorgehen	
8. Gerät einschalten	Selbsttest
– Einstellung der Beatmungsparameter überprüfen, ggf. anpassen	
– Patienten konnektieren	
9. Beatmungsspitzendruck ablesen und Grenze (6) anpassen	
10. Patienten beobachten und überwachen	

Eine weitere Einstellungsmöglichkeit ist die Anwendung eines so genannten PEEP *(Positive Endexpiratory Pressure),* der über ein zusätzliches PEEP-Ventil oder aber direkt am Beatmungsgerät (Oxylog 2000/3000) eingestellt wird.

Unter PEEP versteht man einen positiven endexspiratorischen Druck. Das bedeutet, dass in der Lunge ein kontinuierlicher Überdruck herrscht. Damit wird eine Vergrößerung der funktionellen Residualkapazität und folglich eine Glättung der respiratorischen Schwankungen in der Füllung der Alveolen erreicht, was eine Verbesserung des Austauschs von Sauerstoff und Kohlendioxid zur Folge hat.

Indikationen für eine PEEP-Beatmung können beispielsweise folgende Erkrankungen sein:
– gestörter pulmonaler Sauerstofftransport
– Lungenödem
– Ertrinkungsunfall
– Aspiration
– Kohlenmonoxidvergiftung.

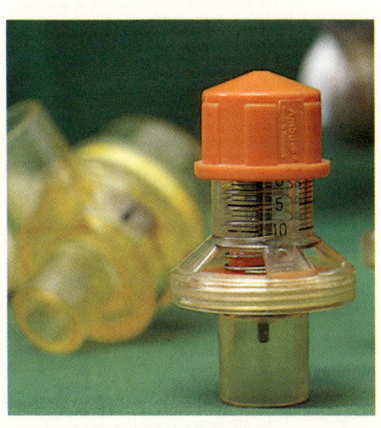

ABB. 63 ▶ PEEP-Ventil

Zu beachten ist dabei, dass ein hoher PEEP den venösen Rückstrom in den Thorax und damit die Füllung des rechten Vorhofs vermindert. Dies kann eine Herzinsuffizienz oder einen bestehenden Volumenmangel verschlechtern. Daher ist bei solchen Patienten erhöhte Vorsicht geboten. Bei Patienten mit einem Schädel-Hirn-Trauma, einem Lungenemphysem und bei Asthmatikern muss der Einsatz einer PEEP-Beatmung wegen der möglichen Gefahren kritisch abgewägt werden.

4.**3.5.**6
Beatmungsformen

Prinzipiell kann man drei Arten der Ventilation der Lunge unterscheiden: die assistierte Beatmung bei spontaner Ventilation *(SV, Spontaneous Ventilation),* die rein kontrollierte Beatmung *(CMV, Continuous Mechanical Ventilation)* sowie die intermittierende maschinelle Beatmung bzw. intermittierende mandatorische Ventilation *(IMV, Intermittent Mandatory Ventilation),* wobei es sich bei der intermittierenden mandatorischen Ventilation um eine Kombination aus spontaner Ventilation und kontrollierter Beatmung handelt.

ASSISTIERTE BEATMUNG. Bei der assistierten Beatmung bei spontaner Ventilation atmet der Patient zwar selbst, aber das Atemminutenvolumen ist nicht ausreichend. Die Eigenatmung wird unterstützt, indem der Patient vorsichtig in dem Augenblick beatmet wird, wenn dieser eine Inspiration beginnt. Für die assistierte Beatmung reicht bereits eine Maske mit Beatmungsbeutel aus. Hierbei muss darauf geachtet werden, dass das Atemhubvolumen und der Beatmungsdruck keine zu hohen Werte erreichen, da sonst Beatmungsgas in den Magen gelangen

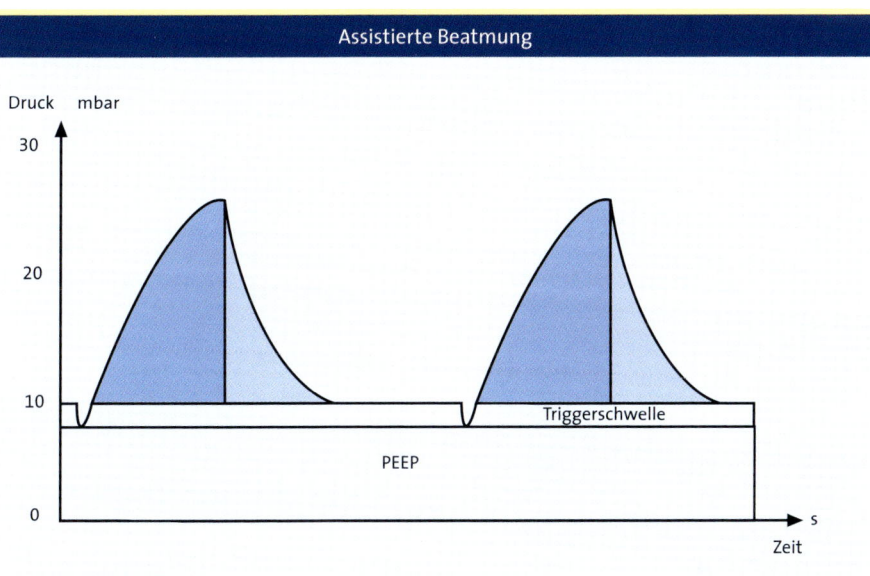

ABB. 64 ▶ Assistierte Beatmung

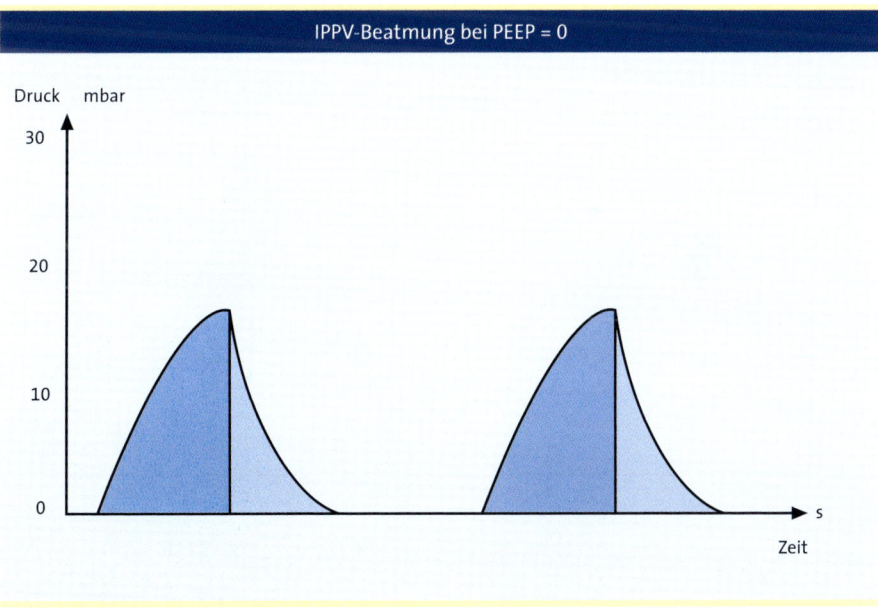

ABB. 65 ▶ IPPV-Beatmung bei PEEP = 0 (Intermittent Positive Pressure Ventilation)

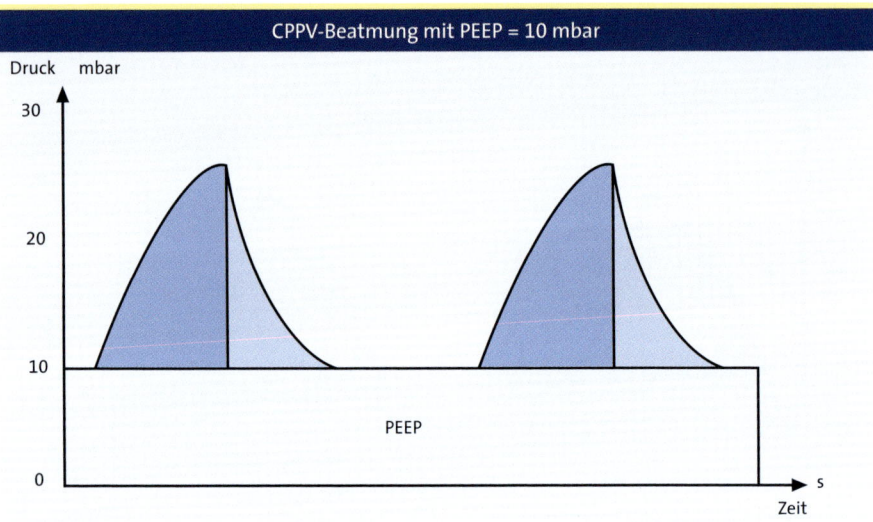

ABB. 66 ▶ CPPV-Beatmung mit PEEP = 10 mbar (Continuous Positive Pressure Ventilation)

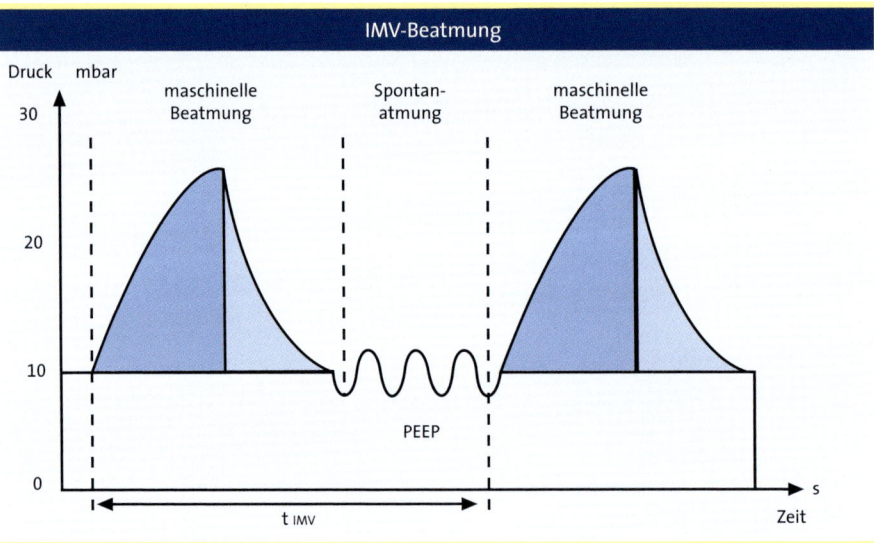

ABB. 67 ▶ IMV-Beatmung (Intermittent Mandatory Ventilation)

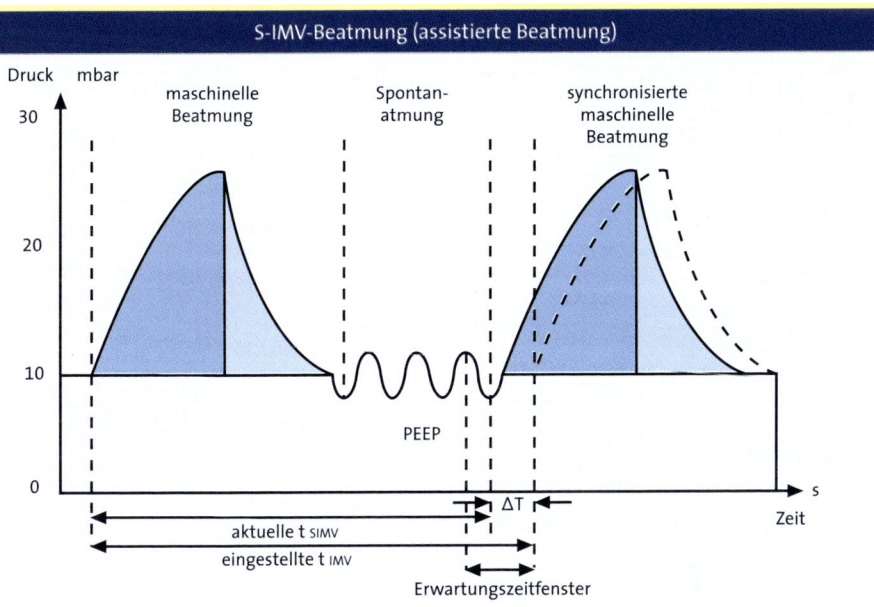

ABB. 68 ▶ S-IMV-Beatmung (assistierte Beatmung) (Synchronisierte Intermittend Mandatory Ventilation)

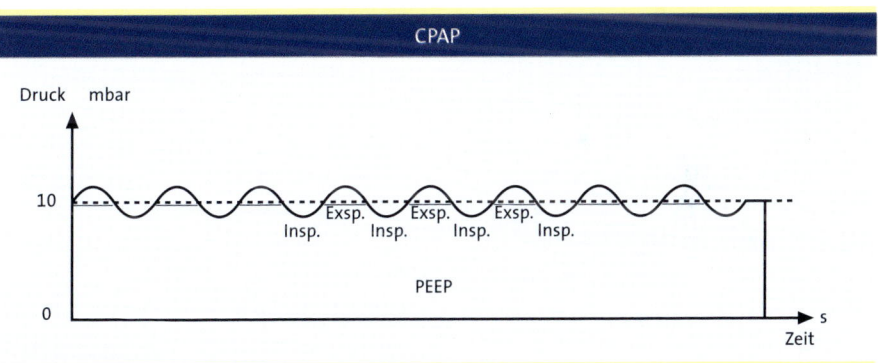

ABB. 69 ▶ CPAP (Continuous Positive Airway Pressure)

kann. Die Spontanatmungsfrequenz wird vom Patienten vorgegeben und vom Beatmenden entsprechend ergänzt. Bei einer Tachypnoe wird allerdings nicht jede, sondern nur jede zweite oder dritte Inspiration assistiert, bei einer Bradypnoe wird gegebenenfalls kontrolliert zwischenbeatmet, um ein ausreichendes Minutenvolumen zu erzielen.

> Die Beatmungsfrequenz soll bei der assistierten Beatmung im Normbereich gehalten werden.

Die assistierte Beatmung ist dadurch gekennzeichnet, dass der Patient selbst den Anstoß zur Inspiration gibt. Es sind zwar spontane, aber für eine effektive Atmung nicht ausreichende Atembewegungen vorhanden. Physiologisch erfolgt die Einatmung durch Kontraktion der Atemmuskulatur. Dadurch entsteht ein Unterdruck im Thorax, und die Luft strömt passiv in die Lunge. Diesen Unterdruck können einige Beatmungsgeräte über einen so genannten Trigger registrieren. Sobald die Triggerschwelle erreicht wird, löst das Beatmungsgerät einen Atemzug aus und übernimmt die weitere Atemarbeit. Die Atemarbeit des Patienten beschränkt sich auf den Teil des Atemzugs bis zum Auslösen des Triggers. Mit Hilfe des Triggerschalters kann die gewünschte Empfindlichkeit eingestellt werden. Wird eine hohe Triggerempfindlichkeit eingestellt, so muss nur ein geringer Inspirationssog erzeugt werden, und die Atemarbeit für den Patienten ist entsprechend gering.

KONTROLLIERTE BEATMUNG. Bei der kontrollierten Beatmung werden während des gesamten Atemzyklus die Inspirations- und Exspirationsphase bzw. das Atemhubvolumen und die Atemfrequenz vom Gerät kontrolliert. Man spricht von einer intermittierenden Überdruckbeatmung (IPPV). Wird diese Beatmungsform mit einer PEEP-Beatmung kombiniert, so spricht man von einer kontinuierlichen Überdruckbeatmung *(CPPV, Continuous Positive Pressure Ventilation)*. Beide Beatmungsformen können auch synchronisiert mit der Eigenatmung des Patienten betrieben werden. Das bedeutet, dass durch einen konstanten Trigger (Auslöser) bei Einatmung durch den Patienten der maschinelle Atemhub mit dem Atemzug des Patienten synchronisiert wird (S-IPPV, S-CPPV). Man kann sich diese Beatmungsformen als Mischformen zwischen kontrollierter und assistierter Beatmung vorstellen.

INTERMITTIERENDE BEATMUNG. Eine Form der assistierten Beatmung mit einem Beatmungsgerät ist die intermittierende mandatorische Ventilation (IMV). Dabei wird der Patient durch einen maschinellen Atemhub mit einer eingestellten Frequenz beatmet. Im Gegensatz zur kontrollierten Beatmung (IPPV) kann der Patient bei der IMV-Beatmung selbstständig mitatmen, und zwar in der Zeit, in der das Beatmungsgerät keinen Beatmungshub abgibt. Das Atemminutenvolumen setzt sich somit aus der eigenen Atmung des Patienten und der Beatmung durch das Beatmungsgerät zusammen. Die Beatmungsfrequenz wird niedrig (z. B. 6 Hübe/min) gewählt, um dem Patienten ausreichend Zeit für seine Eigenatmung zu geben. Liegt gar keine Eigenatmung mehr vor oder ist die Atemfrequenz des Patienten niedriger als die am Beatmungsgerät eingestellte Frequenz, so wird er in jedem Fall mit der Frequenz des Beatmungsgeräts ventiliert (Sicherheitsfrequenz). Bei fehlender Eigenatmung wird somit aus der IMV-Beatmung eine IPPV-Beatmung.

Der Nachteil der IMV-Beatmung liegt darin, dass das Beatmungsgerät die Eigenatmung des Patienten nicht beachtet, d. h. es kann vorkommen, dass das Beatmungsgerät eine Beatmung durchführt, während der Patient gerade ausatmet. Dies wird durch die Verwendung eines Triggers ausgeglichen. Aus der IMV-Beatmung wird eine synchronisierte IMV (S-IMV). Wird innerhalb eines so genannten Erwartungsfensters (ca. 3 Sek.) der Trigger durch den Inspirationssog des Patienten aktiviert, dann wird ein Atemzug durch das Beatmungsgerät ausgelöst. Liegt innerhalb des Erwartungsfensters keine Eigenatmung vor, dann löst das Beatmungsgerät am Ende des Erwartungsfensters einen Atemzug aus.

Wie bei der IMV-Beatmung ist auch bei der S-IMV-Beatmung die am Beatmungsgerät eingestellte Frequenz eine Sicherheitsfrequenz, mit der der Patient in jedem Fall beatmet wird.

ANDERE BEATMUNGSFORMEN. Neben den dargestellten Beatmungsformen ist für den Rettungsassistenten der kontinuierliche positive Atemwegsdruck *(CPAP, Continuous Positive Airway Pressure)* von Bedeutung. Das Beatmungsgerät beatmet den Patienten nicht, sondern erzeugt nur einen Überdruck, der vergleichbar dem PEEP ist. Bei Inspiration durch den Patienten kann daher die Luft leichter in die Lunge strömen, d. h. es muss eine geringere Atemarbeit geleistet werden. In der Ausatemphase muss allerdings gegen diesen Überdruck ausgeatmet werden, wobei die Atemarbeit jetzt erhöht ist. Häufig wird die CPAP-Atmung noch mit einer Druckunterstützung kombiniert. Diese Druckunterstützung erleichtert dem Patienten die Atemarbeit erheblich.

Durch die CPAP-Atmung wird die funktionelle Residualkapazität erhöht mit daraus resultierenden Veränderungen (vgl. die oben genannten Veränderungen im Rahmen der PEEP-Beatmung). Die CPAP-Beatmung ist beispielsweise bei Intensivtransporten relevant, bei denen Intensivpatienten transportiert werden, die sich bereits in einem fortgeschrittenen Stadium der Entwöhnung von der Beatmung befinden.

Die CPAP-Atmung mit und ohne Druckunterstützung bekommt darüber hinaus zunehmende klinische Bedeutung in Form der so genannten *non-invasiven Beatmung*. Hierbei wird versucht, die invasive Technik der Intubation und Beatmung durch den rechtzeitigen Einsatz einer non-invasiven Masken-Beatmung zu verhindern. Diese Vorgehensweise ist bei speziellen Erkrankungsbildern sehr erfolgversprechend. Präklinisch wird die CPAP-Beatmung derzeit allerdings noch nicht routinemäßig eingesetzt.

Die Therapie der gestörten Atmung als Vitalfunktion ist umfassend und beinhaltet neben der Applikation von hochdosiertem Sauerstoff und gegebenenfalls der Beatmung auch das Freimachen und Freihalten der Atemwege. Dies kann mittels unterschiedlicher Tubensysteme erfolgen.

Der Goldstandard der Sicherung des Atemwegs bei tief bewusstlosen Patienten ist die endotracheale Intubation, die auch der Rettungsassistent erlernen und bei bestehender eindeutiger Indikation anwenden sollte. Bei Unmöglichkeit der Intubation und nicht möglicher Beatmung müssen zeitgerecht alternative Techniken zum Einsatz kommen, um eine Oxygenierung und Ventilation des Patienten sicherzustellen. Dem Einsatz von Notfallrespiratoren kommt im Rettungsdienst eine wachsende Bedeutung zu, so dass der Rettungsassistent die jeweiligen Geräte und deren Anwendung kennen muss.

4.4 Störung des Herz-Kreislauf-Systems

B. Zurek, F. Mahfoud

Für den menschlichen Körper ist der Blutkreislauf das wichtigste Transportsystem. Durch ihn erfolgt der Transport der Atemgase, Nährstoffe und Stoffwechselprodukte des Zellstoffwechsels. Ohne einen funktionierenden Kreislauf kann der Organismus auch den Wasser- und Elektrolythaushalt sowie den Säure-Basen-Haushalt zur Wahrung eines weitgehend konstanten pH-Wertes nicht mehr regulieren.

Weitere wichtige Aufgaben des Kreislaufs sind der Wärmetransport an die Körperoberfläche zur Wärmeregulation sowie der Transport von Hormonen und schließlich von Zellen und Proteinen (z. B. Immunglobuline, Albumine). Bei einem

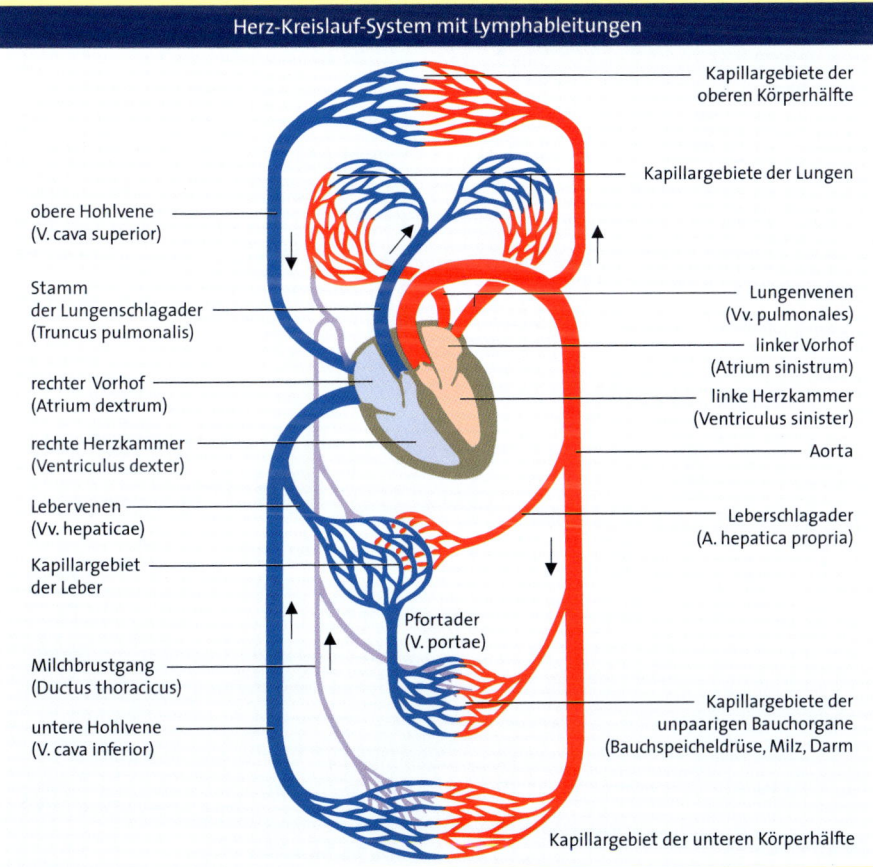

Abb. 70 ▶ Schematische Darstellung des Kreislaufs und der Lymphableitung

Herz-Kreislauf-Stillstand kommt es bereits nach wenigen Sekunden zu ersten Funktionsstörungen. Abhängig von den jeweiligen Begleitumständen treten nach etwa fünf Minuten bleibende Schäden am Gehirn auf.

Das in sich geschlossene System des Blutkreislaufs besteht aus teils hintereinander (in Reihe), teils nebeneinander geschalteten (parallelen) Blutgefäßen, in die als Pumpe das Herz eingeschaltet ist.

> Das Herz wird funktionell in einen linken und einen rechten Herzanteil gegliedert. Vom linken Herz spricht man, wenn linker Vorhof *(Atrium)* und linke Kammer *(Ventrikel)* gemeint sind. Das Umgekehrte gilt für das so genannte rechte Herz.

Im Organismus strömt das Blut durch ein Röhrensystem aus Arterien (Schlagadern) und Venen sowie durch das dazwischen liegende Kapillarsystem (Haargefäßnetz). Dabei fließt das Blut in den Arterien vom Herzen weg und in den Venen zum Herzen hin.

Das vom linken Herzen in die Aorta (Körperschlagader) gepumpte Blut verteilt sich über parallel geschaltete Gefäße auf sämtliche Organe des Körpers. Dabei findet man neben den großen arteriellen Gefäßen auch viele kleinere Arterien und schließlich die engen Arteriolen, die sich zuletzt in die Kapillaren aufteilen. Diese umgeben die einzelnen Zellen des Körpers. Hier findet der Stoffwechselaustausch zwischen dem Blut und den Zellen statt. Über kleine venöse Gefäße (Venolen) und größere Venen gelangt das Blut schließlich zurück zum rechten Herzen, in das die obere und die untere Hohlvene *(Vena cava superior* und *Vena cava inferior)* münden. Der bisher geschilderte Abschnitt des Blutgefäßsystems wird auch als Körperkreislauf oder großer Kreislauf bezeichnet.

Das vom rechten Herzen über die Lungenarterie *(A. pulmonalis)* in die Lunge gepumpte Blut gelangt über das Lungengefäßsystem, in dessen Kapillarbereich Kohlendioxid abgegeben und Sauerstoff aufgenommen wird, über die Lungenvenen *(Vv. pulmonales)* wieder zum linken Herzen. Diesen Abschnitt des Blutgefäßsystems bezeichnet man als Lungenkreislauf oder kleinen Kreislauf.

Das Herz steht also im Mittelpunkt des Blutkreislaufs und wirkt als eine kombinierte Druck-/Saugpumpe. Es verfügt selbst über eine entsprechend gute Blutversorgung, diese bezeichnen wir als Herzkranzgefäße *(Coronarien)*. Die Herzkranzarterien entspringen in der Aortawurzel bereits unmittelbar nach dem Herzen. Die venösen Gefäße des Herzens münden (über den *Sinus coronarius*) wie die Hohlvenen in den rechten Vorhof (Atrium).

4.4.1 Messgrößen des Herz-Kreislauf-Systems

Das Herzzeitvolumen (HZV) ist die Blutmenge, die eine Kammer (per Definition die linke) in einer bestimmten Zeit austreibt. Das Herzzeitvolumen errechnet sich aus der Herzfrequenz (HF) und dem Schlagvolumen (SV). Betrachtet man den Zeitraum von einer Minute, so spricht man vom Herzminutenvolumen (HMV).

> HZV = HF x SV;
> bei einer HF von 70 Schlägen/min und einem SV von 75 ml beim Erwachsenen ergibt sich ein HMV von ca. 5 l/min

Im Rettungsdienst werden standardmäßig die elektrische Herzfrequenz (EKG-Ableitung) sowie die Frequenz des peripheren Pulses (z.B. Pulsmessung an der *A. radialis* am Handgelenk) bestimmt.

Eine weitere wichtige Messgröße des Herz-Kreislauf-Systems ist der arterielle Blutdruck. Bei der Blutdruckmessung nach Riva Rocci werden zwei Blutdruckwerte bestimmt (VGL. 2.3.1.1). Der systolische Blutdruck ist der Druck in einer Arterie während der Austreibungsphase des Herzens. Der diastolische Blutdruck ist der arterielle Druck während der Entspannungsphase des Herzens. Die Messung des Blutdrucks gehört zur Basisdiagnostik und gibt Aufschluss über die Kreislaufsituation des Patienten.

4.4.2 Kennzeichen und Gefahren bei Herz-Kreislauf-Störungen

Akute Störungen des Herz-Kreislauf-Systems können unverhofft und plötzlich auftreten. Oftmals sind solche Störungen mit einem akuten Verlauf für den Patienten gekennzeichnet. Eine plötzliche Verschlechterung des Allgemeinzustandes und Symptome wie akute Atemnot *(Dyspnoe)* führen schnell zu einem klassischen Notfallbild. Bei einer Minderleistung der Herz-Kreislauf-Tätigkeit spricht man von einer Insuffizienz. Diese Störung geht einher mit der Unterversorgung der Organe und Gewebe mit lebenswichti-

TAB. 13 ▶ Herzfrequenz und Blutdruckwerte (mittlere Ruhewerte)

Altersstufe	Herzfrequenz/min	Blutdruck systolisch / diastolisch [mmHg]
Neugeborene (< 28 Tage)	125 – 160	60/40 – 70/50
Säuglinge (1 Monat – 1 Jahr)	115 – 140	80/60 – 90/70
Kleinkinder (1 – 5 Jahre)	95 – 120	90/60 – 105/70
Schulkinder (6 – 13 Jahre)	85 – 100	95/60 – 120/75
Jugendliche (14 – 18 Jahre)	65 – 80	120/70 – 130/85
Erwachsene (> 18 Jahre)	60 – 80	120/70 – 140/90

Bei Störungen des Herz-Kreislauf-Systems können die gemessenen Werte beim Patienten in körperlicher Ruhe von den Normwerten abweichen. Diese Abweichungen nennt man

– *Bradykardie* (< 60/min) bei zu langsamer Herzfrequenz
– *Tachykardie* (> 100/min) bei zu schneller Herzfrequenz
– *Arrhythmie* bei Rhythmusstörungen
– *Hypotonie* bei erniedrigtem Blutdruck
– *Hypertonie* bei erhöhtem Blutdruck.

gem Sauerstoff *(Hypoxie)*. Dies kann zu reversiblen oder irreversiblen zellulären Schädigungen führen. Bei einem totalen Ausfall der Herztätigkeit (Herz-Kreislauf-Stillstand) wird der Organismus gar nicht mehr mit Sauerstoff versorgt *(Anoxie)*. Wird dieser Zustand nicht schnellstmöglich behoben, kommt es zum Tod.

Die akute Herz-Kreislauf-Insuffizienz lässt sich in die primäre Herzinsuffizienz und die primäre Kreislaufinsuffizienz unterteilen:

▶ **Primäre Herzinsuffizienz**

Bei der primären Herzinsuffizienz ist das Herz nicht mehr in der Lage, eine für den Bedarf der Organe und Gewebe ausreichende Blutmenge auszuwerfen. Ursache für solche primär kardialen Störungen sind Verletzungen oder Erkrankungen des Herzmuskels (z. B. ein akuter Myokardinfarkt (VGL. II 3.2.3.6)), die trotz Kompensationsmechanismen anderer Organsysteme zu lebensbedrohlichen Zuständen führen können. Es kann zu einer sekundären Kreislaufinsuffizienz kommen.

▶ **Primäre Kreislaufinsuffizienz**

Bei der primären Kreislaufinsuffizienz ist z. B. der venöse Rückstrom zum Herzen gestört, so dass es nicht zu einer ausreichenden Auswurfleistung des Herzens kommen kann. Ursachen können Störungen der Gefäßfunktion sowie der Verlust von Blutvolumen sein. Dem Herzen steht nur eine unzureichende Blutmenge zur Verfügung. Es kann zu einer sekundären Herzinsuffizienz kommen.

Die Störung bzw. Minderleistung in einem Abschnitt des Herz-Kreislauf-Systems führt in einem anderen Abschnitt zu einer Mehrleistung. Der Organismus versucht, die Gesamtleistung des Systems (ausreichende Durchblutung der Organe) durch einen Ausgleich konstant zu halten. Es kommt zu einer Kompensation der Störung. Nimmt beispielsweise die Menge des zirkulierenden Blutvolumens durch eine bedrohliche Blutung stark ab, so reagiert der Organismus unter anderem mit einer Beschleunigung der Herzfrequenz. Bei akuten Störungen, die oft plötzlich eintreten, können die Kompensationsmechanismen des Organismus evtl. nicht ausreichen, und es kommt zur vitalen Bedrohung.

4.4.3 Ursachen für Herz-Kreislauf-Störungen

Die Ursachen für Störungen des Herz-Kreislauf-Systems lassen sich in drei Ursachengruppen unterteilen.

4.4.3.1
Kardiale Ursachen

Bei Störungen der Herzfunktion liegt eine Verminderung oder Einschränkung der Pumpfunktion des Herzens vor. Es können jeweils die linke, die rechte oder beide Herzhälften betroffen sein.

▶ **Linksherzinsuffizienz**

Die Arbeit des linken Herzens ist eingeschränkt. Es ist nicht in der Lage, eine ausreichend große Blutmenge aus dem Lun-

TAB. 14 ▶ Ursachen und Beispiele für eine Linksherzinsuffizienz

Ursächliche Mechanismen	Wichtige Beispiele
Reduktion der Gefäßweite im Körperhalbkreislauf (Zunahme des Gefäßwiderstandes; einzelne Blutgefäße oder gesamter Gefäßquerschnitt führt zu einer Belastung des linken Herzens)	arterielle Hypertonie
Schädigung der Muskulatur der linken Herzhälfte führt zu einer Verminderung der Kontraktionskraft des Herzmuskels	Herzverletzung (durch stumpfe oder spitze Thoraxtraumen), Myokardinfarkt (häufig links)
Schädigungen der Herzklappen können zur Störung der Ventilfunktion des Herzens führen	Mitral- oder Aortenklappenschädigung
gestörte Erregungsleitung kann zu einer verminderten Auswurfleistung führen	Linksschenkelblock

TAB. 15 ▶ Ursachen und Beispiele für eine Rechtsherzinsuffizienz

Ursächliche Mechanismen	Wichtige Beispiele
Reduktion der Gefäßweite im Lungenkreislauf (Zunahme des Gefäßwiderstandes; einzelne Blutgefäße oder gesamter Lungengefäßquerschnitt) führt zur Belastung des rechten Herzens	Lungenembolie, Asthma bronchiale, Lungenemphysem
Rückstau in das Lungengefäßsystem führt zur Rechtsherzbelastung	Linksherzinsuffizienz
Schädigung der Muskulatur der rechten Herzhälfte führt zu einer Verminderung der Kontraktionskraft des Herzmuskels	Herzverletzung (durch stumpfe oder spitze Thoraxtraumen), Myokardinfarkt (rechts selten)
Schädigung der Herzklappen (Aufhebung der Ventilfunktion)	Trikuspidal- oder Pulmonalklappenschädigung
gestörte Erregungsleitung kann zu einer verminderten Auswurfleistung führen	Rechtsschenkelblock

genkreislauf in den Körperkreislauf zu pumpen. Der Körper wird aufgrund der verminderten Auswurfleistung des linken Herzens (Ventrikel) nur ungenügend mit Blut aus der linken Kammer versorgt. Es kommt zum Rückstau von Blut in den Lungenkreislauf. Dies kann zum kardialen Lungenödem sowie zum kardiogenen Schock mit peripherer Hypoxie (aufgrund der verminderten Auswurfleistung des linken Herzens) führen.

▶ Rechtsherzinsuffizienz

Durch eine verminderte Leistung des rechten Herzens gelangt weniger Blut in die Lungenstrombahn. Es kommt zum Rückstau von Blut in den venösen Teil des Körperkreislaufs. Hieraus resultieren

Ödeme (Wassereinlagerungen in Geweben) in der Peripherie (vor allem im Unterschenkel- und Fußbereich) sowie gestaute Halsvenen (obere Einflussstauung). Zusätzlich kommt es trotz primär ungestörter Funktion des linken Herzens zur Verminderung seines Schlagvolumens, da das rechte Herz zu wenig Blut in den Lungenkreislauf und damit in Richtung des linken Herzens pumpt. Aus dieser verminderten Auswurfleistung kann ein kardiogener Schock resultieren, der mit einer peripheren Hypoxie einhergehen kann.

▶ Globalinsuffizienz

Bei der globalen Herzinsuffizienz sind beide Herzhälften betroffen. Eine verminderte Leistungsfähigkeit führt zu einem

TAB. 16 ▶ Ursachen und Beispiele für eine Globalinsuffizienz

Ursächliche Mechanismen	Wichtige Beispiele
Bewegungseinschränkungen des Herzmuskels führt zur Behinderung der Kammerfüllung und zu vermindertem Schlagvolumen	Herzbeuteltamponade, Spannungspneumothorax
gestörte Erregungsbildung/-leitung kann zu verminderter Auswurfleistung führen	Herzrhythmusstörungen
gestörte Erregungsbildung/-leitung	Herzrhythmusstörungen
Schädigung der Muskulatur beider Herzhälften führt zu einer Verminderung der Kontraktionskraft des Herzmuskels	Herzverletzung (durch stumpfe oder spitze Thoraxtraumen), Myokardinfarkt
Störungen im Elektrolythaushalt führen zu Störungen bei der Herzarbeit	Hyperkaliämie, Hypokaliämie
Störungen im Säure-Basen-Haushalt können kardiale Störungen verursachen	Azidose, Alkalose

sinkenden Schlagvolumen und somit zu einem vermindertem Herzzeitvolumen (HZV). Eine bestehende Linksherzinsuffizienz kann eine Rechtsherzinsuffizienz und damit eine globale Herzinsuffizienz verursachen. Der umgekehrte Fall ist ebenso denkbar.

Auch die Herzbeuteltamponade (VGL. III 2.4.3.2) betrifft beide Herzhälften. Die Einblutung zwischen Perikard und Epikard (physiologisch nur ein kleiner Spalt mit seröser Flüssigkeit) führt hierbei zu einer Bewegungseinschränkung des Arbeitsmyokards, so dass die Auswurfleistung zwangsläufig vermindert wird.

4.**4.3**.2
Zirkulatorische Ursachen

Durch Veränderungen an den Blutgefäßen kann es zur Umverteilung der zirkulierenden Blutmenge und somit zu einer Störung des Bluttransportes in den Gefäßen kommen. Die Regulation der Gefäßweite durch das vegetative Nervensystem spielt hierbei eine wichtige Rolle. Werden z.B. Blutgefäße plötzlich geweitet, kommt es zu schwerkraftabhängigen Verteilungsstörungen. Das Blut »versackt« z.B. beim Wechseln der Körperlage vom Liegen ins Stehen. Solche Verteilungsstörungen verursachen also einen relativen Volumenmangel (vgl. 4.4.3.3). Das Gesamtblutvolumen ist nicht vermindert.

Eine weitere wichtige Störung des Blutflusses in den Gefäßen wird durch Gefäßablagerungen verursacht. Bei der Arteriosklerose lagern sich Fette *(Lipide)* an krankhaft veränderten Gefäßwänden ab. Zusätzlich kommt es zur Ablagerung von Blutzellen (vor allem Thrombozyten). Schließlich kann ein Blutgefäß durch einen Thrombus oder Embolus derart stenosiert (eingeengt) sein, dass der Blutfluss massiv behindert wird oder sistiert (zum Erliegen kommt). Kommt es durch einen Embolus zum Verschluss eines arteriellen Gefäßes, so spricht man von der arteriel-

---

TAB. 17 ▶ Ursachen einer relativen oder absoluten Verringerung des Blutvolumens

	Ursächliche Mechanismen	Wichtige Beispiele (akute Störungen)
relativer Volumenmangel	akute Linksherzinsuffizienz (verminderte Pumpleistung)	kardiogener Schock
	Vasodilatation (Gefäßweitstellung, z.B. mit schwerkraftabhängiger Umverteilung der Blutmenge in die untere Körperpartie)	neurogener Schock, septisch-toxischer Schock, anaphylaktischer Schock, orthostatische Synkope
	Verlegung oder Verschluss des Gefäßlumens (Thrombus oder Embolus)	Lungenembolie, arterieller Verschluss, tiefe Beinvenenthrombose
absoluter Volumenmangel	Blutverlust über eine Wunde (arterielle oder venöse Blutung)	hämorrhagischer Schock
	Verlust von flüssigen Blutbestandteilen über die Körperoberfläche (Verbrennungen)	hypovolämischer Schock

TAB. 21 ▶ Symptome der Rechtsherzinsuffizienz

Wahrneh-mung	Symptom	Ursache*
Sehen	Zyanose der Haut	Rückstau sauerstoffarmen Blutes in die Peripherie
	Einsatz der Atemhilfsmuskulatur	Atemnot (z.B. Asthmaanfall als Ursache der Rechtsherzinsuffizienz)
	geschwollene Unterschenkel (Schienbein- und Knöchelbereich)	Ödeme durch den Blutrückstau in die Peripherie (Blutplasmaübertritt ins Interstitium, bevorzugt am Unterschenkel wegen der zusätzlich wirkenden Schwerkraft)
	obere Einflussstauung (gestaute Halsvenen, Vv. jugulares externae)	Blutrückstau aus der rechten Herzhälfte (Halsvenen sind so genannte Saugvenen, die im Sitzen oder Stehen normalerweise nur gering blutgefüllt und somit nicht sichtbar sind)
Hören	exspiratorischer Stridor (pfeifendes Atemnebengeräusch während der Ausatemphase)	Asthmaanfall als Ursache der Rechtsherzinsuffizienz
Fühlen	kalte Haut	herabgesetzte Hautdurchblutung
	Tachykardie	Kompensation der Hypotonie durch Herz-frequenzerhöhung (über den Sympathikus)
	Bradykardie	Störung der Reizbildung im Herzen
	flacher Puls	Blutdruckabfall
	geschwollene Unterschenkel	Ödeme (siehe oben)

* zu den einzelnen Krankheitsbildern vgl. die jeweiligen Hauptkapitel

Bei der akuten Linksherzinsuffizienz können eine Reihe der genannten Symptome auftreten. Sie ist zumeist Folge eines akuten Myokardinfarktes, einer Herzrhythmusstörung oder einer hypertensiven Krise.

4.4.4.4
Symptome der Rechts-herzinsuffizienz

Ursachen einer isolierten Rechtsherzinsuffizienz können Erkrankungen der Atmungsorgane, so z.B. chronisch obstruktive Lungenerkrankungen (Verengung der Atemwege) oder eine Lungenarterienembolie (Verschluss der Lungenarterie) sein. Unterschenkelödeme lassen sich durch Druck auf die betroffene Region diag-nostizieren. Wenn nach einem ca. 10 Sekunden langen Druck Dellen in der Haut zurückbleiben, die erst nach Minuten wieder verschwinden, liegen u.U. Unterschenkelödeme vor.

4.4.4.5
Symptome der Globalinsuffizienz

Selten treten die Symptome einer Links- oder Rechtsherzinsuffizienz isoliert auf. Das Leitsymptom der Herzinsuffizienz ist die Luftnot (Dyspnoe). Besteht die Luftnot nur bei schweren Belastungen, z.B. beim Treppensteigen, spricht man von einer Belastungsdyspnoe. Bei fortgeschrittener Herzinsuffizienz kann die Luftnot bereits bei geringsten Belastungen oder in Ruhe (sog. Ruhedyspnoe) auftreten. Luftnot ist insbesondere ein Leitsymptom der Linksherzinsuffizienz, d.h. einer Pumpschwäche der linken Herzkammer.

Eine anhaltende Linksherzschwäche kann zu einer Lungenstauung bis hin zum akuten Lungenödem führen. Ursache des Lungenödems ist eine Volumenbelastung des Lungenkreislaufs mit Flüssigkeitsaustritt in das Lungengewebe. Bereits bei leichteren Fällen sind die Patienten nicht in der Lage, ohne Beklemmungsgefühl flach zu liegen. Bei einer akuten Linksherzinsuffizienz besteht neben einer hochgradigen Luftnot häufig eine beschleunigte Atemfrequenz (so genannte Tachypnoe) sowie Hustenreiz und Unruhe. Die Patienten sitzen aufrecht im Bett, um besser Luft zu bekommen und sind kaltschweißig. Häufig bringen sie die Atemhilfsmuskulatur zum Einsatz. Bereits ohne Einsatz eines Stethoskops sind Rasselgeräusche der Lunge zu hören. Die klinische Symptomatik wird auch als *Asthma cardiale* bezeichnet.

Bei der Rechtsherzinsuffizienz sind Atemnot (Dyspnoe), obere Einflussstauung (gestaute Halsvenen) sowie die peripheren Ödeme die Leitsymptome.

> Häufig ist das Bild einer globalen Herzinsuffizienz mit gemischten klinischen Symptomen anzutreffen.

4.**4.4**.6
Schocksymptome

Liegt eine Herz-Kreislauf-Störung mit relativem oder absolutem Volumenmangel (s.o.) vor, treten die so genannten Schocksymptome auf (VGL. II 2). Es zeigen sich

TAB. 22 ▶ Schocksymptome

Symptom	Ursache
Blässe der Haut/ kalte Haut	verminderte Hautdurchblutung
Schwitzen (Kaltschweißigkeit)	Sympathikusaktivierung
Tachykardie	Sympathikusaktivierung, Kompensation der Hypotonie
flacher Puls	Blutdruckabfall/ Volumenmangel, verminderte Auswurfleistung des Herzens
Hypotonie	Vasodilatation (Gefäßweitstellung)
verminderte Hautvenen- und Nagelbettfüllung	herabgesetzte Hautdurchblutung

die in TABELLE 1 dargestellten (allgemeinen) Schocksymptome.

Leitsymptome des Kreislaufschocks sind die Hypotonie und die Tachykardie. Während die meisten Schockformen durch eine Störung des Kreislaufes verursacht werden (z.B. Störung in der Regulation der Gefäßweite), kommt es beim kardiogenen Schock zu Störungen als Folge einer verminderten Herzleistung (z.B. beim Myokardinfarkt). Hierbei können zusätzliche kardiale Symptome, wie etwa der akute Thoraxschmerz, auftreten.

4.**4.5** Therapie

Bei der Versorgung von Patienten mit akuten Störungen des Herz-Kreislauf-Systems stehen eine Reihe von Maßnahmen zur Verfügung.

4.**4.5**.1
Elementartherapie

Nach Überprüfung der Vitalfunktionen werden sofort alle nötigen Elementar-maßnahmen (Elementartherapie) eingeleitet. Es müssen eine ausreichende Zirkulation sowie Ventilation (Beatmung) und Oxygenierung (10 – 15 l/min Sauerstoff) gesichert werden. Im Anschluss erfolgen die Standardmaßnahmen der Behandlung.

4.**4.5**.2
Standardtherapie

► Lagerung
Es muss immer eine adäquate Lagerung des Patienten erfolgen. Ist der Patient ansprechbar, erfolgt die Lagerung direkt nach einer kurzen anamnestischen Abklärung (VGL. 4.4.4.1) und Einschätzung des Krankheits-/Notfallbildes.

Patienten mit *Herzinsuffizienz* werden mit erhöhtem Oberkörper gelagert, wenn möglich mit herabhängenden Extremitäten. Damit wird die Volumenbelastung vor dem Herzen gering gehalten (Senkung der Vorlast), da weniger Blut zum rechten Herzen zurückfließt.

Patienten mit *Schocksymptomen* werden in Beinhochlage gebracht, d.h. in die Schocklage, oder zumindest flach gelagert. Hierbei muss eine kardiale Ursache der Schocksymptome (z.B. kardiogener Schock nach akutem Myokardinfarkt) ausgeschlossen sein. Bei kardialen Ursachen einer *Kreislaufinsuffizienz* ist die Schocklage in der Regel kontraindiziert, da das ohnehin geschädigte Herz mit zusätzlichem Volumen belastet würde.

► Psychische Betreuung
Störungen des Herz-Kreislauf-Systems gehen häufig mit einer akuten psychischen Belastung für den Patienten einher. Diese verursacht Angst sowie eine psychomotorische Unruhe, die die Gesamtsituation des Patienten verschlechtern. Daher sind beruhigender Zuspruch und die psychische Betreuung äußerst wichtige Maßnahmen im Zuge der Standardtherapie, die sich während der gesamten präklinischen Behandlung des Notfallpatienten fortsetzen sollen.

► Blutstillung
Falls eine bedrohliche Blutung (wie etwa eine arterielle Verletzung) beim Patienten vorliegt, so ist die Blutstillung die vordringlichste Maßnahme. Hierzu wird die betroffene Extremität zunächst hochgehalten, danach wird die Blutzufuhr durch Druck auf die zuführende Arterie vorübergehend unterbunden. Bis weitere Maßnahmen (Druckverband) erfolgen, wird der Druck auf die Arterie aufrechterhalten. Nachdem eine bedrohliche Blutung durch Hochhalten und Abdrücken der Blutzufuhr gestoppt wurde, erfolgt die Anlage eines Druckverbandes. Hierzu werden Verbandmaterialien sowie ein Druckpolster benötigt.

► Sauerstoffgabe
Die Sauerstoffgabe gehört bei herz-/kreislaufinsuffizienten Patienten immer zu den Standardmaßnahmen. Es werden je nach Zustand des Patienten bis zu 15 Liter Sauerstoff pro Minute am besten über ein Maskensystem verabreicht. Alternative Applikationssysteme können ebenfalls verwendet werden, dabei richtet sich die Wahl vor allem nach der zu verabreichen-

den Menge und evtl. auch nach der Toleranz des Patienten (VGL. 3.1.2.2).

▶ Wärmeerhalt

Um den Patienten vor Auskühlung zu schützen, wird im Rahmen der Standardtherapie der Wärmeerhalt mit Hilfe einer Decke oder mit der Wärmeschutzfolie gewährleistet. Die Gefahr einer schnellen Auskühlung besteht bei allen Patienten mit akuten Störungen des Herz-Kreislauf-Systems. Aufgrund der verminderten Durchblutung der Peripherie sind aber vor allem Schockpatienten gefährdet.

▶ Infusionstherapie

VORBEREITEN EINER INFUSION. Mit dem Begriff »Infusion« wird das Ein-

fließenlassen von Flüssigkeiten in den Körper bezeichnet. In der präklinischen Notfallmedizin spielt die intravenöse Infusion (also das Einfließenlassen von Flüssigkeiten in eine Vene) eine große Rolle. Über eine bestimmte Zeit wird eine Infusionslösung in der Regel über eine Venenverweilkanüle appliziert. Im Rettungsdienst werden sterilisierte Lösungen zur Volumentherapie, zum Offenhalten oder zum Einbringen von Medikamenten verwendet. Im Rahmen der Standardtherapie erhält jeder Notfallpatient indikationsabhängig einen peripheren venösen Zugang mit entsprechender kristalloider Infusionslösung. Im Rahmen der speziellen Therapie können weitere Infusionslösungen, z. B. kolloide hyperonkotische Infu-

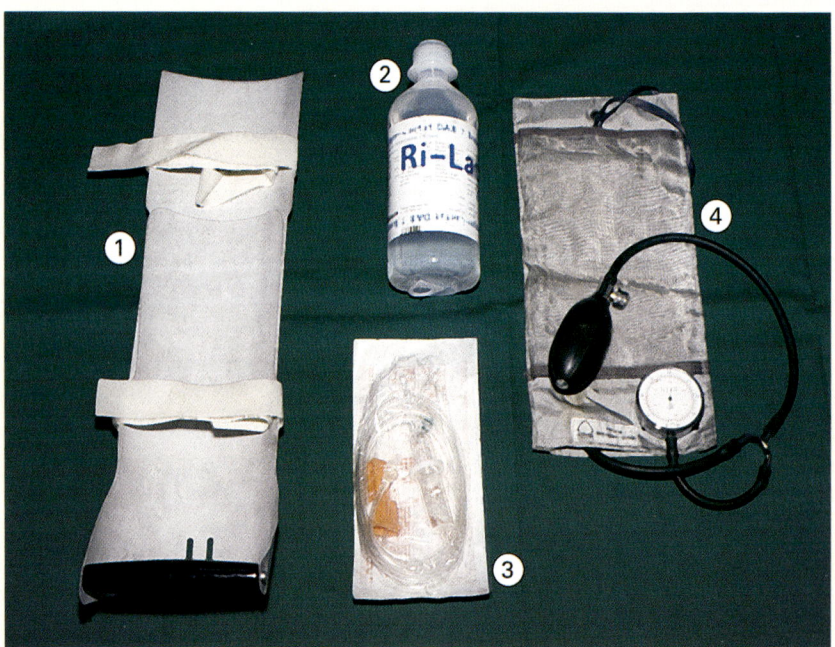

ABB. 72 ▶ Material zum Vorbereiten einer Infusion mit Druckinfusionsmanschette und Infusionsarmschiene: Infusionsarmschiene (1), Infusionsflasche (2), Infusionssystem (3), Druckinfusionsmanschette (4)

sionen zum Volumenersatz, zum Einsatz kommen.

INFUSIONSARTEN. Nach der gewählten Technik kann man verschiedene Arten der Infusion unterscheiden.

– *Tropfinfusion:* Mit Hilfe von Infusionsflasche und Infusionssystem (mit Rollklemme) erfolgt eine von der Schwerkraft angetriebene Infusion. Die Infusionsgeschwindigkeit ist abhängig von der Position der Rollklemme.
– *Druckinfusion:* Durch den Druck auf den Infusionsbehälter (Kunststoff) wird bei vollständig geöffneter Rollklemme eine hohe Infusionsgeschwindigkeit erreicht. Der Druck wird entweder manuell oder mit Hilfe einer Druckinfusionsmanschette (ABB. 72) ausgeübt.
– *Dauerinjektion:* Mit einer Spritzenpumpe (z. B. Perfusor®) wird über eine bestimmte Zeit eine exakte Menge der Flüssigkeit abgegeben. Dazu wird eine genormte Spritze (50 ml Volumen) in die Spritzenpumpe eingespannt. Danach wird die gewünschte Infusionsgeschwindigkeit (z. B. 5 ml/h) eingestellt (ABB. 73)
– *Infusionspumpe:* Über ein regulierbares mechanisches Rollensystem wird mithilfe von speziellen Infusionsgeräten (Schlauchsystem) eine exakte Dosierung der Flüssigkeitsmenge erreicht. Im Rettungsdienst kommen Infusionspumpen in der Regel nicht zum Einsatz.

> Tropf- und Druckinfusion sowie die Applikation von Medikamenten über eine Spritzenpumpe sind die üblichen Infusionsarten im Rettungsdienst.

INDIKATIONEN FÜR EINE INFUSION. Hauptsächlich werden Infusionen im Ret-

tungsdienst zur Volumentherapie, zum Offenhalten einer Venenverweilkanüle oder als Trägerflüssigkeiten für Medikamente verwendet. Daraus ergeben sich folgende Indikationen für das Anlegen einer Infusion:

– schwere innere oder äußere Blutungen
– Volumenverlust durch Verbrennungen
– Volumenverlust durch starkes Schwitzen, durch Durchfall (Diarrhö) oder durch Erbrechen (Emesis)
– Verdünnung von Medikamenten
– Offenhalten eines periphervenösen Zugangs (z. B. zur medikamentösen Therapie).

MATERIAL FÜR DIE INFUSION. Das benötigte Material für eine Infusion ist in ABBILDUNG 72 dargestellt.

– *Infusionsbehälter:* Infusionslösungen werden in Plastikflaschen, Glasflaschen oder in Plastikbeuteln (aus Polyethylen oder Polyvinylchlorid) angeboten. Üblicherweise kommen im Rettungsdienst Plastikbehälter aufgrund ihrer guten Staubarkeit, ihres geringen Gewichts und der Komprimierbarkeit (bei Druckinfusionen) zum Einsatz. Standardmäßig werden Behälter mit einem Volumen von 500 ml vorgehalten. Bei allen Infusionsbehältnissen befindet sich eine Schutzkappe aus Kunststoff über dem Gummistöpsel, der als Zugangsteil dient und diesen steril hält. Bei einigen Infusionsbeuteln findet man einen Auslaufkonus mit Schutzkappe, in den der Einstichdorn des Infusionssystems eingedreht werden muss.
– *Infusionssystem:* Hierunter ist das sterile Schlauchsystem zu verstehen, das den Infusionsbehälter mit der Venenverweilkanüle verbindet. Oftmals wird

auch der Begriff Infusionsgerät verwendet. Mit Hilfe einer am Schlauch angebrachten Rollenklemme, die als Durchflussregler dient, lässt sich die Infusionsgeschwindigkeit regulieren. Am oberen Ende des Systems befindet sich ein zweikanaliger Einstichdorn. Durch einen Kanal gelangt die Infusionslösung in die angeschlossene Tropfkammer, durch den anderen Kanal gelangt Luft zum Druckausgleich in den Infusionsbehälter. Die Tropfkammer ist durchsichtig, flexibel und besitzt eine Belüftungsöffnung. Anhand der beobachteten Frequenz der Tropfen (in der Tropfkammer) lässt sich die gewünschte Infusionsgeschwindigkeit an der Rollenklemme (des Infusionsschlauches) einstellen. Der transparente Infusionsschlauch schließt sich an die Tropfkammer an. An seinem Ende befindet sich ein genormter Konnektor (Anschlusskonus), der an alle gängigen Zugangssysteme angeschlossen werden kann *(Luer-System)*. Das Infusionssystem muss für die gewünschte Art der Infusion zugelassen sein. Für eine Druckinfusion muss ein System mit der Kennzeichnung P (engl. *pressure*: Druck) benutzt werden. Infusionssysteme mit der Kennzeichnung G (engl. *gravity*: Schwerkraft) dürfen nur bei der Schwerkraft- bzw. Tropfinfusion angewendet werden.

– *Drei-Wege-Hahn:* Falls mehr als eine Infusion an einen venösen Zugang angeschlossen werden soll, so benötigt man einen Drei-Wege-Hahn. Dieser verfügt über zwei separat absperrbare Zuflüsse und einen Luer-Anschlusskonnektor.

TECHNIK. Zunächst wird das benötigte Material bereitgelegt. Dabei sollten Infusionssystem wie Infusionsbehälter genau in Augenschein genommen werden. Dabei ist zu kontrollieren:

– Ist das Zugangsteil (inkl. Schutzkappe) des Infusionsbehälters unberührt und intakt?
– Ist der Behälter unbeschädigt?
– Handelt es sich um die für den Patienten vorgesehene Infusionslösung?
– Ist die Infusionslösung klar und ohne Ausfällungen?
– Ist das Verfallsdatum der Infusionslösung nicht überschritten?
– Ist die sterile Verpackung des Infusionssystems unverletzt?
– Ist das Verfallsdatum des Infusionssystems nicht überschritten?
– Ist das Infusionssystem für die gewünschte Infusionsart (Schwerkraft- oder Druckinfusion) geeignet und entsprechend richtig gekennzeichnet?

Wird bei diesen Kontrollen ein Defekt bzw. eine Abweichung festgestellt (z.B. Trübung, Ausflocken oder Kristallisierung der Infusionslösung), so darf die Infusionslösung bzw. das Infusionssystem nicht verwendet werden.

> Infusionsbehälter und Infusionssysteme sind Einwegprodukte und immer nur für einen Patienten bestimmt.

Die Verschlusskappe wird vom Infusionsbehälter entfernt und das Infusionssystem aus der Verpackung genommen. Die beiden Enden des Systems (Luer-Konnektor und Einstichdorn) sind jeweils mit einer Verschlusskappe versehen. Während der Vorbereitung wird hygienisch vorgegangen, damit die Enden des Infusionssystems steril bleiben. Zunächst wird die Verschlusskappe des Einstichdorns entfernt. Die Kappe des Luer-Anschlusskonnektors wird zu einem späteren Zeitpunkt abgezogen. Der Dorn wird vollständig durch die vorgesehene Stelle des Gummistöpsels in den Infusionsbehälter eingebracht. Die Flaschenöffnung zeigt dabei nach oben. Nach dem Einbringen des Dorns wird der Behälter (mit dem System) gedreht, so dass der Gummistöpsel des Behälters nach unten zeigt. Jetzt wird die Rollenklemme geschlossen (im verpackten Zustand ist die Klemme immer geöffnet) und die Tropfkammer so lange mit Daumen und Zeigefinger komprimiert, bis sie etwa zur Hälfte mit Flüssigkeit gefüllt ist. Anschließend wird das Infusionssystem entlüftet. Hierzu werden die Rollenklemme und das Belüftungsteil geöffnet (bei Plastikflaschen und Plastikbeuteln aus Weich-PVC wird das Fließen der Infusionslösung durch die Belüftung erleichtert; bei Glasflaschen muss die Belüftungsklappe geöffnet werden, da die Flasche nicht komprimierbar ist). Die Entlüftung des Infusionssystems erfolgt durch Einfließen der Flüssigkeit durch das Schlauchsystem bis zum Anschlusskonnektor (mit Schutzkappe). Wird ein Drei-Wege-Hahn an das Infusionssystem angeschlossen, so wird auch dieser entlüftet.

Durch Schließen der Rollenklemme beendet der Rettungsassistent die Entlüftung, wenn das ganze System vollständig luftleer ist und keine Luftblasen mehr zu sehen sind. Das Infusionssystem ist jetzt entlüftet und wird bis zum Anschließen der Infusion hängend aufbewahrt. Das Schlauchende kann zusätzlich in einer Vertiefung auf der Rückseite der Rollenklemme fixiert werden. Die Entfernung der Schutzkappe auf dem Luer-Anschluss-

konnektor erfolgt erst kurz vor dem Anschließen des Infusionssystems an die Venenverweilkanüle.

Nachdem eine Venenverweilkanüle in der Vene des Patienten platziert und steril fixiert wurde (VGL. 4.4.5.3), wird die Kappe des Konnektors entfernt, und das Infusionssystem wird durch Drehen am Luer-Konnektor mit der Verweilkanüle verbunden. Der Infusionsbehälter wird nun über die Thoraxebene des Patienten gehalten, und die Rollenklemme wird geöffnet. Unter Beobachtung der punktierten Vene wird überprüft, ob die Infusionslösung einwandfrei in die Vene einfließen kann. Hierbei darf es proximal der punktierten Stelle nicht zu einer Schwellung kommen. Nach diesem Test wird der Infusionsbehälter mindestens 70 cm über dem Patienten aufgehängt, und die gewünschte Infusionsgeschwindigkeit wird mit Hilfe der Rollenklemme eingestellt.

Ein Tropfen einer Vollelektrolytlösung hat bei Zimmertemperatur ein Volumen von etwa 50 Mikrolitern (50×10^{-6} Liter). Anhand der eingestellten Frequenz (Tropfen pro Minute) lässt sich die Infusionsgeschwindigkeit genau bestimmen. Gelangt pro Sekunde ein Tropfen in die Vene (Frequenz = 60 Tropfen/min), so wären dies drei Milliliter pro Minute. Eine Infusion von 500 ml Vollelektrolytlösung würde bei dieser Frequenz eine Vene für ca. zwei Stunden und 45 Minuten offen halten.

Zuletzt wird der venöse Zugang gegen Herausziehen mittels einer Schlaufe im Infusionsschlauch (zur Zugentlastung) zusätzlich gesichert. Die punktierte Extremität wird stabil gelagert, und die Punktionsstelle wird in regelmäßigen Abständen kontrolliert. Ist die Infusionsflasche leer gelaufen, so ist die Rollenklemme unverzüglich zu schließen, damit der Flüssigkeitsspiegel in der Tropfkammer erhalten bleibt.

DRUCKINFUSION. Durch den Druck auf den Infusionsbehälter (Kunststoff) wird bei vollständig geöffneter Rollklemme eine hohe Infusionsgeschwindigkeit erreicht. Hierzu sollte eine Druckinfusionsmanschette (ABB. 72) verwendet werden. Steht diese nicht zur Verfügung, so kann der Druck auch mithilfe einer normalen Blutdruckmanschette oder manuell erzeugt werden. Bei der Druckinfusion muss der Deckel der Belüftungsöffnung an der Tropfkammer des Infusionssystems geschlossen sein. Zur Druckinfusion dürfen nur Infusionssysteme verwendet werden, die mit einem P (engl. *pressure*: Druck) gekennzeichnet sind.

INJEKTION MIT SPRITZENPUMPE. Mit Hilfe einer Spritzenpumpe erfolgt die Applikation einer Lösung über einen längeren Zeitraum. Hierbei lässt sich die zu applizierende Menge exakt dosieren. Dies wird durch konstanten, maschinellen Druck auf dem Stempel der eingelegten Spritze erreicht. Spritzenpumpen, die im Rettungsdienst eingesetzt werden, verfügen in der Regel über einen aufladbaren Akku und ein Netzteil, so dass das Gerät wahlweise mobil oder am Stromnetz betrieben werden kann. Bei den Spritzenpumpen ist zu beachten, dass die entsprechenden vom Hersteller empfohlenen Spritzen verwendet werden. Mittlerweile sind auch multikompatible Geräte im Einsatz, bei denen die Software den Einsatz verschiedener Spritzentypen anderer Hersteller ermöglicht. Spritzenpumpen fallen unter die Bestimmungen des Medizinproduktegesetzes.

Zur Vorbereitung der Spritzenpumpe benötigt man neben dem eigentlichen Gerät folgende Materialien:
- Spritze mit i.d.R. 50 ml Volumen
- Medikament
- evtl. Trägerlösung zur Verdünnung
- Schlauchsystem zwischen Spritze und venösem Zugang

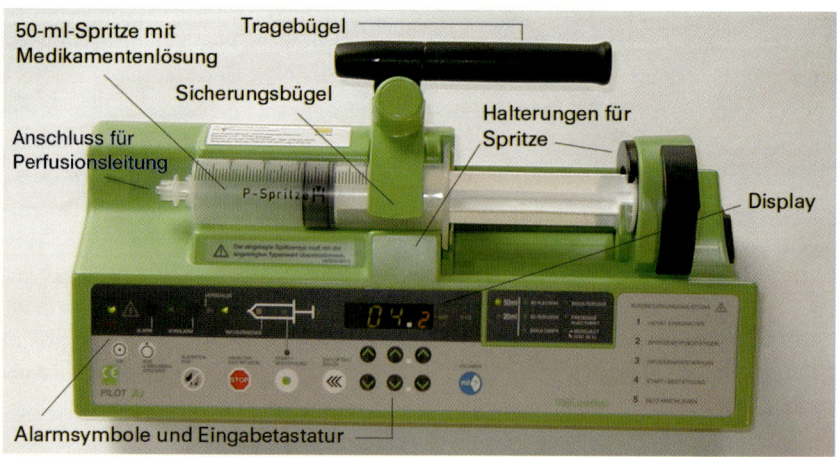

ABB. 73 ▶ Spritzenpumpe: Perfusor® F

– Drei-Wege-Hahn (falls nicht schon am venösen Zugang).

Zunächst wird die Infusionslösung in die Spritze aufgezogen. Dazu benötigt man evtl. neben dem eigentlichen Medikament zusätzlich eine Trägerlösung (z. B. 0,9%-ige NaCl-Lösung). Nach dem Aufziehen wird die Spritze beschriftet (Präparat und Dosierung). Danach wird das Schlauchsystem (mit einem Drei-Wege-Hahn) mit der Spritze verbunden und durch Druck auf den Spritzenstempel komplett entlüftet. Die vorbereitete Spritze wird nun in die Spritzenpumpe eingelegt und der Sicherheitsbügel verriegelt, damit die Spritzenpumpe einen steten Druck auf den Stempel ausüben kann. Dieser Vorgang ist modell- und herstellerspezifisch und muss entsprechend der Betriebsanleitung durchgeführt werden. Der Drei-Wege-Hahn, an dem das Schlauchsystem bereits angeschlossen wurde, wird mit der Venenverweilkanüle verbunden. Am Drei-Wege-Hahn lässt sich (falls gewünscht) eine weitere Infusion (z. B. Tropfinfusion) anschließen. Das System muss über ein Rückschlagventil verfügen, um zu verhindern, dass die Infusionslösung bei Blockade des intravenösen Zuganges über den Drei-Wege-Hahn in das Infusionssystem aufsteigt.

Nun erfolgt (auf ärztliche Anweisung) die Einstellung der gewünschten Förderrate, die sich am Gerät in ml/h exakt eingeben lässt. Bei den multikompatiblen Spritzenpumpen muss zuvor das Fabrikat der eingelegten Spritze eingegeben werden. Alle Eingaben erfolgen über die Tastatur der Spritzenpumpe. Nachdem das Schlauchsystem über den Drei-Wege-Hahn mit der Verweilkanüle verbunden wurde, wird die Infusion gestartet.

Die Förderrate wird im Display des Gerätes angezeigt und kann auf ärztliche Anweisung je nach Erfordernissen jederzeit modifiziert werden. Spritzenpumpen sind je nach Hersteller mit mehreren Alarmsystemen ausgestattet.

TAB. 23 ▶ Alarm bei Spritzenpumpen

Während der laufenden Infusion kann es zu Alarmen kommen, wenn...

– der Fluss der Medikamentenlösung behindert wird (z. B. durch einen abgeknickten Perfusionsschlauch)
– sich der Spritzeninhalt dem Ende zuneigt
– die zum Betrieb erforderliche Akkuspannung abnimmt
– die Spritze falsch eingelegt wurde
– der Nachstellknopf nicht verriegelt wurde
– der Sicherheitsbügel nicht verschlossen wurde
– ein falscher Spritzentyp eingegeben wurde
– das Gerät einen Fehler aufweist.

Nach Ertönen des Alarmsignals muss der bestehende Fehler zunächst erkannt und dann beseitigt werden.

▶ Der periphervenöse Zugang

Im Rahmen der Standardtherapie kann der Rettungsassistent unter bestimmten rechtlichen und medizinischen Voraussetzungen (VGL. I 3) eigenverantwortlich weitere ausgewählte Maßnahmen durchführen. Bei den akuten Störungen des Herz-Kreislauf-Systems sind dies:
– Legen eines periphervenösen Zugangs
– Verabreichen einer kristalloiden Vollelktrolytlösung.

Das Legen eines peripheren venösen Zuganges bezeichnet die Punktion (punktförmiges Anstechen) einer Vene und das Einlegen einer Verweilkanüle aus Kunst-

Punktionsstellen an Armen und Händen

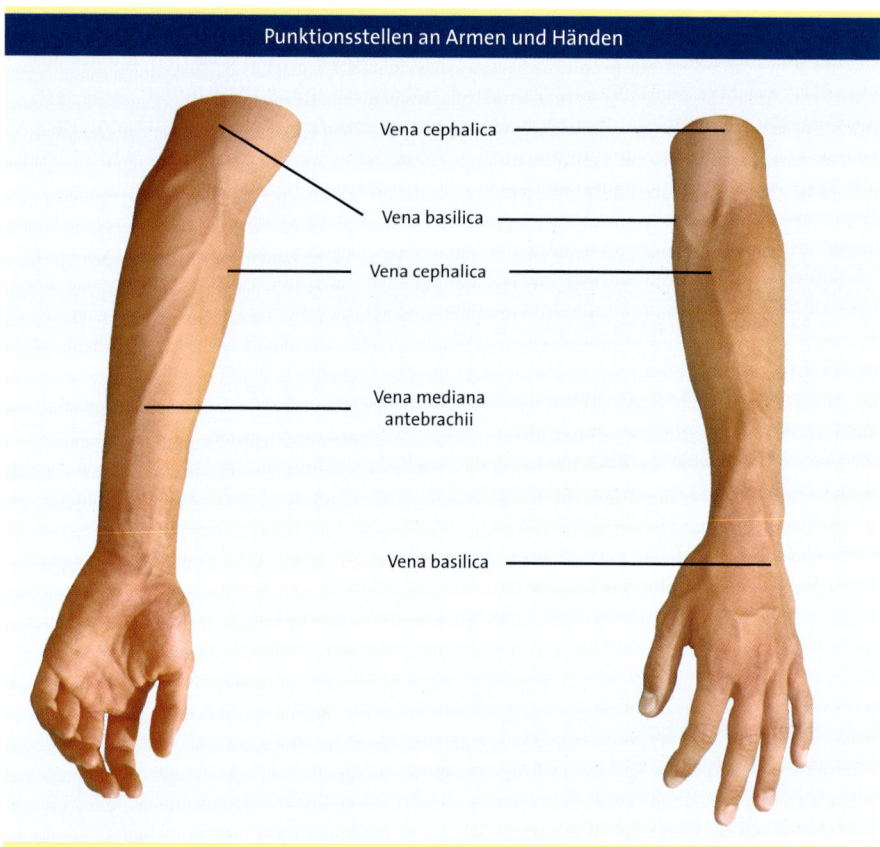

Vena cephalica

Vena basilica

Vena cephalica

Vena mediana antebrachii

Vena basilica

ABB. 74 ▶ Zur Punktion geeignete Venen des Armes und der Hand

stoff. Die Maßnahme gehört zur Standardtherapie bei Notfallpatienten. Sie bietet viele Vorteile und dient sowohl der Diagnostik als auch der Therapie des Notfallpatienten.

Durch das Anlegen einer Venenverweilkanüle besteht ein direkter Zugang zum venösen Gefäßsystem und damit zum gesamten Blutkreislauf des Patienten. Medikamente, die über den venösen Zugang appliziert werden, verteilen sich sehr schnell und gelangen somit zügig zu ihrem Wirkort. Der schnelle Wirkeintritt des Medikaments ist ein entscheidender Vorteil für den Notfallpatienten im Rettungsdienst.

Direkt nach der Platzierung der Verweilkanüle in der Vene kann venöses Blut entnommen werden. Dieses dient labordiagnostischen Zwecken und spiegelt den Patientenzustand in einer frühen Phase der Behandlung wider. Durch den Vergleich mit späteren Blut-Laborbefunden lassen sich im Krankenhaus Rückschlüsse über den Krankheitsverlauf sowie über die Effizienz von therapeutischen Maßnahmen ziehen.

Aber auch wenn die Situation des Notfallpatienten zunächst keine medikamentöse Therapie erfordert, kann ein venöser Zugang geschaffen werden. Neben dem

Vorteil der frühen Blutabnahme kann über den angelegten Zugang bei einer Verschlechterung des Patientenzustandes unverzüglich eine medikamentöse Therapie erfolgen.

TECHNIK. Zunächst verschafft sich der Rettungsassistent einen Eindruck über die Venensituation beim Patienten. Geeignete Punktionsstellen sind periphere Venen an den Extremitäten. Diese Venen liegen im bzw. unter dem Fettgewebe der Haut und lassen sich in der Regel gut punktieren. Der Rettungsassistent sollte eine möglichst distale Punktionsstelle auswählen, um bei missglückter Punktion weitere mögliche Punktionsstellen zur Verfügung zu haben. In erster Linie kommen die Venen des Handrückens sowie des Unterarmes in Betracht. Die Punktion in der Ellenbeuge soll nur in Ausnahmefällen erfolgen, da sie u.a. die Gefahren der unbeabsichtigten Punktion einer Arterie sowie das Abknicken der Kanüle birgt.

In seltenen Fällen ist im Bereich des Handrückens und des Armes keine geeig-

nete Punktionsstelle zu finden. Hierbei liegt es im Ermessen und an der persönlichen Erfahrung, eine andere periphere Vene (z.B. am Fußrücken) oder notärztlich eine zentrale Vene, z.B. *V. subclavia* (VGL. 4.4.5.4) bzw. die *V. jugularis externa* oder *V. femoralis,* zu punktieren.

Für die Venenpunktion mit Venenverweilkanüle wird das benötigte Material bereitgelegt. Zunächst muss die gewünschte Größe der Venenverweilkanüle ausgesucht werden. Maßgebend ist dabei der Innendurchmesser der Verweilkanülen. Die Größen sind durch einen Farbcode einheitlich verschlüsselt.

> Von verschiedenen Herstellern werden Venenverweilkanülen mit Sicherheitsverschluss für den Stahlmandrin angeboten. Hierdurch sollen versehentliche Stichverletzungen der Anwender (z.B. mit Gefahr der Übertragung von Hepatitis und HIV) bei der Entsorgung des Stahlmandrins nach erfolgreicher Punktion verhindert werden. Grundlagen zur Notwendigkeit solcher Materialien finden sich in der TRBA 250.

Großlumige Verweilkanülen eignen sich zur zügigen Infusion (Volumensubstitution). Bei entsprechender Indikation (z.B. beim hypovolämischen Schock) sollen sogar mehrere großlumige venöse Zugänge angelegt werden. Mittlere Größen von Venenverweilkanülen (z.B. 18 G – grüne Codierung) kommen beim Offenhalten des venösen Zuganges sowie zur Applikation von Medikamenten zum Einsatz. Kleine Kanülengrößen werden bei Kindern oder bei schlechten Venenverhältnissen benutzt. Die Durchflussrate der Verweilkanüle ist abhängig von Innendurchmesser und Länge. Die Gesamtdurchflussrate ist zusätzlich vom zusätzlich verwendeten Drei-Wege-Hahn bzw. Infusionssystem abhängig. Beide können bei großlumigen

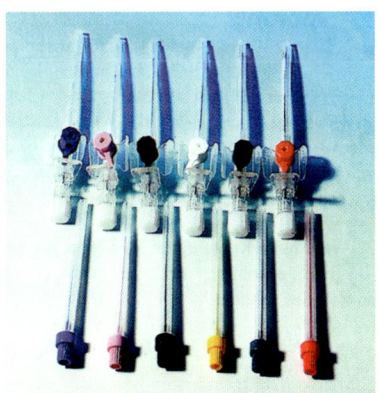

ABB. 75 ▶ Venenverweilkanülen und Mandrins

TAB. 24 ▶ Größen, Farben und Einsatzgebiet von Venenverweilkanülen

Farbcode	Größe ⌀ mm	G	Innen- ⌀ mm	Kanülenlänge mm	max. Durchfluss ml/min [2]	Einsatzgebiet
blau	0,8	22	0,61	25	36	Pädiatrie, schlechte Venen
rosa	1,10	20	0,76	33	61	Pädiatrie, Medikamentenapplikation
grün	1,30	18	0,96	45	96	Infusionstherapie, Medikamentenapplikation
grün/weiß	1,30	18	0,96	33	103	Infusionstherapie, Medikamentenapplikation
weiß	1,50	17	1,11	45	128	Infusionstherapie, Medikamentenapplikation
grau	1,70	16	1,30	50	196	Volumensubstitution
orange	2,20	14	1,75	50	343	Volumensubstitution

Beispiel: Vasofix® Braunüle®, Fa. Braun, Melsungen

Max. Durchflussgeschwindigkeit im Modellversuch bei 1 m Infusionshöhe, wässriger Lösung, freiem Ablauf und vollständig geöffneter Rollenklemme

Verweilkanülen die maximal mögliche Durchflussrate einschränken.

> Besser zwei etwas kleinere funktionsfähige venöse Zugänge als zwei missglückte großlumige venöse Zugangsversuche!

DURCHFÜHRUNG. Zur Venenpunktion werden die dargestellten Materialien bereitgelegt. Danach geht man wie folgt vor.

Aufklärung: Zunächst muss der Patient über die bevorstehende Maßnahme aufgeklärt werden. Bei bewusstlosen Patienten kann ein mutmaßliches Einverständnis des Patienten vorausgesetzt werden.

Eigenschutz: Zum Eigenschutz werden unsterile Handschuhe angelegt.

Venen darstellen: Mit Hilfe eines Staubandes oder mit der Blutdruckmanschette wird am Oberarm eine Stauung angelegt (Blut kann weiterhin über die zuführenden Arterien in die Extremität einfließen, diese aber über die Vene nicht verlassen). Dabei darf der angelegte Druck den systolischen Blutdruck der Arterie nicht übersteigen, da es auf diese Weise zu einer Abbindung des Armes käme. Nach Anlegen der Stauung muss deswegen zunächst der distale Puls (z. B. Puls der *A. radialis)* getastet werden. Durch die Stauung treten die Hautvenen deutlich hervor. Zusätzlich kommt es zu einer blauroten Verfärbung der Haut, die durch das zurückgestaute venöse Blut verursacht wird.

Aufsuchen der Punktionsstelle: Es sollte eine möglichst distale Vene punktiert werden, um weitere mögliche proximale Punktionsstellen (z. B. bei missglückter Punktion) zur Verfügung zu haben. Die zu punktierende Vene sollte einen möglichst geraden Verlauf aufweisen.

Desinfektion: Um eine optimale Desinfektion der Punktionsstelle zu erreichen, werden bei starker Körperbehaarung zunächst die Haare des Areals rasiert. Danach wird die Punktionsstelle großzügig mit Desinfektionslösung eingesprüht. Die Einwirkzeit der Desinfektionslösung beträgt mindestens 30 Sekunden. Ein einmaliges Abwischen mit einem sterilen Tupfer kann anschließend nur in dem besprühten Hautareal erfolgen. Die Punktionsstelle ist jetzt desinfiziert und darf nur noch von dem sterilen Stahlmandrin der Venenverweilkanüle berührt werden. Die Punktionsstelle darf kein weiteres Mal, weder manuell noch durch Tupfer, berührt werden.

Punktion der Vene: Die Vene wird durch Zug der Haut des Patienten in Längsrichtung (zum Punktierenden hin) fixiert. Dies verhindert ein Wegrollen beim Einstich in das Gefäß. Nun wird zunächst die Haut des Patienten in unmit-

telbarer Nähe der Vene punktiert, und die Venenverweilkanüle wird in Richtung des Gefäßes geschoben, bis die Spitze des Stahlmandrins sicher in das Gefäß eingedrungen ist. Dies wird durch zurückfließendes Blut in die am Ende der Stahlhohlnadel befindliche Kammer sichtbar. Nun wird nur die Kunststoffkanüle unter Beachtung des Venenverlaufs vorsichtig weiter vorgeschoben. Der Stahlmandrin wird hierbei festgehalten und in der Kunststoffkanüle belassen, bis diese vollständig in die Vene eingelegt wurde. Erst unmittelbar vor dem Anschluss einer Infusion, dem Einlegen eines Kunst-

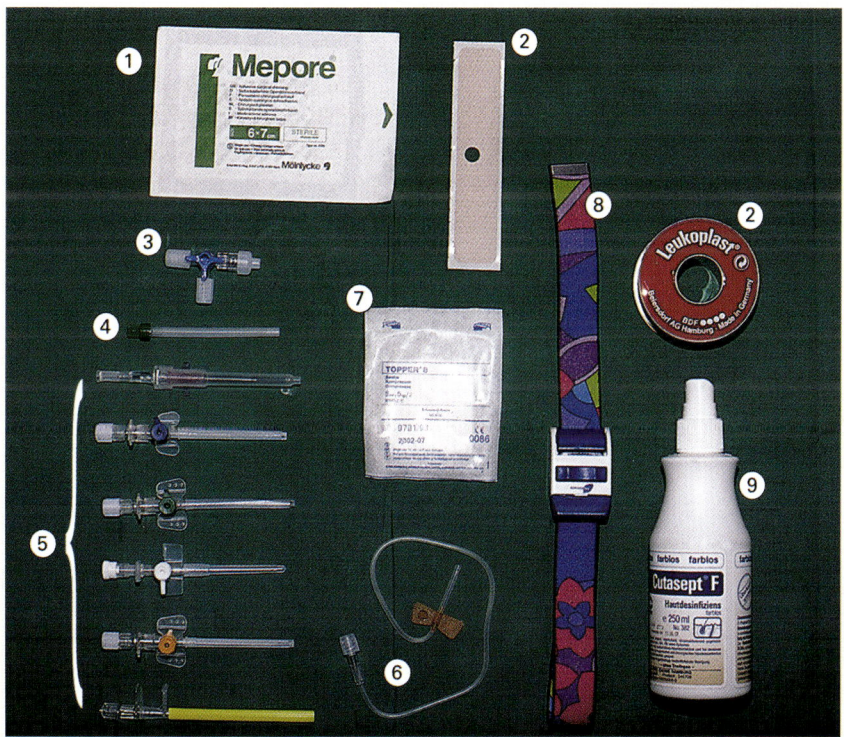

ABB. 76 ▶ Material zur peripheren Venenpunktion: steriles Pflaster (1), Fixierungsmaterial (2), Drei-Wege-Hahn (3), Mandrin (4), Venenverweilkanüle (5,6), sterile Tupfer (7), Stauschlauch (8), Desinfektionslösung (9)

stoffmandrins oder dem Anschluss eines Blutabnahmesystems wird die Stahlhohlnadel vollständig entfernt. Ein teilweise oder vollständig gezogener Stahlmandrin darf nicht mehr in die Verweilkanüle zurückgeschoben werden. Bei dieser Maßnahme kann es zur Durchbohrung, zur Abknickung oder sogar zum Abriss der Kunststoffkanüle kommen.

Venenstauung aufheben: Durch Lösen des Staubandes bzw. durch Ablassen der Luft aus der Blutdruckmanschette wird die Stauung aufgehoben.

Fixation: Mit einem speziellen sterilen Fixierungspflaster wird die Venenverweilkanüle auf der Haut fixiert. Davor muss evtl. eine Säuberung und Trocknung der Haut mit Tupfern erfolgen. Notfalls kann die Fixierung der Verweilkanüle auch mit normalem Rollenpflaster oder Verbandmaterial erfolgen. Das Pflaster soll die Extremität nicht komplett umschließen, weil es sonst zur Abschnürung kommen kann.

Das Abdrücken der Vene proximal der eingelegten Kunststoffkanüle verhindert beim anschließenden Entfernen des Stahlmandrins, dass es aus dem venösen Zugang blutet. Der Druck wird bis zum Anschluss der Infusion aufrecht gehalten. Nach Entfernung des Stahlmandrins muss dieser sofort in einem stabilen Kontaminationsbehälter entsorgt werden.

Offenhalten des Zuganges: Die vorbereite Infusion wird mit der Venenverweilkanüle verbunden und die Rollenklemme des Infusionssystems geöffnet. Nun wird unter Inspektion der punktierten Vene sowie unter Beachtung der Tropfkammer kontrolliert, ob die Infusionslösung einwandfrei in die Vene einfließen kann. Kommt es proximal der punktierten Stelle zu einer Schwellung, so erfolgt die Infusion paravenös. Ursache ist die falsche Lage der Verweilkanüle neben der Vene. In diesem Fall muss die Infusion sofort gestoppt und die Verweilkanüle entfernt werden.

Die korrekte Lage der Verweilkanüle kann z. B. mit der Rücklaufprobe getestet werden. Das Infusionsbehältnis wird dazu unter die Patientenebene gehalten. Zurückfließen von Blut in das Infusionssystem zeigt die korrekte Lage an. Dieser Test funktioniert allerdings nur mit Infusionssystemen ohne integriertes Rückschlagventil. Fließt die Lösung ohne Hindernisse in das Gefäß ein, so wird die gewünschte Infusionsgeschwindigkeit an der Rollenklemme eingestellt.

Wurde der venöse Zugang nur prophylaktisch gelegt, so kann auch ein Kunstoffmandrin eingelegt werden. Dieser dichtet das Lumen der Kunststoffkanüle vollständig ab. Die Größe des Mandrins ist entsprechend dem Farbcode für die zugehörige Venenverweilkanüle zu wählen.

Der Rettungsassistent soll von einer Venenpunktion bei Säuglingen und Kleinkindern (bis 3 Jahre) Abstand nehmen. Bei diesen Patienten sind periphere Venen häufig nur schwer darstellbar. Kindliche Venen lassen sich nur mit der nötigen Routine schnell erfolgreich punktieren. Die Verletzungsgefahr und die Gefahr von Komplikationen sind bei der Punktion durch einen ungeübten Rettungsassistenten zu hoch.

> Für den Rettungsassistenten empfiehlt sich die Punktion bei Säuglingen und Kleinkindern nicht, weil die nötige praktische Erfahrung (z. B. durch spezielle Praktika in der Kinderanästhesie) in der Regel nicht vorhanden ist.

KOMPLIKATIONEN. Bei einer Venenpunktion kann es zu einer Reihe von

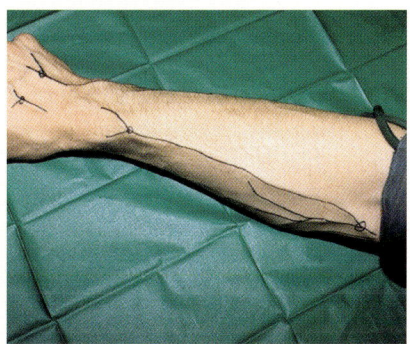

ABB. 77 ▶ Stauen der Venen

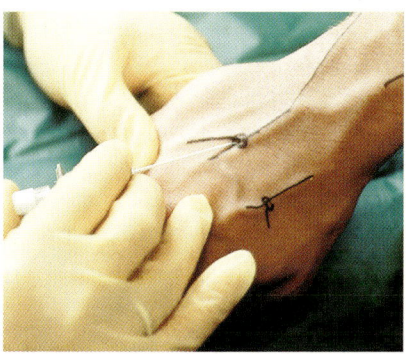

ABB. 78 ▶ Punktion einer Vene des Handrückens

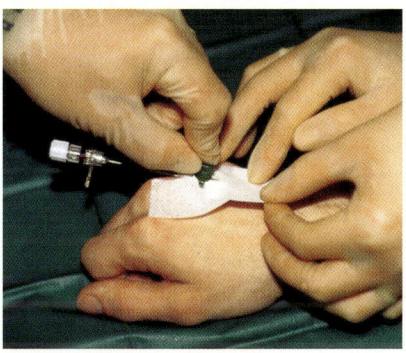

ABB. 79 ▶ Fixierung der Venen-verweilkanüle (steril)

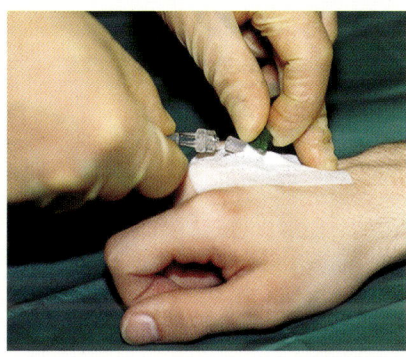

ABB. 80 ▶ Anschluss einer Infusion

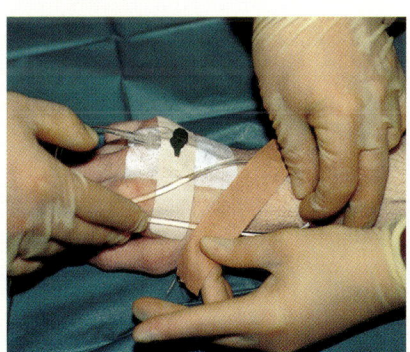

ABB. 81 ▶ Fixierung mit Zug-entlastung

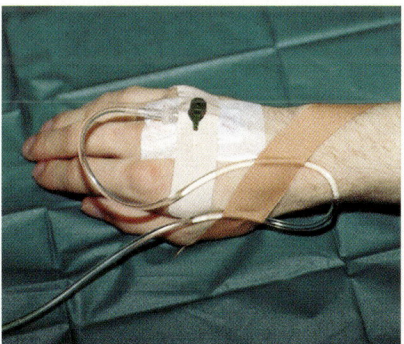

ABB. 82 ▶ Fertig!

Komplikationen kommen. Um das Problem sicher zu beseitigen, muss der Rettungsassistent die möglichen Komplikationen kennen.

Fehlpunktion: Bei der Punktion wurde die Vene nicht getroffen, sie ist geplatzt oder wurde durchstochen (primäre Perforation). Selten kommt es auch zur Verletzung des Gefäßes durch die Kunststoffkanüle (sekundäre Perforation). Eine angeschlossene Infusionslösung läuft hierbei paravenös in den Extravasalraum. Durch die aus dem Gefäß austretenden Blutbestandteile kommt es schnell zu einer Schwellung und zu einem Hämatom (Bluterguss). Die laufende Infusionslösung muss sofort gestoppt werden, und der Zugang wird entfernt. Hierzu wird die Venenverweilkanüle vollständig herausgezogen. Die blutende Punktionsstelle wird bis zum Sistieren (Stillstehen) der Blutung durch Aufdrücken von Tupfern und anschließend mit einem Pflaster, ggf. mit Druckpolster, versorgt. Es kann ein weiterer Punktionsversuch proximaler oder an der anderen Extremität erfolgen.

Arterielle Punktion: Die versehentliche Punktion einer Arterie ist am pulssynchronen Austritt von meist hellrotem Blut aus der Venenverweilkanüle bzw. in das Infusionssystem zu erkennen. Der Patient empfindet bei einer Injektion von manchen Medikamenten starke Schmerzen. Aufgrund eines rasch einsetzenden Vasospasmus (Verkrampfung des Gefäßes) und darauf folgender Ischämie kann sich die Extremität distal der Punktionsstelle entfärben (Blässe). Falls die Infusion bei einem Höhenunterschied von einem Meter zwischen Patient und Infusionsbehälter einwandfrei läuft, so ist eine arterielle Fehlpunktion mit hoher Wahrscheinlichkeit ausgeschlossen. Ist die arterielle Fehl-

punktion erkannt, so werden sofort alle Injektionen und Infusionen beendet. Die Kanüle muss in der Arterie verbleiben. Sie wird fixiert und deutlich gekennzeichnet. Je nach Art der Schädigung kann der Notarzt 10 – 20 ml einer 0,9%-igen Kochsalzlösung zur Verdünnung, Kortison zur Ödemprophylaxe, ein Lokalanästhetikum zur Schmerzbekämpfung und ein gefäßerweiterndes Medikament über die intraarterielle Kanüle verabreichen. Die fehlerhafte Punktion ist zu dokumentieren.

Verlegung der Kanüle. Durch Abknicken der Kanüle (z. B. bei Lage in Gelenknähe) oder durch einen Blutpfropf kann das Lumen der Kanüle verlegt sein. Wenn der Verdacht auf Verlegung der Kanüle besteht, so wird die entsprechende Extremität achsengerecht ausgerichtet und evtl. in dieser Stellung fixiert. Ist dies erfolglos, so sollte am besten eine erneute Punktion erfolgen. Die Einspülung von Kochsalzlösung (mittels einer Spritze) in einen verlegten venösen Zugang ist umstritten.

Verletzung von Nerven. Besonders im Bereich der Ellenbeuge, des Halses und der Leistenregion kann es wegen der Nähe von Venen und Nerven bei Punktionsversuchen leicht zu Verletzungen kommen. Der ansprechbare Patient wird entsprechende starke Schmerzen oder Missempfindungen sofort äußern, bei Bewusstlosen fehlt dieser Warnhinweis.

Venenreizung: Bei der Injektion verspürt der Patient einen stechenden Schmerz in der Verlaufrichtung der Vene. Verursacht werden solche Schmerzen durch eine Reizung der Veneninnenwand *(Tunica intima).* Bei dieser Reizung besteht grundsätzlich die Gefahr der Phlebitis (Gefäßentzündung), und es kann zu Thrombosen kommen. Der irritierende

Effekt wird z. B. durch die zu schnelle Injektion von hyperosmolaren Injektionslösungen (hoher Anteil an gelösten Stoffen; über 300 mosmol/l) ausgelöst. Im Rettungsdienst kann dieses Problem z. B. bei der Injektion von 40%-iger Glukoselösung auftreten.

Treten unmittelbar bei der Injektion derartige Schmerzen auf, so sollte die Injektion der Lösung langsamer erfolgen. Zusätzlich wird das Medikament mit einer rasch laufenden kristalloiden Infusionslösung in die Vene eingespült.

▶ Die Injektion

VORBEREITUNG. Die Injektion ist das Einbringen eines gelösten Arzneistoffes in den Organismus. Im Rettungsdienst erfolgen fast ausschließlich intravenöse (i.v.) Injektionen. Weitere gebräuchliche Applikationsarten sind die intramuskuläre (i.m.) Injektion, die subkutane (s.c.) Injektion, die intraossäre (i.o.) Injektion sowie die seltene intraarterielle Injektion. Bei der Injektion gelangt die injizierte Lösung unter Umgehung des Verdauungssystems in den Organismus *(parenteral)*. Die für die Notfallmedizin empfohlene intravenöse (i.v.) Injektion sollte über eine Venenverweilkanüle erfolgen.

MEDIKAMENTE. Bei der Vorbereitung einer Injektion benötigt man zunächst das zu injizierende Medikament. Die Medikamente sind in verschiedenen Formen in unterschiedlichen Ampullen enthalten.

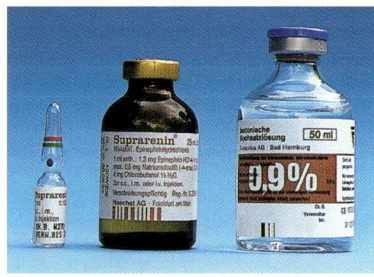

ABB. 83 ▶ Glasampulle, Stechampulle

Es gibt Glas- und Plastikampullen, die gebrauchsfertige Injektionslösungen enthalten. Üblicherweise hat der Inhalt der Ampulle ein Volumen von 1, 2, 5, oder 10 ml. Auf der Beschriftung der Ampulle sind der Handels- oder Wirkstoffname, die Wirkstoffmenge (z. B. in Milligramm (mg)) und das Volumen zu erkennen. Glasampullen müssen entweder mit einer Ampullensäge angesägt werden oder sie haben einen durch Ring oder Punkt markierten Ampullenhals, der durch leichten Druck einfach abgebrochen werden kann.

> Zur Vorbeugung von Verletzungen sollte beim Abrechen ein Tupfer als Polster um den Ampullenhals gelegt werden.

Bei Plastikampullen kann der Ampullenhals einfach abgedreht werden. Beide Ampullenarten enthalten sterile, gebrauchsfertige Injektionslösungen oder Lösungsmittel.

TAB. 25 ▶ Applikationswege bei der Injektion

Applikationsweg	Bedeutung
intravenöse Injektion	Injektion in eine Vene
intraossäre Injektion	Injektion in einen markhaltigen Knochen
intramuskuläre Injektion	Injektion in einen Muskel
subkutane Injektion	Injektion unter die Haut

Ampullen mit Trockensubstanz enthalten das Arzneimittel als steriles Trockenpulver, das mit einer angegebenen Menge Lösungsmittel aufgelöst werden muss. Dazu wird zunächst das Lösungsmittel in eine Spritze aufgezogen. Anschließend wird das Lösungsmittel in die Ampulle mit der Trockensubstanz eingespritzt, die Ampulle zu Auflösung der Trockensubstanz geschüttelt und die fertige Lösung in die Spritze gezogen.

Stechampullen sind kleine Glasfläschchen mit einem Volumen von 10, 20, oder 50 ml Inhalt. Sie enthalten entweder gebrauchsfertige Lösungen oder Trockensubstanzen. Ähnlich wie bei den Infusionsbehältern sind Stechampullen mit einem Gummistöpsel mit Schutzkappe verschlossen. Die Entnahme aus Stechampullen erfolgt entweder über einen sog. Spike, der fest im Gummistöpsel der Ampulle verbleibt (Mehrfachentnahme), oder über eine Kanüle (Einfachentnahme). Der Spike verfügt über einen Konus zur Entnahme und zusätzlich über eine Belüftungsöffnung. Bei der Entnahme mittels Kanüle ist diese Belüftung nicht vorhanden, und es muss eine entsprechende Menge Luft in die Stechampulle injiziert werden. Mit einer angeschlossenen Spritze können die Substanzen einfach über den Spike oder die Kanüle aus der Stechampulle entnommen werden. Das Verfahren mit Spike erlaubt auch eine Teilentnahme des Ampulleninhaltes.

Injektionsspritzen dienen zur Injektion von flüssigen bzw. gelösten Arzneimitteln in den Organismus, teilweise aber auch zur Punktion (Spritze mit Kanüle). Sie sind einzeln steril verpackt und bestehen aus einem Hohlzylinder mit Graduierung sowie aus einem Spritzenkolben mit Stempel. Die Aufnahmefähigkeit beträgt 1, 2, 5, 10, 20 oder 50 ml. Am oberen Ende des Zylinders befindet sich entweder ein zentral oder seitlich angebrachter, genormter Anschlusskonus. Bei der Injektion wird die Injektionslösung nach dem Konnektieren der Kanüle bzw. des Zuspritzteils (Venenverweilkanüle) durch Herunterdrücken des beweglichen Kolbens appliziert.

Bei *Kanülen* handelt es sich um Hohlnadeln unterschiedlichen Durchmessers. Auf der einen Seite befindet sich ein Anschlussstück zum Spritzenkonus, auf der anderen Seite eine schräg angeschliffene Spitze. Kanülen sind immer für den Einmalgebrauch bestimmt (sowohl beim Aufziehen von Medikamenten als auch bei der Punktion mit Kanüle). Im Rettungsdienst werden Kanülen in erster Linie zum Aufziehen von Injektionslösungen aus Ampullen verwendet. Meistens werden Kanülen der Größe Nr. 1 (gelb, Innendurchmesser 0,9 mm, Länge 40 mm) und Kanülen der Größe Nr. 2 (grün, Innendurchmesser 0,8 mm, Länge 40 mm) verwendet.

TECHNIK. Zur Vorbereitung einer Injektion muss man sich zunächst alle benötigten Materialien bereitlegen:

– ausreichend große Spritze (steril), dem Volumen der Injektionslösung entsprechend
– Kanüle (steril) zum Aufziehen der Lösung aus der Ampulle
– eine Kanüle (steril) für die Punktion
– ein Stauschlauch
– Einmalhandschuhe
– Hautdesinfektionsmittel
– Tupfer
– Ampullensäge (nur bei Ampullen ohne Markierung)
– Stopfen (steril) zum Verschließen der Spritze nach dem Aufziehen
– wasserfester Filzstift zum Beschriften.

Lösungen aus Ampullen werden immer mit Kanülen aufgezogen, um zu vermeiden, dass kleinste Glaspartikel (können beim Abbrechen des Ampullenhalses absplittern) mit in die Spritze gelangen.

TAB. 26 ▶ Aufziehen von Lösungen in eine Spritze

Es werden nacheinander folgende Schritte sorgfältig durchgeführt:

– Entnehmen der Spritze aus der Verpackung; die Verpackung wird so geöffnet, dass die Spritze am Kolben gegriffen werden kann.
– Aufreißen der Kanülenverpackung.
– Aufsetzen der Stahlkanüle mit Schutzhülle.
– Überprüfung des Medikamentes (richtiger Patient? Richtiges Medikament? Richtige Dosierung? Verfallsdatum nicht überschritten? Lösung klar und ohne Ausflockungen?)
– Beklopfen des Ampullenhalses, um die Lösung vollständig in den Ampullenkörper zu befördern.
– Anritzen (nur bei entsprechenden Ampullen) des Ampullenhalses mit Hilfe der Ampullensäge.
– Abknicken des Ampullenhalses mit Tupfer als Verletzungsschutz.
– Entfernen der Schutzhülle der Kanüle.
– Einführen der Kanüle mit aufgesteckter Spritze in die Ampulle.
– Aufziehen der Injektionslösung, dabei Ampulle schräg halten, den Inhalt vollständig aufziehen.
– Dekonnektieren der Spritze von der Kanüle, dabei Kanüle in der leeren Ampulle belassen.
– Ampulle mit Stahlkanüle entsorgen (Abwurfbox für spitze Gegenstände).
– Spritze mit der Öffnung nach oben halten und Zylinder leicht beklopfen (Entfernung von Luftblasen).
– Spritzenkolben langsam und vorsichtig nach oben drücken, bis die Luft komplett entwichen ist.
– Spritze evtl. mit einem sterilen Stopfen verschließen (falls sich die Injektion nicht unmittelbar anschließt).
– Spritze mit Medikamentennamen und Wirkstoffmenge beschriften oder das in der Packung beigelegte Etikett aufkleben.
– Medikament unter Ansage von Wirkstoff und Dosierung dem Arzt anreichen.

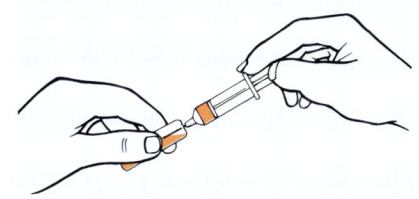

Aufziehen einer Injektionslösung

ABB. 84 ▶ Aufziehen einer Injektionslösung aus der Glasampulle

Kanülen dürfen immer nur einmal verwendet werden. Wenn eine Punktion erfolgen soll, muss die Kanüle gewechselt werden. Durch Fehler in der Handhabung kann die Sterilität der Kanüle leiden, und ihre Spitze kann durch unbemerktes Aufsetzen auf dem Ampullenboden abstumpfen.

Einige Medikamente werden zur genaueren Dosierung verdünnt. Als Lösungsmittel dienen üblicherweise eine 0,9%-ige NaCl-Lösung oder Aqua ad injectabilia. Bei der Verdünnung muss exakt gearbeitet werden, um eine möglichst genaue Dosierung zu erreichen (z.B. Verdünnung von Adrenalin beim anaphylaktischen Schock; vgl. II 2). Hierbei sollte zuerst das Lösungsmittel und dann das Medikament nacheinander in dieselbe Spritze aufgezogen werden. Dieses Vorgehen hat den Vorteil, dass aus der Stechampulle mit dem Lösungsmittel mehrfache Entnahmen möglich sind, ohne dass ein Medikamentenwirkstoff in diese Stechampulle übertritt. Bei der Wahl der richtigen Spritzengröße muss das resultierende Gesamtvolumen berücksichtigt werden. Bei der Beschriftung muss auf das Verdünnungsverhältnis geachtet werden.

TAB. 27 ▶ Aufziehen von Lösungen aus einer Ampulle mit Trockensubstanz

– Spritze wie oben beschrieben vorbereiten und Lösungsmittel aufziehen.

– Überprüfung des Medikamentes (richtiger Patient? Richtiges Medikament? Richtige Dosierung? Verfallsdatum nicht überschritten? Lösung klar und ohne Ausflockungen?)

– Aufsetzen einer neuen Kanüle auf die Spritze mit Lösungsmittel.

– Lösungsmittel in die Ampulle mit der Trockensubstanz einspritzen; Trockensubstanzen können in Stechampullen (mit Gummistöpsel) oder in normalen Glasampullen enthalten sein. Bei Stechampullen kann es zur Entstehung eines Überdrucks in der Ampulle kommen.

– Ampulle mit Spritze schütteln, bis sich die Trockensubstanz vollständig aufgelöst hat, dabei Kolben der Spritze am unteren Anschlag fixieren.

– Aufziehen der fertigen Lösung in die Spritze.

– Dekonnektieren der Spritze von der Kanüle, dabei Kanüle in der leeren Ampulle belassen.

– Ampulle mit Stahlkanüle entsorgen (Abwurfbox für spitze Gegenstände).

– Spritze mit der Öffnung nach oben halten und Zylinder leicht beklopfen (Entfernung von Luftblasen).

– Spritzenkolben langsam und vorsichtig nach oben drücken, bis die Luft komplett entwichen ist.

– Spritze evtl. mit einem sterilen Stopfen verschließen (falls sich die Injektion nicht unmittelbar anschließt).

– Spritze mit Medikamentennamen und Wirkstoffmenge beschriften oder das in der Packung beigelegte Etikett aufkleben.

– Medikament unter Ansage von Wirkstoff und Dosierung dem Arzt anreichen.

▶ **Überwachung, Dokumentation und Monitoring**

Im Rettungsdienst wird jeder Notfallpatient engmaschig überwacht. Der gesamte Diagnostik- und Therapieverlauf muss mit Hilfe von geeigneten Protokollen schriftlich dokumentiert werden (VGL. I 2.4). Neben den üblichen Protokollen gemäß der Empfehlung der DIVI bieten moderne medizinische Geräte eine Dokumentations- und Protokollfunktion an. Zunächst werden die Vitalparameter (Bewusstseinslage, Atemfrequenz, Herzfrequenz und Blutdruck) kontrolliert und die Ergebnisse vermerkt. Darüber hinaus werden auch Sauerstoffsättigung sowie der Blutzuckerspiegel gemessen und dokumentiert. Ferner sollte die Notfallsituation (Situation des Patienten beim Eintreffen des Rettungsdienstes) kurz beschrieben werden.

Für den aufnehmenden Arzt im Krankenhaus stellen eine lückenlose Dokumentation sowie eine genaue Situations- und Zustandsbeschreibung unerlässliche Faktoren dar.

▶ **Vorbereitung weiterer spezieller Maßnahmen**

Falls sich der Notarzt zur Durchführung weiterer invasiver Maßnahmen (z. B. zentralvenöser Zugang oder Perikardpunktion) im Rahmen der speziellen Therapie entscheidet, so sind die entsprechenden Materialien im Rahmen der Assistenztätigkeit vorzubereiten.

4.**4.5.**3
Spezielle Therapie

Der moderne Rettungsdienst ist durch einen Teamgedanken geprägt, bei dem Rettungsassistenten und Notärzte Hand in

Hand arbeiten. Alle schwerwiegenden Störungen des zirkulatorischen Systems stellen dabei eine Indikation für einen Notarzteinsatz dar.

Nach Übergabe der Einsatzstelle durch den Rettungsassistenten wird der Notarzt mit der ärztlichen Anamnese beginnen und orientiert am standardisierten Versorgungsschema die Elementar- und Standardtherapie vervollständigen sowie insbesondere eine spezielle (z.B. medikamentöse) Therapie einleiten. Bei dieser assistiert der Rettungsassistent oder wird auf dessen Anweisung tätig.

▶ Medikamentengabe

Wird eine medikamentöse Behandlung nötig, so bereitet der Rettungsassistent diese vor. Die Injektion wird vom Notarzt oder nach Delegation auch vom Rettungsassistenten durchgeführt. Im Bereich der Herz-Kreislauf-Störungen kommen vornehmlich folgende Medikamentengruppen zum Einsatz:
- Katecholamine
  (z.B. Adrenalin®, Dopamin®)
- Antiarrhythmika
  (z.B. Amiodaron®, Isoptin®)
- Nitrate (z.B. Nitroglycerin®)
- Diuretika (z.B. Furosemid®)
- Sedativa
  (z.B. Diazepam®, Midazolam®)
- Fibrinolytika
  (z.B. Heparin®, Urokinase®).

Am Beginn der medikamentösen Therapie steht die Auswahl der Applikationsform. Verschiedene Zugangswege stehen zur Verfügung, unter anderem sind dies:
- intravenöse Applikation (i.v.)
- intramuskuläre Applikation (i.m.)
- intraossäre Applikation (i.o.)
- subkutane Applikation (s.c.)
- orale und sublinguale Applikation
- rektale Applikation
- endobronchiale Applikation.

Je nach Situation muss der Arzt eine dieser Formen auswählen. Hierbei gilt es, verschiedene Faktoren zu berücksichtigen (z.B. Art des Medikaments, Wirkeintritt, Wirkdauer, Venenzustand). Im Rettungsdienst werden Medikamente hauptsächlich intravenös verabreicht. Die Kenntnisse der anderen Techniken sind für den Rettungsassistenten jedoch unerlässlich.

INTRAVENÖSE APPLIKATION. Hierbei handelt es sich um die Injektion in eine Vene (intravenös). Das Medikament kann über die bereits gelegte Venenverweilkanüle appliziert werden (s.o.). Dabei wird der Konus der Spritze – selbstverständlich ohne Kanüle – auf das Zuspritzventil der Venenverweilkanüle gesteckt. Die Rollenklemme des Infusionssystems wird geschlossen und eventuell der Infusionsschlauch zugedrückt, um einen Rückfluss des Medikamentes in Richtung Infusion zu verhindern. Die Geschwindigkeit muss hierbei dem jeweiligen Medikament angepasst werden. Nach der Einspritzung wird die Rollenklemme wieder geöffnet und die Infusionslösung infundiert, um eine Einspülung des Medikamentes in die Vene sicherzustellen. Alternativ kann über entsprechenden Drei-Wege-Hahn die Injektion erfolgen.

Auch ohne Venenverweilkanüle kann eine intravenöse Applikation durchgeführt werden. Das Medikament wird vorbereitet und in eine Spritze aufgezogen. Nach den üblichen Vorbereitungen (s.o.) erfolgt die Punktion einer Vene mittels Kanüle oder Butterfly®. Über diese wird das Medikament verabreicht und nach der Injektion entfernt. Auf die Einstich-

183

stelle wird mit einem sterilen Tupfer bis zur Blutstillung gedrückt (ca. 2 – 4 min.) und diese anschließend mit einem Pflaster versorgt.

INTRAMUSKULÄRE APPLIKATION.
Diese Applikationsform kommt im Rettungsdienst selten zum Einsatz. Das Medikament wird in einen großen Skelettmuskel injiziert, z.B. in den mittleren Gesäßmuskel *(M. glutaeus medius)*, und gelangt über dessen Kapillaren in den Körperkreislauf. Im Gegensatz zur intravenösen Applikation ist der Wirkeintritt verzögert und es kommt zu einer verlängerten Wirkdauer. Es entsteht ein Medikamentendepot im Muskel, aus dem der Wirkstoff langsam freigesetzt wird.

Auch hier liegt es im Aufgabenbereich des Rettungsassistenten, die Punktionsstelle und das Medikament vorzubereiten. Die Injektion selbst ist in der Regel eine ärztliche Maßnahme.

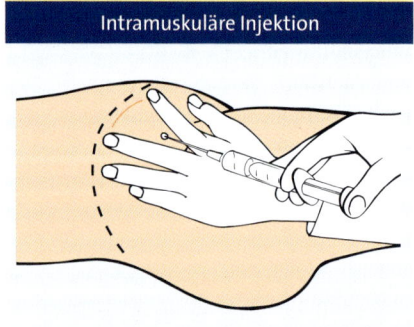

ABB. 85 ▶ Intramuskuläre Injektion nach von Hochstetter

INTRAOSSÄRE APPLIKATION. Dieser Zugangsweg über das Knochenmark (lat. *intra*: innerhalb; *os*: der Knochen), kommt bei Patienten mit schlechten Venenverhältnissen (vor allem bei Kindern bis zum 6. Lebensjahr) zum Einsatz. Nachdem das

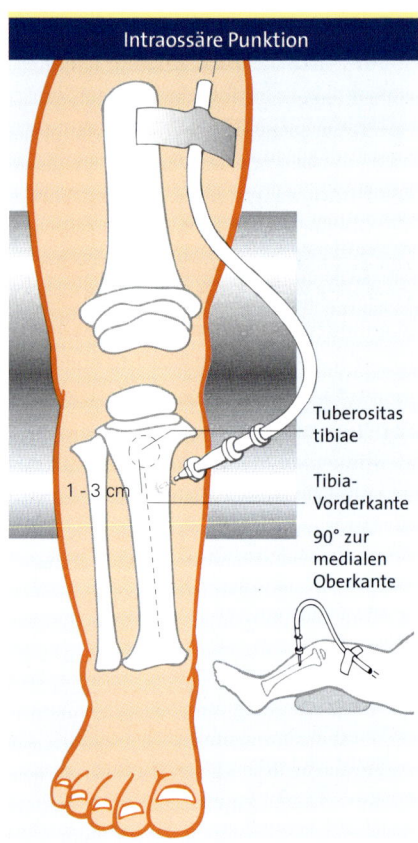

ABB. 86 ▶ Intraossäre Punktion

Bein stabil gelagert und desinfiziert ist, tastet man mit dem steril behandschuhten Zeigefinger die Rauigkeit des Schienbeins ab *(Tuberositas tibiae)*. Ein bis drei Zentimeter weiter distal befindet sich die Punktionsstelle. In der Regel wird mit einer speziellen Stahlkanüle (z.B. Cooknadel, 16 – 18 G) oder notfalls mit einem Stahlmandrin einer Venenverweilkanüle (16 – 18 G) punktiert. Alternativ kann auch ein »Schussautomat«, der sog. B.I.G.® *(Bone Injection Gun)*, Verwendung finden. Die Punktion erfolgt ca. 15° nach distal gerichtet, um so eine Verletzung der Epiphysenfuge oder des Kniegelenkes zu vermeiden. Nach dem Durchbohren der Knochenkortikalis lässt der Widerstand beim Punktieren deutlich nach. Die Stahlkanüle befindet sich nun im Knochenmark. Da dieses gerade bei Kindern stark durchblutet ist, erfolgt der Wirkeintritt der verwendeten Medikamente ebenso schnell wie bei der Gabe über einen peripheren Venenzugang. Bei Erwachsenen ist aufgrund der Umbauvorgänge des Knochens und des Knochenmarks eine intraossäre Applikation kaum möglich.

Auch bei der intraossären Punktion kommen dem Rettungsassistenten

zur Vorbereitung des Punktionsmaterials die folgenden assistierenden Aufgaben zu:
– möglichst gründliche Desinfektion der Punktionsstelle
– Spritze mit Lokalanästhetikum aufziehen (bei ansprechbaren Patienten)
– Anreichen des sterilen Punktionsmaterials (Cook-Nadel, evtl. Skalpell)
– NaCl-Lösung (0,9 %) zum Spülen der Nadel anreichen
– Punktionsstelle mit einem sterilen Tupfer/Verband umpolstern
– Infusion vorbereiten und über Drei-Wege-Hahn anschließen.

SUBKUTANE APPLIKATION. Bei der subkutanen Applikation wird das Medikament unter die Haut gespritzt. Der Wirkeintritt ist verzögert und die Verteilung im Organismus verlängert. Auch hier liegt es im Aufgabenbereich des Rettungsassistenten, die Punktionsstelle und das Medikament vorzubereiten.

ORALE UND SUBLINGUALE APPLIKATION. Die orale Applikation ist für den Notfalleinsatz nur wenig geeignet, da der Patient bei vollem Bewusstsein sein muss und der Wirkstoff nicht schnell genug zur Wirkung gelangt.

Sublingual (lat. *sub*: unter; *lingua*: die Zunge) verabreichte Medikamente, z.B. Nitrolingual-Spray, werden aber aufgrund der dünnen und gut durchbluteten Schleimhaut des Mundes schnell resorbiert. Der Wirkeintritt liegt im Minutenbereich. Hierbei ist darauf zu achten, dass die Patienten das Medikament nicht herunter schlucken, sondern unter der Zunge »zergehen« lassen. Beim Einsatz von Zerbeißkapseln (z.B. Nifedipin® Kapseln) ist es wichtig, dass die Kapsel vom Patienten aufgebissen wird. Ist dies nicht möglich,

ABB. 87 ▶ Material zur introssären Punktion: sterile Handschuhe (1), steriles Schlitztuch (2), Spritze (3), intraossäre Nadel (Cook-Nadel), offen (4), bzw. verpackt (5), Hautdesinfektionsmittel (6), sterile Kompressen (7), sterile Tupfer (8)

so sollte sie vom Rettungsassistenten aufgestochen werden.

REKTALE APPLIKATION. Die rektale Verabreichung kommt im Rettungsdienst vornehmlich bei pädiatrischen Notfällen (z. B. Fieberkrampf) zum Einsatz. Es stehen Zäpfchen (Suppositorien) und Rektiolen (Miniklistiere) zur Verfügung. Das Zäpfchen wird rektal bis kurz hinter den Schließmuskel eingeführt und danach der Gesäßmuskel zusammengedrückt. Es löst sich durch die Körperwärme auf und gibt den Wirkstoff frei. Dieser wird dann über die Darmschleimhaut resorbiert.

Bei Rektiolen ist darauf zu achten, dass sie mit zusammengedrückter Tube aus dem After entfernt werden, damit das Arzneimittel nicht wieder eingesaugt wird. Es ist auch hierbei auf Einhaltung der Hygiene zu achten (Handschuhe anziehen).

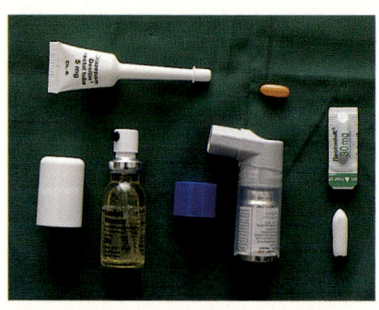

ABB. 88 ▶ von links nach rechts obere Reihe: Rektiole, Sublingualkapsel; untere Reihe: Sublingualspray, Dosieraerosol, Suppositorium

In der Regel kann bei vielen kindlichen Notfallpatienten ein Elternteil komplikationsloser ein notwendiges Zäpfchen einführen. Der Rettungsdienstmitarbeiter muss die fachgerechte Applikation allerdings beobachten.

ENDOBRONCHIALE APPLIKATION. Vorraussetzung für diese Verabreichung ist ein endotracheal intubierter Patient. Über den Tubus werden die Medikamente in gelöster Form in die Lunge gegeben. Danach sollten einige kräftige Beatmungen folgen, um den Wirkstoff im Bronchialbaum zu verteilen. Hierbei muss die Dosierung um das Zwei- bis Dreifache erhöht werden. Das Gesamtvolumen sollte 10 ml betragen, um eine möglichst gute Verteilung innerhalb der Lunge zu erreichen. Unter zeitlichen Aspekten ist es vorteilhaft, Medikamente endobronchial zu applizieren, wenn Patienten zwar intubiert sind (z. B. im Rahmen einer Reanimation), aber noch keinen venösen Zugang haben. Verabreicht werden können hierbei beispielsweise Adrenalin®, Atropin®, Xylocain®.

▶ **Zentralvenöser Zugang**

Der Notarzt kann in Ausnahmefällen einen zentralen Venenkatheter legen. Dieser Katheter liegt mit seiner Spitze in der oberen Hohlvene *(V. cava sup.)* unmittelbar vor ihrer Einmündung in den rechten Vorhof. Hier befindet sich keine Venenklappe. Mögliche Punktionsstellen sind in ABBILDUNG 89 dargestellt: *V. jugularis int., V. jugularis ext., V. subclavia.*

Insbesondere die *V. subclavia* ist auch bei schweren Schockzuständen in der Regel noch punktierbar. Vorteile einer zentralen Venenpunktion liegen in der direkten Medikamentenapplikation in den herznahen Kreislauf (Zufuhr von hochwirksamen Medikamenten) und der Gabe von sehr großen Infusionsmengen (»High-flow-Katheter«) sowie bei der Messung des zentralen Venendrucks in der Klinik. Zur Anwendung kommen die

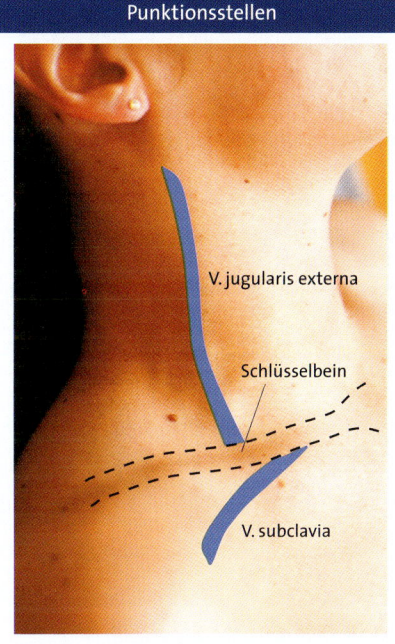

Punktionsstellen

V. jugularis externa

Schlüsselbein

V. subclavia

ABB. 89 ▶ Verlauf zentraler Venen (durch die Haut sichtbar!)

so genannte Braunülentechnik sowie die Seldinger-Technik.

Aufgrund der eingeschränkten hygienischen Bedingungen im präklinischen Bereich und der möglichen Komplikationen sollen, falls möglich und sinnvoll, anstelle des zentralvenösen Zugangs primär alternative Techniken (s. o.) bevorzugt werden. Der zentralvenöse Zugang stellt somit die Ausnahmesituation der präklinischen Versorgung dar, muss aber von jedem Notarzt beherrscht werden.

Das zur Punktion benötigte Material ist in ABBILDUNG 91 dargestellt. Zunächst wird der Kopf des Patienten im Idealfall tief gelagert, um eine bessere Venenfüllung zu erreichen und um einer Luftembolie

vorzubeugen. Unter sterilen Bedingungen verwendet der Notarzt zur Punktion eine 10- oder 20-ml-Spritze, die zur Hälfte mit NaCl (0,9%) gefüllt ist. Sie wird unter ständiger Aspiration vorgeschoben. Einströmen von dunklem Blut zeigt die erfolgreiche Punktion an. Nun wird die Kunststoffkanüle weiter vorgeschoben und die Stahlkanüle zurückgezogen. Anschließend wird eine Katheterkopplung steril aufgesetzt und der Katheter durch die Kunststoffkanüle (Braunülentechnik) in die obere Hohlvene (*V. cava superior*) vorgeschoben. Der eingeführte Katheter ist somit verfahrensbedingt immer kleiner als die Punktionskanüle, in der Regel können nur kleinlumige Katheter eingesetzt werden. Falls großlumige zentralvenöse Katheter notwendig sind, kann alternativ die so genannte Seldinger-Technik verwendet werden (ABB. 90). Hierbei muss immer mit sterilem Lochtuch und sterilen Handschuhen gearbeitet werden. Durch eine Stahlkanüle wird nach erfolg-

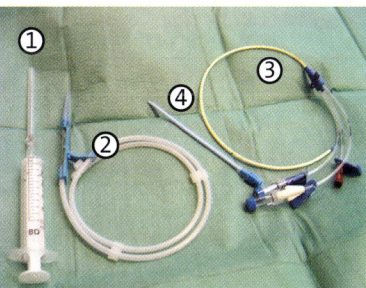

ABB. 90 ▶ Arbeitsmaterial für die Punktion in Seldingertechnik:
1. Spritze mit Punktionskanüle
2. Seldinger-Draht
3. Katheter (3-Lumen)
4. Dilatator

187

TAB. 28 ▶ Maßnahmen des Rettungsassistenten in korrekter Reihenfolge

– Vorbereitung des Punktionsmaterials

– Punktionsstelle mehrmals gründlich
desinfizieren

– Anreichen von sterilen Handschuhen

– Abdecken mit einem sterilen Schlitztuch
(lässt nur ein kleines Arbeitsfeld frei)

– eventuell Lokalanästhetikum anreichen
(wird steril aufgezogen)

– NaCl 0,9% für Punktionsspritze anreichen

– Punktionsstelle mit einem sterilen
Tupfer/Verband umpolstern, eventuell
Nahtmaterial zur Fixierung anreichen

– Infusion vorbereiten und über
Drei-Wege-Hahn anschließen

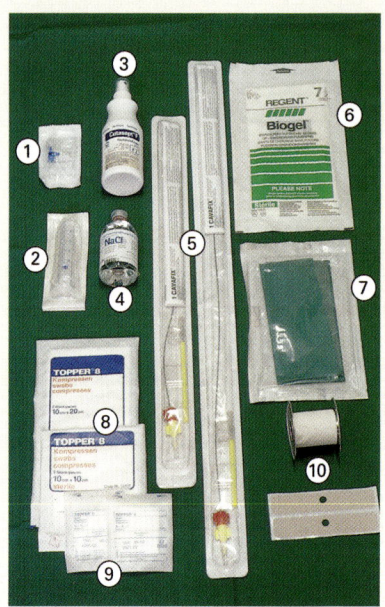

ABB. 91 ▶ Material für die zentralvenöse Punktion: Drei-Wege-Hahn
(1), Spritze (2), Hautdesinfektionsmittel (3), 0,9%-ige NaCl-Lösung (4),
zentrale Venenkatheter (5), sterile
Handschuhe (6), Schlitztuch (7),
sterile Kompressen (8), sterile
Tupfer (9), Fixationsmaterial (10)

reicher Punktion ein Führungsdraht (Seldinger-Draht) steril eingeführt. Anschließend wird die Stahlkanüle entfernt und
nach Aufdehnung (Dilatation) des Stich-
kanals mit einem Dilatator – ein entsprechender steriler Venenkatheter – über den
Draht vorgeschoben. Hierdurch ist auch
das Einführen sehr großlumiger Venenkatheter (z.B. Highflow-Katheter, Schleusen-
katheter oder Mehrlumenkatheter) über
eine kleine Punktionskanüle möglich.

▶ Perikardpunktion

Bei Blutungen, z.B. nach Stichverletzun-
gen, oder durch einen Erguss (krankhafte
Flüssigkeitsansammlung) aufgrund einer
Entzündung (Perikarditis) kann das Flüs-
sigkeitsvolumen des Herzbeutels – normalerweise mehrere Milliliter seröse Flüssigkeit – auf bis zu einen Liter ansteigen.
Allerdings wird der Patient schon bei wesentlich geringeren Mengen symptomatisch. Die Ergussflüssigkeit befindet sich
dann zwischen innerem Blatt (Epikard)
und äußerem Blatt (Perikard) des Herz-

beutels. Das Perikard ist wenig elastisch,
so dass die Flüssigkeit schnell auf den
Herzmuskel (Myokard) drückt und diesen
in seiner Aktivität einschränkt. Rasch zeigen sich Symptome der Herzinsuffizienz
bis hin zum kardiogenen Schock.

Die Punktionsstelle zur Entlastung
des Perikardergusses liegt unterhalb des
Sternums zwischen dem Schwertfortsatz
(Proc. xiphoideus) und dem linken Rippenbogen. Unter ständiger Aspiration wird
eine 20-ml-Spritze mit einer langen Stahlkanüle in Richtung linker Schulter vorgeschoben. Wird Blut aspiriert, so befindet

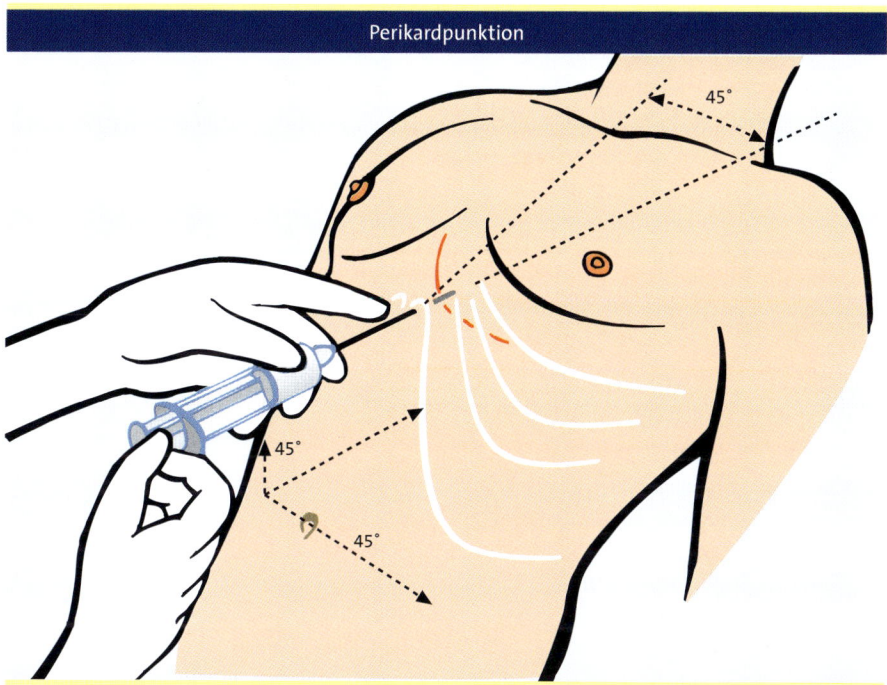

Perikardpunktion

ABB. 92 ▶ Schematische Darstellung einer Perikardpunktion

TAB. 29 ▶ Aufgaben des Rettungsassistenten bei der Perikardpunktion

– EKG-Überwachung und Vorbereitung des
  Defibrillators

– Vorbereitung des Punktionsmaterials

– Punktionsstelle mehrmals gründlich
  desinfizieren

– Anziehen steriler Handschuhe

– 20 ml Spritze mit einer langen Kanüle
  steril anreichen

– Punktionsstelle mit einem sterilen Tupfer
  versorgen

sich der Notarzt bei dem Eingriff idealerweise zwischen den beiden mit Blut
gefüllten Herzbeutelblättern und nicht
direkt im Herzen. Der Erguss wird nun
mittels Spritze entleert und die Kanüle in
der Regel anschließend wieder entfernt.

Die Diagnose einer Perikardtamponade ist in der präklinischen Notfallmedizin nur schwer möglich. Die Punktion ist
nicht einfach und kann schwerwiegende
Komplikationen auslösen. Es handelt sich
somit um eine Therapieoption mit entsprechend kritischer Indikationsstellung.

Der Therapie bei Störungen des Herz-Kreislauf-Systems kommt in der Notfallmedizin zentrale Bedeutung zu. Das ursächliche Problem betrifft in der Regel das Gefäßsystem (z. B. Gefäßverschluss/traumatische Gefäßeröffnung) oder direkt das Herz (z. B. Herzinfarkt mit Herzinsuffizienz). Beide Systeme greifen ineinander und führen somit auch zu Problemen im anderen System. Benötigt wird eine schnelle, konsequente und zielgerichtete Notfalltherapie. Hierbei kommt der zeitgerechten Schaffung eines Medikamentenzugangsweges eine wichtige Bedeutung zu. Allerdings kann die Grunderkrankung oder Verletzung die zügige Anlage eines peripheren Venenzuganges verhindern, so dass alternative (intraossäre/endotracheale Applikation) bzw. erweiterte Techniken durch den Notarzt (zentralvenöse Katheter) angewendet werden müssen.

5 *Reanimation*

5.1 Einleitung

B. Gliwitzky, A. Flemming

5.1.1 Bedeutung der Reanimation

Eine anspruchsvolle Aufgabe im Rettungsdienst stellt die Reanimation von Patienten nach einem Kreislaufstillstand dar. Reanimationspflichtige Patienten sind zudem als äußerst zeitkritisch einzustufen, da die Hypoxietoleranz des Gehirns sehr gering ist.

In Europa stellen Herz-Kreislauferkrankungen bei Erwachsenen die häufigste Ursache für eine Reanimation dar. In Deutschland erleiden jedes Jahr ca. 100 000 Menschen einen so genannten plötzlichen Herztod. Die Patienten sind in der Regel zwischen 35 und 75 Jahren alt, und die Prognose wäre bei rechtzeitiger Behandlung gut, da sich die vorliegende Grunderkrankung meist gut behandeln lässt. Das Ereignis kommt plötzlich und meistens ohne Vorankündigung. Ein Drittel aller Patienten mit einem so genannten Myokardinfarkt verstirbt, bevor eine Klinik erreicht wird. Der häufigste primäre Herzrhythmus bei einem Herzstillstand ist dabei ein Kammerflimmern.

Die Ergebnisse der reanimatologischen Forschung haben in den letzten 40 Jahren einen deutlichen Fortschritt für die medizinische Versorgung gebracht.

5.1.2 Leitlinien zur Reanimation

Im Jahr 2000 kam es erstmals zur Veröffentlichung *international einheitlicher Empfehlungen* zur Reanimation und zur

Behandlung von kardiovaskulären Erkrankungen des *International Liaison Committee on Resuscitation (ILCOR)*. Das ILCOR stellt einen internationalen Zusammenschluss der weltweit wichtigsten Reanimationsforschungsgesellschaften dar. Dieser wissenschaftliche Konsens stellte die Grundlage für die ebenfalls 2000 publizierten Anwenderleitlinien des *European Resuscitation Council (ERC)* und der anderen Fachgesellschaften dar.

Alle Bestandteile der Reanimation und die Durchführung weiterer lebensrettender Sofortmaßnahmen orientieren sich in dem vorliegenden Lehrbuch an diesen Empfehlungen. Die reanimatologische Forschung ist, wie viele Gebiete der Medizin, stark im Fluss. Deshalb werden auch hier neue Ergebnisse die Empfehlungen zur Reanimation verändern. Der in der Notfallmedizin Tätige hat somit selbstverständlich die Verpflichtung, sich auf dem aktuellen Stand zu halten. Voraussichtlich im Jahre 2006 wird es die nächste Aktualisierung der Leitlinien geben. Auf mögliche Änderungen wird im Abschnitt »Ausblicke« noch einmal eingegangen.

> Bei allen positiven Entwicklungen bleibt die Zeit immer der entscheidende Faktor im Kampf gegen den Herztod. Deshalb müssen hier in Zukunft geeignete Wege gefunden werden, um das therapiefreie Intervall bis zum Eintreffen des Rettungsdienstes weiter zu verkürzen.

5.1.3 Rettungskette

Mitentscheidend für das Überleben des Patienten ist ein optimales Ineinandergreifen aller Glieder der Rettungskette.

Einen entscheidenden Einfluss hat hier der Laienhelfer. Häufig ist er derjenige, der das Ereignis beobachtet, so dass der Ersthelfer als erstes Kettenglied die Rettung in Gang setzen muss. Jeder Bürger sollte deshalb die Notrufnummer kennen und die Maßnahmen der *kardiopulmonalen Reanimation (CPR)* beherrschen.

Ein weiteres sehr wichtiges Element ist die frühestmögliche Defibrillation bei Patienten mit Kammerflimmern. Da der Rettungsdienst meist jedoch erst nach 8 – 15 Minuten beim Patienten eintrifft, muss zwangsläufig diese Maßnahme auch nach vorne verlagert werden. Hier sollten so genannte *First Responder-Systeme* etabliert werden, um den Zugriff auf den Patienten mit Herzstillstand zu verkürzen. Auch werden immer häufiger an öffentlichen Plätzen *Automatisierte Externe Defibrillatoren (AED)* vorgehalten.

Das nächste Glied der Rettungskette stellt der Rettungsdienst dar. Auch hier gibt es erheblichen Entwicklungsbedarf. Alle Mitglieder des Rettungsteams müssen nach einheitlichen Empfehlungen ausgebildet und trainiert werden. Der Patient mit Herzstillstand sollte überall das Anrecht auf eine den aktuellen wissenschaftlichen Empfehlungen entsprechende Versorgung haben. Werden in den Bereichen der Rettungskette, in denen es möglich ist, entsprechende Verbesserungen vorangetrieben, wird sich dies auch in der Überlebensrate der Patienten widerspiegeln.

5.**1.4** Was ist eine Reanimation?

Ein Herz-Kreislauf-Stillstand stellt den Ausfall der drei Vitalfunktionen Bewusstsein, Atmung und Kreislauf dar (VGL. I. 4).

Jeder Kreislaufstillstand ist demzufolge gekennzeichnet durch:
– Bewusstlosigkeit
– Atemstillstand (kein Atemgeräusch, keine Atembewegungen)
– Kreislaufstillstand (kein zentraler Puls tastbar).

Als Reanimation werden alle Maßnahmen bezeichnet, die den Spontankreislauf wiederherstellen. Aufgrund der verschiedenen Ursachen kann die Reihenfolge des Ausfalls der einzelnen Vitalfunktionen unterschiedlich sein. Sind sowohl Atmung als auch Kreislauf ausgefallen, sind die Maßnahmen der *Herz-Lungen-Wiederbelebung (HLW)* oder *kardiopulmonalen Reanimation (CPR)* zu ergreifen. Auch im deutschen Sprachraum ist das Benutzen der jeweiligen englischen Abkürzungen üblich geworden, daher finden sie auch hier Verwendung.

> Ziel aller Wiederbelebungsmaßnahmen ist die Wiederherstellung eines Spontankreislaufs mit ausreichender Hirnperfusion.

5.**1.5** Ursachen des Herz-Kreislauf-Stillstands

Jede Störung einer Vitalfunktion kann grundsätzlich zu einem Kreislaufstillstand führen. Hauptursache dafür sind beim Erwachsenen kardiozirkulatorische Störungen, wie beispielsweise:
– Herzinfarkt
– Herzinsuffizienz
– Entzündungen am Herzen (z.B. Myokarditis)
– Rhythmusstörungen
– Lungenembolie
– Perikardtamponade (Herzbeuteltamponade).

Das zentrale Problem bei den kardiozirkulatorischen Ursachen ist die sich entwickelnde Ischämie am Herzen. Hierdurch kommt es häufig zu lebensbedrohenden Herzrhythmusstörungen wie Kammertachykardien und Kammerflimmern.

Auch respiratorische Störungen können die Herzaktivität beeinflussen. Ein Atemstillstand führt unbehandelt folglich zum Kreislaufstillstand, da es zu einer Hypoxie am Myokard kommt. Hier sind hauptsächlich folgende Ursachen zu nennen:

- Atemwegsverlegungen (Zurückfallen der Zunge, Verlegung durch Erbrochenes)
- Sauerstoffmangel in der Inspirationsluft
- Störungen der zentralen Atemregulation (bei SHT oder Vergiftungen)
- Thoraxtraumata (mit Pneumo- bzw. Spannungspneumothorax).

Bei traumatischen Schäden wie einem Spannungspneumothorax oder einer Perikardtamponade kommt es außerdem zu Füllungsstörungen des Herzens. Es strömt kein Blut mehr ins Herz ein; durch fehlenden Widerstand während der Kontraktion (Zusammenziehung) der Herzkammern stellt das Herz die mechanische Leistung ein (pulslose elektrische Aktivität, PEA).

Eine primäre Bewusstlosigkeit kann ebenfalls Ursache für einen Kreislaufstillstand sein. Hier kommt es meistens zu einer Verlegung der Atemwege mit daraus resultierendem Atemstillstand und einer sich entwickelnden Hypoxie mit nachfolgendem Herz-Kreislauf-Stillstand.

Weitere Ursachen sind z.B.

- Störungen des Stoffwechsels (Hypoglykämie, Diabetisches Koma)
- Störungen des Wasser-/Elektrolythaushalts (Hyperkaliämie)
- Störungen des Säure-/Basenhaushalts (Azidose).

> Die häufigste Ursache für einen Kreislaufstillstand im Erwachsenenalter sind kardiale Probleme.

5.2 PATHOPHYSIOLOGIE

Versagt die Pumpfunktion des Herzens vollständig, so ist der Patient sofort pulslos. Wegen der daraus resultierenden zerebralen Minderperfusion (Hirnmangeldurchblutung) wird der Patient ca. 10 – 15 Sek. später bewusstlos. Nach ca. 30 – 60 Sek. kommt es zum Atemstillstand. Unter Umständen gibt das Atemzentrum vor dem endgültigen Ausfall der Ventilation noch einige Atemreize ab. Diese lösen wenige, insuffiziente Atemexkursionen aus, die als Schnappatmung bezeichnet werden. Diese entspricht funktionell einem Atemstillstand. In dieser Phase sind auch Krämpfe möglich. Da das Gehirn sehr empfindlich auf Sauerstoff- und Glukosemangel reagiert, kann es bereits 3 – 5 Minuten nach Unterbrechung des Blutflusses zu irreversiblen (nicht zu behebenden) zerebralen Schäden kommen.

Ist eine primäre Bewusstlosigkeit Auslöser des Kreislaufstillstandes, tritt dieser als Folge eines Atemstillstandes ein. Aufgrund der fehlenden Atmung kommt es zur Hypoxämie (Sauerstoffmangel im Blut) und anschließend sehr schnell zur generellen Hypoxie (Sauerstoffmangel im Gewebe und an den Zellen).

> Die Zeit vom Beginn des Kreislaufstillstandes bis zum Absterben der Hirnzellen wird auch als klinischer Tod bezeichnet. Dieser geht ohne Reanimation in den Hirntod und letztendlich in den biologischen Tod über.

Das Gehirn ist das Organ mit der kürzesten Hypoxietoleranz. Es hat keine Möglichkeit, ohne Sauerstoff Energie zu gewinnen. Eine vorliegende Hypothermie (Unterkühlung) verlangsamt die Stoffwechselfunktionen des Organismus und verlängert die Hypoxietoleranz. In der Literatur sind einige Fälle erfolgreicher Reanimationen von Kindern mit Hypothermie, z. B. nach Ertrinken im Eiswasser, veröffentlicht. Auf der anderen Seite können Intoxikationen mit Barbituraten ebenfalls eine Hirnschädigung durch Reduzierung des zerebralen Sauerstoffbedarfs vermindern. Bei beiden Patientengruppen empfiehlt sich eine ausreichend lange Reanimationszeit. Die Hypoxietoleranz und die Zeitdauer vom Eintritt des Kreislaufstillstandes bis zum Beginn adäquater Maßnahmen – also das therapiefreie Intervall – bestimmen erheblich die Reanimationsprognose.

> Im Mittelpunkt jeder Reanimation steht die Frage nach der Zeit bis zum Beginn der Wiederbelebungsmaßnahmen.

Die Art des Kreislaufstillstandes ist nur mit einer EKG-Ableitung zu differenzieren. Man kann hierbei *hyperdyname* und *hypodyname* Formen des Kreislaufstillstandes unterscheiden.

Bei einem hypodynamen Kreislaufstillstand bewegt sich der Herzmuskel nicht, während sich das Myokard beim hyperdynamen Kreislaufstillstand mit hoher Frequenz bewegt. Deswegen ist der Ausdruck Kreislaufstillstand treffender als die Bezeichnung Herzstillstand. Beide Begriffe finden jedoch Anwendung.

5.**2.1** Hyperdyname Formen des Kreislaufstillstands

Bei den hyperdynamen Zuständen lassen sich im EKG das Kammerflimmern und die pulslose ventrikuläre Tachykardie unterscheiden und von den hypodynamen Formen abgrenzen.

5.**2.1**.1
Kammerflimmern

Unter Kammerflimmern versteht man ein schnelles, unkoordiniertes Fibrillieren (Zucken) des Myokards.

Verantwortlich für die unkoordinierte Muskelaktion sind neu entstandene Erregungsbildungszentren im Bereich der Ventrikel (Herzkammern). Aufgrund einer elektrischen Instabilität des Herzens geben diese Zellen unabhängig voneinander elektrische Impulse an das umliegende Myokard ab. Der Sinusknoten ist nicht länger Schrittmacher des Herzens, da die störenden Erregungen aus dem Ventrikel selbst eine viel schnellere Depolarisationsrate besitzen. Die Muskelfasern kontrahieren sich entsprechend der Impulsrate des nächstliegenden Erregungsbildungszentrums. Hierdurch ist eine koordinierte Kontraktion der Ventrikel unmöglich; letztendlich entspricht dieser Zustand einem elektrischen Chaos.

Das Kammerflimmern kommt einem Kreislaufstillstand gleich, obwohl elektrische Impulse und Muskelarbeit vorhanden sind. Kammerflimmern ist zudem ein sehr energieaufwändiger Prozess, der dem Herzen Energie abverlangt. Gleichzeitig ist durch den fehlenden Blutfluss das Sauerstoffangebot vermindert, so dass das myokardiale Sauerstoffdefizit verstärkt wird.

Im EKG erkennt man beim Kammerflimmern eine gezackte bzw. gewellte Linie ohne erkennbare Kammerkomplexe (Abb. 1, 2). Eine geregelte Aktivität ist nicht mehr zu sehen. Kammerflimmern wird entsprechend der Amplitude des Flimmerns in grobes Flimmern (mit großen Ausschlägen) oder feines Flimmern (mit niedrigen Ausschlägen) unterteilt. Die einzige Möglichkeit, diesen Zustand zu beenden, ist die frühestmögliche Defibrillation im Rahmen der Reanimation. Jede Minute, in der das Kammerflimmern nicht behoben wird, sinkt die Überlebenschance des Patienten um ca. 7 – 10%.

Wird dieser für das Myokard sehr energieaufwändige Rhythmus nicht zeitgerecht therapiert, geht der Zustand des Kammerflimmerns nach Erschöpfung der kardialen Reserven in eine Asystolie über. Ein Kammerflimmern kann bei normaler Temperatur bis zu 15 Minuten andauern. Die Amplitude des Flimmerns nimmt mit der Zeit ab und die Frequenz zu.

> Beim Erwachsenen ist das Kammerflimmern als primäre Ursache unter den verschiedenen Formen des Kreislaufstillstandes mit ca. 85% sehr häufig.

5.**2.1**.2
Pulslose ventrikuläre Tachykardie (PVT)

Eine pulslose ventrikuläre Tachykardie (PVT) geht einem Kammerflimmern häufig voraus. Im Gegensatz zum Kammerflimmern liegen hier verbreiterte, noch voneinander abgrenzbare Kammerkomplexe vor. Die Frequenz dieser Komplexe liegt zwischen 200 und 300/min (ABB. 3). Es fehlt jedoch eine Pumpleistung des Herzens. Bei fehlender Therapie geht eine PVT schnell in ein Kammerflimmern über. Zu beachten ist, dass es auch ventrikuläre Tachykardien mit tastbarem Puls der Halsschlagader (Karotispuls) gibt.

Patienten mit einer pulslosen ventrikulären Tachykardie haben eine relativ gute Überlebenschance, wenn sie reanimiert und frühestmöglich defibrilliert werden.

5.2.2 Hypodyname Formen des Kreislaufstillstands

Zu den hypodynamen Zuständen des Kreislaufstillstandes rechnet man die Asystolie und die pulslose elektrische Aktivität.

5.2.2.1
Asystolie

Unter einer Asystolie versteht man den elektrischen und mechanischen Stillstand des Herzens. Das EKG zeigt eine Nulllinie (ABB. 4). Man unterscheidet eine *pankardiale* (das gesamte Herz betreffend) Asystolie mit Stillstand von Vorhof und Kammer von einer *ventrikulären* Asystolie, bei der noch Vorhofaktivitäten im EKG (P-Wellen) vorhanden sind. Insbesondere bei der Erstdiagnose mittels EKG bzw. eines manuellen Defibrillators sollte noch eine zusätzliche EKG-Ableitung analysiert (Cross-Check) werden. Außerdem muss

die Befestigung der Elektroden überprüft werden, um ein feines Kammerflimmern sicher auszuschließen.

Die Asystolie ist häufig Folge eines nicht behandelten Kammerflimmerns, sie kann aber auch primär im Rahmen einer Hypoxie oder nach einer anderen Rhythmusstörung auftreten. Die Prognose von Patienten mit einer primären Asystolie ist in der Regel schlecht. Auch ein hochgradiger AV-Block kann Ursache einer Asystolie sein, hier sind in der Regel P-Wellen noch erkennbar.

5.2.2.2
Pulslose elektrische Aktivität (PEA)

Bei der pulslosen elektrischen Aktivität kommt es zur funktionellen Entkopplung von mechanischer und elektrischer Aktivität des Herzens; das Herz arbeitet häufig elektrisch fast normal, es kommt aber zu keiner Auswurfleistung, so dass der Patient pulslos ist. Die PEA zeigt sich im EKG in der Regel als bradykarder Rhythmus mit breiten Kammerkomplexen. Auch ein normofrequenter supraventrikulärer Rhythmus kann vorliegen. Ursachen hierfür sind häufig eine Hypovolämie, ein Spannungspneumothorax, Elektrolytentgleisungen, Unterkühlungen, eine Herzbeuteltamponade, ein massiver Herzinfarkt oder eine Lungenembolie.

> Entscheidend für das Erkennen eines Kreislaufstillstandes darf niemals die Interpretation eines EKG-Streifens sein, sondern immer das Überprüfen von Kreislaufzeichen (zentrale Pulse, Husten, regelrechtes Atmen, Bewegungen).

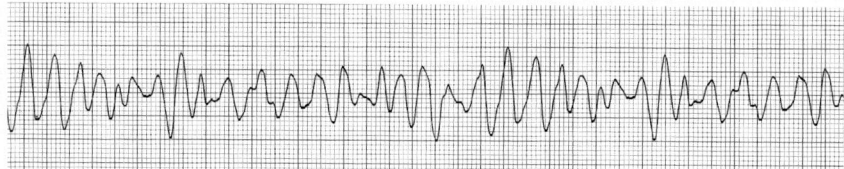

Abb. 1 ▶ Mögliches EKG-Bild bei Kammerflimmern

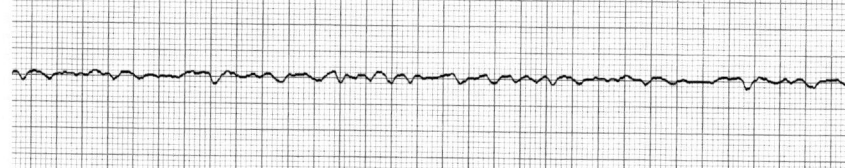

Abb. 2 ▶ Mögliches EKG-Bild bei Kammerflimmern

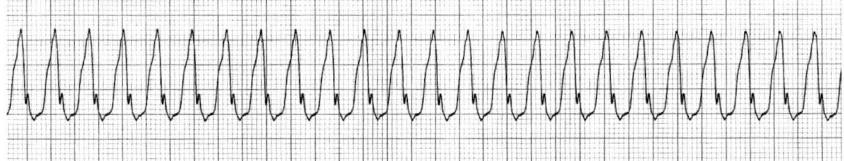

Abb. 3 ▶ EKG-Bild bei einer ventrikulären Tachykardie

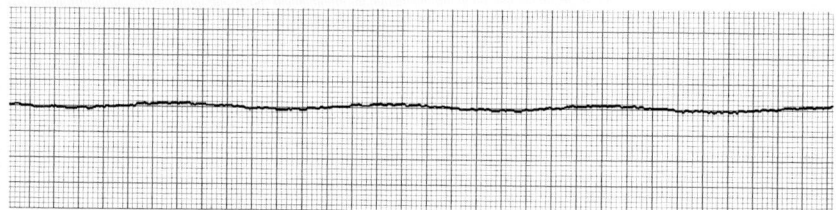

Abb. 4 ▶ EKG-Bild bei einer Asystolie

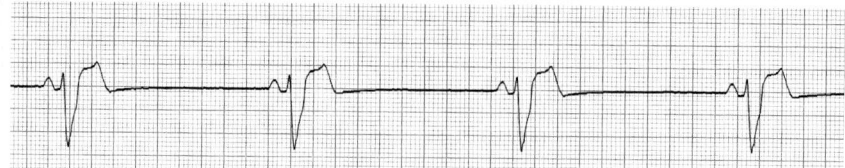

Abb. 5 ▶ Mögliches EKG-Bild bei einer elektromechanischen Dissozation

5.3 SYMPTOME UND DIAGNOSTIK DES KREISLAUF-STILLSTANDES

Das Leitsymptom jeder Form des Kreislaufstillstandes ist die Pulslosigkeit an den Halsschlagadern und/oder das Fehlen von Kreislaufzeichen. Orientiert an der Reihenfolge der Kontrolle, findet man folgende Zeichen:
- Bewusstlosigkeit (fehlende Ansprechbarkeit und fehlende Reaktion auf Schmerzreiz)
- Atemstillstand (auch eine Schnappatmung ist ein funktioneller Atemstillstand!)
- Pulslosigkeit.

Die Pulslosigkeit an den Halsschlagadern ist insbesondere für Laienhelfer oft nur schwer festzustellen. Deshalb empfehlen die ERC-Leitlinien, nach den zwei Initialbeatmungen ausschließlich nach allgemeinen Zeichen des Kreislaufs zu suchen (z. B. nach Bewegungen des Patienten oder einer Spontanatmung).

Neben den sicheren Symptomen (Bewusstlosigkeit, Atemstillstand, Pulslosigkeit) hat der Patient häufig eine auffällige Hautfarbe (Zyanose, d. h. Blaufärbung der Haut, oder extreme Blässe) sowie weite Pupillen ohne Lichtreaktion. Beides sind allerdings unsichere Zeichen, da sie auch durch andere Faktoren beeinflusst werden können. So kann eine Zyanose beispielsweise bei Vergiftung mit Kohlenmonoxid fehlen. Weite Pupillen treten oft erst Minuten nach dem Ereignis auf oder werden durch andere Faktoren, z. B. Medikamente, beeinflusst. Atropin und Sympathomimetika (Adrenalin) erweitern die Pupillen, Opiatvergiftungen führen zu einer Pupillenverengung.

Zu den erweiterten diagnostischen Kriterien gehört die schnellstmögliche Differenzierung der Stillstandsform mittels Elektrokardiogramm, um die spezielle Therapie einzuleiten.

5.4 THERAPIE

Die Therapie eines Herz-Kreislauf-Still-standes wird unterteilt in einfache lebensrettende Maßnahmen *(Basic Life Support, BLS)* und erweiterte lebensrettende Maßnahmen *(Advanced Life Support, ALS)*.

Alle Maßnamen, Methoden und Medikamente wurden auf ihren Nutzen hin überprüft. Hieraus entstanden Empfehlungen, deren wissenschaftliche Evidenz (Grad der wissenschaftlichen Sicherheit) verschiedenen Klassen zugeordnet wurde (TAB. 1).

▶ **Freimachen der Atemwege**

Das Freimachen der Atemwege geschieht durch vorsichtiges Überstrecken des Kopfes und Anheben bzw. Vorziehen des Kinns bis zum normalen Zahnschluss oder bis zum Gegenüberstehen von Ober- und Unterkiefer. Hierzu legt der Helfer eine Hand auf die Stirn des Patienten und überstreckt den Kopf. Die andere Hand fasst das Kinn und hebt es an. Beim tief bewusstlosen Patienten öffnet sich bei diesem Manöver der Mund meist von

TAB. 1 ▶ Evidenzklassen

Klasse I	Gesicherte Empfehlung, exzellente Evidenz – immer akzeptabel, sicher wirksam.
Klasse IIa	Gutes bis sehr gutes Evidenzniveau – akzeptabel und sinnvoll = »Therapie der Wahl«.
Klasse IIb	Mittleres bis gutes Evidenzniveau – akzeptabel und sinnvoll = »Therapieoption«.
Klasse »unbestimmbar«	Keine Empfehlung, da aufgrund der vorliegenden Ergebnisse das Evidenzniveau derzeit nicht beurteilbar ist. Eine Maßnahme dieser Wahl kann trotzdem durchgeführt werden.
Klasse III	Nicht akzeptabel, nicht wirksam und möglicherweise schädlich.

5.4.1 Basic Life Support (BLS)

Nach Auffinden einer »leblosen« Person wird zunächst das Bewusstsein überprüft. Hierzu wird der Patient angesprochen und vorsichtig an den Schultern bewegt. Eventuell werden durch das Rettungsdienstpersonal Schmerzreize gesetzt. Für Laien wird der Schmerzreiz nicht mehr empfohlen.

Nach Feststellung der Bewusstlosigkeit erfolgt das Freimachen der Atemwege, das im Folgenden beschrieben ist.

allein, so dass eine grobe Verlegung der oberen Luftwege, z. B. durch ein gelockertes Gebissteil, ohne weiteres erkannt werden kann. Mit zwei Fingern der behandschuhten Hand und einer Kompresse bzw. einem Tuch kann man Erbrochenes, Flüssigkeiten oder Gegenstände aus dem Mundrachen herauswischen (VGL. 4.3.5).

Beim Verdacht auf eine Verletzung der Halswirbelsäule wird versucht, den Kopf nicht zu überstrecken. Er wird in Neutralstellung fixiert und man beschränkt sich auf das Anheben bzw. Vorziehen des Unterkiefers. Durch diese Technik muss selbstverständlich ein »freier Atemweg« gewährleistet werden können. Andernfalls muss entsprechend den o. g. Standards weiter gehandelt werden, da der freie Atemweg die höchste Priorität hat. Nach dem Freimachen der Atemwege erfolgt die Überprüfung der Atmung.

▶ Überprüfung der Atmung

Hierzu hält der Helfer die Atemwege weiterhin frei und beugt sich über das Gesicht des Patienten mit Blickrichtung auf dessen Thorax. Hierbei wird für max. 10 Sekunden auf Folgendes geachtet:

– auf Atembewegungen von Brust oder Bauch des Patienten (»Sehen«)
– auf Atemgeräusche (»Hören«)
– auf den Luftstrom an der eigenen Wange (»Fühlen«).

Ist eine normale Atmung des Patienten feststellbar, wird der Kreislauf überprüft und der Patient anschließend in die stabile Seitenlage gebracht. Liegt hingegen ein Atemstillstand vor, erfolgen zwei suffiziente Beatmungen, bei maximal fünf Versuchen. In der Ersten Hilfe und bei Fehlen jeglicher Hilfsmittel geschieht dies in Form der Mund-zu-Mund- oder Mund-zu-Nase-Beatmung (VGL. 4.3.5). Im Rettungsdienst muss bei jeder Patientenversorgung für die Notfallbeatmung ein Beatmungsbeutel mit verschiedenen Masken und Sauerstoff mit einem Reservoirsystem vorhanden sein.

Gelingen diese ersten zwei Beatmungen bei fünf Versuchen trotz korrekter Technik nicht, muss von einer weiter bestehenden Verlegung der Atemwege ausgegangen werden. Es müssen weitere Maßnahmen zum Freimachen der Atemwege wie Absaugen und/oder Einlage eines Guedel-Tubus, ergriffen werden.

Für die Beatmungen werden eine Frequenz von 10 – 12/min (d. h. ca. 2 Sekunden Inspirationsdauer) und ein Atemhubvolumen angewandt, das zu erkennbaren Bewegungen von Brust- und/oder Bauchwand des Patienten führt. Dies ist üblicherweise bei einem Hubvolumen von 400 – 600 ml der Fall. Die Beschränkung auf ein möglichst geringes Atemhubvolumen verringert das Risiko einer Überblähung des Magens mit nachfolgender Regurgitation und Aspiration (Zurückströmen und Einatmen von Magenflüssigkeit). Wird ohne Sauerstoff beatmet, muss das Hubvolumen auf ca. 700 – 1 000 ml erhöht werden.

Nach den initialen Beatmungen erfolgt die Kreislaufüberprüfung.

▶ Überprüfen des Kreislaufs

Die Kreislaufüberprüfung erfolgt durch Tasten des Karotispulses für maximal 10 Sekunden. Ist der Karotispuls vorhanden, liegt definitionsgemäß kein Kreislaufstillstand vor, und man setzt die Beatmung fort. Da jedoch das Tasten des Pulses in einer solchen Situation schwierig ist, soll auch der professionelle Helfer nach anderen Kreislaufzeichen suchen (Atembewegungen, Husten, Bewegung). Bei Pulslosigkeit des Patienten muss nun sofort mit den Thoraxkompressionen begonnen werden.

▶ Thoraxkompressionen

Da bei einem Kreislaufstillstand kein Blut zirkuliert, erreicht der Sauerstoff, der durch die Beatmung in die Lunge gelangt, ohne einen künstlichen Kreislauf nicht die lebenswichtigen Organe (insbesondere Herz und Gehirn). Dieser künstliche Kreislauf wird in Notsituationen durch äußere Thoraxkompressionen aufgebaut.

Die früheren Vorstellungen von den Auswirkungen der Thoraxkompression sind neu gewichtet worden. So geht man heute davon aus, dass der Blutfluss beim Erwachsenen nicht nur durch das Auspressen des Herzens zwischen dem Sternum (Brustbein) und der Wirbelsäule entsteht. Zu einem großen Anteil resultiert die Entstehung eines Minimalkreislaufes vielmehr aus Druckschwankungen im Thorax, bedingt durch die Thoraxkompression. Der thorakale Druckanstieg verstärkt zum einen den kardialen Kompressionseffekt; zum anderen bewirkt er, dass sauerstoffreiches Blut aus den Lungen durch das Herz in die großen Gefäße gepumpt wird. Das Herz dient nur als Durchflussorgan, die Herzklappen stellen hierbei Ventile dar, die die Strömungsrichtung des Blutes festlegen. Während der Entlastungsphase füllen sich die Lungengefäße wieder mit Blut. Problematisch ist dabei, dass bei unterschiedlichen Patienten (mitunter sogar bei demselben Patienten) der Effekt der Mechanismen während der Reanimation unterschiedlich sein kann. Da allerdings unklar ist, welcher Mechanismus in der speziell vorliegenden Situation gerade vorherrscht, versuchen die internationalen Empfehlungen, beide Mechanismen zu berücksichtigen.

Für die Thoraxkompression wird der Patient auf einer festen Unterlage flach gelagert. Den richtigen Druckpunkt findet man, indem man mit einem Finger am Rippenbogen bis zur Zusammenkunft beider Rippenbögen entlang fährt. Der Mittelfinger bleibt an diesem Punkt, so dass der Zeigefinger auf dem Sternum liegt. Mit der Handwurzel der anderen Hand wird das Sternum nach unten ertastet, bis der Zeigefinger erreicht ist. Diese Hand liegt dann in der Mitte der unteren Sternumhälfte. Die Handwurzeln beider Hände werden jetzt übereinander platziert und die Finger ineinander verschränkt. Auf diese Weise übt nur der Handballen Druck auf das Sternum aus.

Der Helfer beugt sich gerade über den Patienten, so dass seine Schulterlinie parallel zum Brustbein des Patienten liegt. Anschließend drückt der Helfer mit ausgestreckten Armen vier bis fünf Zentimeter den Brustkorb in Richtung Wirbelsäule ein (Abb. 6).

Bei abweichender Kompressionsrichtung oder falschem Druckpunkt besteht eine erhöhte Gefahr von Sternum- und Rippenfrakturen sowie von Verletzungen der Leber und Milz. Dies ist besonders bei Modifikation der ERC-Technik als so genannte Über-Kopf-Methode zu beachten. Die Kraft für die Kompression erfolgt nicht aus den Armen, sondern aus dem Oberkörper und der Hüfte. Die Entlastung des Thorax nach einer Kompression muss vollständig sein, da nur so ein Rückstrom des Blutes zum Herzen ermöglicht wird. Es muss darauf geachtet werden, dass der Druckpunkt nicht verloren geht. Kompressionsphase und Entlastungsphase müssen gleich lang sein. Die Kompressionsfrequenz beträgt ab dem Säuglingsalter 100/min.

5.4.1.1
Ein- und Zweihelfermethode

Bei der Reanimation müssen Beatmungen und Thoraxkompressionen miteinander kombiniert werden, damit das zirkulierende Blut ausreichend oxygeniert (mit Sauerstoff versorgt) wird. Die Durchführung dieser Methode kann mit einem oder zwei Helfern erfolgen (Ein- und Zweihelfermethode).

Aufsuchen des Druckpunkts, Handhaltung, Körperposition bei der Thoraxkompression

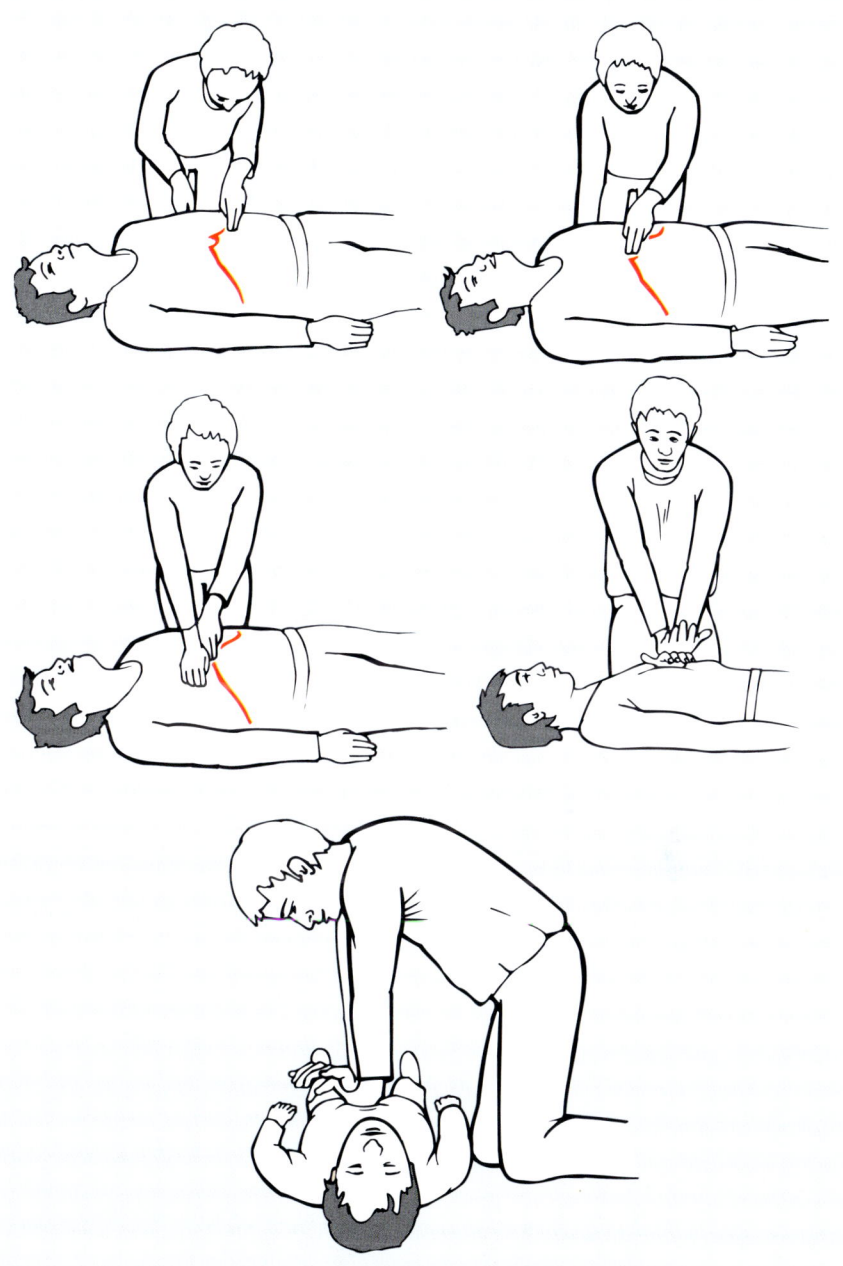

Abb. 6 ▶ Aufsuchen des Druckpunkts, Handhaltung, Körperposition bei der Thoraxkompression

▶ Einhelfermethode

Nach den ersten beiden Beatmungen und nachdem ein Kreislaufstillstand festgestellt worden ist, beginnt der Zyklus. Der Druckpunkt wird aufgesucht. Der Thorax wird 15-mal komprimiert, gefolgt von zwei Beatmungen. Bei der Basisreanimation erfolgen keine Pulskontrollen zwischen den Zyklen. Es wird solange reanimiert, bis ein Defibrillator vorhanden ist und eine Rhythmusdiagnostik erfolgt bzw. bis der Patient Zeichen einer Zirkulation zeigt oder der Helfer erschöpft ist. Die Einhelfer- und die Zweihelfermethode erfolgen immer im Verhältnis 2 Beatmungen zu 15 Thoraxkompressionen (2:15).

Ist eine Beatmung zunächst nicht möglich, so muss am Anfang der Reanimation dennoch eine Thoraxkompression durchgeführt werden, da hierdurch zumindest das restoxygenierte Blut verteilt wird.

▶ Zweihelfermethode

Bei der Zweihelfermethode führt einer der beiden Helfer die Thoraxkompressionen durch, der andere beatmet den Patienten. Beide Maßnahmen müssen abwechselnd durchgeführt werden. Eine Beatmung bei gleichzeitiger Thoraxkompression ist bei nicht intubierten Patienten gefährlich, da die Gefahr einer Regurgitation und Aspiration droht. Weiterhin kann durch die Kompressionen der Druck im Brustkorb und damit in den Lungen so stark erhöht werden, dass keine Beatmungsluft in die Lungen gelangt.

Der Helfer, der den Patienten untersucht, übernimmt die Beatmung. Initial wird der Patient zweimal beatmet. Gleichzeitig soll der Brustkorb freigelegt und der Druckpunkt aufgesucht werden. Der Zyklus beginnt mit 15 Thoraxkompressionen, gefolgt von zwei Beatmungen. Während des Zyklus muss die Inspirationsphase der zweiten Beatmung abgewartet werden, bevor die Exspirati-

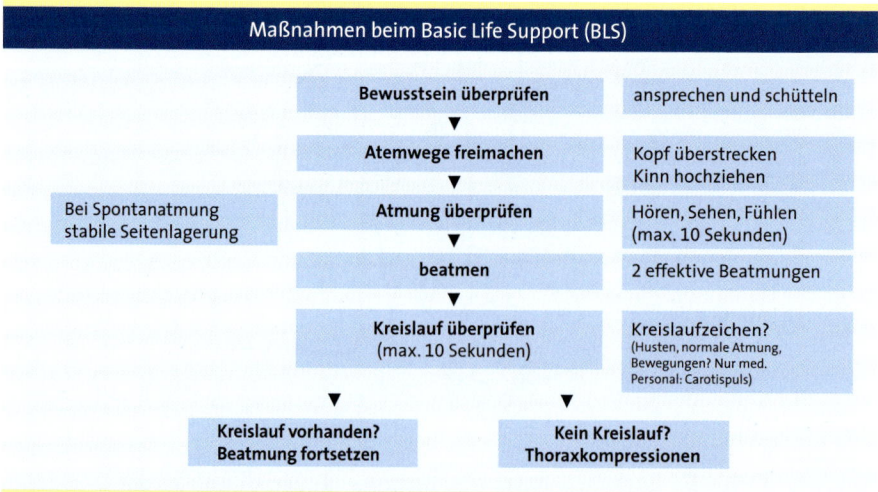

ABB. 7 ▶ Maßnahmen beim Basic Life Support (BLS)

on durch die Thoraxkompressionen unterstützt wird. Der aufgebaute Minimal-
kreislauf wird so nur geringen Pausen
ausgesetzt. Der Helfer, der die Thoraxkompressionen durchführt, zählt laut bis
15. Dies ermöglicht zum einen die unter-
brechungsfreie Abfolge von Beatmung
und Thoraxkompression und zum anderen die Einhaltung der korrekten Kompressionsfrequenz von 100/min.

Auch bei der Zweihelfermethode erfolgen keine Pulskontrollen bis zur Rhythmusdiagnostik mit EKG. Die Reanimation
wird nur bei sicheren Lebenszeichen unterbrochen.

5.4.1.2
Automatisierte Externe Defibrilla-
tion (AED)

Die Anwendung eines automatisierten
externen Defibrillators (AED-Gerät) wird
zur Basisreanimation gezählt. Die Anwendung kann aufgrund der einfachen Bedie-
nung auch von geschulten Laien durch-

geführt werden. Voraussetzung ist eine
Geräteeinweisung nach dem Medizinproduktegesetz und eine Ausbildung (ca. 7
– 8 Std.) nach Empfehlungen der Bundes-
arbeitsgemeinschaft Erste Hilfe. Auf die
Defibrillation wird im Abschnitt Elektrotherapie genauer eingegangen.

5.4.1.3
CPR und Infektionsgefahr

Die Gefahr einer Infektionsübertragung
im Rahmen einer CPR ist sehr gering.
Es gibt keine Beweise für eine mögliche
Übertragung von HIV oder Hepatitis B-
oder C-Viren durch eine Atemspende oh-
ne Hilfsmittel, jedoch kann eine Über-
tragung nicht ausgeschlossen werden.
Bei ausgedehnter Blutung im Gesichts-
bereich ist erhöhte Vorsicht geboten.
Speziell für die Laienhilfe gibt es daher
Schutzfolien und Taschenmasken, die ei-
ne effektive Schutzmaßnahme bei der
Mund-zu-Mund-Beatmung darstellen. Bei
Reanimationen im Rettungsdienst erfolgt

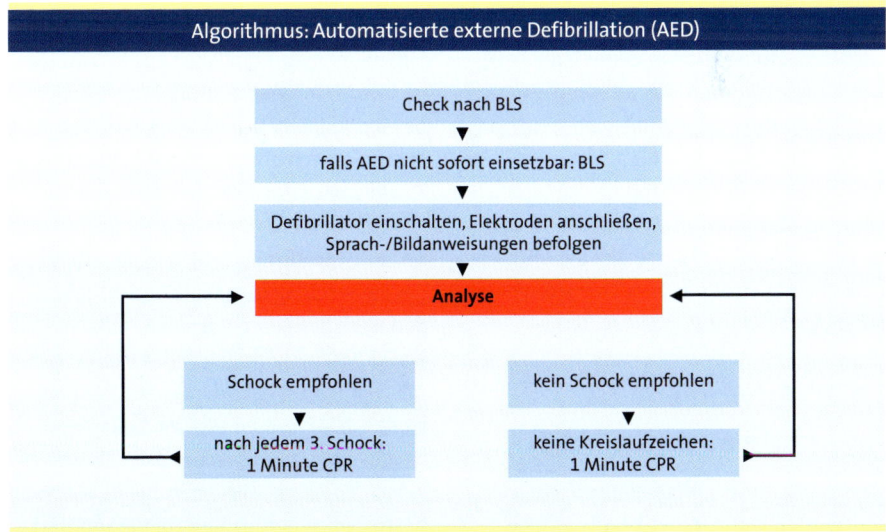

ABB. 8 ▶ Automatisierte externe Defibrillation (AED)

die Beatmung in der Regel mit Hilfsmitteln. Jeder im Rettungsdienst Tätige sollte mit den erforderlichen Schutzvorrichtungen vertraut sein.

Eine potenzielle Infektionsquelle stellen immer die Kontakte mit Körperflüssigkeiten und Sekreten dar, so beispielsweise bei der Anlage eines venösen Zuganges und der Durchführung der endotrachealen Intubation. Der Einsatz von Schutzhandschuhen ist obligat, und die schnelle, sichere Entsorgung der Stahlkanülen ist selbstverständlich.

5.4.1.4
Sondersituation: Hustenreanimation

In den ersten Sekunden eines Kreislaufstillstandes ist ein Sauerstoffreservoir in den Nervenzellen vorhanden, so dass der Patient trotz Kreislaufstillstand noch einige Sekunden bei Bewusstsein sein kann. Durch einen kräftigen Hustenstoß kann ein Kammerflimmern beendet werden und ein Spontankreislauf wieder auftreten. Beschrieben wurden Hustenreanimationen in erster Linie bei Kreislaufstillständen, die während einer Herzkatheteruntersuchung auftraten. Da hierbei sowohl der Arzt als auch unter Umständen der Patient mit der Möglichkeit eines Kammerflimmerns rechnen, ist die Reaktionszeit verkürzt und die Möglichkeit einer erfolgreichen Therapie gegeben.

5.4.2 Advanced Life Support (ALS)

Basismaßnahmen allein können einen Kreislaufstillstand in der Regel nicht beenden. Weitergehende diagnostische und entsprechende therapeutische Maßnahmen sind dafür notwendig. Die Maßnahmen, die über die Basistherapie hinausgehen, werden als erweiterte lebensrettende Sofortmaßnahmen bezeichnet (Advanced Life Support, ALS). Hierzu zählen:

– präkordialer Faustschlag
– EKG-Diagnostik
– Elektrotherapie (Defibrillation, Kardioversion und Schrittmachereinsatz)
– definitive Atemwegssicherung (Intubation, ggf. Alternativverfahren)
– venöser Zugang
– medikamentöse Behandlung
– stabilisierende Maßnahmen nach erfolgreicher Reanimation.

5.4.2.1
Präkordialer Faustschlag

Wird der Eintritt eines Kreislaufstillstands direkt beobachtet, oder am EKG der Übergang in ein Kammerflimmern direkt erkannt, so kann ein präkordialer Faustschlag auf die Mitte des Sternums durchgeführt werden. Der Kraftaufwand des Schlages sollte ungefähr dem Fallenlassen der geballten Faust aus 50 cm Höhe über dem Thorax entsprechen. In der beginnenden Phase des Kreislaufstillstands kann die mechanische Energie des Faustschlages in elektrische Energie umgewandelt werden und am Herzen wie eine »Mini-Defibrillation« wirken. Erfolgt der Faustschlag innerhalb von 30 Sekunden nach dem eingetretenen Stillstand, so können sich in einigen Fällen eine Rhythmisierung und ein Spontankreislauf einstellen. Nach einer längeren Zeitspanne ist dies eher unwahrscheinlich. Kommt es jedoch zu keiner Veränderung, muss frühestmöglich defibrilliert und reanimiert werden. Eine Pulskontrolle ist dabei vorab immer durchzuführen, um den Patienten nicht zu gefährden.

5.**4.2**.2
Elektrotherapie des Herzens

▶ Defibrillation

Die einzige Möglichkeit, ein Kammerflimmern oder eine pulslose ventrikuläre Tachykardie zu beenden, ist die Defibrillation. Die Defibrillation ist die kontrollierte Abgabe eines elektrischen Gleichstrom-Impulses mit dem Ziel, alle Zellen des Myokards gleichzeitig zu depolarisieren. Zeitgleich beginnt bei allen Zellen des Herzens die Refraktärzeit (Phase der Nicht-Erregbarkeit). Idealerweise bildet zunächst der Sinusknoten neue Impulse und übernimmt somit erneut die Schrittmacherfunktion am Herzen.

Die Defibrillation wird als erfolgreich bezeichnet, wenn das Kammerflimmern oder die pulslose ventrikuläre Tachykardie für mindestens fünf Sekunden unterbrochen wurde. Man spricht auch dann von einer erfolgreichen Defibrillation, wenn im Anschluss eine Asystolie vorliegt. Der Erfolg einer Defibrillation hängt vom Stromfluss durch das Herz ab. Dieser wiederum ist abhängig von mehreren Faktoren:
– der im Gerät erzeugten Stromstärke
– die vom Gerät verwendete Impulsform (monophasisch/biphasisch)
– Größe und Auflagefläche der Elektroden
– Abstand zwischen den Elektroden
– Anpressdruck der Elektroden
– Zahl und zeitlicher Abstand vorheriger Defibrillationen
– Atemphase (Inspiration: mehr Luft im Thorax, daher größerer Widerstand gegen den elektrischen Strom).

Je nach Gerätetyp des Defibrillators können die abgegebenen Stromimpulse entweder mono- oder biphasisch sein. Bei biphasischen Defibrillatoren wechselt der Stromfluss nach einem Zeitintervall die Richtung. Im Gegensatz dazu kommt bei monophasischen Geräten nur eine Stromrichtung zur Anwendung. Die biphasischen Stromkurven unterscheiden sich nicht nur in ihrer Kurvenform, sondern auch in ihrer klinischen Wirkung auf den Patienten. Daraus resultieren unterschiedliche Defibrillationsenergien bei den unterschiedlichen Gerätetypen.

Die biphasischen Geräte kommen mit einer niedrigeren Energiestufe zum gleichen therapeutischen Erfolg, und folglich wird das Myokard weniger geschädigt. Hierbei sind die entsprechenden Empfehlungen der Hersteller zu beachten. Die ERC-Leitlinien geben zurzeit noch keine Energieempfehlung vor.

Der so genannte Halbautomat wird im Englischen als AED (Automated External Defibrillator) bezeichnet.

HALBAUTOMATISCHE DEFIBRILLATOREN. Halbautomatische Defibrillatoren können automatisch den vorliegenden Herzrhythmus analysieren. Hierbei dürfen keinerlei Artefakte vorliegen, z.B. darf der Patient während der Analyse nicht bewegt und es darf keine Thoraxkompression etc. durchgeführt werden. Anhand des vorliegenden EKG-Bildes wird die Entscheidung getroffen, ob defibrilliert werden muss oder nicht. Allerdings können die Geräte nicht die Diagnose »Kreislaufstillstand« verifizieren, da dies eine klinische Diagnose ist (Pulslosigkeit). Der Zeitpunkt zur Auslösung des Schocks obliegt nun noch dem Anwender (Halbautomat). Halbautomatische Defibrillatoren stellen automatisch die voreingestellte Energie bereit. Derzeit können Kinder und Säuglinge mit einem Gewicht, das geringer als 25 kg ist, nur mit geeigneten AED-Geräten defibrilliert werden. Das Update 2002 (ILCOR) für den AED-Einsatz bei Kindern sieht die Altersgrenze nun bereits bei einem Lebensjahr, wenn geeignete Geräte verwendet werden. Die meisten im Rettungsdienst verwendeten Geräte lassen sich jedoch in den konventionellen Modus umstellen. Der Anwender kann somit mit entsprechend niedriger Energie auch Kinder defibrillieren.

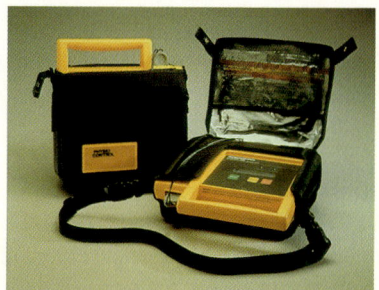

ABB. 9 ▶ Halbautomatischer Defibrillator: Lifepak® 500

Eine Sonderform der Halbautomaten stellen die Geräte für den Laien dar. Sie sind zusätzlich sprachgesteuert und teilweise grafisch unterstützt. Die Schockauslösung liegt jedoch beim Anwender. Allerdings gibt es auch vollautomatische Geräte, deren Schockauslösung ebenfalls vom Gerät (nach Sicherheitsansage) durchgeführt wird. Der Rettungsdienst wird in Zukunft wahrscheinlich häufiger mit Situationen konfrontiert, bei denen ein solches Gerät bereits vor Eintreffen durch die Laienhelfer zur Anwendung kam.

▶ **Anwendung des AED**
Die Rhythmusdiagnostik und eine eventuelle Defibrillation erfolgt über Klebeelektroden (ABB. 10). Eine Elektrode ist rechts vom Sternum auf der Verlängerung

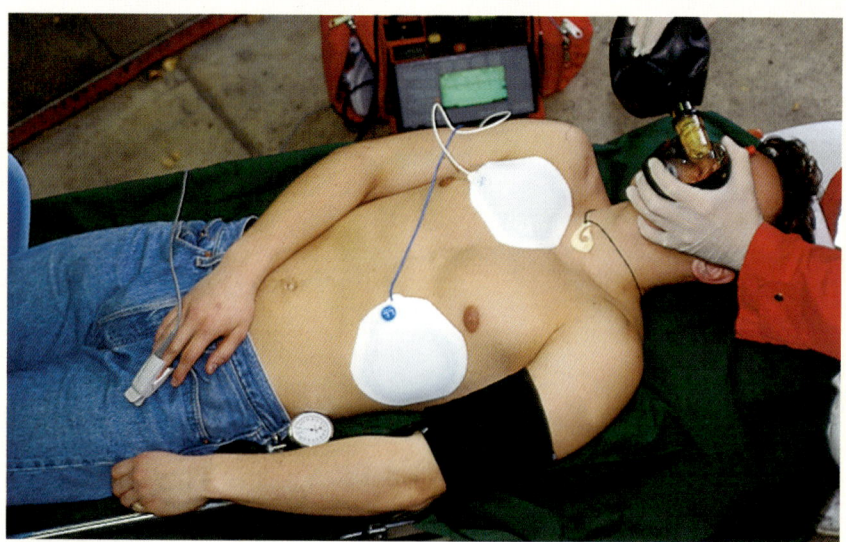

ABB. 10 ▶ Elektroden-Position bei halbautomatischer Defibrillation

Die Stromstärke des Schrittmachers wird solange gesteigert, bis im EKG ein eindeutiges Schrittmachersignal, immer gekoppelt mit einer EKG Aktion, zu sehen ist. Parallel wird die Pulsrate überprüft, die bei erfolgreicher Stimulation der eingestellten Schrittmacherfrequenz entspricht. Anschließend kann durch Energiereduktion versucht werden, die untere Stimulationschwelle festzustellen, um dann mit der niedrigsten sicheren Energiestufe zu arbeiten.

Ggf. muss der Patient, wenn er bei Bewusstsein ist, analgosediert werden. Für den Helfer bedeuten die elektrischen Ströme keine Gefahr; der Patient kann normal berührt werden.

5.**4.2**.3
Atemwegsmanagement

Die Intubation ist im Rahmen der Reanimation frühzeitig anzustreben, um einen sicheren Atemweg zu erhalten und die Gefahr einer Aspiration zu verhindern. Falls die Intubation nicht erfolgreich ist, muss schnellstmöglich eine Beatmung, ggf. über einen alternativ gesicherten Atemweg (z. B. Kombitubus, Larynxmaske, Larynxtubus), erfolgen. Als Goldstandard der Atemwegssicherung gilt nach wie vor die endotracheale Intubation (VGL. 4.3.5). Neuere Veröffentlichungen zeigen jedoch, dass es gerade in der außerklinischen Notfallmedizin häufiger zu Schwierigkeiten kommt. Sollte eine Intubation nicht gelingen, müssen geeignete Alternativen im RTW oder im NEF vorgehalten werden (VGL. 4.3.5.4)

Der Patient verstirbt nicht an der unterlassenen Intubation, sondern an der nicht zeitgerechten oder unmöglichen Oxygenierung. Deshalb darf durch erfolglose Intubationsversuche nicht zuviel Zeit verloren gehen.

Durch Anwendung des so genannten Kricoiddrucks (Sellick-Handgriff) kann die Regurgitationsgefahr während der Maskenbeatmung vermindert werden. Hierbei wird durch Kompression des Osöphagus die Regurgitationsgefahr gemindert. Wichtig für die Effektivität dieses Manövers ist die korrekte Durchführung. Mit den Fingern wird der Ringknorpel *(Kricoid)* mit ca. 2 – 5 kg Druck Richtung Osöphagus gedrückt.

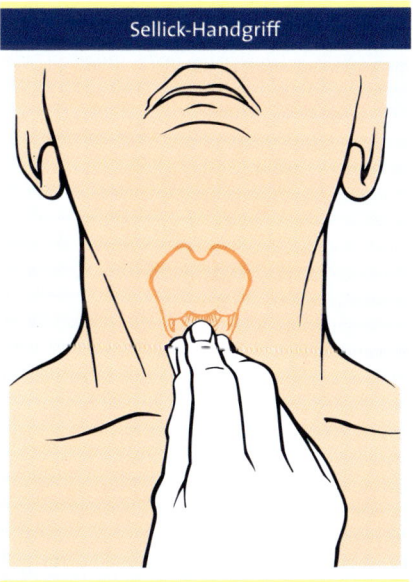

Sellick-Handgriff

ABB. 17 ▶ Schematische Darstellung des Sellick-Handgriffs

Nach Sicherung der Atemwege durch die Intubation muss darauf geachtet werden, dass für die Beatmungen keine Unterbrechung der Thoraxkompressionen gemacht wird.

5.4.2.4
Medikamentöse Therapie

Im Rahmen der Reanimation kommen verschiedene Medikamente zum Einsatz, die die Erfolgschancen einer Reanimation erhöhen können.

▶ Sauerstoff

Sauerstoff ist bei jeder Reanimation zum Einsatz zu bringen. Bei einem Flow von 12 bis 15 l/min und dem Einsatz eines Reservoirbeutels kann die Inspirationsluft mit ca. 90% Sauerstoff angereichert werden. Um eine optimale Oxygenierung zu sichern, ist der Einsatz eines Oxy-Demand-Ventils noch effektiver (VGL. 4.3.5.1).

▶ Adrenalin

Adrenalin hat als Katecholamin α-, β_1- und β_2-mimetische Eigenschaften (VGL. 10.2.20). Daraus resultieren im Rahmen der Reanimation folgende Wirkungen:

1. Die wichtigste erwünschte Wirkung bei der Therapie des Kreislaufstillstandes ist die Vasokonstriktion durch α_1-Stimulation. Der diastolische Aortendruck wird erhöht und damit die Koronarperfusion und zerebrale Perfusion verbessert. Dies führt zu einer Zentralisation und zur verbesserten Durchblutung von Herz und Gehirn. Die β_1-Wirkung kann bei bestehendem Kammerflimmern als nicht erwünschte Wirkung angesehen werden. Bei

Asystolie ist die β_1-Wirkung hingegen eine erwünschte Wirkung. Die Wirkung von Adrenalin tritt bei intravenöser Gabe nach kurzer Zeit ein; die Halbwertzeit liegt bei ca. zwei Minuten.

2. Adrenalin ist das Medikament der Wahl bei jeder Form des Kreislaufstillstandes. Bei der Reanimation gibt es keine Kontraindikation.

> Die Dosierung beim Kreislaufstillstand beträgt 1 mg alle 3 Minuten (i.v.). Adrenalin kann auch endobronchial verabreicht werden. Hierbei muss die Dosis auf das zwei- bis dreifache erhöht und das Medikament verdünnt werden (3 mg Adrenalin mit 7 ml NaCl 0,9% oder sterilem Wasser).

▶ Vasopressin

Vasopressin ist ein körpereigenes Hormon mit starker gefäßverengender Wirkung (antidiuretisches Hormon). Im Tierversuch und beim Menschen gibt es Erkenntnisse, dass es dem Adrenalin bei einer Reanimation mit Kammerflimmern überlegen ist. In einer großen europäischen Studie konnte jedoch dieser notwendige Beweis nicht für alle Arten des Kreislaufstillstandes erbracht werden. Das Medikament hat in Deutschland bisher keine Zulassung für die Indikation Herz-Kreislaufstillstand. Der Handelsname von Vasopressin ist Pitressin®.

> Die Dosierung liegt beim Erwachsenen bei 40 i.E (i.v.) als einmalige Gabe, da die HWZ (Halbwertszeit) von Vasopressin deutlich länger (ca. 20 min) ist als die des Adrenalins. Zurzeit wird der Einsatz von Vasopressin nur bei Kammerflimmern und pulsloser ventrikulärer Tachykardie, die auf die initialen drei Schocks refraktär sind, als Alternative zum Adrenalin vorgeschlagen.

▶ Atropin

Atropin ist ein Antagonist zu Acetylcholin, dem Überträgerstoffes des Parasympathikus. Die Hauptwirkung des Atropin liegt in der Hemmung des parasympatischen Einflusses auf den Organismus.

> Im Kreislaufstillstand bei vorliegender Asystolie oder pulsloser elektrischer Aktivität mit einer Frequenz von < 60 kann Atropin in einer Dosierung von 3 mg i.v. bzw. 6 mg endobronchial gegeben werden.

▶ Amiodaron

Amiodaron ist ein Antiarrhythmikum mit primärer hemmender Wirkung am Kaliumkanal. Durch Amiodaron werden aber auch Kalzium- und Natriumkanäle sowie β-Rezeptoren beeinflusst.

Amiodaron hat aufgrund der besseren Datenlage Lidocain bei therapieresistentem Kammerflimmern oder pulsloser Kammertachykardie verdrängt. Es sollte frühestens nach drei erfolglosen Defibrillationen intravenös verabreicht werden.

> Die Dosierung im Rahmen der Reanimation liegt beim Erwachsenen bei 300 mg (i.v.) als Bolusgabe (verdünnt mit Glucose 5% auf 20 ml). Bei Erfolglosigkeit kann die Gabe mit der Dosierung von 150 mg (i.v.) wiederholt werden.

▶ Lidocain

Lidocain ist ein Antiarrhythmikum mit ausschließlicher Wirkung an Natriumkanälen. Ein Nutzen bei therapieresistentem Kammerflimmern wurde nie bewiesen. Lidocain hebt die Schwelle zum Auftreten von Kammerflimmern, gleichzeitig wird aber auch die Defibrillationsschwelle (höhere Energie erforderlich) angehoben.

> Sollte kein Amiodaron vorhanden sein, kann Lidocain ebenfalls bei therapieresistentem Kammerflimmern in der Dosierung von 1 mg/kg KG gegeben werden.

▶ Natriumhydrogencarbonat

Natriumhydrogencarbonat (NaBi) ist eine Puffersubstanz bei Azidose; die Klassenzuordnung erfolgt je nach Indikation. Seit langer Zeit wird ein Nutzen bei der Reanimation kontrovers diskutiert, was zur Einordnung in verschiedene Evidenzklassen, abhängig von der grundlegenden Situation, geführt hat.

Eine Klasse I-Empfehlung besteht im Rahmen der Reanimation für die Indikationen: Intoxikation mit trizyklischen Antidepressiva, Acetylsalicylsäure oder Hyperkaliämie. Eine Klasse IIb-Empfehlung liegt in der länger andauernde Reanimation (20 – 25 min).

Jeder Patient mit länger andauerndem Kreislaufstillstand befindet sich in einer azidotischen Stoffwechsellage. Die beste Behandlung hierfür ist eine suffiziente Beatmung und Thoraxkompression. Weiterhin ist in der präklinischen Phase der genaue pH-Wert nur in seltenen Fällen zu bestimmen (Blutgasanalyse). Deshalb sollte bei einer Reanimation nach 20 – 25 Minuten Kreislaufstillstandzeit eine Blindpufferung erwogen werden. Dabei ist darauf zu achten, dass NaBi nicht zeitgleich über denselben Zugang wie Adrenalin oder andere Katecholamine appliziert wird.

> Die Dosierung von Natriumhydrogencarbonat (NaBi) liegt bei 0,5 mval/kg KG = 0,5 ml/kg KG 8,4%igem Natriumhydrogencarbonat (ca. 50 ml beim Erwachsenen).

▶ **Magnesium**

Magnesium ist ein Elektrolyt und wird nur bei nachgewiesener Hypomagnesiämie sowie bei einer Sonderform der Kammertachykardie, der so genannten *Torsade de Pointes* empfohlen.

> Die Dosierung von Magnesium liegt bei 1–2 g beim Erwachsenen.

▶ **Applikationswege**

PERIPHERVENÖSE ZUGÄNGE. Zur Medikamentengabe bei Reanimationen sind periphervenöse Zugänge die Applikationswege der ersten Wahl. Die Venen der Ellenbeuge lassen sich auch bei einem Kreislaufstillstand in der Regel gut punktieren. Gerade bei kardial gestauten Patienten stellt sich die so genannte Drosselvene *(Vena jugularis externa)* sehr gut dar, so dass diese im Rahmen einer Reanimation gelegentlich auch punktiert wird. Nach der Medikamentengabe muss mit ca. 20 ml Infusion das jeweilige Medikament eingespült werden (VGL. 4.2.6.1).

ENDOBRONCHIALE APPLIKATION. Eine andere Möglichkeit, schnell und sicher Medikamente während der Reanimation zu applizieren, ist die endobronchiale Gabe. Allerdings gibt es bei der Resorption (Aufnahme) von Medikamenten in der Lunge Besonderheiten. Die Lunge stellt für das Medikament einen sehr großen Verteilungsraum dar, und die Resorption ist verlangsamt. Die Medikamente sollten daher tief in das endobronchiale System eingebracht werden, um eine sichere Resorption zu gewährleisten. Sie werden in der 2- bis 3fachen Dosis verdünnt mit Kochsalzlösung oder sterilem Wasser vorbereitet. Die endobronchiale Applikation erfolgt direkt in den Tubus, gefolgt von

drei bis fünf Beatmungen zur Verteilung des Medikaments (VGL. 4.4.5.2).

ZENTRALVENÖSE ZUGÄNGE. Das Legen zentralvenöser Zugänge während der Reanimation ist äußerst kritisch zu bewerten, da für die Technik die Thoraxkompression unterbrochen werden muss und sie zeitaufwändig und mit Risiken verbunden ist (Pneumothorax, Fehllage des Katheters; VGL. 4.4.5.2). Daher ist dem periphervenösen Zugang oder der endobronchialen Applikation (bei Kindern auch dem intraossären Zugang) in jedem Fall der Vorzug zu geben. Sollte bereits ein zentralvenöser Katheter liegen, ist es jedoch sinnvoll, die Medikamente hierüber zu applizieren.

5.**4.2.5**
Alternativen zur herkömmlichen Thoraxkompression

> In den letzten Jahren wurde viel an alternativen Verfahren zur herkömmlichen Thoraxkompression geforscht. Es konnte jedoch kein Verfahren die herkömmlichen Methoden verdrängen.

Im Folgenden sollen einige dieser Verfahren kurz erläutert werden, wobei betont werden muss, dass die Anwendung solcher Techniken immer von einer umfassenden Anwenderübung abhängig ist. Die endgültige Bewertung muss zurzeit noch abgewartet werden.

Die *ACD-CPR (Aktive Kompression – Dekompression)* mit einem zusätzlichen »Treshold Ventil« stellt ein mögliches Verfahren dar. Hier wird mittels einer Saugglocke (Cardio Pump®) der Thorax zusätzlich zur Kompression aktiv entlastet. In dieser Phase verschließt sich ein Ventil, das zwischen Tubus und Beatmungsbeutel geschaltet ist. Dadurch entstehen im Brustkorb hohe Drücke, die wiederum den Blutfluss und damit die koronare und zerebrale Perfusion verbessern. Andere Verfahren, wie die so genannte *minimalinvasive*

direkte Herzmassage (MID-CM), sind ebenfalls noch nicht ausreichend evaluiert, um empfohlen werden zu können. Die direkte offene Herzmassage schließlich bleibt Ausnahmesituationen (intraoperativ, bei Herzoperationen) vorbehalten.

5.5   HÄUFIGE FEHLER UND KOMPLIKATIONEN

Probleme bei einer Reanimation können sowohl in der Durchführung der Basismaßnahmen als auch in den erweiterten Maßnahmen entstehen. Wenn dem Helfer die Fehlerquellen jedoch bewusst sind, besteht die Möglichkeit, in der Reanimationssituation Komplikationen zeitgerecht zu erkennen und zu vermeiden.

Die häufigsten Fehlerquellen werden im Folgenden aufgeführt.

5.5.1   Fehler bei Basismaßnahmen

Häufige Fehler bei den BLS-Maßnahmen sind:
- falsch gewählter Druckpunkt (Verletzungsgefahr)
- falsche Drucktiefe (nicht ausreichender Kreislauf)
- fehlende Entlastung, zu niedrige Frequenz (nicht ausreichender Kreislauf)
- fehlerhafter Ablauf (häufige und zu lange Unterbrechung der Basismaßnahmen)
- zu hoher Beatmungsdruck beim nichtintubierten Patienten (Regurgitation/Aspiration).

Die suffiziente Technik ist Grundlage für den Erfolg jeder Reanimation. Das korrekte Aufsuchen des Druckpunktes darf nicht vernachlässigt werden. Vor allem wenn Basismaßnahmen durch erweiterte Maßnahmen unterbrochen werden, muss erneut der korrekte Druckpunkt aufge-

sucht werden. Falsche, meist zu geringe Drucktiefen müssen vermieden werden, da sie zu keinem befriedigenden »Notkreislauf« führen. Zur Überprüfung sollte regelmäßig die zentrale Pulskontrolle während der Thoraxkompressionen vorgenommen werden. Bei zu tief gewähltem Druckpunkt droht eine Verletzungs-, aber auch Regurgitationsgefahr mit möglicher nachfolgender Aspiration, insbesondere unter Maskenbeatmung.

5.5.2   Fehler bei erweiterten Maßnahmen

Bei der Durchführung von ALS-Maßnahmen besteht die Gefahr, die Basismaßnahmen für eine zu lange Zeit zugunsten der erweiterten Maßnahmen zu unterbrechen (z. B. mehrere Intubationsversuche ohne ausreichende zwischenzeitliche Oxygenierung/Thoraxkompression). Die Betrachtung der Sicherheitshinweise und die korrekte Durchführung der Defibrillation müssen gewährleistet sein.

Der Einsatz von Reanimationsalgorithmen muss allen Helfern vertraut sein und regelmäßig geübt werden (VGL. 5.12). Hierdurch wird die komplexe und zeitsensitive Wiederbelebungssituation geordnet abgearbeitet. Jedem Helfer muss während des Einsatzes bekannt sein, wo sich das Team im Algorithmus bewegt. So kann in der freien Zeit zwischen den Handlungsaufträgen entsprechend vorgearbeitet werden.

5.6 STABILISIERUNG UND SICHERUNG DES REANIMATIONSERFOLGS

Der Begriff »Sicherung des Reanimationserfolgs« bedeutet für den Rettungsdienst die Anwendung aller Maßnahmen, die erforderlich sind, um die Transportfähigkeit herzustellen und eine stabile Herz-Kreislauf-Funktion sowie eine adäquate Oxygenierung bis zur Übergabe im Krankenhaus sicherzustellen.

Patiententransporte unter laufender Reanimation sollen die Ausnahme sein. Als Beispiel für eine Indikation zum Transport sei die schwere Hypothermie genannt, wobei spezielle klinische Maßnahmen zur Wiedererwärmung (z.B. Herz-Lungen-Maschine) notwendig sind.

5.6.1 Lagerung

Nach einer Reanimation soll der Patient bei stabilen Kreislaufverhältnissen möglichst achsengerecht mit dem Oberkörper im 30°-Winkel gelagert werden. Dies kann den venösen zerebralen Rückstrom verbessern und die Gefahr der Entstehung eines zytotoxischen Hirnödems mindern. Bei schlechten Kreislaufverhältnissen ist eine flache Lagerung zu bevorzugen, um eine ausreichende zerebrale Perfusion zu gewährleisten.

5.6.2 Stabilisierung des Kreislaufs

Nach Wiedereinsetzen einer Spontanzirkulation muss geklärt werden, ob der Blutdruck zur weiteren zerebralen und koronaren Perfusion ausreichend ist. Ist dies nicht der Fall, müssen Katecholamine eingesetzt werden.

Die häufigsten Vertreter sind Dobutamin, Noradrenalin und Adrenalin. Sie sollen, wenn möglich, über eine Infusionsspritzenpumpe (Perfusor®) verabreicht werden (VGL. 4.4.5.1). Alternativ kann auch verdünntes Adrenalin 1 : 10 000 oder sogar 1 : 100 000 injiziert werden, wenn der Perfusor noch nicht vorbereitet ist. Ein systolischer Blutdruck von über 100 mmHg ist anzustreben. Neu auftretende Rhythmusstörungen sind, falls eine Therapie notwendig ist (ggf. Wartezeit beachten), mit entsprechenden Antiarrhythmika zu behandeln. Die Entscheidung, welches Präparat zur Anwendung kommt, trifft der Notarzt.

5.6.3 Oxygenierung

Der Patient ist in der Postreanimationsphase weiterhin mit einem hohen O_2-Gehalt zu beatmen. Die Überwachung mittels eines Kapnometers ist obligat. Endexspiratorische CO_2 Werte von 35 mmHg dürfen nicht wesentlich unterschritten werden.

Problematisch ist hierbei allerdings die Tatsache, dass ein niedriger endexspiratorischer CO_2-Wert auch auf ein reduziertes Herzzeitvolumen (Low-output) mit verminderter Lungenperfusion (z.B. Lungenembolie) hinweisen kann und nicht immer Kennzeichen einer Hyperventilation ist. Somit wäre eine Reduktion des Atemminutenvolumens die falsche Therapieoption. Hier ist das Anheben des Herzzeitvolumens (Katecholamine) bzw. das Verbessern der Lungenperfusion das therapeutische Ziel.

Tab. 2 ▶ Maßnahmen nach Wiederherstellung einer selbsttätigen Kreislauffunktion

- regelmäßige Kontrolle der peripheren und zentralen Pulse
- kontinuierliche EKG-Überwachung
- Messung des Blutdrucks
- kontinuierliche Sauerstoffsättigungsmessung
- Messen des Blutzuckers
- Messung des endexspiratorischen CO_2 (Kapnometrie, besser Kapnographie)
- Beurteilung der Beatmung (evtl. Eigenatmung)
- optimale Oxygenierung
- Normoventilation
- Kontrolle der Tubuslage
- Auskultation der Lungen
- Überwachung von Hautfarbe und Pupillenreaktion
- Wärmeerhaltung
- evtl. Sedierung und Analgesie
- spezifische medikamentöse Behandlung

Übermäßige Hyperventilationen in der Postreanimationsphase führen zu einer Vasokonstriktion in den Hirngefäßen, was eine Verschlechterung des hypoxischen Hirnschadens nach sich zieht.

5.6.4 Transport

Der Patient wird nach Möglichkeit auf einer Schaufeltrage oder einem Spineboard® gut gesichert zum Fahrzeug transportiert. Ungünstiger ist der Transport im Rettungstuch, da sich der Patient bei diesem Transportmittel in einer instabilen und unruhigen Lage befindet. In seltenen Fällen ist auch eine Rettung durch die Feuerwehr mit Hilfe einer Drehleiter in Betracht zu ziehen (z. B. aus einem mehrstöckigen Haus ohne Aufzug, bei dem das Treppenhaus zu eng für die Schaufeltrage ist).

Im RTW wird der Patient je nach Kreislaufverhältnissen gelagert. Während des Transportes sind alle lebenswichtigen Funktionen laufend zu kontrollieren und zu dokumentieren.

5.7 AUSBLICK AUF AKTUELLE ENTWICKLUNGEN

Wie erwähnt, ist die Reanimationsforschung stark im Fluss. Ein neuer internationaler Konsens der beteiligten Reanimationsforschungsgesellschaften wird 2006 erwartet. U. a. werden zu den folgenden Fragestellungen zurzeit Forschungsprojekte durchgeführt:

VERHÄLTNIS BEATMUNG UND THORAXKOMPRESSION. Das momentan gültige Verhältnis 2 Ventilationen zu 15 Kompressionen könnte sich zugunsten von noch mehr Kompressionen verändern. Momentan laufen verschiedene Untersuchungen zu den Verhältnissen 2 : 30, 2 : 50 und sogar 2 : 100.

ZEITPUNKT DER DEFIBRILLATION. Zurzeit wird die frühestmögliche Defibrillation des Kammerflimmerns empfohlen. Es wird jedoch untersucht, ob dies die für alle Fälle geeignete Strategie ist. Ein länger bestehendes Kammerflimmern führt mit zunehmender Dauer zu einer zunehmenden Hypoxie des Herzmuskels. Es entwickelt sich eine feinere Form, die zunehmend schlechter zu defibrillieren ist. In dieser Situation könnte es sinnvoller sein, eine 1 – 2 Minuten dauernde Basisreanimation vor der Defibrillation durchzuführen, die zu einer besseren Oxygenierung des Myokards führt. Ob hierbei präklinisch relevante Veränderungen entstehen, bleibt abzuwarten, denn im Rettungsdienst kann in der Regel die Dauer des vorliegenden Kammerflimmerns nicht exakt bestimmt werden.

VASOPRESSOREN. Die Vasopressoren Adrenalin oder Vasopressin werden – wie bereits erwähnt – vergleichend beurteilt, um ggf. eine neue Empfehlung zu erarbeiten.

HYPOTHERMIE IN DER KLINIK. Die ILCOR hat im Juli 2003 Empfehlungen veröffentlicht, nach denen bei bewusstlosen, erwachsenen Patienten im Anschluss an eine erfolgreiche präklinische Reanimation bei initialem Kammerflimmern eine klinische Hypothermiebehandlung (32 – 34° für 12 – 24 h) eingeleitet werden soll. Bei Patienten im kardiogenen Schock, mit lebensbedrohlichen Arrhythmien, schwangeren Patientinnen und Patienten mit primären Gerinnungsstörungen kann bei der jetzigen Datenlage aber keine Hypothermie empfohlen werden.

5.8 ABLAUF DER REANIMATION NACH ERC-LEITLINIEN

In diesem Abschnitt werden die Abläufe der Reanimation nach den Leitlinien des *European Resuscitation Council (ERC)* in Form eines Algorithmus dargestellt. Da dieser jedoch nicht nur für den Rettungs- dienst erstellt wurde, bedarf es einiger Er- läuterungen. Je nach Personalstärke muss der Algorithmus variiert werden. In der außerklinischen Notfallmedizin kommt es am häufigsten vor, dass eine RTW-Be-

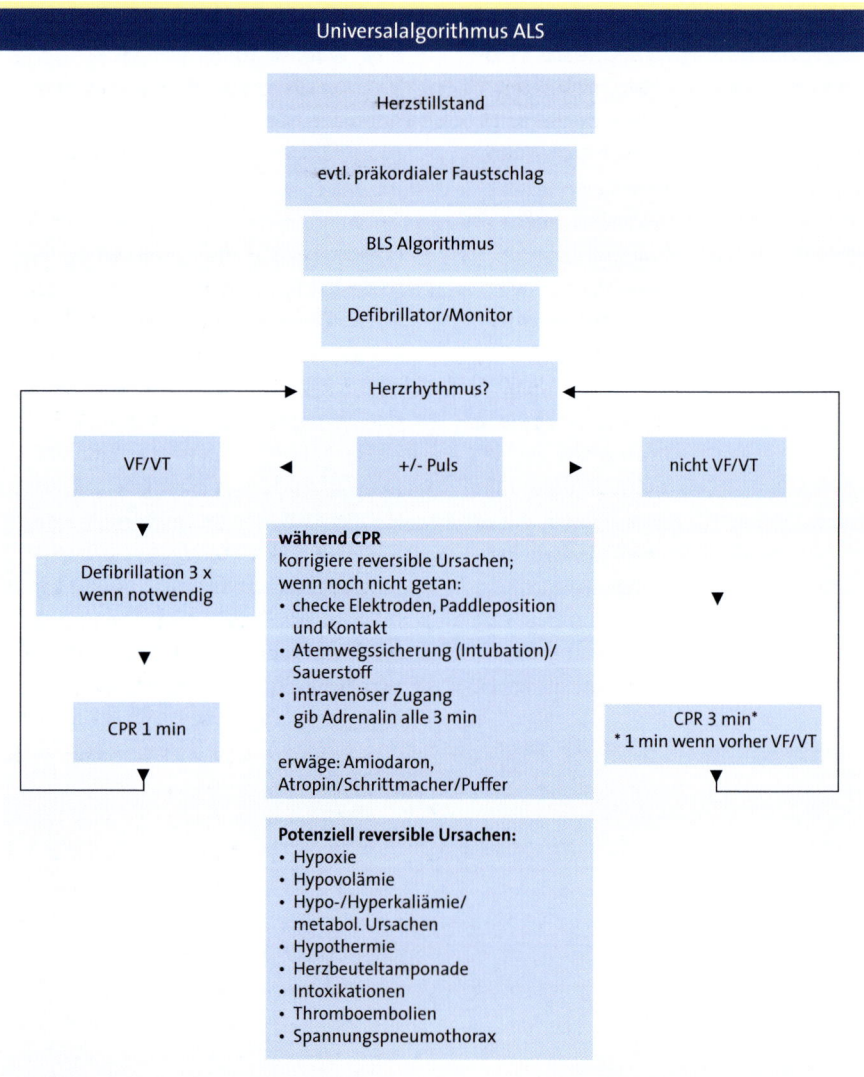

Universalalgorithmus ALS

Herzstillstand

evtl. präkordialer Faustschlag

BLS Algorithmus

Defibrillator/Monitor

Herzrhythmus?

| VF/VT | ◀ +/- Puls ▶ | nicht VF/VT |

Defibrillation 3 x wenn notwendig

CPR 1 min

während CPR
korrigiere reversible Ursachen; wenn noch nicht getan:
• checke Elektroden, Paddleposition und Kontakt
• Atemwegssicherung (Intubation)/ Sauerstoff
• intravenöser Zugang
• gib Adrenalin alle 3 min

erwäge: Amiodaron, Atropin/Schrittmacher/Puffer

CPR 3 min*
* 1 min wenn vorher VF/VT

Potenziell reversible Ursachen:
• Hypoxie
• Hypovolämie
• Hypo-/Hyperkaliämie/ metabol. Ursachen
• Hypothermie
• Herzbeuteltamponade
• Intoxikationen
• Thromboembolien
• Spannungspneumothorax

ABB. 18 ▶ Universalalgorithmus ALS

satzung mit zwei Helfern als Erstes an der Notfallstelle eintrifft. Nachfolgend wird für diese Situation eine mögliche Version dargestellt.

5.8.1 Ablauf einer erweiterten Reanimation mit zwei Helfern

Qualifikationsabhängig übernimmt ein Teammitarbeiter die Leitungsfunktion (Helfer 1) und platziert sich hinter dem Kopf des Patienten. Der zweite Teammitarbeiter (Helfer 2) nimmt eine Position seitlich des Patienten ein (ABB. 19). Eine mögliche Aufgabeneinteilung eines Zweihelfer-Teams wird beispielhaft im folgenden Text dargestellt (VGL. A. ABB. 18).

▶ **Helfer 1**

Überprüfen der Bewusstseinslage; Freimachen der Atemwege durch Überstrecken des Nackens bzw. den Esmarch-Handgriff (VGL. 4.3.5.1).

▶ **Helfer 2**

Parallel Vorbereitung von:
– Beatmungsbeutel mit O_2
– Guedeltubus
– Absaugpumpe;
anschließend wird der Thorax entkleidet.

▶ **Helfer 1**

Überprüfung der Atmung = Atemstillstand!

Zwei suffiziente Ventilationen mit Beutel-Maske und hohem O_2-Fluss. Bei Erfolglosigkeit wird dies sofort wiederholt.

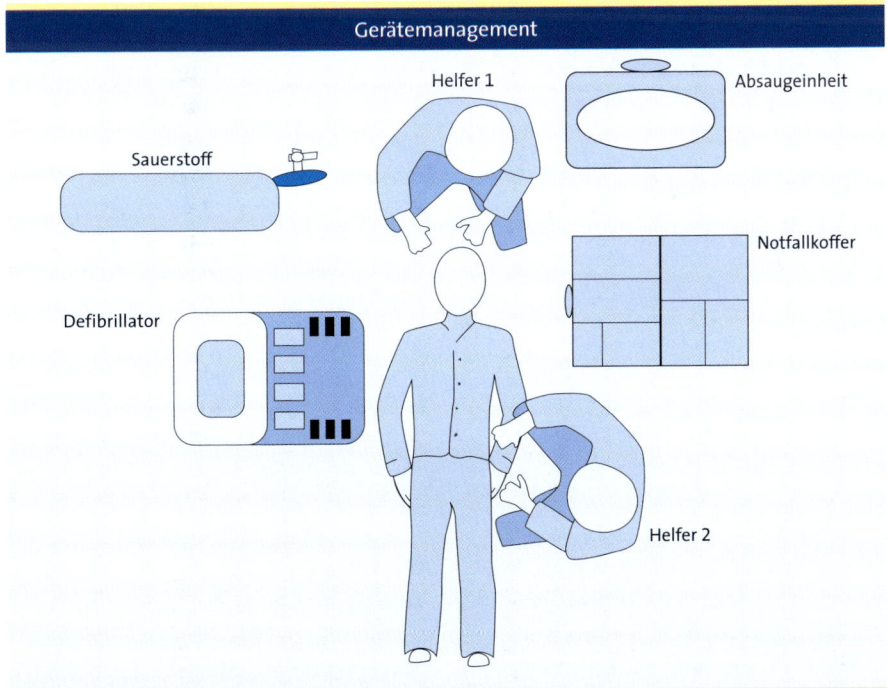

ABB. 19 ▶ Schematische Darstellung des Gerätemanagements bei der Reanimation

Ziel ist es, bei fünf Ventilationen zwei suffiziente Beatmungen zu erreichen. Sollte keine Luft in den Patienten kommen, muss an dieser Stelle zunächst der Atemweg gesichert werden. Danach wird 10 Sekunden lang nach Kreislaufzeichen gesucht. Bewegt der Patient sich nicht, atmet er nicht suffizient und hat er keinen tastbaren Karotispuls.

▶ **Helfer 2**

Dann beginnt Helfer 2 mit den 15 Thoraxkompressionen. Spätestens ab der zehnten Kompression muss laut mitgezählt werden, so dass sich Helfer 1 am Kopf des Patienten auf die erneute Beatmung vorbereiten kann.

▶ **Helfer 1**

Helfer 1 hat während der Kompressionen den Defibrillator eingeschaltet und die Elektroden positioniert. Nach 15 Kompressionen wird wieder 2-mal beatmet; anschließend wird das Anbringen der Elektroden fortgesetzt (der Defibrillator muss innerhalb von drei Zyklen einsatzklar sein). Während der jetzt notwendigen Analyse und möglichen Defibrillation wird der Patient nicht berührt.

▶ **Helfer 2**

Helfer 2 bereitet während der Defibrillation und Analyse die Intubation vor, ggf. muss auch Adrenalin für die endobronchiale Applikation vorbereitet werden.

▶ **Helfer 1**

Helfer 1 kontrolliert nach maximal drei Defibrillationen bei Kammerflimmern den Karotispuls = Kreislaufstillstand!

Jetzt folgt eine Minute CPR; dies entspricht ca. fünf Zyklen 2 : 15. Wenn der Patient nicht initial defibrillationspflichtig

ist, wird bis zur nächsten Rhythmuskontrolle drei Minuten reanimiert. Zum Ende des Zyklus erfolgt ein Laryngoskopieversuch (Beginn während der letzten Thoraxkompressionen). Sollten die Thoraxkompressionen die Sicht verschlechtern, so werden diese unterbrochen.

▶ **Helfer 2**

Helfer 2 wendet ggf. den Sellick-Handgriff an (Abb. 3) und assistiert bei der Intubation. Nach Platzierung des Tubus wird dieser sofort geblockt (Aspirationsschutz).

▶ **Helfer 1**

Helfer 1 kontrolliert die Lage des Tubus durch Auskultation zunächst über dem Magen, dann über den apikalen Lungenabschnitten. Für den Intubationsvorgang dürfen die Thoraxkompressionen maximal 30 Sekunden unterbrochen werden. Nach Verifizierung der korrekten Tubuslage wird der Tubus sicher fixiert (in den Beatmungspausen), nach der Fixierung wird nochmals auskultiert.

▶ **Helfer 2**

Helfer 2 führt die Thoraxkompressionen fort. Nach der Intubation ist darauf zu achten, dass für die Beatmungen keine Kompressionspausen mehr nötig sind. Bei Unsicherheit über eine korrekte Tubuslage muss der Tubus entfernt werden und wieder mit Maske beatmet werden. Der komplette Vorgang sollte 1 min nicht überschreiten.

▶ **Helfer 1**

Wurde initial defibrilliert, erfolgt nach einer Minute Thoraxkompression eine erneute Rhythmuskontrolle und evtl. eine erneute Defibrillationsserie. Spätestens nach der zweiten Defibrillationsserie sollte durch Helfer 2 das Adrenalin für den Tubus vorbereitet sein. Befindet der Patient sich zu diesem Zeitpunkt immer noch im Kreislaufstillstand, wird das Adrenalin endobronchial appliziert.

Anschließend muss mehrmals kräftig beatmet werden, um das Medikament gut zu verteilen. Währenddessen darf der Thorax nicht komprimiert werden.

Ist zu diesem Zeitpunkt noch kein Notarzt anwesend, kann die Beatmung entweder an einen anwesenden Laien delegiert werden, oder der Patient wird an ein Beatmungsgerät angeschlossen.

▶ Helfer 1

Helfer 1 legt einen venösen Zugang. Solange ein Kreislaufstillstand persistiert, wird alle drei Minuten 1 mg Adrenalin i.v. injiziert. Sollte das Kammerflimmern anhalten, wird jede Minute eine Defibrillationssequenz mit drei Schocks durchgeführt.

Nach Eintreffen, des Notarztes wird der Patient durch den Rettungsassistenten übergeben. Weitere Entscheidungen zur medikamentösen (z.B. Amiodaron, Atropin, Natriumbikarbonat 8,4%, Magnesium) und elektrischen (z.B. Kardioversion, Schrittmacher) Therapie bleiben dem Notarzt vorbehalten.

Spezielle Situationen erfordern unter Umständen spezielle Veränderungen des Ablaufes einer Zweihelferreanimation. Grundsätzlich gilt:

– Sollte der Kreislaufstillstand beobachtet werden, kann ein einzelner präkordialer Faustschlag durchgeführt werden.
– Nach potenziell reversiblen Ursachen (4 H und HITS) soll frühzeitig gesucht und auf diese reagiert werden (s. u.).

– Die Basismaßnahmen dürfen durch erweiterte Maßnahmen nicht gefährdet werden.
– Nach Eintritt eines Spontankreislaufs sind die notwendigen Maßnahmen der Postreanimationsphase durchzuführen. Auf eine adäquate Kommunikation im Team ist großen Wert zu legen, um Fehler zu vermeiden.
– Die Abläufe müssen im Rahmen der Ausbildung zum Rettungsassistenten und später in der Fortbildung durch speziell geschulte Instruktoren immer wieder trainiert werden (*Mega Code Training*).

5.8.2 Potenziell reversible Ursachen

Neben der Basis- und erweiterten Reanimation sollte das Rettungsteam frühestmögliche auf potenziell reversible Ursachen reagieren. Sie werden vom *European Resuscitation Council (ERC)* als »4 H« und »HITS« dargestellt.

▶ 4 H

HYPOXIE. Jeder Patient mit Kreislaufstillstand hat einen akuten Sauerstoffmangel. Deshalb muss frühestmöglich mit einer hohen Sauerstoffkonzentration beatmet werden.

HYPOVOLÄMIE. Bei Patienten mit Hypovolämie muss zusätzlich u. a. eine bedarfsgerechte Volumentherapie durchgeführt werden.

HYPOKALIÄMIE, HYPERKALIÄMIE, HYPOGLYKÄMIE. Bei nachgewiesener Hypo- bzw. Hyperkaliämie muss entsprechend reagiert werden (die Diagnose einer Hyperkaliämie ist im Rettungsdienst schwierig, da nicht messbar). Eine Hypoglykämie ist jedoch leicht zu diagnostizieren und zu behandeln.

HYPOTHERMIE. Bei hypothermen Patienten ist zu beachten, dass bei Körperkerntemperaturen unter 30 °C das Herz gegenüber Strom (Defibrillation) refraktär ist. Deshalb muss hier ein Transport unter Reanimation in die nächste Klinik mit Herz-Lungenmaschine veranlasst werden. Zusätzlich sind Maßnahmen zu ergreifen, die ein weiteres Auskühlen des Patienten verhindern.

▶ HITS

HERZBEUTELTAMPONADE. Bei Verdacht auf eine Herzbeuteltamponade kann der Notarzt eine Punktion des Herzbeutels versuchen.

INTOXIKATIONEN. Bei einer Intoxikation ist zusätzlich zur Reanimation an spezielle Antidote zu denken und die Behandlung einzuleiten (z.B. Natriumhydrogenkarbonat bei Intoxikation mit trizyklischen Antidepressiva).

THROMBEMBOLIEN. Bei massiven Infarkten oder Lungenembolien sollte durch den Notarzt als Ultima Ratio eine Thrombolyse unter Reanimation erwogen werden.

SPANNUNGSPNEUMOTHORAX. Bei einem Spannungspneumothorax ist eine umgehende Entlastungspunktion und Drainage auf der betroffenen Seite durchzuführen (VGL. 4.3.5.3).

In der Zukunft muss neben allen Anstrengungen in der Ausbildung des Rettungsdienstpersonals mehr Augenmerk auf die Ausbildung von Laien in der kardiopulmonalen Reanimation gelegt werden. Um den Forderungen des ERC bezüglich Zeitintervall Kollaps und Defibrillation < 5 Minuten gerecht zu werden, müsste eine flächendeckende Verfügbarkeit von AED-Geräten etabliert und finanziert werden.

5.9 REANIMATION VON SÄUGLINGEN UND KINDERN

Reanimationen von Säuglingen und Kindern stellen eine besondere Belastung für das Rettungsteam dar. Mangelnde Erfahrung und der starke emotionale Druck der Helfenden können zu Problemen führen.

Der Organismus eines Kindes weist eine Reihe von Besonderheiten auf, die bei der Diagnostik und Therapie eines Kreislaufstillstandes eine Rolle spielen. Die Neugeborenenreanimation wird an anderer Stelle besprochen (VGL. II 5.4.3.1). Alle Empfehlungen zur Säuglings- und Kinderreanimation basieren auf den aktuellen Leitlinien des *European Resuscitation Council (ERC)* aus dem Jahr 2000 und den Updateempfehlungen des ILCOR aus dem Jahr 2002.

5.9.1 Pathophysiologie

Im Säuglings- und Kindesalter ist meist ein Atemstillstand der Auslöser eines Kreislaufstillstandes. Reanimationen in diesem Lebensabschnitt haben eine schlechtere Prognose als beim Erwachsenen. Durch ein primär respiratorisch bedingtes Geschehen kommt es schnell zur Hypoxie des Gehirns, häufig bevor es überhaupt zu einem Herzstillstand kommt.

Bei Kindern im schulpflichtigen Alter sind Traumata häufigste Ursache eines Kreislaufstillstandes, im Säuglingsalter überwiegen Atemstörungen. Primäre Herzstillstände durch Rhythmusstörungen sind eher selten. In der Anamneseerhebung sollte dennoch nach angeborenen Herzfehlern geforscht werden, insbesondere wenn ein Kammerflimmern als primärer Herzrhythmus vorliegt.

Ein Kammerflimmern tritt bei weniger als 10% der Reanimationen auf, muss dann jedoch ebenso zügig und konsequent therapiert werden wie bei Erwachsenen.

> Die Wiederbelebungsmaßnahmen unterteilen sich im Säuglings- und Kindesalter wie auch beim Erwachsenen in einfache lebensrettende Maßnahmen (BLS) und erweiterte lebensrettende Maßnahmen (ALS). Ab dem 8. Lebensjahr gelten die Kinder bei der Reanimation als so genannte »junge Erwachsene« und werden demnach wie Erwachsene behandelt.

5.9.2 Basic Life Support (BLS)

5.9.2.1
Reanimation von Säuglingen und Kindern

Die Kontrolle der Bewusstseinslage erfolgt durch Ansprechen und einen leichten Schmerzreiz. Reagiert das Kind nicht, müssen die Atemwege frei gemacht werden. Der Kopf eines Säuglings darf nicht rekliniert werden, da durch die besondere Anatomie des Kehlkopfbereichs eine zu starke Kopfüberstreckung die Atemwege verschließen würde.

Der Kopf wird in die so genannte Schnüffelstellung gebracht, eine Decke unter den Schultergürtel erleichtert diese Lagerung (ABB. 20). Der Esmarch-Handgriff (VGL. 4.3.5.1) öffnet den Atemweg, indem der Unterkiefer vorgezogen und der Zungengrund angehoben wird (ABB. 21) . Bei größeren Kindern hingegen kann der Hals rekliniert werden (Vorsicht bei HWS-Verletzungen).

227

Anschließend muss für maximal 10 Sekunden nach Atemexkursionen gesucht werden. Dies erfolgt durch Sehen, Hören und Fühlen. Atmet der kleine Patient nicht, wird er sofort beatmet. Auch hier gilt: zwei suffiziente Beatmungen bei maximal fünf Versuchen. Die Dauer pro Beatmung sollte etwa 1,5 Sekunden betragen. Als eine suffiziente Beatmung sind sichtbare Thorax- und Oberbauchexkursionen zu werten. Anschließend wird ohne Hilfsmittel die Beatmung Mund-zu-Mund oder Mund-zu-Nase durchgeführt. Der Helfer umschließt mit seinem Mund die Nase und den Mund des Kindes und insuffliert seine Atemluft. Bei Säuglingen sollte der Atemstoß nicht mehr Volumen beinhalten, als die geblähten Backen des Helfers enthalten (VGL. 4.3.5.1).

Es ist zwingend darauf zu achten, dass die Atemwege stets freigehalten werden. Im Rettungsdienst muss immer ein Beatmungsbeutel mit Reservoir und hohem O_2-Anteil (ca. 100%) verwendet werden, um eine bestehende Hypoxie schnell ausgleichen zu können.

Nach der Beatmung erfolgt die Überprüfung des Kreislaufs. Auch hier muss zusätzlich zur Pulskontrolle auf andere Lebenszeichen geachtet werden (Husten, Bewegung, Eigenatmung). Bei der speziellen Anatomie eines Säuglings kann der Karotispuls oft nur schwer getastet werden. Aus diesem Grunde wird der Puls an der A. brachialis aufgesucht (ABB. 22). Bei größeren Kindern wird der Puls an der A. carotis getastet.

Die Pulskontrolle darf maximal 10 Sekunden in Anspruch nehmen. Bei fehlenden Lebenszeichen wird anschließend mit der Thoraxkompression begonnen. Da bei Säuglingen das Herzminutenvolumen hauptsächlich über die Herzfrequenz beeinflusst wird, muss in der Regel auch bei Frequenzen unter 60/min von einem nicht ausreichenden Herzzeitvolumen ausgegangen werden. Daher sind Säuglinge mit Herzfrequenzen unter 60/min in der Regel reanimationspflichtig. Sollten jedoch bei einer Frequenz unter 60/min ausreichende Zirkulationszeichen vorliegen, muss zunächst ausreichend oxygeniert werden.

Der Druckpunkt liegt bei Säuglingen eine Fingerbreite unterhalb der Intermammillarlinie (Linie zwischen den Brustwarzen) auf dem Sternum (ABB. 23). Die Drucktiefe sollte ein Drittel des Thoraxdurchmessers betragen, die Arbeitsfrequenz der Thoraxkompressionen sollte bei 100/min liegen.

> Das Verhältnis Thoraxkompression zu Beatmung beträgt bei Patienten bis zum 8. Lebensjahr immer 1 : 5. Ab dem 8. Lebensjahr gilt wie bei Erwachsenen 2 : 15.

Sind zwei Helfer anwesend, wird bei Säuglingen die so genannte Zangenmethode zur Thoraxkompression bevorzugt, da sie zu besseren koronaren und zerebralen Perfusionsdrücken führt (ABB. 24). Ist nur ein Helfer anwesend, wird die Zwei-Finger-Methode bevorzugt. Bei älteren Kindern (> 1 Jahr) wird ein Handballen zur Thoraxkompression empfohlen. Die Maßnahmen werden solange durchgeführt, bis entweder Lebenszeichen vorliegen oder mittels eines EKG bzw. eines Defibrillators der Herzrhythmus unterschieden werden kann.

5.**9**.2.2
Verlegung der Atemwege

Sollte trotz korrekter Kopfposition keine suffiziente Ventilation möglich sein,

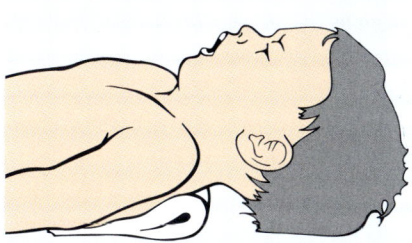

ABB. 20 ▶ Schnüffelstellung

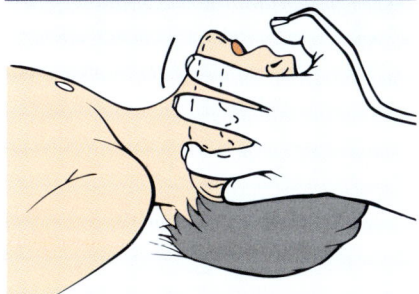

ABB. 21 ▶ Esmarch-Handgriff beim Säugling

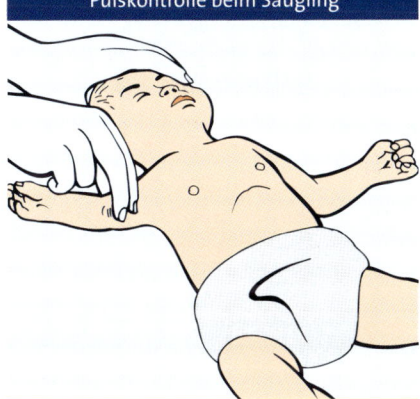

ABB. 22 ▶ Pulskontrolle beim Säugling an der A. brachialis

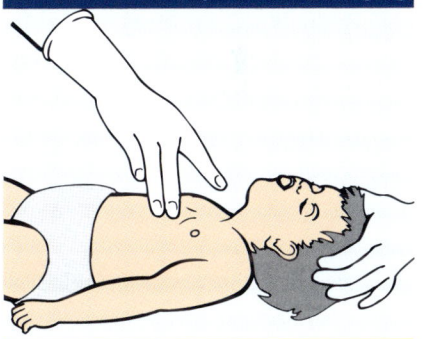

ABB. 23 ▶ Aufsuchen des Druckpunktes beim Säugling

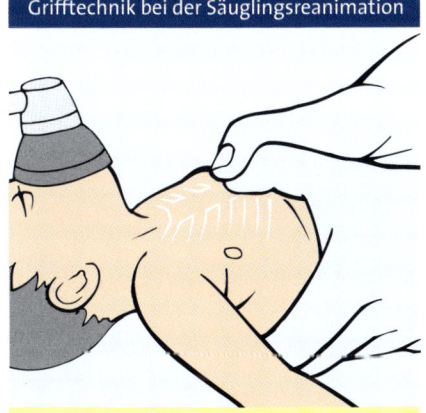

ABB. 24 ▶ Grifftechnik bei der Säuglingsreanimation

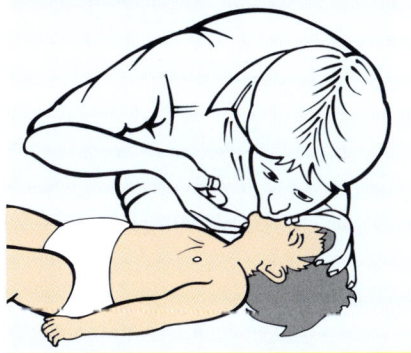

ABB. 25 ▶ Mund-zu-Mund-Beatmung beim Kind

229

muss eine Fremdkörperobstruktion in Betracht gezogen werden. Es sollten dann fünf Schläge zwischen die Schulterblätter erfolgen, um den intrathorakalen Druck zu erhöhen und somit die Atemwege frei zu bekommen. Führt dieses Manöver nicht zum gewünschten Erfolg, folgen bei Säuglingen direkt fünf Thoraxkompressionen. Hierbei sollte die Kompressionsfrequenz bei ca. 20/min liegen. Danach werden die Atemwege und die Atmung erneut kontrolliert. Sollte das Kind jetzt atmen, wird es in die stabile Seitenlage gebracht. Atmet das Kind nicht, muss wiederum fünfmal beatmet werden. Ziel sind zwei suffiziente Ventilationen. Diese Maßnahmen müssen solange weitergeführt werden, bis sie zum gewünschten Erfolg führen.

Bei Kindern, die älter als ein Jahr sind, sollten nach dem ersten Zyklus die Thoraxkompressionen durch Oberbauchkompressionen ersetzt werden. Bei Säuglingen sind diese obsolet.

5.**9.2**.3
Anwendung von Automatisierten Defibrillatoren (AED)

Geeignete AED können bei Kindern über 1 Jahr verwendet werden. Bei kleineren Patienten ist die automatisierte Defibrillation bisher nicht empfohlen.

5.**9.3** Advanced Life Support (ALS)

Neben den Basismaßnahmen finden im Rahmen einer Reanimation bei ausreichender Helferanzahl die erweiterten Maßnahmen zusätzlich Anwendung. Hierzu zählen insbesondere:

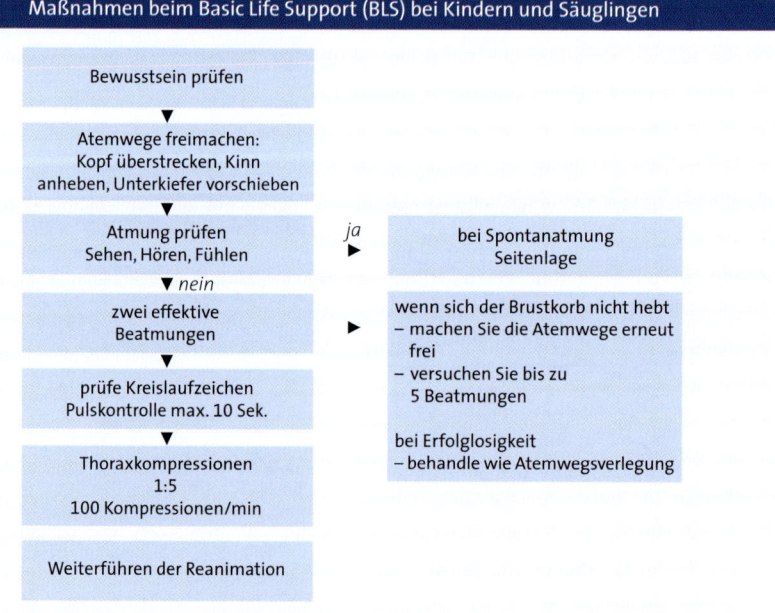

ABB. 26 ▶ Maßnahmen beim Basic Life Support (BLS) bei Kindern und Säuglingen

- Sicherung der Atemwege (Intubation, Alternativen)
- Zugang zum Gefäßsystem (intravenös, intraossär)
- Medikamente (Adrenalin, Amiodaron, Magnesium, Natriumbikarbonat)
- Elektrotherapie (Defibrillation, Kardioversion, Schrittmacherbehandlung)
- stabilisierende Maßnahmen nach erfolgreicher Reanimation.

5.9.4 Atemwegssicherung

Die Intubation insbesondere bei Säuglingen kann für Ungeübte schwierig sein. Deshalb sollte sie nur durch entsprechend geschultes und trainiertes Personal durchgeführt werden. Bei Säuglingen wird meist ein gerader Spatel nach Foregger oder Miller eingesetzt und die Epiglottis aufgeladen. (Tubus- und Maskenauswahl s. AN-HANG, S. 480). Alternativverfahren wie z.B. Larynxmasken (Säuglings-, und Kindergrößen) sollen auf jedem Kindernotfallkoffer mitgeführt werden, setzen aber ebenfalls eine entsprechende Schulung und Übung voraus. Wird das Kind intubiert, soll die korrekte Tubuslage immer zusätzlich mittels Kapnografie oder Kapnometrie bestimmt werden. Ein Intubationsversuch darf auch bei Säuglingen und Kindern die Thoraxkompression für nicht mehr als 30 Sekunden unterbrechen.

> Faustregel Tubusgröße:
> Kleinfinger des Kindes

> Häufig wird bei der Intubation eines Kindes der Tubus zu weit nach vorne geschoben, was zu einer einseitigen (bronchialen) Intubation führt und bei Nichtbemerken die Oxygenierung und Ventilation negativ beeinflusst.

5.9.5 Zugänge für die Medikamentenapplikation

Das Legen eines intravenösen Zugangs ist bei einer Reanimation von Säuglingen schwierig und folglich zeitaufwändig. Dem hat das ERC Rechnung getragen und empfiehlt daher alternativ den intraossären Zugang (VGL. 4.4.5.2). Die Entscheidung für eine intraossäre Punktion soll frühzeitig erfolgen, um den Zeitverlust zu minimieren. Ein Endotrachealtubus kann ebenfalls als Zugangsweg genutzt werden.

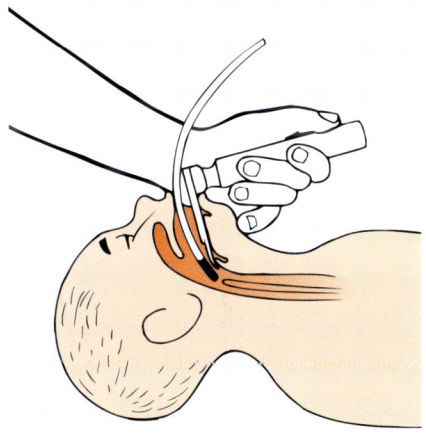

Orale Intubation beim Säugling

ABB. 27 ▶ Orale Intubation beim Säugling

5.**9.6** Medikamente bei Säuglings- oder Kinderreanimation

▶ Sauerstoff

Es muss immer möglichst frühzeitig mit der höchsten Sauerstoffkonzentration (ideal: 100%) beatmet werden. Dies erscheint bei Säuglingen und Kindern umso wichtiger, als die häufigste Ursache für den Kreislaufstillstand eine Hypoxie ist. Hierzu kommt beispielsweise ein Reservoirsystem zum Einsatz.

▶ Adrenalin

Adrenalin ist bei pädiatrischen Patienten ebenfalls das Medikament der Wahl beim Herz-Kreislauf-Stillstand.

> Die Dosierung liegt bei 0,01 mg/kg KG i.v. bzw. i.o. alle drei Minuten. Die Repetitionsdosis wird im Gegensatz zu den früheren Empfehlungen nicht mehr zwingend erhöht. Es gibt jedoch auch bei Kindern Fallbeschreibungen, wo höher dosiertes Adrenalin (0,1 mg/kg KG) zum Erfolg geführt hat. Es bleibt somit dem Arzt vorbehalten, die Adrenalindosis zu erhöhen. Bei der endobronchialen Gabe bekommt das Kind 0,1 mg/kg KG. Ab dem 8. Lebensjahr bekommt das Kind 1 mg Adrenalin alle drei Minuten.

▶ Amiodaron

Amiodaron kann bei therapieresistentem Kammerflimmern in einer Dosierung von 5 mg/kg KG erwogen werden.

▶ Magnesium

Magnesium kann bei einer *Torsades de Pointes* Tachykardie in einer Dosierung von 20 – 25 mg/kg KG gegeben werden.

▶ Natriumbicarbonat

Natriumbicarbonat kann bei schwerer Azidose ebenfalls erwogen werden. Es sollte jedoch aufgrund der hohen Osmolarität auf 4,2% verdünnt werden. Hierzu können Aqua dest. oder Glucose 5% in gleicher Menge verwendet werden.

> Beispiel: Einmalspritze (20 ml) mit 10 ml NaBi 8,4% und 10 ml Aqua dest. oder Glucose 5%, ergibt 20 ml NaBi 4,2%.
> Die Dosierung liegt dann bei 1 – 2 ml/kg KG intravenös.

> Alle Medikamente sollten im Kreislaufstillstand mit einem Flüssigkeitsbolus von etwa 2 ml/kg KG in den Kreislauf eingespült werden.

5.**9.7** Elektrotherapie des kindlichen Herzens

Die Defibrillationsenergie berechnet sich bei Kindern mit 2 Joule/kg KG für die erste und zweite Defibrillation. Die dritte Defibrillation wird mit 4 Joule/kg KG durchgeführt. Alle weiteren Schocks erfolgen mit 4 Joule/kg KG. Für die Defibrillation bei Säuglingen und Kleinkindern sind entsprechend kleinere Defibrillationselektroden zu verwenden. Sollten Klebeelektroden verwendet werden, können diese auch anterior oder posterior platziert werden. Neben den monophasischen Impulsen können ebenso biphasische Impulse verwendet werden, hierfür gibt es jedoch ebenfalls noch keine vereinheitlichten Empfehlungen. Auch gibt es mittlerweile geeignete AED-Geräte für das Kindesalter. Eine Kardioversion und der Schrittmachereinsatz bei Kindern ist möglich, aber in der Präklinik äußerst selten.

5.**9.8** Algorithmus und Abläufe

5.**9.8**.1
Ablauf der ALS-Maßnahmen

Nach Überprüfen des Bewusstseins erfolgt das Freimachen der Atemwege und bei Atemstillstand die sofortige Ventilation mit hoher Sauerstoffkonzentration. Bei fehlenden Kreislaufzeichen wird sofort mit der Reanimation im Verhältnis Ventilation : Kompression 1 : 5 begonnen. Bei ausreichender Helferzahl ist der nächste Schritt die Rhythmusdiagnostik mittels EKG (ABB. 27).

5.**9.8**.2
Asystolie und PEA

Meist liegt initial kein defibrillationspflichtiger Rhythmus vor (Asystolie/PEA),

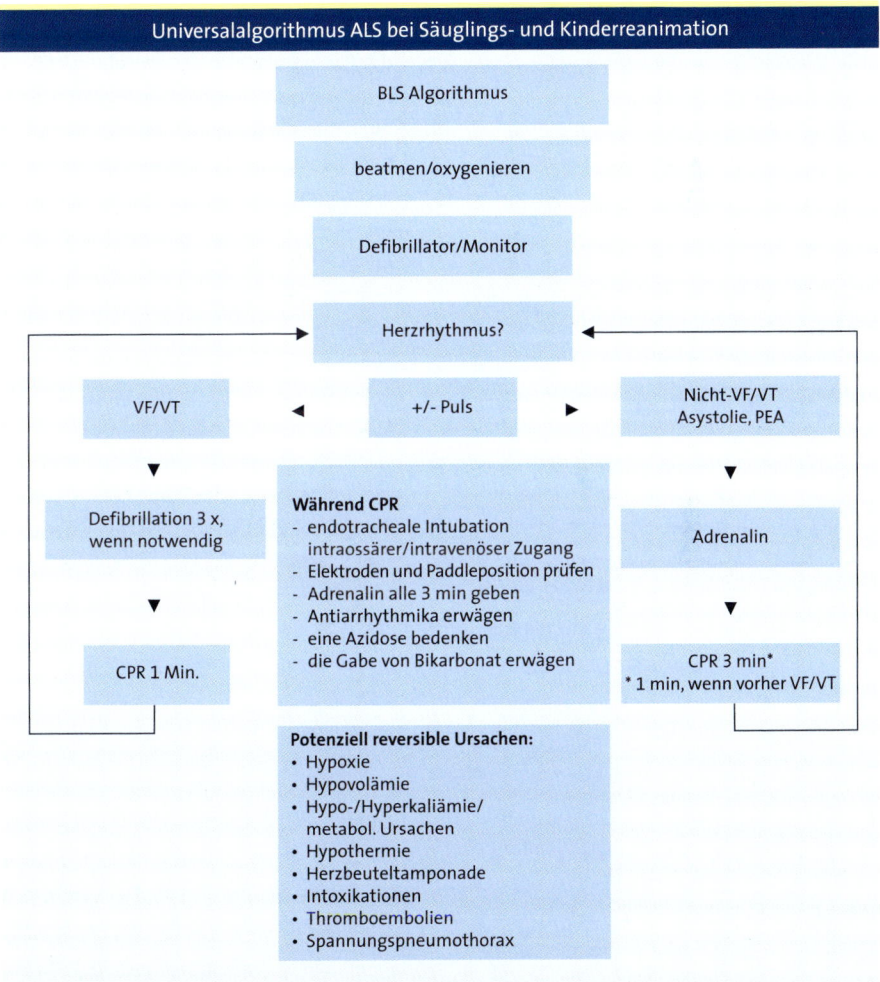

Universalalgorithmus ALS bei Säuglings- und Kinderreanimation

BLS Algorithmus

beatmen/oxygenieren

Defibrillator/Monitor

Herzrhythmus?

| VF/VT | ◀ | +/- Puls | ▶ | Nicht-VF/VT Asystolie, PEA |

Defibrillation 3 x, wenn notwendig

Während CPR
- endotracheale Intubation intraossärer/intravenöser Zugang
- Elektroden und Paddleposition prüfen
- Adrenalin alle 3 min geben
- Antiarrhythmika erwägen
- eine Azidose bedenken
- die Gabe von Bikarbonat erwägen

Adrenalin

CPR 1 Min.

CPR 3 min*
* 1 min, wenn vorher VF/VT

Potenziell reversible Ursachen:
- Hypoxie
- Hypovolämie
- Hypo-/Hyperkaliämie/ metabol. Ursachen
- Hypothermie
- Herzbeuteltamponade
- Intoxikationen
- Thromboembolien
- Spannungspneumothorax

ABB. 28 ▶ Universalalgorithmus ALS bei Säuglings- und Kinderreanimation

und es wird bis zur nächsten Rhythmuskontrolle drei Minuten reanimiert. Frühzeitig soll der Atemweg durch Intubation gesichert werden, anschließend kann Adrenalin in einer Dosierung von 0,1 mg/kg KG endobronchial appliziert werden. Bei Anwendung von Alternativverfahren ist eine endobronchiale Medikamentengabe nicht möglich. Während der Basisreanimation erfolgt die Anlage eines venösen oder intraossären Zuganges und der Patient bekommt bei weiterbestehendem Kreislaufstillstand 0,01 mg/kg KG Adrenalin.

5.9.8.3
Kammerflimmern und pulslose ventrikuläre Tachykardie

Sollte ein defibrillationspflichtiger Rhythmus (sehr selten) vorliegen, wird nun direkt mit 2 Joule/kg KG defibrilliert. Sollte die Defibrillation keinen Erfolg haben, wird noch einmal mit derselben Energie geschockt. Bei fehlendem Erfolg wird die Energie auf 4 Joule/kg KG gesteigert. Nach maximal drei Schocks erfolgt eine Minute die CPR und danach – falls notwendig – eine zweite Defibrillationsserie.

Wie beim erwachsenen Patienten sollte auch beim Kind frühzeitig auf die potenziell reversiblen Ursachen reagiert werden (4 H und HITS, vgl. I 5.8.2). Zusätzlich kann bei therapierefraktärem VT/VF Amiodaron in einer Dosierung von 5 mg/kg KG als schneller Bolus erwogen werden. Auch die Gabe von Natriumbikarbonat ist bei lang andauerndem Kreislaufstillstand zu erwägen.

> Die Prognose bei Säuglings- und Kinderreanimationen ist eher als schlecht einzustufen. Der entscheidende Punkt ist der frühe Ausgleich der bestehenden Hypoxie. Erweiterte Maßnahmen dürfen auch hier die Basismaßnahmen nicht gefährden. Sollten die Maßnahmen nicht zum gewünschten Erfolg führen und der Notarzt den Tod feststellen, ist die psychologische Betreuung der Eltern und der Angehörigen eine wesentliche Aufgabe des Rettungsteams.
> Zur Problematik des plötzlichen Kindstods gibt es entsprechende Informationsbroschüren, die auf notarztbesetzten Rettungsmitteln mitgeführt werden können. Auch sollten Kontaktadressen für die Angehörigenbetreuung (KIT-Team, Notfallseelsorger) in der Rettungsleitstelle bekannt sein.

5.10 TOD

K. PÜSCHEL, E. MILTNER

Viele präklinische Reanimationsversuche werden nach einiger Zeit wegen Erfolglosigkeit abgebrochen und enden somit mit dem Tod des Patienten. Außerdem trifft der Rettungsdienst bisweilen Patienten an, die bereits zuvor verstorben sind.

5.10.1 Definitionen

5.10.1.1
Phasen des Sterbens

Die Lehre vom Sterben und vom Tod ist die *Thanatologie*. Sie befasst sich mit den verschiedenen Begriffen des Todes (Scheintod, klinischer Tod, Hirntod, biologischer Tod), mit den Vorgängen im Organismus vor dem Tod (*Agonie*), mit den Kriterien zur Todesfeststellung (sichere und unsichere Todeszeichen) sowie mit den frühen und späten Leichenveränderungen.

Ethische Aspekte verdienen beim Sterbeprozess besondere Beachtung; im Rettungseinsatz gibt es für diesbezügliche Abwägungen oft allerdings nicht ausreichend Zeit.

Das Sterben ist ein prozesshaftes Geschehen, das je nach Todesmechanismus sehr unterschiedlich ablaufen kann. So findet man einerseits bei einem chronisch kranken Patienten mit einer Krebserkrankung einen sehr langsamen Sterbeprozess, andererseits eine sehr kurze Agonie nach einer Explosion oder beim Überfahrenwerden des Körpers durch ein Schienenfahrzeug.

TAB. 3 ▶ Phasen des Sterbens mit Definitionen

Phasen	Stadien	Zeichen
Agonie	Scheintod (Vita minima)	unsichere Todeszeichen – Atemlosigkeit, Pulslosigkeit – Bewusstlosigkeit, Reflexlosigkeit
(Individual-)Tod	*klinischer Tod* (Stillstand von Atmung und Kreislauf)	
	Hirntod (unumkehrbarer Funktionsverlust der Hirnzellen)	
Intermediäres Leben		frühe Leichenveränderungen mit sicheren Todeszeichen – Leichenflecken – Leichenstarre
Biologischer Tod (nach dem Absterben der letzten Zellen)		
Kadaveröses Stadium		späte Leichenerscheinungen – Fäulnis

235

5.10.1.2
Todesbegriff

Der Stillstand von Atmung und Kreislauf wird als *klinischer Tod* bezeichnet. Beim klinischen Tod zeigen sich die Pupillen meist weit und lichtstarr, die Muskeln sind schlaff, Reflexe fehlen, der Patient ist pulslos, Spontanatmung und Kreislauftätigkeit stehen still. Eine Reanimation kann unter Umständen noch innerhalb eines kurzen Zeitraums gelingen, die Wiederbelebungszeit des Gehirns nach einem Durchblutungsstopp beträgt fünf bis zehn Minuten. Andere Organe und Gewebe des Körpers sterben unterschiedlich schnell in Stunden (innere Organe) bis Tagen (Bindegewebe) ab.

> Bestehen auch nur geringe Zweifel daran, dass der Tod endgültig eingetreten ist, sind für den Mitarbeiter im Rettungsdienst Wiederbelebungsmaßnahmen unerlässlich. Vom endgültigen Tod kann erst dann ausgegangen werden, wenn durch einen Arzt festgestellt wird, dass Reanimationsmaßnahmen aussichtslos sind.

Im Zusammenhang mit Fragen der Organtransplantation (VGL. III 1.5) ist als neuer, zusätzlicher Todesbegriff der Hirntod definiert worden. Unter *Hirntod* versteht man den unumkehrbaren Verlust aller Hirnfunktionen. Der Hirntod wird mit dem *Individualtod* gleichgesetzt. Die Feststellung des Hirntodes erfolgt auf der Intensivstation nach einem vom wissenschaftlichen Beirat der Bundesärztekammer festgelegten Protokoll.

Als *intermediäres Leben* bezeichnet man den Zeitraum zwischen Individualtod und Absterben der letzten Zelle. In dieser Phase bestehen Zellfunktionen

über den Tod hinaus noch fort. Beispiele für diese so genannte supravitalen Erscheinungen sind:
– Bildung eines Muskelwulstes bei mechanischer Reizung,
– lokale Pupillen- oder Hautreaktionen auf chemische Reize.

Der Endpunkt des intermediären Lebens ist der *biologische Tod*.

5.10.2 Todesfeststellung und Leichenschau

5.10.2.1
Leichenschau im Rettungsdienst

> Die Todesfeststellung ist primär eine ärztliche Aufgabe. Sie ist in den Bestattungsgesetzen der Bundesländer geregelt. Erst wenn von einem Arzt der Tod festgestellt wurde, darf der Körper als Leichnam behandelt, also z. B. abgelegt oder transportiert werden.

Nach der Feststellung des Todes sind die ärztliche Leichenschau durchzuführen und die amtliche Todesbescheinigung auszufüllen. Die besondere Situation im Rettungsdienst hat zu regional unterschiedlichen Verfahrensweisen geführt. Überwiegend besteht die Regelung, dass der Notarzt nach einem erfolglosen Einsatz die Leichenschau durchführt und die Todesbescheinigung ausfüllt. Andererseits muss die Einsatzbereitschaft der Rettungsmittel NEF, NAW oder RTH möglichst schnell wieder hergestellt werden. Unter anderem deswegen ist in einigen Regionen auch festgelegt, dass Ärzte im Rettungseinsatz nicht zur Leichenschau verpflichtet sind, sondern sich auf Feststellung und Dokumentation des Todes beschränken können. Die Leichenschau erfolgt dann nach einem festgelegten Verfahren durch einen weiteren hinzugezogenen »Leichenschau-Arzt« oder im zuständigen rechtsmedizinischen Institut. So wird beispielsweise in den Bundesländern Hamburg und Bremen verfahren, was sich bisher sehr bewährt hat.

5.**10**.2.2
Sichere Todeszeichen

Da der Rettungsassistent in vielen Fällen vor dem Notarzt bei einem mutmaßlichen Leichnam eintrifft, muss er entscheiden, ob er mit Reanimationsmaßnahmen beginnt oder ob bereits sichere Zeichen des Todes vorliegen.

Da bis zum Auftreten der ersten Leichenflecken eine bestimmte Zeit verstreicht, zumeist 20 bis 30 Minuten, wird der Rettungsdienst diese häufig nicht sehen, weil er i.d.R. bereits innerhalb dieses Zeitraums an der Einsatzstelle eintrifft.

Die Leichenstarre tritt meistens erst zwei bis drei Stunden nach dem Tod ein. Sie beginnt normalerweise im Kiefergelenk. Somit gilt, dass bei Zweifeln über das Vorhandensein sicherer Todeszeichen sofort mit Reanimationsmaßnahmen begonnen werden muss. Über den Abbruch

von Reanimationsmaßnahmen entscheidet allein der Notarzt.

> Man kann keine schematisch starren zeitlichen Grenzen bis zum ärztlichen Abbruch der Reanimationsmaßnahmen festlegen. Nach allgemeiner Auffassung erscheint eine Richtzeit von 20 bis 30 Minuten gerechtfertigt.

Beim so genannten *Scheintod*, lateinisch *Vita minima*, können unsichere Todeszeichen in der Agonie bei tiefer Bewusstlosigkeit vor dem endgültigen Herzstillstand in Erscheinung treten, insbesondere Blässe der Haut, Abkühlung, Reflexlosigkeit oder minimale Atemtätigkeit. Mögliche Ursachen für derartige Zustände sind häufig Vergiftungen sowie Stoffwechselentgleisungen mit tiefem Koma.

In Zweifelsfällen muss mit Reanimationsmaßnahmen sofort begonnen werden. Es sind Fälle bekannt, in denen gegen Rettungsassistenten wegen des Vorwurfs der unterlassenen Hilfeleistung oder der fahrlässigen Tötung ermittelt wurde, weil vorschnell vom Tod des Patienten ausgegangen wurde und Rettungsmaßnahmen gar nicht erst eingeleitet bzw. zu früh abgebrochen wurden oder sogar der NAW abbestellt wurde.

TAB. 4 ▶ Sichere und unsichere Todeszeichen

Sichere Todeszeichen	Unsichere Todeszeichen
– Totenflecken, Totenstarre, Fäulnis	– Atemstillstand, Pulslosigkeit
– nicht mit dem Leben zu vereinbarende Verletzungen	– keine Reaktion auf Schmerzreize
– erfolglose Reanimationsversuche über längere Zeit und ärztliche Entscheidung über den Abbruch der Maßnahmen	– Reflexlosigkeit
– (über 10 Minuten nachgewiesene Asystolie im EKG)	– Blässe der Haut
	– Auskühlung des Körpers

Typische Beispiele von Notfallsituationen, die zu einer Vita minima führen können und somit der Gefahr der vorschnellen Todesfeststellung unterliegen, sind in Tabelle 5 dargestellt.

TAB. 5 ▶ A-E-I-O-U-Merkregel zur Festellung der Vita minima

A	Anämie, Anoxämie, Alkohol
E	Epilepsie, Elektrizität
I	Injury (insbesondere Schädel-Hirn-Trauma)
O	Opium (Betäubungsmittel, Schlafmittel)
U	Unterkühlung (Urämie)

5.10.2.3
Praktisches Verhalten und Fehlervermeidung

Im Rahmen der Leichenschau muss der Arzt die amtliche Todesbescheinigung ausfüllen. Gesetzlich ist festgelegt, dass die Leichenschau am vollständig entkleideten Körper durchzuführen ist. Diese Forderung kollidiert häufig mit den besonderen Gegebenheiten im Rettungsdienst, wo der Tod bisweilen quasi »in aller Öffentlichkeit« eintritt. Diese Öffentlichkeit ist durch geeignete Maßnahmen – zum Beispiel durch Herstellen eines Sichtschutzes mithilfe von Decken, Positionieren von Einsatzfahrzeugen oder Umlagerung des Leichnams an eine geschützte Stelle – von der Leichenschau auszuschließen. Die Achtung vor dem toten Menschen verbietet das Zulassen von Zuschauern.

Der Rettungsassistent soll bei der Leichenschau mit seinen eigenen Beobachtungen an der Einsatzstelle und deren Umfeld zur Beurteilung der Gesamtsituation beitragen (vgl. IV 1.5.3). Alle Auffälligkeiten am Leichenfundort sind zu registrieren. Dies sind u. a. Giftbehältnisse, Medikamente, Verpackungsmaterial, Alkoholika, Strom führende Leitungen, Geräte, Gasquellen, so genannte »Fixer-Utensilien« oder Blutspuren. Auch die Entfernung von Nahrungsbrocken aus dem Mund-Rachenraum muss dokumentiert werden, da dies zur Festlegung der Todesursache »Bolustod« beitragen kann.

Bei Erhängten sollte zudem das Strangwerkzeug (sofern es nicht am Hals belassen wird) gesichert und in einem Plastikbeutel dem Leichnam beigegeben werden. Nach einem Sturz oder einem Sprung aus der Höhe ist die Lage des Körpers in Relation zur Begrenzungslinie des Gebäudes festzuhalten (so genannte »Fallweite« – wichtig bei der Differenzierung zwischen Unfall, Suizid und Tötung). Bei einem Todesfall in der Badewanne sollte die Wassertemperatur registriert werden; vor dem vollständigen Ablassen des Wassers ist das Sichern einer Vergleichsprobe sinnvoll. Das Vorhandensein elektrischer Geräte im Wasser ist zu beachten (Vorsicht! Stecker ziehen bzw. Sicherung ausschalten!). Auffällig hellrote Leichenflecke sowie ein »lebensfrisches« rosiges Aussehen des Leichnams sind Hinweise auf eine Gasvergiftung mit Kohlenmonoxid.

Kleidungsstücke mit relevanten Spuren wie Einschüssen, Perforationen, Blutspuren und anderen auffälligen Anhaftungen sind zu sichern. Entscheidende Fragen sind zum Beispiel auch, ob ein Autoinsasse angeschnallt war, wo die Person saß, ob ein Motorradfahrer einen Helm getragen hatte, wie der Körper am Auffindungsort bekleidet war und ob der Raum, in dem eine Person gefunden wurde, beheizt oder belüftet war (Rekonstruktion der Todeszeit). Dass jeg-

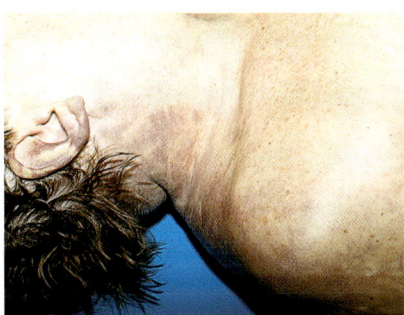

ABB. 29 ▶ Leichenflecken sind im Nacken-, Hals- und Schulterbereich frühzeitig nach dem Kreislaufstillstand feststellbar

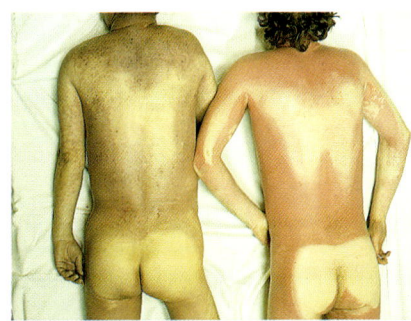

ABB. 30 ▶ Hellrote Leichenflecken bei Kohlenmonoxidvergiftung (rechts), im Gegensatz zu den sonst üblichen blau-violetten Leichenflecken (links)

liche Rettungsmaßnahmen zunächst ohne Rücksicht auf eine eventuelle Spurensicherung durchgeführt werden können und müssen, bedarf keiner weiteren Erläuterung. Steht allerdings der Tod fest, muss bei jedem Verdacht auf eine Gewalteinwirkung oder eine sonstige unnatürliche Todesursache alles zur Spurensicherung durch die Polizei unverändert belassen werden.

Auch bei Einsätzen, bei denen jede Hilfe zu spät kommt oder erfolglos bleibt, sollte die abschließende Untersuchung des Toten mit der gleichen Verantwortung und Sorgfalt durchgeführt werden wie der Rettungseinsatz selbst. Eine sorgfältige Leichenschau zur Ermittlung der Todesursache sowie insbesondere von äußeren Schadensursachen ist für die Hinterbliebenen, für die Rechtssicherheit und letztlich auch als »Qualitätskontrolle« für den Rettungsdienst von erheblicher Bedeutung.

6 Versorgung traumatologischer Notfälle

6.1 WUNDEN

G. SCHNEIDER, K. ENKE

Als Wunden werden mechanische, thermische, chemische und strahlungsbedingte Schädigungen von Gewebe oder Organen bezeichnet. Sie können oberflächlich, in die Tiefe gehend und penetrierend (durchdringend) in verschiedenen Arten und Schweregraden auftreten. Wunden stehen häufig in Verbindung mit weiteren Verletzungen (Frakturen etc.). Sie beeindrucken oft durch ihre meist unmittelbar sichtbare Oberflächenschädigung und Blutung.

> Zu den Wundgefahren zählen Verlust von Blut und Plasma, Infektion (VGL. III 1.3) und der Wundschmerz.

6.1.1 Wundversorgung

Neben der Elementartherapie zum Erhalt der Vitalfunktionen und der Standardtherapie ist die Versorgung von Wunden eine wichtige Tätigkeit des Rettungsfachpersonals, deren optimale Durchführung für den weiteren Heilungsverlauf von entscheidender Bedeutung sein kann. Auf die besonderen Gefahren von Wundinfektionen wie z.B. Tetanus (Wundstarrkrampf) ist zu achten.

> Auch Bagatellverletzungen sollen innerhalb von sechs Stunden einer chirurgischen Versorgung zugeführt werden.

6.1.2 Wundverbände

Wundverbände bestehen im Allgemeinen aus:
- einer sterilen Wundauflage
- ggf. einem (Druck-)Polster
- einer Fixierung
- sterilen Wundauflagen (Kompressen).

Sterile Wundauflagen werden im Rettungsdienst häufig mit Heftpflaster fixiert. Zusätzlich werden Binden (starr, halbelastisch, elastisch), Dreiecktücher und Schlauchverbände zur Befestigung verwendet.

▶ Pflasterverbände

Rahmenverbände decken mit entsprechend breiten Pflasterstreifen die äußeren Kanten der Wundauflage halb ab und fixieren sie so auf der Haut. Der *Fensterverband* wird mit vier Streifen Heftpflaster mit Abstand vom Wundenrand fixiert. Der Wundbereich sowie ggf. die Kopfbehaarung werden nicht beklebt. Das Problem bei der Befestigung der Pflasterverbände besteht in der häufig nicht

TAB. 1 ▶ Allgemeine Regeln zur Wundversorgung

Die Wiederherstellung und Sicherung der Vitalfunktionen einschließlich der Stillung lebensbedrohlicher Blutungen hat Vorrang vor der Wundversorgung!
Starke und spritzende Blutungen stoppen; Extremität hochhalten, abdrücken, Druckverband anlegen, nur in Ausnahmesituationen abbinden.
Eingedrungene Fremdkörper in der Wunde belassen, dabei entsprechend angepasste Abpolsterung und Fixierung durchführen.
Großflächige, sterile Abdeckung mit geeignetem Material durchführen (z.B. große sterile Kompressen 20 x 40 cm).
Fixierung der Wundauflage.
Betroffenes Körperteil bzw. Körperregion ruhigstellen und gegebenenfalls erhöht lagern.

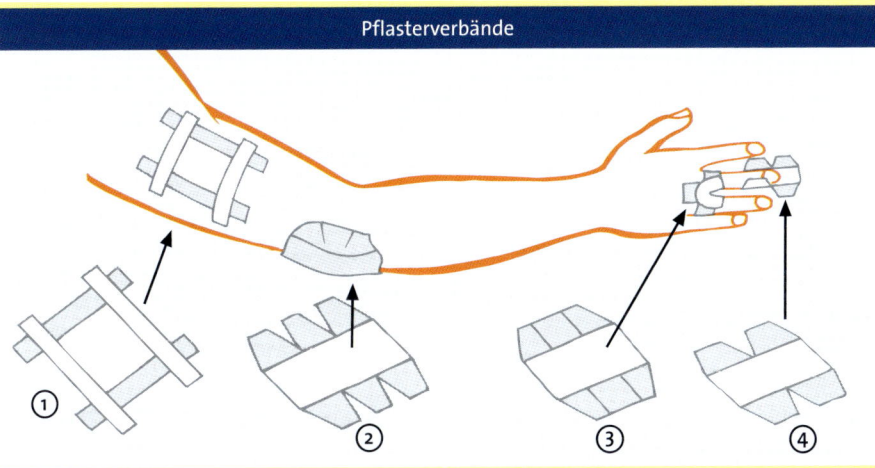

ABB. 1 ▶ Rahmenverband (1), Wundschnellverbände für Ellenbogen (2), Fingerzwischenraum (3) und Fingerkuppen (4)

geeigneten Hautoberfläche, auf der der Verband nicht befestigt werden kann. Die Klebeoberflächen der Pflasterverbände haften nur auf sauberen, nicht behaarten und trockenen Oberflächen ausreichend gut. Dieser Zustand sollte, falls es die Situation zulässt, möglichst vor Anlage des Pflasterverbandes hergestellt werden. Einige Patienten reagieren zudem auf den Klebstoff im Pflaster mit einer lokalen allergischen Reaktion (Pflasterallergie).

▶ **Bindenverbände**

Besonders an den Extremitäten ist darauf zu achten, dass der Verband nicht zu stramm gewickelt wird, um eine Stauung oder eine Abbindung zu vermeiden. Vor und nach der Anlage des Verbandes ist daher eine Kontrolle der Durchblutung sowie der Hautfarbe erforderlich. Bei einer bläulich-roten Verfärbung der verbundenen Extremität wird der Verband gelöst und weniger fest erneut angelegt. Die primär aufgebrachte Wundauflage verbleibt bis zur klinischen Versorgung auf der Wunde.

Jeder Bindenverband beginnt mit zwei Kreisgängen um die Extremität, mit denen die Binde fixiert wird. Die Binde wird so gehalten, dass in den Spalt zwischen Bindenkopf und ablaufende Binde gesehen werden kann (»die Binde läuft«). Dabei wird grundsätzlich am distalen (vom Rumpf entfernten) Körperende begonnen und nach proximal (zum Rumpf hin) gewickelt. Zehen und Fingernägel werden zwecks Kontrolle der Durchblutung möglichst nicht verbunden.

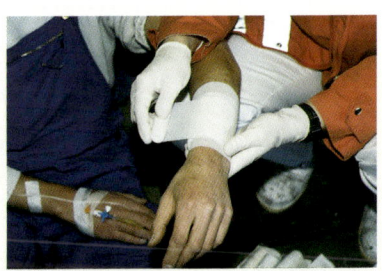

ABB. 2 ▶ Bindenverband am Unterarm

> Ringe müssen vor dem Anlegen des Verbandes abgelegt werden, da eine spätere Entfernung durch eine Schwellung erschwert werden kann und schwere Gewebeschäden am Finger drohen.

▶ **Ellenbogenverbände**

Beim Anlegen eines Ellenbogenverbands wird die Binde von innen nach außen angelegt, wobei der Ellenbogen leicht angewinkelt wird. Der Verband beginnt mit zwei Kreisgängen unterhalb des Gelenkes. Anschließend wird die Wundauflage über der Mitte fixiert. Die weiteren Gänge erfolgen je oberhalb und unterhalb des Gelenkes.

▶ **Handverbände**

Die Binde wird zuerst am Handgelenk mit zwei Kreisgängen fixiert. Anschließend wird die Binde vom Handgelenk über Handrücken und Fingerspitzen geführt und die Wundauflage fixiert. Nach eineinhalb Bindentouren wird der Verband über Kreuz wieder zum Handgelenk geführt. Dieser Vorgang wird mehrfach wiederholt, bis der Handrücken komplett bedeckt ist.

▶ **Kopfverbände**

Nach dem Auflegen einer sterilen Wundauflage wird die Binde mit zwei Bindengängen um Kinn und Scheitelbereich angelegt. Danach wird die Binde unterhalb des Kinns in Richtung Nacken gekreuzt und anschließend wieder in Richtung Stirn geführt. Nach anderthalb Bindentouren wird die Binde auf der gegenüberliegenden Seite über Ohr und Nacken wieder zum Kinn gewickelt usw. (ABB. 3).

▶ **Stumpfverbände bei Amputationen**

Die Binde wird zuerst proximal des Stumpfes mit zwei Kreisgängen fixiert. In Abhängigkeit der Stumpfgröße wird eine entsprechend große und dicke Wundauflage aufgelegt. Diese wird nun kreisförmig umwickelt. Anschließend werden mehrere Bindentouren zum Stumpf geführt und die losen Enden mit Kreisgängen fixiert.

Beim Abriss großer Gliedmaßen (Oberschenkel) ist auch eine Versorgung mit großen sterilen OP-Tüchern (nicht in der DIN-Ausstattung enthalten) mit anschließender Pflasterfixierung durchführbar.

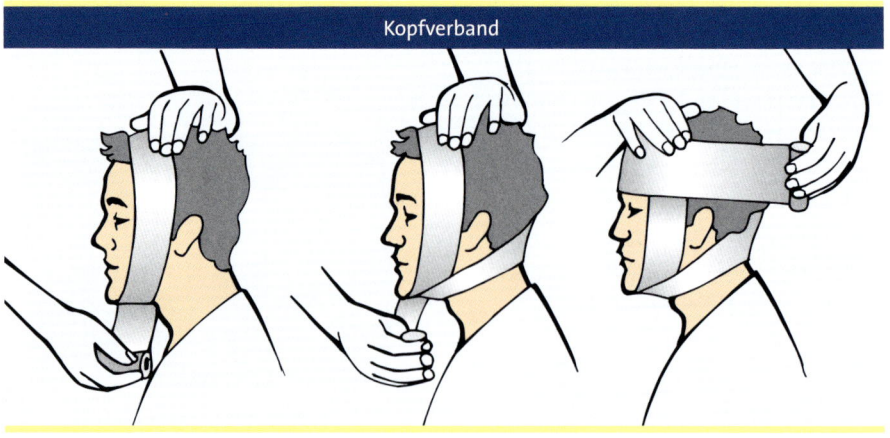

Kopfverband

ABB. 3 ▶ Anlegen eines Kopfverbands

▶ **Wundschnellverbände**

Wundschnellverbände (Abb. 1) werden z.B. bei der Abdeckung von kleineren Wunden (z.B. am Finger) oder Punktionsstellen verwendet. Hierbei besteht das gleiche Problem, auf das bei Pflasterverbänden bereits hingewiesen worden ist.

6.**1**.3 Verletzungen durch Fremdkörper

Besonders große, tief eingedrungene Gegenstände können erhebliche Gefäß-, Nerven-, Weichteil- und Organverletzungen verursachen. Grundsätzlich werden in den Körper eingedrungene Fremdkörper vom Rettungsdienstpersonal nicht entfernt, da zusätzliche Folgeverletzungen sowie eine Nachblutung (»Sektkorkeneffekt«) drohen könnten. Der Ein- bzw. Austrittsbereich wird mit einer großen eingeschnittenen Kompresse abgedeckt.

Sofern möglich, wird der Fremdkörper durch elastisches Material, z.B. Mullbinden oder ein Dreiecktuch-Ringpolster, umpolstert und in den Verband einbezogen. Es kann erforderlich sein, zur unmittelbaren Rettung und Befreiung bzw. zum problemlosen Transport zum und im Rettungsmittel den Fremdkörper zu kürzen. Gegebenenfalls muss frühzeitig auch die Feuerwehr zur technischen Rettung nachalarmiert werden.

> Wenn Fremdkörper in Körperhöhlen eingedrungen sind, ist immer mit schweren inneren Blutungen zu rechnen. Die rechtzeitige Anlage von großlumigen venösen Zugängen ist daher grundsätzlich erforderlich.

(Zu Fremdkörperverletzungen im Auge und Hals-Nasen-Ohren-Bereich vgl. III 4 und 5.)

6.2 Blutstillung

Äußere Blutungen sind eine häufige Indikation für Rettungsdiensteinsätze. Allerdings sind lebensbedrohliche äußere Blutungen recht selten. Sie bergen wie die inneren Blutungen immer die Gefahr eines massiven hämorrhagischen Schocks (vgl. II 2).

6.2.1 Einführung

Arterielle Blutungen beeindrucken durch ihr pulsierendes oder spritzendes Erscheinungsbild und werden hinsichtlich des tatsächlichen Blutverlustes oft überschätzt. Eher unterschätzt werden Blutungen an Kopf und Rumpf, Einblutungen in die Weichteile oder die Ablederung von Hautschichten (Decollement, vgl. III 1.2.2), z.B. nach Überrolltrauma. Auch bei kapillären Sickerblutungen aus großen Wundbereichen sind extreme Blutverluste möglich.

Neben sofort ersichtlichen Blutungen ist der Patient auf weitere »versteckte« Verletzungen zu untersuchen. Besonders dicke sowie dunkle und wasserdichte Bekleidung kann an der Einsatzstelle das Erkennen von Blutungen erschweren. Zur besseren Erkennung und Versorgung des Patienten ist die Kleidung am verletzten Körperteil zu entfernen. Die Blutstillung findet möglichst am liegenden Patienten statt. Der Helfer trägt dabei Einmalhandschuhe.

Äußere Blutungen sind fast immer durch Druck zu kontrollieren. Dies geschieht durch manuelles Abdrücken und durch das Anlegen eines Druckverbands. Als provisorische Maßnahme kann notfalls auch direkt mit den Fingern (idealerweise mit sterilen Handschuhen) in die Wunde gedrückt werden, um die Blutung zu stoppen. In seltenen Ausnahmesituationen gilt eine Abbindung der Extremität als Ultima Ratio (letztes Mittel). Das Abklemmen von Gefäßen in der Wunde mittels Gefäßklemmen wird im Rettungsdienst wegen der Gefahr von Nerven- und Gefäßverletzungen nur in Ausnahmefällen durchgeführt.

Eine genaue Dokumentation aller erhobenen Befunde, hier insbesondere von äußeren Blutungen und offenen Frakturen, ist selbstverständlich.

Bei inneren Blutungen ist eine Blutstillung präklinisch nicht möglich. Die Primärversorgung besteht aus der Kreislaufstabilisierung und dem zügigen Transport.

6.2.2 Abdrücken

Die Blutung kann oft schon durch Hochhalten des betroffenen Körperteils reduziert werden. Führt diese Maßnahme nicht zum Erfolg, muss die Blutzufuhr durch Abdrücken der versorgenden Arterie bis zum Anlegen eines Druckverbandes vorübergehend unterbunden werden.

Am verletzten Arm wird die *A. brachialis* in der Muskellücke gegen den Oberarmknochen gedrückt (Abb. 4). Der Erfolg der Maßnahme ist durch Tasten der *A. radialis* am Handgelenk zu kontrollieren.

Am Bein wird die *A. femoralis* in der Leistenbeuge durch recht kräftigen Druck beider Daumen gegen das Schambein (*Os pubis*) komprimiert (Abb. 5).

Alternativ kann die Blutung bis zur Fertigstellung des Druckverbandes mittels einer Blutsperre durch eine entsprechend

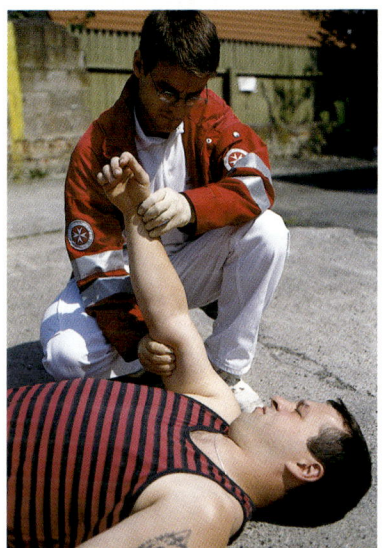

ABB. 4 ▶ Abdrücken der
A. brachialis am Oberarm

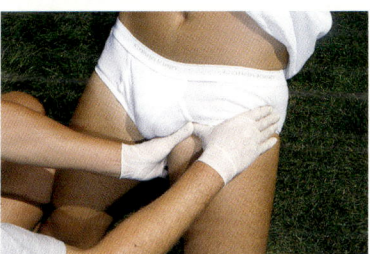

ABB. 5 ▶ Abdrücken der A. femoralis

gefüllte Blutdruckmanschette gestillt werden. Diese Maßnahme bietet sich besonders dann an, wenn nicht genügend Helfer
anwesend sind oder andere Elementarmaßnahmen im Vordergrund stehen.

6.2.3 Druckverbände

Druckverbände kommen bei kleineren arteriellen und größeren venösen Blutungen zum Einsatz. Mehr als 90% aller Blutungen lassen sich mit dieser Methode

stillen. Die Wunde wird zuerst mit einer
sterilen Wundauflage bedeckt. Diese wird
mit einer Mullbinde, einer elastischen
Binde oder einem Dreiecktuch fixiert. Anschließend wird der Wundbereich durch
ein Druckpolster (zum Beispiel mithilfe einer Binde, einem Verbandpäckchen
oder einer gefalteten großen Kompressen) komprimiert, das unter Zug befestigt wird. Dabei darf weder eine Stauung,
die die Blutung verstärken würde, noch
eine Abbindung angelegt werden. Blutet
der Druckverband schnell durch, wird ein
zweites Druckpolster aufgebracht.

Eine elegante Methode ist der Druckverband mit einer Blutdruckmanschette,
die über dem Druckpolster angelegt wird.
Der Manschettendruck wird dabei auf
einen Wert unterhalb des diastolischen
Blutdrucks gebracht, um eine Stauung zu
vermeiden. Nach Versorgung erfolgt die
Ruhigstellung der Extremität in möglichst
erhöhter Lagerung (ABB. 8, 9).

> Äußere Blutungen sind fast immer durch
> Druck zu kontrollieren!

Druckverband

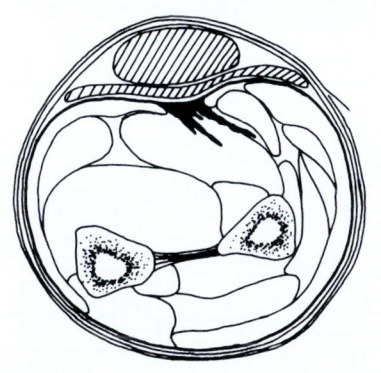

ABB. 6 ▶ Funktionsweise eines Druckverbands

6.2.4 Abbindung

Eine Abbindung ist als Notmaßnahme nur in folgenden *Ausnahmefällen* gerechtfertigt:

- eine ausreichende Blutstillung ist trotz eines korrekt angelegten Druckverbandes nicht möglich
- Fremdkörper machen einen Druckverband unmöglich
- großflächige Verletzungen, bei denen ein Druckverband technisch nicht möglich ist
- nach Abtrennung von Arm oder Bein, wenn alle anderen Blutstillungsmaßnahmen versagen.

Optimal ist der Einsatz einer Blutdruckmanschette zur pneumatischen Blutsperre. Sie kann am Oberarm, am Unterschenkel sowie bei Kindern auch am Oberschenkel angelegt werden. Spezielle Oberschenkelmanschetten für Erwachsene sind ebenfalls verfügbar, jedoch nicht in der DIN-Norm enthalten. Das Aufpumpen der Manschette auf einen Wert über

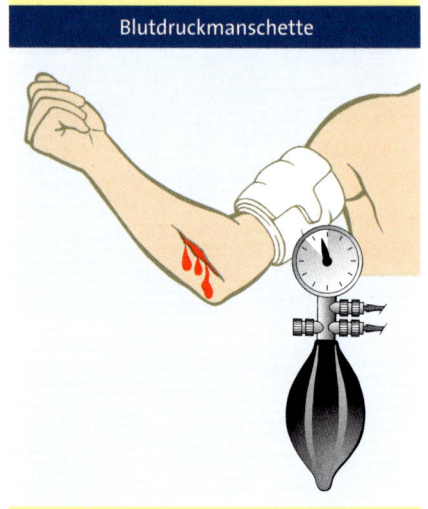

ABB. 7 ▶ Abbinden mit Blutdruckmanschette

20 – 50 mmHg des systolischen Blutdrucks hinaus sichert eine schonende, kontrollierte Abbindung. Anschließend wird der Patient engmaschig überwacht, da ein Anstieg des Blutdruckes zur Stauung mit einer entsprechend starken Blutung aus der Wunde führen kann.

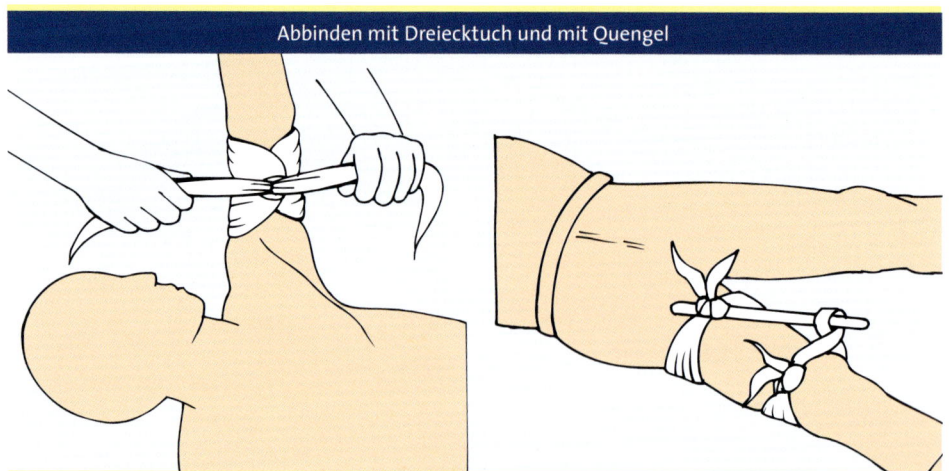

ABB. 8, 9 ▶ Abbinden am Oberarm mit Dreiecktuch und am Unterarm mit Quengel

Wenn keine geeignete Manschette zur Verfügung steht, bietet sich als Notbehelf das Anlegen einer Dreiecktuchkrawatte oder eines Quengels an (ABB. 8, 9).

Da die Abbindung nicht länger als 90 bis 120 Minuten dauern soll, ist der Zeitpunkt der Blutsperre festzuhalten. Eine einmal angelegte Abbindung soll allerdings erst wieder in der Aufnahmeklinik gelöst werden, da angestaute toxische Stoffwechselprodukte nach Wiederfreigabe der Durchblutung eine Azidose (vgl. II 3.5.5.1), Hyperkaliämien (vgl. II 3.5.4.3),

Blutgerinnungsstörungen und gegebenenfalls einen Schock verursachen können (so genanntes Tourniquet-Syndrom).

6.2.5 Blutstillungsmaßnahmen

Im Folgenden werden die bisher genannten Blutstillungsmaßnahmen den jeweilig betroffenen Körperregionen zugeordnet, da nicht alle Körperregionen die Anwendung aller Blutstillungstechniken erlauben.

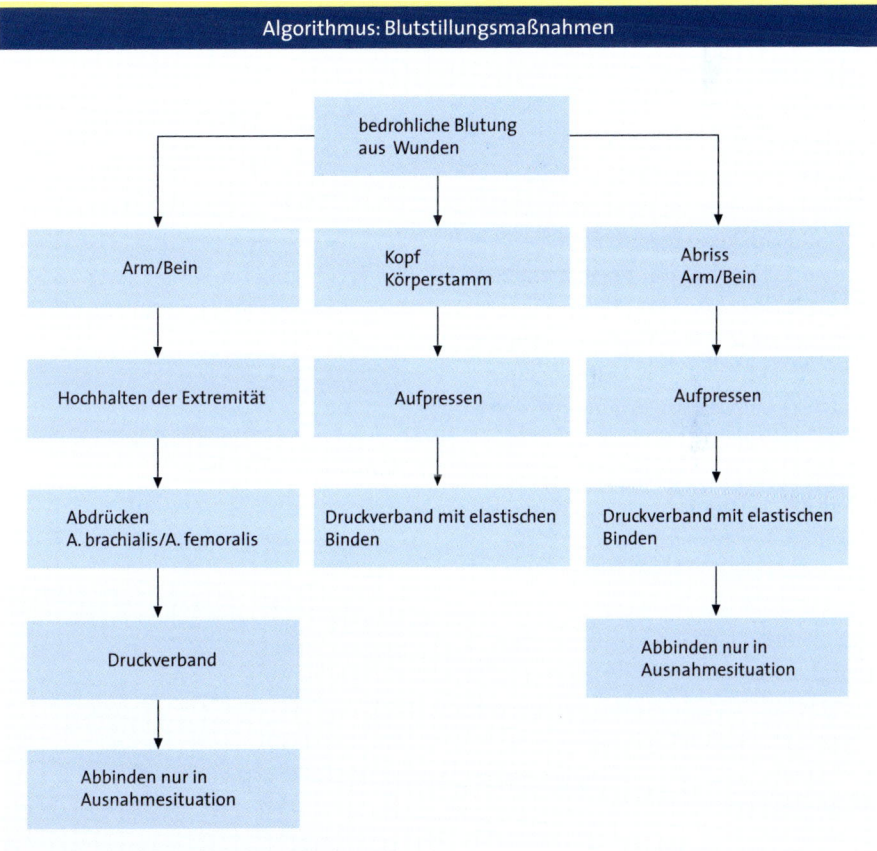

ABB. 10 ▶ Blutstillungsmaßnahmen

▶ **Extremitäten**

Die Blutstillung erfolgt in der Regel durch Hochhalten der Extremität, Abdrücken am Oberarm oder Oberschenkel sowie durch einen Druckverband. In seltenen Fällen kann eine direkte Kompression in der Wunde oder eine Abbindung erforderlich sein.

KOPF. Blutungen am Kopf müssen zuerst sorgfältig auf offene Schädel-Hirn-Verletzungen inspiziert werden. Dabei ist eine mögliche Verletzung der HWS zu berücksichtigen. Anschließend erfolgt die Versorgung mit sterilen Kompressen. Stärkere Blutungen, z.B. bei Kopfschwarten- und Skalpierungsverletzungen, werden durch Druckverbände am hochgelagerten Kopf gestillt. Hierzu hat sich die Anwendung elastischer Binden sowie dicker weicher Kompressen bewährt. Bis zum Anlegen des Verbandes sowie bei nicht wirkungsvollem Druckverband kann auch manueller Druck auf die Wundauflage ausgeübt werden. Bei Kopfschwartenverletzungen soll die Kopfschwarte mit Ringer- oder NaCl-Lösung feucht gehalten werden. Ein abgetrennter Skalp wird nach dem Standard der »Amputatversorgung« gelagert und in die Klinik mittransportiert (VGL. 6.2.6).

KÖRPERSTAMM. Wunden am Körperstamm stellen in den seltensten Fällen eine Vitalbedrohung dar. Meist genügen das Abdecken der Wunde mit sterilem Material und die Fixierung mittels Heftpflaster. Nur selten ist eine manuelle Kompression zur Blutstillung erforderlich. Bei großen Weichteilverletzungen mit starker Blutung ist die Tamponade mit großen Kompressen, ggf. mit sterilen Tüchern erforderlich. Mit breiten elastischen Binden kann auch hier ein Druckverband angelegt werden. Ausgetretene Darm-

schlingen werden drucklos abgedeckt und mit NaCl- oder Vollelektrolytlösung feucht gehalten.

ABRISS VON EXTREMITÄTEN. Amputationsverletzungen im Bereich der oberen Extremitäten und der Füße lassen sich meist durch Druckverbände und Hochlagerung stillen. Nur bei stärkeren arteriellen Blutungen kann nach erfolgloser direkter oder indirekter Kompression das Anlegen einer Abbindung erforderlich sein. Häufig ist, bedingt durch Zurückziehen und Einrollen der Gefäßstümpfe, nur eine diffuse Blutung festzustellen. Diese kann meist mittels dicker Kompressen, die mit elastischen Binden angewickelt werden, gestillt werden.

6.2.6 Versorgung von Amputationsverletzungen

Zur Versorgung von Amputationsverletzungen stehen auf den Rettungsmitteln

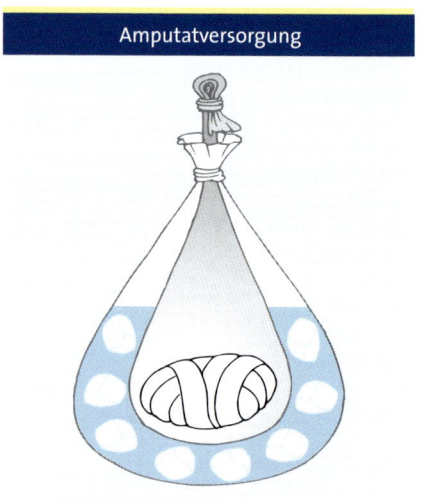

Amputatversorgung

ABB. 11 ▶ Amputatversorgung mit Eiswürfeln oder künstlichem Eis

Replantatbeutel zur Verfügung. Das Amputat wird weder gründlich gereinigt noch desinfiziert, sondern in steriles trockenes Material eingeschlagen und in den inneren Beutel des Replantatsets gelegt. Der innere Beutel wird sorgfältig verschlossen. Sodann wird der äußere Beutel über den inneren Beutel umgeschlagen und je zur Hälfte mit künstlichem Eis (alternativ Speiseeis oder Eiswürfel) und Wasser aufgefüllt. So genannte Coolpacks sind weniger gut geeignet. Es ist darauf zu achten, dass das Amputat nicht mit dem Eiswasser oder dem Eis in Berührung kommt. Der Außenbeutel wird verschlossen und mit dem Patientennamen, der Uhrzeit sowie dem Rufnamen und der Kennung des Rettungsmittels versehen.

> Bei der Versorgung von Patienten mit Amputationsverletzungen stehen die Blutstillung sowie die Aufrechterhaltung der Vitalfunktionen im Vordergrund (»Life before Limb«).

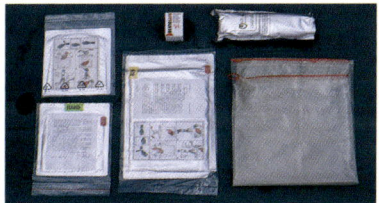

ABB. 12 ▶ Replantatset

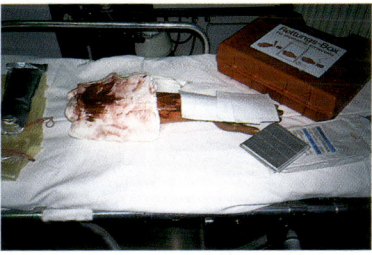

ABB. 13 ▶ Versorgung eines amputierten Unterarms

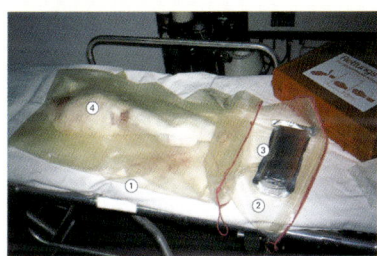

ABB. 14 ▶ Versorgung eines amputierten Unterarms: äußerer Beutel (1), Trockeneis in Wasser (3), steril eingepacktes Amputat (4) in innerem Beutel (2)

6.3 Versorgung von Frakturen und Gelenkverletzungen

6.3.1 Frakturen

Unter einer Fraktur ist die Durchtrennung eines Knochens unter Bildung von einzelnen Bruchstücken zu verstehen. Einen Sonderfall stellt die kindliche Grünholzfraktur dar, bei dieser Art bleibt der Periostmantel intakt und es treten keine freien einzelnen Fragmente auf. Frakturen entstehen entweder durch direkte oder indirekte äußere Gewalteinwirkung, als Ermüdungsbruch in Folge wiederholter Mikrotraumen oder nach nur geringer Gewalteinwirkung als pathologische Fraktur bei vorgeschädigtem Knochengewebe.

Für die rettungsdienstliche Versorgung von Frakturen ist nur die klinische Einteilung in geschlossene oder offene Frakturen von Bedeutung (zur Frakturlehre sowie der Einteilung von offenen Frakturen vgl. III 2.5.4.1).

Sichere Frakturzeichen sind:
- abnorme Beweglichkeit
- Fehlstellung
- sichtbare Knochenteile in der Wunde
- Knochenreiben (Krepitation) hörbar, ggf. auch fühlbar.

Unsichere Kennzeichen sind:
- Schmerz (Dolor)
- Schwellung (Tumor)
- Hämatom (Bluterguss) oder Rötung (Rubor)
- aufgehobene bzw. eingeschränkte Funktionstauglichkeit (Functio laesa).

Bei der Versorgung von möglichen Frakturen gilt: Nach dem ersten Überblick ist die Elementartherapie mit der Kontrolle der Vitalfunktionen vorrangig. Die Diagnostik von Frakturen kann sich am Einsatzort nur auf das Erkennen der sicheren Frakturzeichen sowie die Überprüfung von Motorik, Sensibilität und peripherer Durchblutung beschränken. Bei der Untersuchung wird palpiert bzw. komprimiert, die Extremitäten werden vorsichtig durchbewegt, es sei denn, dass grobe Fehlstellungen bereits vorher sichtbar sind.

Zur Versorgung von Frakturen soll ein optimales Arbeitsfeld mit entsprechenden Platz- und Lichtverhältnissen geschaffen werden; während der Schienung ist ein Ortswechsel kaum möglich bzw. eine erneute Materialsuche ungünstig. Bei Frakturen oder Wunden ist die Bekleidung grundsätzlich zu entfernen. Der Patient wird im Rahmen der Versorgung selbstverständlich über die geplanten Maßnahmen informiert.

Offene Frakturen sollen durch Spülung mit Ringer-Lösung vom groben Schmutz befreit und schnellstmöglich steril verbunden werden, eine Spülung mit Desinfektionsmitteln ist wegen der Gefahr einer zusätzlichen Gewebeschädigung kontraindiziert. Stark blutende Wunden werden mit einem Druckverband versorgt. Der am Einsatzort angelegte Verband soll bis in den Operationssaal verbleiben. Der Rettungsassistent muss daher bei der Patientenübergabe gegenüber Notarzt oder Klinikpersonal genaue Auskunft über den Umfang der Weichteilverletzung geben können.

▶ **Reposition**

Die Reposition (Wiedereinrichtung) dislozierter (verschobener) Frakturen ist eine wichtige rettungsdienstliche Maßnahme.

Grundsätzlich sind alle dislozierten Frakturen – auch offene Frakturen – zu reponieren und unter Zug ruhig zu stellen. Dabei wird die Gliedmaßenachse nur grob wiederhergestellt. Die Reposition bewirkt eine Druckentlastung des geschädigten Weichteilgewebes. Sekundärschäden werden auf diese Weise vermieden sowie Schmerzen verringert. Mit einer Schienung kann gleichzeitig der Blutverlust bei Frakturen (VGL. III 2.5) verringert werden. Eine mögliche Einschleppung von Keimen ist daher keine ausreichende Begründung dafür, die Reposition von offenen Frakturen zu vernachlässigen.

Die Zugrichtung beim Reponieren orientiert sich am proximalen Bruchstück. Dabei wird durch dosierten Längszug die Körperachse nur grob wiederhergestellt (nicht hingebogen!). Diese Maßnahme wird in der Regel vom Patienten gut toleriert, die Schmerzen lassen in der reponierten Stellung deutlich nach. Proximale Oberarmfrakturen und Schenkelhalsfrakturen werden am Einsatzort nicht reponiert, sondern nur ruhig gestellt. Hier reicht eine einfache Immobilisation aus.

Bei dem Verdacht auf eine Luxation oder Luxationsfraktur im Bereich der großen Gelenke wird im Rettungsdienst in der Regel nicht reponiert. Lediglich Sprunggelenkluxationsfrakturen werden u.a. wegen der Gefahr von Durchblutungsschäden vom Notarzt reponiert. Die Reposition darf jedoch nicht erzwungen werden.

▶ **Retention**
Nach der Reposition wird durch die Retention (Ruhigstellung unter Zug) das Repositionsergebnis gesichert. Dabei ist die Kontrolle von Durchblutung, Motorik und Sensibilität (»DMS«) jeweils vor und nach der Schienung sowie während längerer Transporte erforderlich.

▶ **Immobilisation**
Unter Immobilisation versteht man das bewegungsfreie Lagern, also die Ruhigstellung der frakturierten Extremität.

6.**3.1**.1
Obere Extremität: Oberarm

Zunächst wird die Oberarmschaftfraktur durch dosierten Längszug reponiert. Dann wird der Arm – weiterhin unter Zug – im Ellenbogengelenk rechtwinklig gebeugt. Dies ist erforderlich, um die »rechtwinklige« Luftkammerschiene oder Vakuumschiene anlegen zu können. Durch Druck auf die proximale Beugeseite des Unterarms wird die Fraktur stabilisiert.

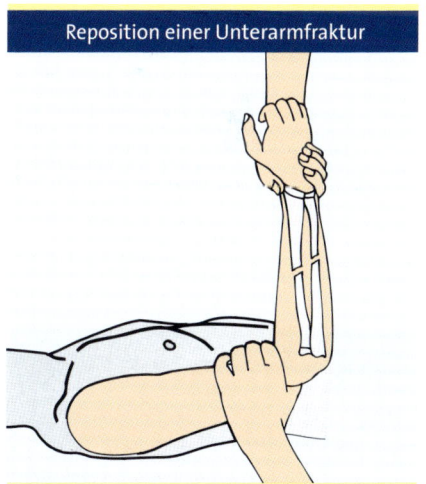

ABB. 15 ▶ Reposition einer Unterarmfraktur unter Längszug

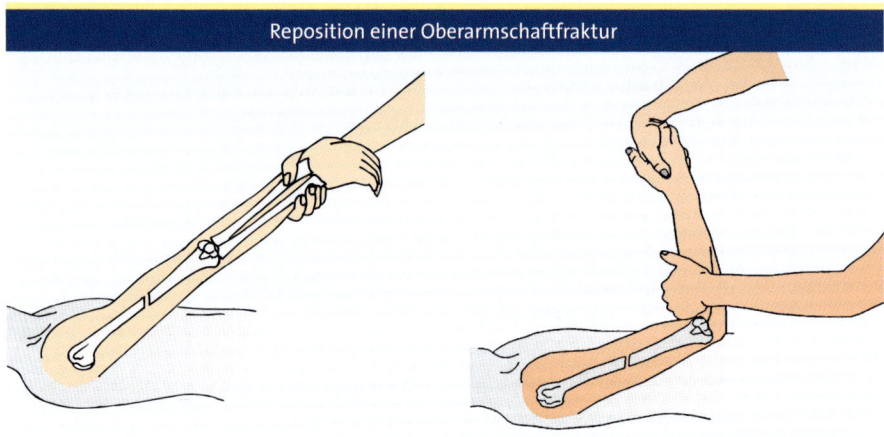

ABB. 16, 17 ▶ Reposition einer Oberarmschaftfraktur unter Längszug mit anschließender, rechtwinkliger Beugung

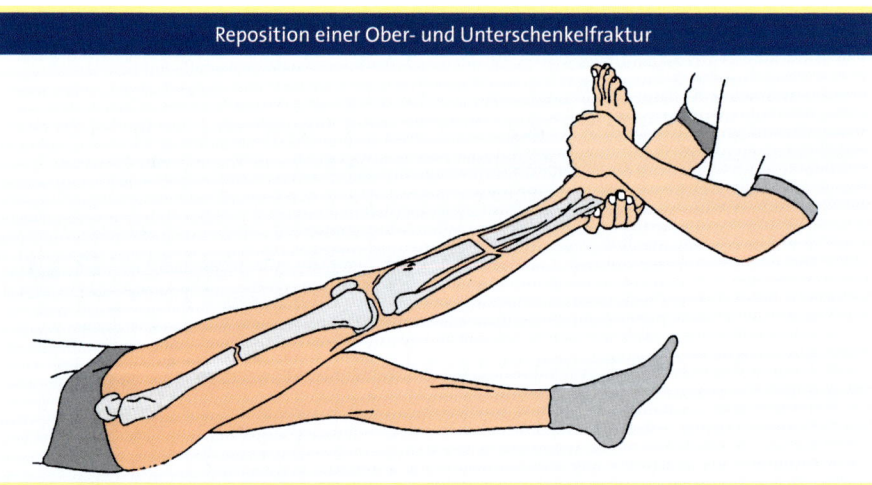

ABB. 18 ▶ Reposition einer Ober- und Unterschenkelfraktur

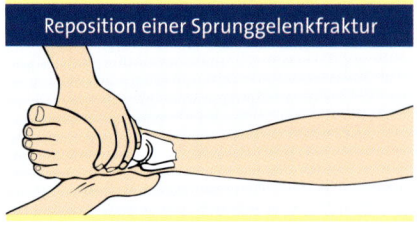

ABB. 19 ▶ Reposition einer Sprunggelenkfraktur

6.3.1.2
Obere Extremität: Unterarm

Unterarmfrakturen (Radius und Ulna) werden bei rechtwinklig gebeugtem Ellenbogengelenk reponiert. Auch hier ist die »rechtwinklige« Stellung für die anschließende Schienungstechnik erforderlich. Der Zug erfolgt am Handgelenk, mit der zweiten Hand wird Druck auf die distale Oberarmbeugeseite ausgeübt.

6.3.1.3
Untere Extremität: Ober- und Unterschenkel

Frakturen in diesem Bereich werden am liegenden Patienten durch Längszug bei einem im 30°-Winkel angehobenen Bein reponiert. Der Helfer umfasst mit einer Hand den Unterschenkel im Bereich des Knöchels, die andere Hand fasst die Fußwurzel. Dann wird das Bein unter Längszug angehoben. Das Anheben des Beines ist auch hier zur Anlage der Luftkammerschiene oder der Vakuumschiene erforderlich. Bei Verwendung einer Streckschiene ist nur die Extension erforderlich, die durch das Schienensystem erzielt wird. Bei einer Sprunggelenkfraktur wird das Sprunggelenk möglichst achsengerecht in die Neutralstellung reponiert.

6.3.2   Gelenkverletzungen

Gelenkverletzungen entstehen oft durch stumpfe Gewalteinwirkung im Sport- und Freizeitbereich. Sie sind unter Umständen schwer von Frakturen zu differenzieren. Unterschieden wird in:
– Kontusion: Prellung des Gelenkes mit oftmals unsicheren Frakturzeichen (besonders Hämatombildung)
– Distorsion: Verstauchung, ensteht durch eine kurzzeitige Überdehnung der Gelenkkapsel und der Bänder
– Luxation: teilweise oder komplette Lösung der gelenkbildenden Strukturen mit Störung der Gelenkfunktion
– Luxationsfraktur: neben der Luxation sind die Gelenkenden der Knochen gebrochen.

Gelenkverletzungen werden nach Wunsch des Patienten in der vorgefundenen Position ruhig gestellt. Falls möglich, erfolgt eine Fixierung am Körper des Patienten (z. B. bei der Schulterluxation) oder mithilfe der Vakuummatratze. Ggf. ist auch der Einsatz von Sam® Splints oder Lagerungshilfsmitteln wie beispielsweise Decken sinnvoll. Bei einigen Luxationsarten (z. B. des Sprunggelenkes) ist die Reposition vor Ort durch einen Notarzt erforderlich, um eine weitere Gefäß- und Nervenschädigung zu vermeiden (vgl. III 2.5.4.2).

6.4 Immobilisations- und Retentionsmaterialien

Dem Rettungsdienst stehen verschiedene Materialien zur Verfügung, um verletzte Extremitäten ruhig zu stellen.

6.4.1 Luftkammerschienen / pneumatische Schienen

Luftkammerschienen sind im Rettungsdienst als Ruhigstellungsmittel von Extremitätenverletzungen sehr gebräuchlich. Sie sind relativ einfach zu handhaben und haben mit Blick auf weitere Behandlungen den Vorteil, dass sie für Röntgenstrahlen durchlässig sind. Arm- und Beinschienen stehen für Kinder sowie für Erwachsene zur Verfügung. Der Druck verteilt sich gleichmäßig auf die verletzte Extremität und vermindert so eine weitere Hämatombildung oder Schwellung. Dabei können auch Blutungen zum Stillstand gebracht werden. Die Verwendung bei offenen Frakturen ist möglich.

Luftkammerschienen werden grundsätzlich unter Extension (Zug) angelegt. Zur Anlage sind immer mindestens zwei Helfer erforderlich.

Der Nachteil bei Luftkammerschienen liegt in der unbefriedigenden Ruhigstellung von proximalen Oberarm- und Oberschenkelfrakturen. Diese Frakturen können nur unter Einsatz weiterer Hilfsmittel wie Vakuummatratzen und Drahtleiterschienen oder der Streckschiene (Oberschenkel) ruhig gestellt werden.

▶ **Indikationen**
- Unterschenkelfrakturen
- Sprunggelenkfrakturen
- Unterarmfrakturen
- Oberarmfrakturen (eingeschränkt)
- Oberschenkelfrakturen (eingeschränkt).

▶ **Gefahren**
Ein zu hoher Druck kann Durchblutungsstörungen und ggf. ein Kompartmentsyndrom (vgl. III 2.5.5.2, III 2.7.3.2) fördern. Luftkammerschienen werden daher nur so weit aufgeblasen, dass der senkrecht auf die Schiene gedrückte Finger zu maximal einem Drittel »eintaucht«.

▶ **Durchführung**
Das Anlegen der Luftkammerschiene wird anhand der nachstehenden Fotoserie demonstriert (Abb. 20 – 25) und folgt dem Prinzip:
- Überprüfung DMS
- Extension und Schienenanlage
- Überprüfung DMS.

6.4.2 Vakuumschienen

Vakuumschienen bestehen aus einer luftdichten Hülle. Als Ein- oder Mehrkammersystem sind sie mit Styroporkügelchen gefüllt. Nach Absaugung formt sich das Material an und stabilisiert die Fraktur. Klettbänder dienen der besseren Anpassung der Schiene sowie der Fixierung des Materials. Die Anlage erfolgt mit zwei Helfern.

Vakuumschienen führen hinsichtlich der Immobilisation zumeist zu akzeptablen Ergebnissen, eine Extension kann hingegen in der Regel nicht aufrechterhalten werden. Von Nachteil ist auch hier die ungenügende Ruhigstellung von proximalen Oberarm- und Oberschenkelfrakturen. Bei

werden Durchblutung, Motorik und Sensibilität (DMS) nochmals überprüft.

6.4.6 Prosplint

Prosplints bestehen aus extrem dichtem Schaumkunststoff und werden mit Klettbändern fixiert. Ihre Einsatzmöglichkeiten entsprechen den Vakuumschienen bzw. Sam® Splints. Leichte Pflege, Handhabung und Unterbringung sowie die Anlage auch bei leichten, dislozierten Frakturen sind von Vorteil. Erhältlich sind komplette Sätze für obere und untere Extremitäten. Eine Retention ist jedoch wie bei Sam® Splints nicht möglich.

6.4.7 Provisorische Ruhigstellungsmittel

Stramm gerollte Decken, Dreiecktücher (Armtragetuch), aber auch Bretter und Ähnliches können als Mittel der Laienhilfe einen Notbehelf darstellen, wenn rettungsdienstliche Hilfe nicht schnell zur Verfügung steht. Das Rettungsdienstpersonal wird diese Hilfsmittel in der Regel entfernen und durch professionelles Ruhigstellungsmaterial ersetzen. Lediglich das Armtragetuch wird präklinisch zur Immobilisation vorzugsweise von Verletzungen des Handgelenks sowie des Unterarmes und bei geschienten Oberarmfrakturen eingesetzt.

6.4.8 HWS-Schiene

HWS-Schienen werden bereits bei dem Verdacht auf eine Schädigung der Halswirbelsäule routinemäßig angelegt. Erhältlich sind diverse Modelle, die sich teilweise in ihrer Bauart unterscheiden. So ist z. B. ein Stifneck® einteilig vorgeformt, ein Nec-Loc®

dagegen zweiteilig. HWS-Schienen sind in verschiedenen Größen vorrätig. Mittlerweile sind Modelle erhältlich, bei denen die Größeneinstellung flexibel vorgenommen werden kann. In der Praxis hilft dies, eine falsche Größenauswahl zu vermeiden. Außerdem ist die Karotispulskontrolle sowie (falls erforderlich) eine Intubation bei HWS-Verletzung möglich.

> Bei angelegter HWS-Schiene können die Intubationsbedingungen verschlechtert sein, so dass ggf. eine manuelle Inline-Immobilisation erforderlich ist.

▶ **Indikationen**
- Verdacht auf Verletzung der Halswirbelsäule
- Schädel-Hirn-Trauma
- bewusstlose Traumapatienten
- intubierte Notfallpatienten während des Transports.

▶ **Kontraindikationen**
Kontraindikation für HWS-Schienen stellen lediglich offene Verletzungen des Halses ohne ausreichende Wundversorgung und Kontrolle der Blutungsquelle dar.

▶ **Durchführung**
Die Durchführung wird am Beispiel des Stifneck® beschrieben. Die Anlage erfolgt durch zwei Helfer, wobei der Kopf des Patienten durch einen Helfer ohne Zug permanent in Neutralposition achsengerecht gehalten wird. Die Auswahl der richtigen Größe erfolgt durch den zweiten Helfer, indem der Abstand zwischen Schulter und Unterkiefervorderkante ermittelt wird (ABB. 32). Der passende Stifneck® wird vorgeformt, Hals- und Ohrschmuck werden gegebenenfalls entfernt und störende Bekleidung bei Bedarf aufgeschnitten. Dann wird zuerst die Kinnstütze von unten von

der Brust an den Hals geführt. Anschließend wird die Rückseite um den Nacken gelegt und der Klettverschluss befestigt.

▶ **Gefahren**

Eine falsche Auswahl der Größe bzw. nicht achsengerechte Anlage des Stifneck® kann zu einer Hyperflexion (übermäßige Beugung) bzw. einer ungewollten Extension der Halswirbelsäule führen. Der zu straff angelegte Stifneck® bewirkt gegebenenfalls eine venöse Abflussbehinderung und damit evtl. einen erhöhten Hirndruck.

6.**4**.9 Kopffixierungssets

Kopffixierungssets sind zum Einsatz auf Tragen bzw. Schaufeltragen, Spineboards etc. konzipiert, um zusätzlich zur HWS-Fixierung eine Ruhigstellung während des Transportes auf der Trage zu gewährleisten. Sie werden häufig zusammen mit HWS-Stützkragen zur Ruhigstellung des Schädels sowie der Halswirbelsäule eingesetzt (z. B. bei intubierten Patienten, bei Schädel-Hirn-Traumata oder zum RTH-Transport). Die Befestigung der Polster erfolgt mit Klettverschlüssen.

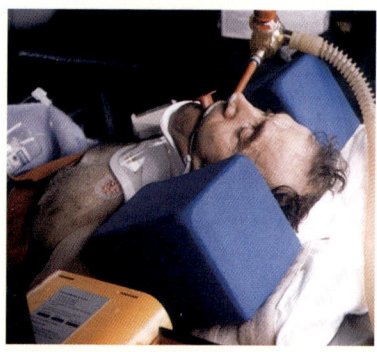

ABB. 32 ▶ Kopffixierungsset

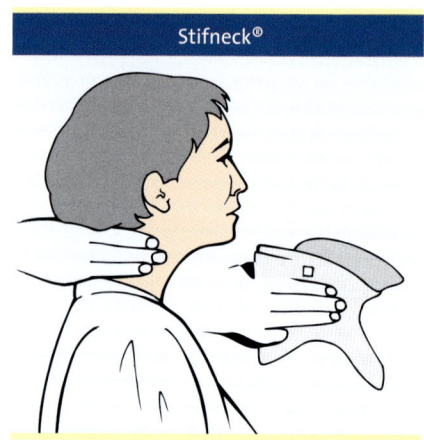

ABB. 33 ▶ Stifneck®: Auswahl der geeigneten Größe durch Abmessen mit den Fingern

6.**4**.10 Vakuummatratze

Die Vakuummatratze bietet diverse Einsatzmöglichkeiten, von der Immobilisation einzelner verletzter Körperteile bis hin zur Immobilisation des gesamten Körpers. Sie besteht aus einer luftdichten, mit einem Ventil versehenen Hülle, die mit Styroporkügelchen gefüllt ist. Nach Absaugen der Luft wird die Matratze hart und passt sich anschließend der Lage des Patienten an.

> Die Röntgendiagnostik kann durch angehäuftes Füllmaterial und Falten in der Vakuummatratze erschwert werden.

Ein Vakuumkissen ist von derselben Bauart wie die Vakuummatratze, jedoch um zwei Drittel kürzer. Es kann zur Immobilisation von verletzten (Klein-)Kindern oder bei Extremitätenverletzungen (z. B. Luxationen) eingesetzt werden. Ebenfalls Verwendung finden spezielle Kinder-Vakuummatratzen, die mit einem integrierten Gurtsystem ausgerüstet sind und kom-

plett auf einer Trage fixiert werden können (VGL. III 2.3).

▶ Indikationen
- Verdacht auf Wirbelsäulenverletzungen
- Beckenverletzungen
- Oberschenkelfrakturen
- Oberschenkelhalsfrakturen
- Oberarmfrakturen (eingeschränkt).

▶ Kontraindikationen
Bei gegebener Indikation gibt es keine
Kontraindikationen für den Einsatz der
Vakuummatratze.

▶ Durchführung
Vor dem Anmodellieren wird die Matratze auf der Trage mit der Patientenseite
nach unten glattgestrichen und abgesaugt. Das Umlagern in der Klinik kann
durch ein aufgelegtes Tragetuch erleichtert werden. Anschließend wird der Patient mit der Schaufeltrage auf die Patientenseite der Vakuummatratze gelagert.
Nach Entfernung der Schaufeltrage wird
das Ventil geöffnet, und der Patient sinkt
in die Matratze ein. Das Anmodellieren
erfolgt durch mindestens zwei Helfer. Sie
stehen auf einer Seite der Trage, die Absaugpumpe ist angeschlossen, die Matratze wird auf der einen Seite durch die
Knie, auf der gegenüberliegenden Seite
durch die Hände der Helfer an den Patienten angeformt. Besonders gründlich
werden dabei Thorax, Hüfte sowie Oberschenkel einmodelliert. Die Arme werden bei der Einmodellierung berücksichtigt. Über dem Kopf und unter den Füßen
des Patienten sollte sich möglichst wenig
Füllmaterial befinden, um eine Patien-
tenstauchung während des Absaugens
zu vermeiden. Manche Modelle verfügen
über Sicherheitsventile, durch die eine

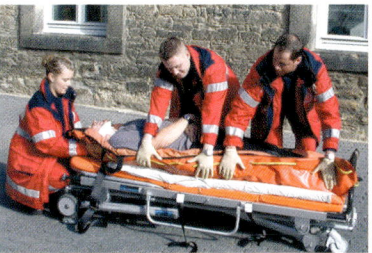

ABB. 34 ▶ Anmodellieren der
Vakuummatratze

übermäßige Stauchung der Matratze vermieden wird.

▶ Gefahren
Eine Stauchung des Patienten soll durch
die sachgerechte Lagerung verhindert
werden. Bei einer defekter Vakuummatratze dringt Luft ein, wodurch folglich der
Immobilisierungseffekt verloren geht.

6.**4.11** KED-System

Das KED-System (Kendrick Extrication
Device®) ist als Rumpfkorsett primär zur
Rettung aus Fahrzeugen konzipiert. Es
besteht aus Kunststoffstäben, die anato-
misch geschnitten und in einem Kunst-
stoffkorsett zusammengefügt sind. Drei

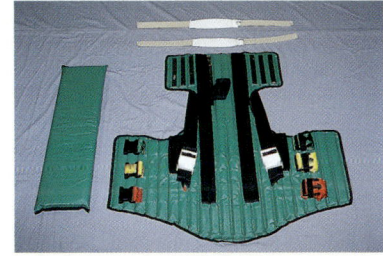

ABB. 35 ▶ KED-Material

frontale Gurte, je ein Kinn- und Stirngurt sowie die beiden Schrittgurte verhelfen in Verbindung mit einem HWS-Stützkragen und dem eingeschobenen Distanzstück zu einer Fixierung der Hals- und Brustwirbelsäule. Da das KED röntgendurchlässig ist, kann es bis zur endgültigen klinischen Diagnostik angelegt bleiben.

▶ **Indikationen**
– Rettung von Patienten aus Kraftfahrzeugen
– Rettung von Patienten aus Höhen und Tiefen.

▶ **Kontraindikationen**
In Situationen, in den eine sehr schnelle Rettung geboten erscheint (Crash-Rettung), soll das KED nicht verwendet werden. Bei Patientinnen in der Spätschwangerschaft und bei kurzem oder zu langem Rumpf ist der Einsatz ebenfalls kritisch zu bewerten.

▶ **Durchführung**
Zur Durchführung sind zwei Helfer erforderlich. Im Folgenden wird die Anwendung des KED-Systems am Beispiel der Rettung aus einem Pkw beschrieben.
– Primär wird die HWS mit einer HWS-Schiene in Neutralposition stabilisiert.
– Helfer 1 fixiert den Oberkörper des Patienten, Helfer 2 dreht die Rückenlehne zurück und platziert das KED-System hinter dem Patienten. Das System wird angepasst, dabei ist auf den genauen Sitz der Stützklappen unter den Achseln zu achten. Der mittlere und untere Gurt werden angelegt und die Gurte unter Zug und Gegenzug von beiden Helfern befestigt.
– Der obere Gurt wird geschlossen, aber noch nicht fest angezogen.

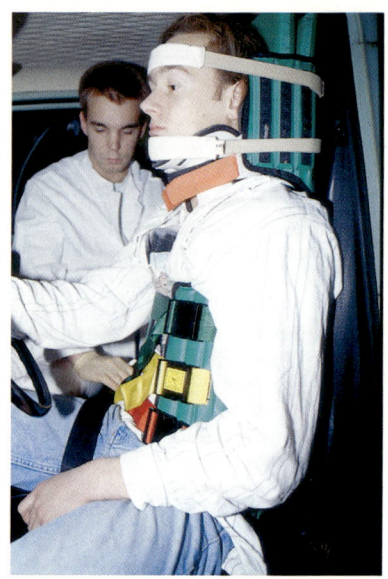

ABB. 36 ▶ Angelegtes KED-System

– Die Beingurte werden unter das Gesäß gezogen und im Schritt gekreuzt.
– Die Kopfpolsterung wird zusammengelegt, um den Zwischenraum zwischen Hals und KED-System auszufüllen. Anschließend wird der Kopf mittels Stirn- und Kinngurt am KED fixiert.
– Zuletzt wird der obere Brustgurt über der Brust festgezogen.
– Der Patient kann nun gedreht und aus dem Kraftfahrzeug gerettet werden.
– Die Rettung geschieht am besten durch vier Helfer. Die Beine sind achsengerecht zu halten, ansonsten kommt es zum Abknicken der LWS an der Korsett-Unterkante.

▶ **Gefahren**
Gefahren bestehen im »Durchrutschen« des Patienten bei falsch angelegtem KED-System und in einer Behinderung der Atmung bei zu fest angelegtem Brustgurt.

> Die professionelle Anwendung des KED-Systems bedarf stetiger Übung, gegebenenfalls auch in Zusammenarbeit mit den örtlichen Feuerwehren. Der relativ große Zeitaufwand ist in zeitkritischen Situationen zu bedenken.

6.4.12 Spineboard

Das Spineboard dient der Rettung und Immobilisation von Patienten auf einer harten Unterlage (»Brett«) aus Kunststoff oder Holz. Griffmulden erleichtern das Tragen und die Gurtfixierung. Das Spineboard wird komplett mit dem Patienten auf die Trage gelegt. Durch die Fixierung mit vier Gurten wird der Patient ausreichend immobilisiert. Das Spineboard ersetzt in einigen Ländern sogar die Schaufeltrage und die Vakuummatratze. In Deutschland ist die Lagerung auf der Vakuummatratze jedoch der rettungsdienstliche Normalfall, insbesondere bei längeren Transportzeiten. Das Spineboard kommt alternativ an einigen Rettungsdienststandorten zum Einsatz. Dabei muss der Patient zur Aufnahme achsengerecht von mindestens drei Helfern leicht auf die Seite gedreht werden, um das Board unterzuschieben. Neben der Immobilisation findet das Spineboard auch als Transportmittel oder zur Rettung aus Kraftfahrzeugen oder Gewässern Anwendung (VGL. I 7) Das Spineboard kann mit HWS-Stützkragen und einem Kopffixierungsset kombiniert werden.

Die folgende Tabelle zeigt die Einsatzmöglichkeiten des unterschiedlichen Ruhigstellungsmaterials auf. Häufig ist die Verwendung oder Kombination verschiedener Hilfsmittel möglich.

> **Bei der Bewertung der einzelnen Materialien wird die Effektivität hinsichtlich der anzustrebenden Maßnahmen (Immobilisation, Retention, Lagerung) berücksichtigt.**

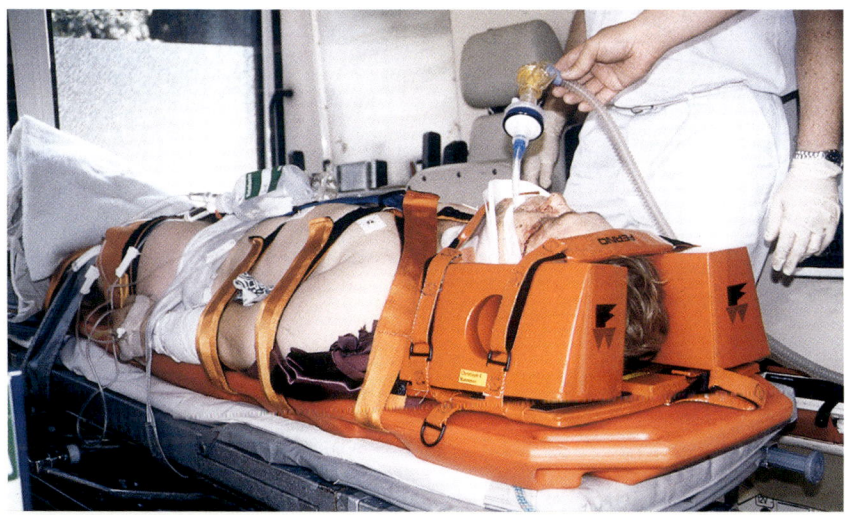

ABB. 37 ▶ Spineboard in Kombination mit HWS-Schiene und Kopffixierungsset

TAB. 2 ▶ Immobilisationsmaterialien

Material/ Lokalisation	Pneumatische Schiene	Vakuumschiene/ Vakuumkissen	Streckschiene	Sam® Splint	Vakuum-matratze
HWS	–	–	–	(+)+	(++)
Oberarm	++	++	–	++	++
Ellenbogen	–	+++	–	+++	–
Unterarm	+++	++	–	++	–
Handgelenk	(+)+	(+)+	–	++	–
Finger	–	–	–	gesondertes Modell +++	–
Wirbelsäule	–	–	–	–	+++
Becken	–	–	–	–	+++
Oberschenkel	++ mit Cramer-Schiene	+	+++	+	++
Kniegelenk	–	+++	–	+	+++
Unterschenkel	+++	++	+++ proximal	+	++
Sprunggelenk	+++	++	–	++	++

HWS-Schiene	Spineboard	Prosplint®	Drahtleiter-schiene	KED-System	Kopffixierung
+++	( )	–	–	( )	++
–	++	++	++	–	–
–	–	+++	++	–	–
–	–	++	++	–	–
–	–	+++	++	–	–
–	–	–	–	–	–
+++ HWS	+++	–	–	+++ BWS ++ LWS	(++)
–	++	–	–	–	–
–	++	+	++	++	–
–	++	++	++	–	–
–	++	++	++	–	–
–	–	++	++	–	–

+++ effektiv, ++ bedingt effektiv, + uneffektiv, – kontraindiziert bzw. nicht verwendbar, ( ) indirekte Hilfe

7 Rettungs- und Transporttechniken

7.1 RETTUNGSTECHNIKEN

G. SCHNEIDER, K. ENKE

7.1.1 Rettungsgriff nach Rautek

Der *Rautek-Rettungsgriff* wird zur Rettung von Personen aus unmittelbarer Gefahr, zum Beispiel bei der Rettung Verletzter aus einem Pkw bei Brand- oder Explosionsgefahr, angewandt, wenn keine schonendere Rettungsmethode möglich ist. Der Rautek-Griff ist ein »Rettungsgriff« und keine Transporttechnik. Er ist daher für einen Personentransport über längere Strecken sowie das Überwinden von Höhenunterschieden nicht geeignet.

▶ **Durchführung**

Der Helfer tritt hinter den Kopf des auf dem Rücken liegenden Patienten und bringt ihn zunächst in eine sitzende Position. Hierbei ist die Halswirbelsäule zu stabilisieren. Dann verschränkt der Helfer den rechten oder linken Arm des Patienten vor dessen Brust. Er führt seine Arme seitlich unter dessen Achseln hindurch und ergreift den angewinkelten Arm. Dabei liegen die Daumen des Helfers auf dem Arm der zu rettenden Person, um Verletzungen des Thorax zu vermeiden. Ein zweiter Helfer kann unterstützend eingreifen, indem er die Beine des Verletzten anhebt.

Sitzt die zu rettende Person in einem Kraftfahrzeug, ist das Herantreten von hinten nicht möglich. Stattdessen wird zwischen Sitzlehne und Patient in Hüft-

höhe zur Fahrzeugmitte hindurchgegriffen und die Person auf der Sitzfläche mit dem Rücken zum Helfer herumgedreht. Das weitere Vorgehen entspricht der oben geschilderten Durchführung. Eine eventuell vorhandene Einklemmung der unteren Extremitäten ist zu beachten.

7.1.2 Rückenschleifgriff nach Rautek

Der *Rückenschleifgriff nach Rautek* dient ebenfalls ausschließlich der Rettung von Personen aus unmittelbarer Gefahr. Diese Methode findet in engen, niedrigen Räumen oder in besonderen Situationen Verwendung (z. B. Kriechkeller, Tunnel, Röhren, Eisrettung, Gebäudebrände). Die Technik ist für längere Transportwege ungeeignet.

▶ **Durchführung**

Der Patient liegt auf dem Rücken. Der Helfer bewegt sich von hinten an die zu rettende Person heran. Er hebt den Oberkörper des Patienten an und schiebt sich so weit unter ihn, dass der Oberkörper des Patienten zwischen den Oberschenkeln des Helfers liegt und der Kopf des Patienten auf Bauch bzw. Brust des Helfers. Die Arme des Patienten werden über die angewinkelten Beine (Oberschenkel) des Helfers gelegt. Der Helfer bewegt sich nun langsam rückwärts aus dem Gefahrenbereich. Bei der Anwendung sollte der Patient bei Bewusstsein sein, um eine aktive Mithilfe zu gewährleisten.

7.**1**.3 Schultertragegriff nach Rautek

Der *Schultertragegriff nach Rautek* dient ebenfalls ausschließlich der Rettung nicht gehfähiger Personen aus unmittelbarer Gefahr. Er kommt zur Anwendung, wenn aufgrund einer Gefährdung für Helfer oder Patienten Eile geboten ist. Bei schwer traumatisierten oder vital bedrohten Personen ist Vorsicht geboten, um weitere negative Einflüsse zu vermeiden. Ein besonderes Problem stellt auch die Aufnahme von bewusstlosen Personen aus dem Sitzen oder Liegen dar. Der Schultertragegriff ist für den Patienten zwar die unbequemste, aber schnellste Rettungstechnik.

► Durchführung

Der Helfer steht linksseitig gebückt vor dem Patienten und greift mit seinem

rechten Arm unter dessen Knie, seine linke Hand greift im Klammergriff das rechte Handgelenk. Der Patient wird im Aufrichten auf die rechte Schulter gelegt. Dabei greift die rechte Hand des Helfers das linke Handgelenk des Patienten. Die Beine des zu Rettenden werden umgriffen.

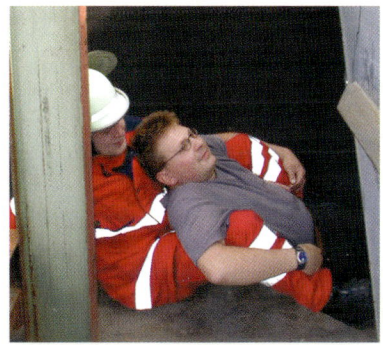

ABB. 2 ► Rückenschleifgriff nach Rautek

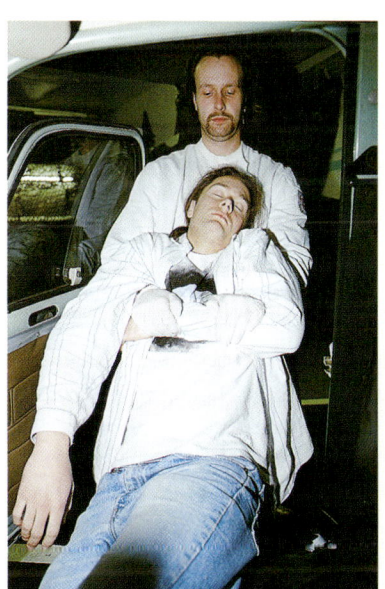

ABB. 1 ► Rettung aus dem Pkw mit dem Rautekgriff

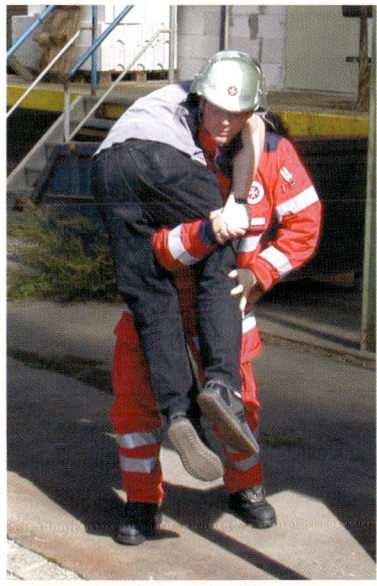

ABB. 3 ► Schultertragegriff nach Rautek

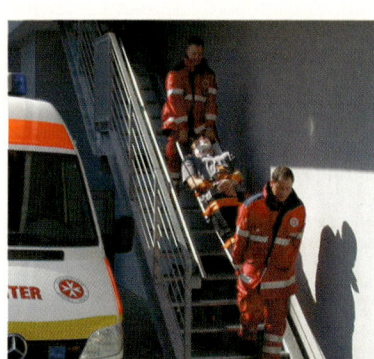

ABB. 4 ▶ Einsatz der Schaufeltrage auf einer engen Treppe

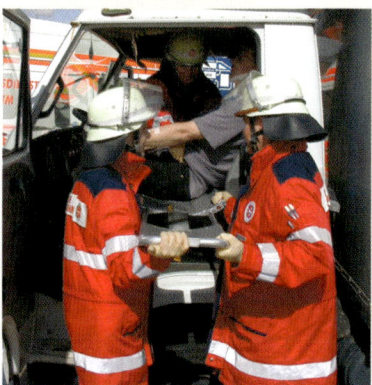

ABB. 5 ▶ Rettung aus Lkw

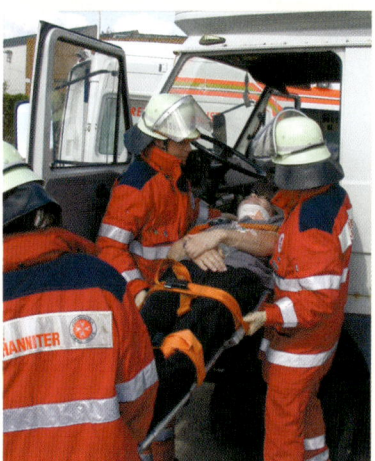

ABB. 6 ▶ Rettung aus Lkw

7.1.4. Anwendung der Schaufeltrage

Es gibt zahlreiche Indikationen für die Verwendung der Schaufeltrage. So kommt dieses Universalgerät nicht nur bei der Rettung von Wirbelsäulenverletzten, sondern auch beim schonenden Transport vom Einsatzort zum vorbereiteten Tragensystem des RTW zum Einsatz.

▶ **Indikationen**
- räumliche Enge (Treppenhäuser), unwegsames Gelände
- sicheres Abseilen einer Trage
- Rettung aus Lkw-Kabine (alternativ zum KED-System)
- Überwindung von Hindernissen
- schonendes Umlagern des Patienten z. B. auf eine Vakuummatratze.

Probleme gibt es mitunter auf unebenem Untergrund wie beispielsweise Geröll oder dem Schotterbett eines Gleisbereiches. Hierdurch kann das Schaufeltragensystem verkanten und ein Verschluss unmöglich werden. Auch Bekleidung (insbesondere Mäntel, Pullover etc.) und Bettwäsche können ein korrektes Schließen der Rahmenverschlüsse verhindern.

▶ **Durchführung**
Zuerst wird die ungeteilte Trage neben dem Patienten auf die erforderliche Länge eingestellt. Hierbei ist immer auf die Arretierung der Verschlussbolzen zu achten, damit beim Anheben der Schaufeltrage nicht das Tragesystem einklappt. Die optimale Fixierung des Patienten ist zu gewährleisten. Die Gurte werden an Thorax (Höhe Oberarm), Becken, Oberschenkeln und Fußgelenken befestigt, so dass Trage und Patient eine Einheit bilden.

Bei der Rettung von traumatisierten Lkw-Fahrern aus ihren Fahrzeugen wird nach Durchführung der erforderlichen Elementar- und Standardtherapie bei entsprechender Indikation die Rettung unter Verwendung der Schaufeltrage vorbereitet. Die Schaufeltrage (Längenanpassung nicht vergessen) wird in geschlossenem Zustand unter das Gesäß des Patienten geschoben. Nun wird der Patient achsengerecht von mindestens zwei Helfern gedreht und auf der Schaufeltrage gelagert. Nach der Fixierung ist der Patient von einer entsprechenden Anzahl von Helfern aus dem Fahrzeug zu heben.

Eine weitere Möglichkeit für den Einsatz der Schaufeltrage ist das Aufheben von Patienten in schwer zugänglichen Positionen. Liegt der Patient beispielsweise nach einem Sturz mit dem Bauch oder dem Rücken an einer Wand, wird die Schaufeltrage angepasst und zwischen Patient und Wand geschoben. Anschließend wird der Patient auf der Schaufeltrage in der Regel nur manuell fixiert und in die Rückenlage gedreht.

Bei gleichzeitigem Einsatz von Schaufeltrage und Vakuummatratze wird die Schaufeltrage nach erfolgter Lagerung des Patienten auf der Vakuummatratze entfernt. Auf die Vakuummatratze kann zuvor ein Rettungstuch gelegt werden, um eine spätere Umlagerung in der Klinik zu erleichtern (VGL. 6.5.5).

7.**1.5**   Helmabnahme

Die Helmabnahme ist grundsätzlich bei allen bewusstlosen helmtragenden Patienten erforderlich. Alle nicht bewusstlosen Patienten haben in der Regel den Helm bereits vor Ankunft des Rettungsdienstes abgenommen. Falls der Helmträger dies

dennoch nicht getan hat, erfolgt nach entsprechender Aufklärung und Einwilligung eine kontrollierte Helmabnahme.

> Im Versorgungsablauf steht die Helmabnahme bei akuter vitaler Bedrohung mit an erster Stelle.

Die Helmabnahme erfolgt durch zwei Helfer. Zuerst wird der Helm »gesichtet«, um eventuelle Verletzungen oder ein Hindernis (z. B. Pfählungsverletzung) abschätzen zu können. Bei Zersplitterungen des Visiers bzw. der Helmschale ist mit Weichteilverletzungen zu rechnen. Der Helm wird sichergestellt und in der Klinik abgegeben. Probleme können die unterschiedlichen Helmmodelle und Verschlussmechanismen bereiten.

Eine Helmabnahme in Bauch- oder Seitenlage des Patienten ist schwierig. Deshalb soll der Patient zunächst achsengerecht umgedreht werden. Die HWS wird dabei manuell fixiert und stabilisiert.

▶   Durchführung

Helfer 1 kniet hinter dem Kopf des Patienten, Helfer 2 an der Seite. Der Helfer in Seitenposition öffnet den Kinnverschluss und hält den Kopf in Neutralstellung. Hierbei umfassen seine Hände den Hals des Patienten. Die Daumen halten den Kopf unter dem Unterkiefer etwa rechtwinklig zur HWS. Der Helfer in Kopfposition greift mit beiden Händen in Höhe der Ohren in den Helm und zieht ihn schonend über den Kopf (Achtung: Nase!). Ein seitliches Auseinanderziehen des Helmrandes erleichtert diesen Vorgang. Danach hält Helfer 1 den Patientenkopf ohne Zug in Neutralposition. Der Helfer in Seitenposition legt die vorher ausgemessene HWS-Schiene an, während der Helfer am Kopf langsam seine Hände zurückzieht.

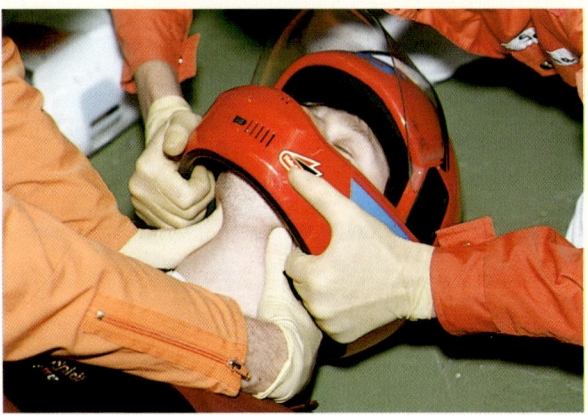

ABB. 7 ▶ Helmabnahme, Positionierung der Hände, Stabilisierung der HWS ...

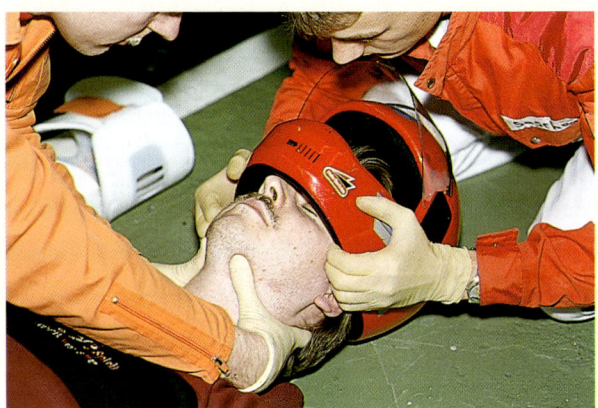

ABB. 8 ▶ ... Helmabnahme ...

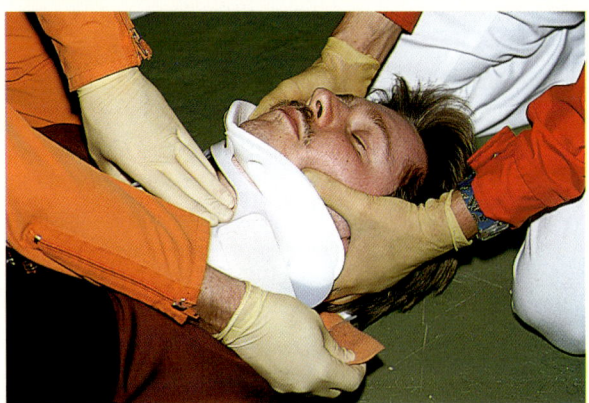

ABB. 9 ▶ HWS-Immobilisation

EKG-Kabel etc. gesichert. Zur patienten-
gerechten Rettung wird zuerst das Auto-
dach entfernt. Danach stellen sich zwei
Helfer auf die Rücksitze, ein weiterer auf
den Fahrer- bzw. Beifahrersitz, ein vier-
ter neben den Patienten außerhalb des
Fahrzeuges. Die Schaufeltrage bzw. das
Spineboard werden bei zurückgedrehter
oder abgeschnittener Rückenlehne bis
an die vordere Sitzkante unter den Patienten geschoben. Dabei wird der Patient
im Becken möglichst achsengerecht angehoben. Die Tragehilfe wird soweit wie
möglich unter den Patienten geschoben.
Dies gelingt mit einem Spineboard durch
seine Kufenkonstruktion leichter als mit
der Schaufeltrage. Dann wird der Patient
unter den Achseln und im Beckenbereich
ergriffen und bis zum Kopfende hochge-
zogen. Massiver Zug soll hierbei unterbleiben, um Sekundärschäden zu vermeiden.

Es folgt die Fixierung mit vier Gurten.
Anschließend kann der Patient seitlich
über die Türen (Vorsicht bei scharfen Kanten!) oder aber in Verlängerung über das
Heck des Fahrzeuges (dabei sind weitere Helfer sinnvoll) auf die bereitstehende
Trage gehoben werden. Bei der Rettung
aus der Lkw-Kabine wird die Schaufeltrage bzw. das Spineboard unter das Gesäß
des Patienten geschoben. Dabei wird der
Patient achsengerecht von mindestens
zwei Helfern auf die Tragehilfe gedreht.

Nach der Gurtfixierung erfolgt das
Heraus- bzw. Herunterheben auf die vorbereitete Trage. Hierbei ist das seitliche
Tragen durch die Helfer von Vorteil. Diese Methode scheidet bei Personenkraft-
wagen mit geöffneten Türen allerdings
aus, da die geringen Innenraummaße ein
Arbeiten mit den genannten Materialien
nicht zulassen.

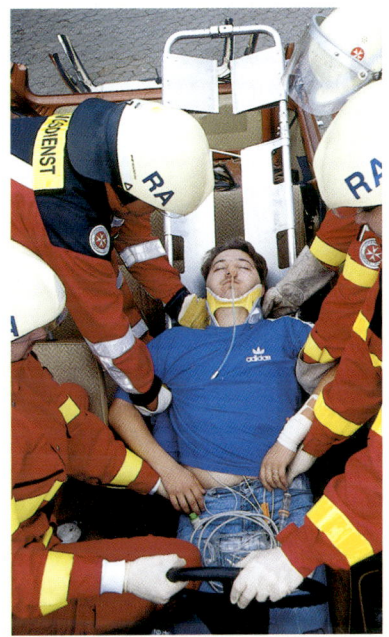

ABB. 16

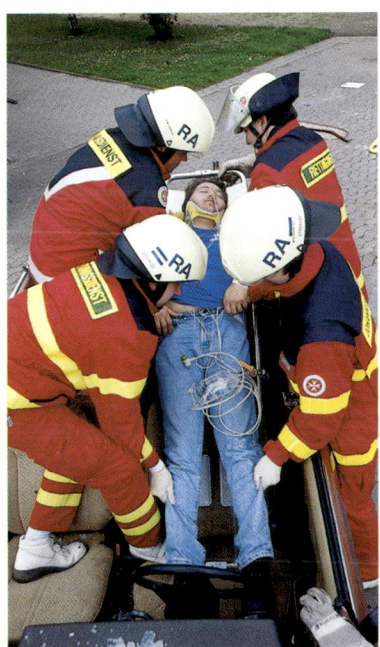

ABB. 17

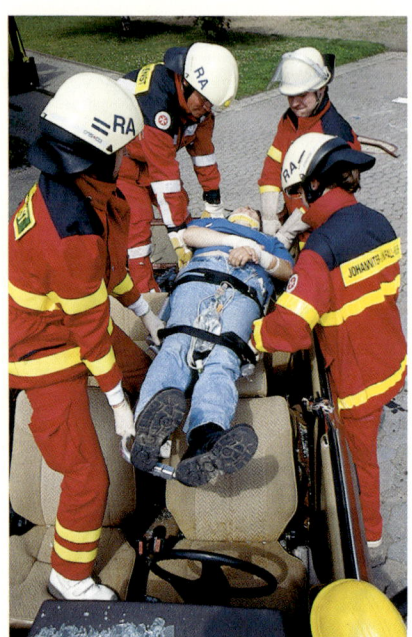

ABB. 18

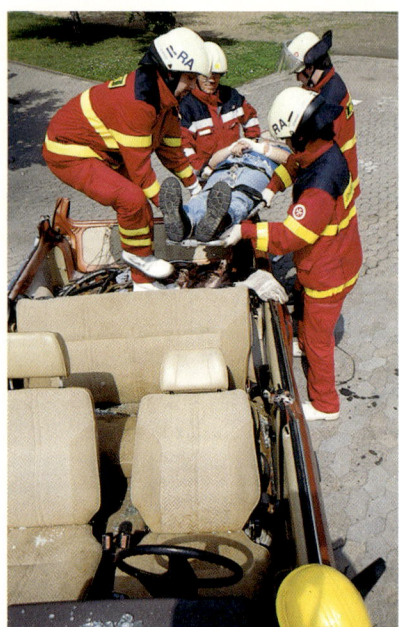

ABB. 19

ABB. 16 – 19 ▶ Rettung aus dem Pkw mit der Schaufeltrage

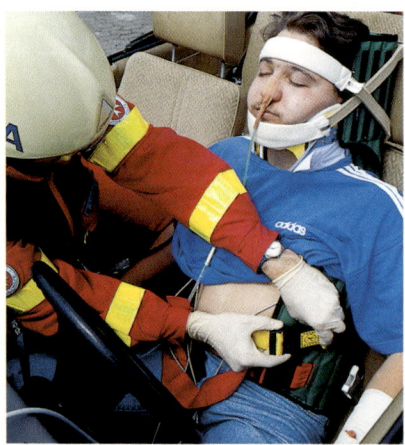

ABB. 20 ▶ Anlage KED-System

einander) unter die Oberschenkel des sitzenden Patienten geschoben und das obere Ende hinter den Rücken des Patienten gezogen. Nach dem Aufrichten der Helfer sitzt der Patient auf dem gefalteten Ende des Tuches. Beim stehenden Patienten wird das unten gefaltete Tuch hinter dem Patienten in Höhe des Gesäßes gehalten, das obere Ende in Kopfhöhe. Der Patient setzt sich auf das gefaltete Ende und lehnt sich mit dem Rücken in den oberen Bereich des Rettungstuches.

7.**3.3**.2
Tragen mit dem Rettungstuch

Das Rettungstuch wird zum provisorischen Transport von liegenden Patienten verwendet. Darüber hinaus eignen sich Rettungstücher zur Rettung aus unmittelbarer Gefahr, z.B. beim Brandeinsatz oder zur Evakuierung von Krankenhäusern oder Pflegeheimen. Das Rettungstuch besteht aus einer stabilen Segeltuch- oder Kunststofffläche, die an den Seiten über sechs bis acht Griffschlaufen verfügt.

Vorteile des Rettungstuches sind seine Platz sparende Unterbringung auf den Rettungsmitteln, sein geringes Eigengewicht und die Möglichkeit der chemischen Reinigung. Außerdem sind eine technisch problemlose Handhabung mit mehreren Helfern an sechs oder acht Griffschlaufen (schwere Patienten) sowie die Flexibilität beim Tragen günstig. Weitere Vorteile liegen in der Platz sparenden Verwendung auch unter sehr beengten räumlichen Verhältnissen (z.B. auf Wendeltreppen). Der Transport mittels Schaufeltrage oder Spineboard ist allerdings schonender und – wenn möglich – dem Rettungstuch vorzuziehen.

▶ **Durchführung**
Der liegende Patient wird auf die eine Seite gedreht, das Rettungstuch der Länge nach doppelt gefaltet und unter ihn geschoben. Nun wird der Patient auf die andere Seite gedreht und das Tuch ausgebreitet.

Der Patient wird mit den Füßen in Transportrichtung getragen. Beim Transport von intubierten und beatmeten Patienten wird eine HWS-Schiene angelegt, um eine versehentliche Lösung des Beatmungsventils bzw. eine Extubation zu vermeiden. Für einen möglichst schonenden Transport, z.B. in engen Treppenhäusern, sind möglichst viele Helfer (maximal bis zu acht) einzusetzen. Stehen nur drei Helfer zur Verfügung, übernehmen zwei von ihnen die seitlichen Becken- und Kopfgriffe, der dritte Helfer die übergeschlagenen Schlaufen des Fußendes. Somit wird ein Herausrutschen des Pati-

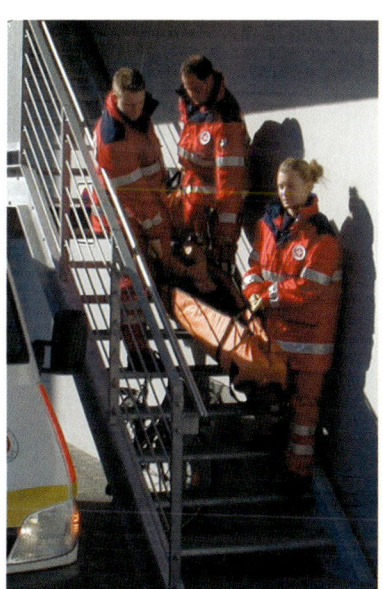

ABB. 29 ▶ Tragen mit dem Rettungstuch

enten vermieden. Der Helfer am rechten Kopfende hat das Kommando. Auf seine Frage »Fertig?« wird bei positiver Antwort der übrigen Helfer auf sein Kommando »Patient ... auf!« der Patient im Tuch angehoben und transportiert. Beim Niederlegen des Patienten auf die Trage, Vakuummatratze o. Ä. folgt das Kommando »Patient ... ab!« und ein gleichmäßiges Ablegen. Bei der Transportvorbereitung ist darauf zu achten, dass die bereitgestellte Trage optimal frei im Raum und in Längsrichtung zum ankommenden Tragetrupp in niedrigster Position mit flachem Kopfteil steht. Die Helfer gehen rechts bzw. links an der Trage vorbei und legen den Patienten auf Kommando ab.

7.**3.3**.3
Tragen mit der DIN-Trage

Obwohl im Rettungsdienst weitestgehend Fahrtragen Verwendung finden, ist der Umgang mit der sog. DIN-Trage unumgänglich. Solche Tragen werden auf den Fahrzeugen des Katastrophenschutzes, der Feuerwehren und der Schnell-Einsatz-Gruppen vorgehalten. Auch das Überwinden von Hindernissen oder der Transport im unwegsamen Gelände stellt eine Indikation für diese Trage dar. Darüber hinaus ist jeder Fahrtragenaufsatz als DIN-Trage konzipiert, um einen uneingeschränkten Einsatz und die Arretierung auf verschiedenen Spezialgeräten zu gewährleisten (Tragenaufsatz der Drehleiter mit Korb, Tragenarretierung, Austausch von Tragen zwischen den Rettungsmitteln, z.B. RTW und RTH).

▶ **Durchführung**
Das Tragen des Patienten mit der DIN-Trage ist am besten mit vier Helfern

durchzuführen. Dabei steht möglichst ein Helfer an jedem Trageholm. Der Helfer am Kopfende rechts fragt »Fertig?« und gibt anschließend das Kommando »Trage ... auf!«. Daraufhin richten sich alle Helfer auf und heben die Trage an. Beim Gehen mit der Trage ist auf Gleichschritt zu verzichten, da es ansonsten zu erheblichen horizontalen Schwingungen von Trage und Patient kommt. Beim Absetzen der Trage gibt der »Tragenführer« vorne rechts das Kommando »Trage ... halt!« und »Trage ... absetzen!«. Auch beim Tragen mit zwei Helfern gibt der Helfer am Kopf des Patienten die Kommandos, weiteres gilt wie vorher.

Beim Überwinden von Hindernissen gehen die Träger bis unmittelbar vor das Hindernis und setzen die Trage ab. Der Helfer am Fußteil überwindet das Hindernis, zwei Helfer greifen die Trage seitlich; ein Helfer übernimmt das Kopfteil. Auf Kommando wird die Trage angehoben und über das Hindernis gehoben. Der Helfer jenseits des Hindernisses übernimmt die Fußseite, während die seitlichen Helfer das Hindernis überwinden. Nun greifen die beiden Helfer in Seitenposition wieder die Trage in Oberkörperhöhe und setzen sie auf Kommando mit dem Fußhelfer jenseits des Hindernisses ab. Der Helfer am Kopf überwindet das Hindernis, und der Transport wird fortgesetzt.

Sollten größere Entfernungen, z.B. in unwegsamem Gelände, zu überbrücken sein, kann man die Trage auch auf den Schultern tragen.

Vier Helfer greifen auf Kommando die Trage. Sie wird gleichmäßig angehoben, die Helfer lagern die Holme auf der Trage zugewandten Schulter. Dabei umfasst eine Hand den Holm im Aufgriff, die andere im Untergriff (Trageninnenseite).

> Grundsätzlich sind die Patienten mit den an der Trage vorhandenen Gurten und evtl. mit Zusatzgurten gegen Herunterfallen zu sichern. Bei allen Transportarten ist bei Steigung oder Gefälle die Trage möglichst waagerecht zu halten.

7.3.4 Be- und Entladen von RTW und KTW

Die Vielzahl der verwendeten Rettungsfahrzeuge und unterschiedliche Tragetischkonstruktionen erfordern ein einheitliches Vorgehen beim Be- und Entladen der Fahrzeuge, besonders wenn mehrere Helfer verschiedener Organisationen zusammenarbeiten.

7.3.4.1
Ein- und Ausladen der DIN-Trage

▶ Durchführung

Die Helfer treten mit der Trage im rechten Winkel an den aus dem Fahrzeug gezogenen Tragetisch. Das Kopfende der Trage wird auf der Aufnahmeplatte des Tragetisches abgesetzt. Hierbei kann sich der Tisch absenken, ein Kippen der Trage ist zu vermeiden. Der Helfer in Fußposition hält die Trage waagerecht, während der Helfer am Kopf nun zum Fußteil der Trage tritt und einen Trageholm übernimmt. Jetzt wird die Trage um 90° gedreht auf den Tragetisch geschoben und arretiert. Dann erfolgt das Einschieben des Tisches in das Fahrzeug. Sollte die Trage durch vier Helfer getragen werden, wird die Trage ebenfalls mit dem Kopfende voran von den beiden seitlich stehenden Helfern in Kopfposition auf die Tragetischaufnahme gestellt.

Die Helfer am Fußende übernehmen das Hineinschieben und Arretieren der Trage.

Beim Entladen übernehmen die Helfer am Fußende das Entriegeln der Trage auf dem Tragetisch und drehen sich, nachdem das Kopfteil auf der Aufnahmeplatte steht, in Transportrichtung um. Die Helfer am Kopf greifen seitlich an der Trage stehend die Holmgriffe, der rechte Helfer gibt hierbei das Kommando »Trage … auf!«. Muss das Entladen mit zwei Helfern durchgeführt werden, wird die Trage von beiden Helfern aus dem Fahrzeug gezogen. Nach Entriegeln der Trage treten beide Helfer mit Gesicht zur Trage im 90°-Winkel mit der Trage von der Aufnahmeplatte weg und drehen so das Kopfteil. Nun übernimmt der Helfer am Fußteil beim Umdrehen in Transportrichtung beide Holmgriffe, während der Helfer am Kopf die Griffe des Kopfendes greift und beide auf sein Kommando »Trage … auf!« die Trage von der Aufnahmeplatte heben.

Bei der Verwendung eines Tragenfahrgestells, z. B. im Klinikbereich, wird die Trage bei entsprechender Höhe des Tragetisches im Fahrzeug bis auf die Aufnahmeplatte ausgeladen und evtl. angehoben. Nun schiebt der Helfer am Kopfende das Fahrgestell in Längsrichtung unter die Trage, und diese wird abgesetzt. Sollte der Tisch zu niedrig sein, ist eine weitere Variante möglich: Die Trage wird vom Helfer vom Fußende beginnend ausgeladen und mit dem Kopfende auf der Aufnahmeplatte um 90° gedreht. Das Fahrgestell wird in Längsrichtung unmittelbar neben die Trage gestellt und gebremst. Auf Kommando erfolgt das Überheben der Trage auf den Untersatz.

Beim Be- und Entladen von speziellen Rettungsmitteln (RTH, Rettungsboot, Großraumfahrzeug, Armeefahrzeug u. Ä.) ist unbedingt auf die Anweisungen der entsprechenden Besatzungen zu achten, um fehlerhafte Arretierungen und Unfälle zu vermeiden. Dies gilt insbesondere bei der Be- und Entladung von Rettungshubschraubern, die in der Regel erst bei stehenden Rotorblättern erfolgt. Die Arretierung des Tragesystems im Hubschrauber erfolgt unter Verantwortung des Luftrettungsassistenten.

7.3.4.2
Ein- und Ausladen der Fahrtrage (»Roll-in-Trage«)

▶ Durchführung

Zum Einladen wird das Kopfende der Trage mit den Einlaufrollen auf dem Tragetisch aufgesetzt. Nach Betätigung der mechanischen Entriegelung des Fahrgestells wird die Trage von beiden Helfern auf den Tragetisch geschoben. Voraussetzung für ein einwandfreies Einfahren der Fahrtrage ist das komplette Ausfahren der Fahrgestellbeine. Sind diese nicht auf den höchsten Punkt gehoben, kommt es beim Einschieben zur Blockierung des Fahrgestells am Kopfende. Bei einigen Modellen findet die Arretierung erst statt, wenn die federbelastete Einlaufachse überwunden ist und der Tragenaufsatz auf dem Fahrgestell arretiert ist. Erst anschließend ist die Fahrtrage komplett auf dem Tragetisch zu fixieren. Bei einigen Tragetischen wird der Trageneinzug über ein elektrisch betriebenes Laufwerk bewältigt. Hierbei – wie auch bei manuellem Einschub – ist auf die korrekte Arretierung der Trage am Tischende zu achten.

Das Entladen der Fahrtrage geschieht in der Regel durch einen Helfer. Er löst die

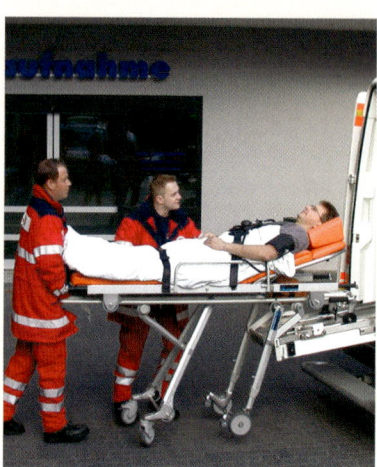

ABB. 30 ▶ Beladen des RTW mit der Fahrtrage

Arretierung des Tragetisches und zieht ihn aus dem Fahrzeug (wobei einige Tische elektrisch betrieben werden können). Danach wird die Tragenhalterung entriegelt und die Fahrtrage nach Betätigung der Fahrgestellarretierung vom Tisch gezogen. Hierbei bedarf es in der Regel keines Kraftaufwandes, da die Trage gewichtsbedingt allein vom Tisch läuft. Bei schweren Patienten ist mit mindestens zwei Helfern zu arbeiten, da die Trage von einem Helfer oftmals nicht gehalten werden kann. Beim Ausfahren des kopfseitigen Fahrgestellbeines ist auf das komplette Ausklappen zu achten, da es ansonsten zu einem Sturz der Trage vom Tragetisch aus ca. 60 bis 120 cm kommen kann.

7.3.5 Umgang mit der Fahrtrage

Im Rettungsdienst sind Fahrtragen weit verbreitet. Es gibt Fahrtragen von ver-

TAB. 1 ▶ Grundsätze zum Umgang mit der Fahrtrage

1. unbedingte Fixierung des Patienten auf der Trage
2. gleichmäßiges Anheben und Absenken
3. Arretierung der Höhenverstellung beachten (inkl. Kopfteil)
4. behutsames Fahren mit Patienten
5. behutsame Überwindung von – auch kleinen – Hindernissen
6. umsichtiges Rangieren in engen Räumlichkeiten
7. generell erschütterungsarmes Arbeiten
8. Beachtung von Gefälle oder Steigungen beim Abstellen der Fahrtrage
9. Beachtung der Belastungsgrenzen verschiedener Modelle

> Durch den erhöhten Schwerpunkt kann es bei unachtsamer Kurvenfahrt zum Umkippen der Trage kommen. Das Fahren mit der Fahrtrage soll in Schrittgeschwindigkeit, nicht im Laufschritt erfolgen!

7.3.6 Tragestuhl

Der Tragestuhl wird überwiegend im Bereich des qualifizierten Krankentransportes verwendet. Er hat seine Vorteile in Bezug auf seine Platz sparende Verwendung z. B. in Treppenhäusern. Darüber hinaus stellt er für gehunfähige, aber nicht liegepflichtige Patienten häufig die bequemste Art des Transportes dar. Durch die Laufrollen ist auch ein Fahren auf ebenem Untergrund möglich. Hier gelten beim Überwinden von Hindernissen und Befahren von engen Räumlichkeiten die gleichen Regeln wie beim Umgang mit der Fahr-

schiedenen Herstellern in unterschiedlichen Varianten. Der Vorteil gegenüber herkömmlichen Tragen besteht in der Möglichkeit, den Patienten rollend und damit Kraft sparend zu befördern. Allerdings muss auch auf »kleine« Hindernisse wie z. B. Bordsteinkanten geachtet werden, damit es nicht zu Erschütterungen oder gar zum Sturz des Patienten kommt. Das Vorhandensein einer Fahrtrage bedeutet nicht, dass deren Einsatz erzwungen werden muss. Bei der Überwindung eines unebenen Untergrundes (Sportplatz, Schnee, Eisbahnen, Gleisbereiche etc.) ist es oftmals sinnvoller, das Tragenoberteil abzunehmen und den Patienten in der »klassischen« Form – eventuell unter Zuhilfenahme weiterer Helfer – zu transportieren.

Die unterschiedlichen Modelle von Fahrtragen bieten zusätzlich verschiedene Möglichkeiten der Patientenlagerung. Einige Modelle gestatten ein problemloses Umbauen zum provisorischen Tragestuhl.

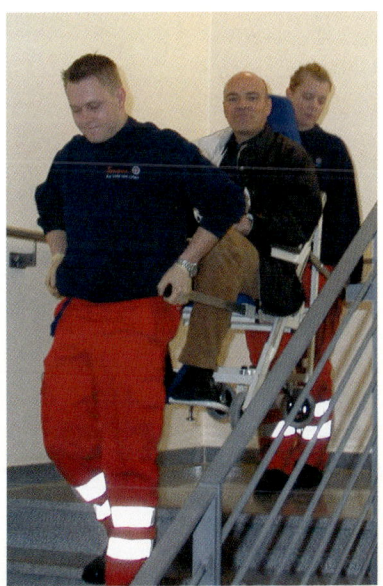

ABB. 31 ▶ Einsatz des Tragestuhls

trage. Voraussetzung für einen unfallfreien Umgang ist jedoch auch beim Tragestuhl das Verwenden der Sicherheitsgurte für den Patienten.

7.**3.7** Umlagern von Patienten

Voraussetzung für eine optimale Patientenumlagerung sind die gleiche Höhe von Trage und Bett, ausreichend Helfer und ausreichender Platz. Unterschiedliche räumliche Gegebenheiten, Krankheitsbilder und Verletzungsmuster verlangen unterschiedliche Methoden der Umlagerung.

Die schonendste Möglichkeit des Umlagerns von liegenden Patienten ohne schwere Verletzungen stellt das vorherige Unterlegen des Rettungstuches dar. Patienten, die auf der Vakuummatratze transportiert wurden, sind entweder ebenfalls mittels Rettungstuch oder mit mehreren Helfern umzulagern.

> Zur Unterstützung bei Transport und Umlagerung liegender Patienten soll das Rettungstuch grundsätzlich immer als Unterlage benutzt werden!

Zur manuellen Umlagerung des liegenden Patienten wird die Trage unmittelbar an Röntgentisch, Kliniktrage oder Bett herangefahren und gegebenenfalls die passende Höhe eingestellt. Nun greifen mindestens vier Helfer unter den Patienten, um ihn leicht anzuheben und auf Kommando umzulagern. Hierbei ist der Einsatz eines Rollbrettes und insbesondere beim Sekundärtransport die Verwendung des Klinikbettstecklakens von Vorteil. Mit dem Patienten müssen auch alle an ihm befestigten Geräte und Materialien, wie

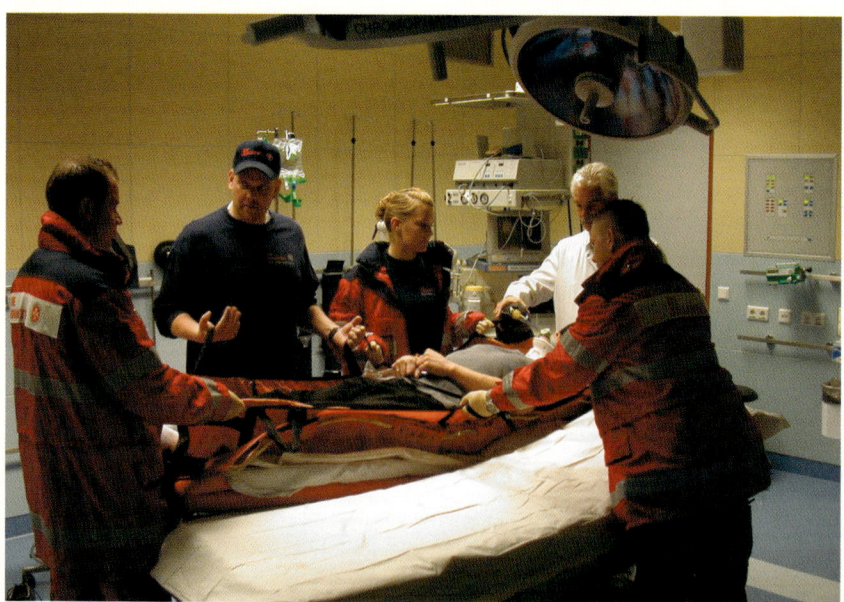

ABB. 32 ▶ Umlagern in der Notfallaufnahme

Beatmungsgeräte, EKG-Monitor, Spritzenpumpen, Infusionsleitungen oder Dauerkatheter, umgelagert oder vor der Umlagerung gegebenenfalls diskonnektiert
werden bzw. über eine ausreichende Länge verfügen.

Jedes Umlagern von Patienten birgt die
Gefahr von Diskonnektionen und Stenosen der medizinischen Monitor- und Ver-
sorgungssysteme zum Patienten. Dieses
Problem ist durch sorgfältige, geplante
und abgesprochene Teamarbeit während
der Umlagerung zu minimieren.
Bei Tragestuhlpatienten, die bewegungs-
unfähig sind, ist die Verwendung des Ses-
selgriffes oder des vorher untergelegten
Rettungstuches zum Überheben des Patienten am ehesten geeignet. Dabei ist auf
rückenschonende Arbeitsweise zu achten!

8 *Lagerungsarten*

8.1 EINFÜHRUNG

R. ACKERMANN

Die in diesem Kapitel aufgeführten Maßnahmen beschreiben Empfehlungen zur Lagerung von Notfallpatienten. Je nach Situation am Notfallort kann es notwendig sein, die empfohlene Lagerung entsprechend dem Patientenwunsch, den örtlichen Gegebenheiten oder der medizinischen Notwendigkeit anzupassen.

> Im Rettungsdienst gehört die Lagerung eines Patienten zu einer der wesentlichen Maßnahmen mit hohem therapeutischem Nutzen. Lagerungsmaßnahmen können in der Regel ohne große Hilfsmittel zeitnah, schnell und nicht-invasiv durchgeführt werden. Durch ihre korrekte Anwendung können Therapieziele einfach und zügig erreicht werden.

Im Rahmen der standardisierten Patientenversorgung (VGL. I 3) ist die Lagerung je nach ermittelter Erstdiagnose als Elementar- oder Standardmaßnahme durchzuführen. Einige Beispiele: Bei Patienten mit akuter vitaler Gefährdung, beispielsweise einem bewusslosen Patienten, sichert die stabile Seitenlage im Rahmen der Elementarmaßnahmen die Atemwege. Bei Patienten mit akutem Atemnotsyndrom werden durch eine Hochlagerung des Oberkörpers eine Atemerleichterung und ein verbesserte Atemmechanik gewährleistet. Die Kreislaufverhältnisse beim Volumenmangelschock lassen sich durch eine Schocklage stabilisieren. Bei Patienten ohne eine akute Störung der Vitalfunktion wird die Lagerung als Standardmaßnahme durchgeführt, die eine Besserung des Patientenzustandes erwarten lässt oder zumindest einer Verschlechterung vorbeugt. So wird zum Beispiel ein Patient mit Schlaganfall ohne Bewusstlosigkeit und ohne Einschränkung der Schutzreflexe bei erhöhtem Blutdruck mit erhöhtem Oberkörper, bei normalem oder niedrigem Blutdruck hingegen flach gelagert, um jeweils einen optimalen Blutfluss (venös und arteriell) und somit einen ausreichenden zerebralen Perfusionsdruck zu sichern.

8.2 LAGERUNG BEI STÖRUNGEN DES BEWUSSTSEINS

Jeder Patient mit Symptomen der Bewusstseinstrübung ist durch den Ausfall von Schutzreflexen akut gefährdet. Ein bewusstloser Patient kann insbesondere seinen Atemweg nicht ausreichend sichern, so dass eine Aspiration bzw. Regurgitation jederzeit die Gesamtsituation dramatisch verschlechtern kann. Höchste Priorität hat also die schnelle Sicherung des Atemweges durch eine sofortige stabile Seitenlagerung. Abschließendes Therapieziel – bei entsprechender Indikationsstellung – ist die frühzeitige endotracheale Intubation zur optimalen Sicherung des Atemweges.

In der Regel wird jeder bewusstlose, nicht-intubierte Patient mit ausreichender Spontanatmung in der stabilen Seitenlage gelagert. Zur Prophylaxe sollten alle bewusstseinsgetrübten Patienten, in die stabile Seitenlage verbracht werden, sofern sie dies tolerieren.

Bei der Entscheidung, auf welche Seite der Betroffene gelagert werden soll, ist auf möglicherweise bestehende Begleitverletzungen, z.B. Frakturen oder Verletzungen zu achten. Dies bedeutet beispielsweise, dass Patienten mit Thoraxverletzungen auf die verletzte Seite gelagert werden, um eine Stabilisierung der frakturierten Rippen zu erreichen. Weiterhin bietet die Lagerung auf der verletzten Seite den Vorteil, dass die ungeschädigte Thoraxhälfte frei beweglich ist und somit eine optimale Atemmechanik erlaubt. Bei Blutungen aus Nase oder Ohr, die im Rahmen einer Schädelbasisfraktur auftreten,

sollte der Patient auf die blutende Seite gelagert werden, damit ein Abfließen des Blutes gewährleistet ist. Ziele der stabilen Seitenlage sind:
– Verhinderung einer Verlegung der oberen Luftwege (Zurücksinken des Zungengrundes)
– Verhinderung der Regurgitation oder Aspiration (Blut, Mageninhalt).

Es gibt unterschiedliche Techniken zur Durchführung der Seitenlage, wichtig ist der freie Atemweg und die Verhinderung der Aspiration. Dies bewirken alle bekannten Techniken (s.a. I 4, ABB. 4A UND 4B). Auf nationaler Ebene sollte man sich auf eine Technik verständigen, um eine einheitliche Ausbildung zu gewährleisten. Die in ABB. 1 – 4 gezeigte Version ist die Technik nach ERC-Richtlinien (European Resuscitation Council), mit der alle therapeutischen Ziele zu erreichen sind. Der Vorteil gegenüber der bisher üblichen Technik ist die geringere Gefahr von Nervenschäden, Durchblutungsstörungen und Schulterverletzungen, weil insbesondere der Patient nicht über den eigenen Arm gerollt wird.

> Die stabile Seitenlage kann für den bewusstlosen, spontanatmenden Patienten lebensrettend sein! Sollte ein Patient länger als 30 Minuten in der stabilen Seitenlage liegen, so ist er – wenn es die Situation (personell und medizinisch) erlaubt – auf die Gegenseite zu drehen, um Lagerungschäden durch Kompression zu verhindern.

295

Stabile Seitenlage – Schritt 1

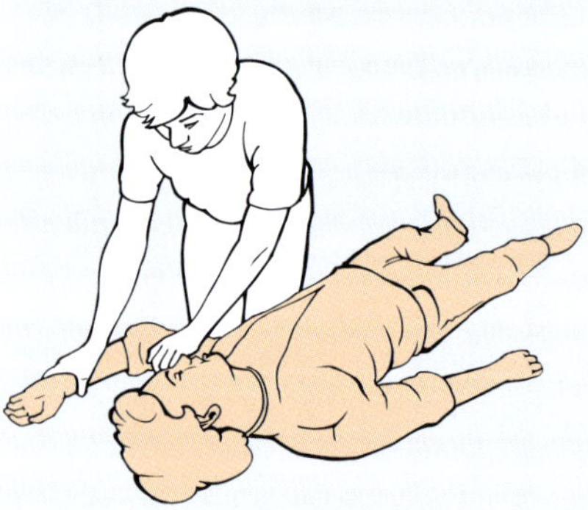

Stabile Seitenlage – Schritt 2

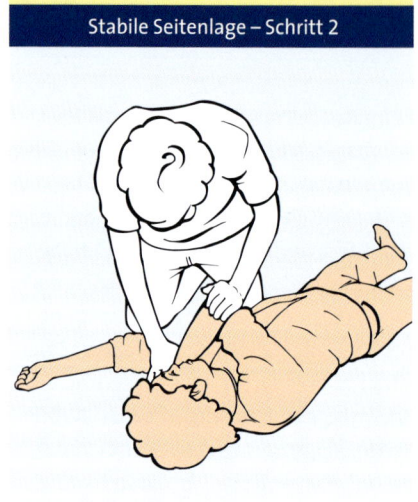

Abb. 1 ▶ Stabile Seitenlage nach ERC-Richtlinien: den zum Helfer nächstliegenden Arm auslagern ...

Abb. 2 ▶ den vom Helfer entfernten Arm über den Brustkorb legen ...

Stabile Seitenlage – Schritt 3

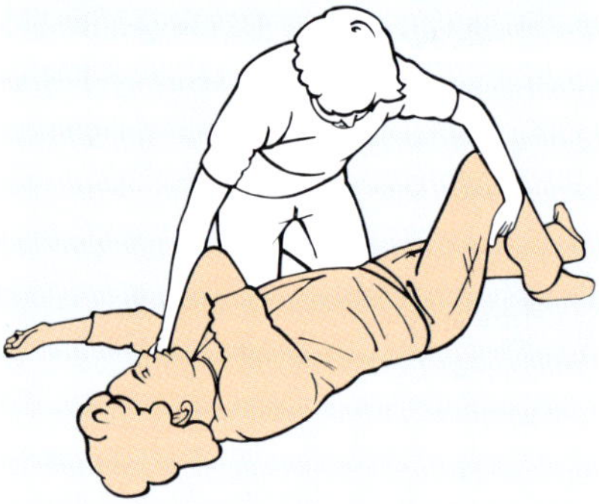

Stabile Seitenlage – Schritt 4

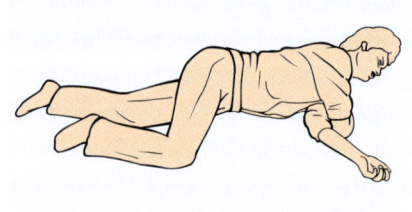

Abb. 4 ▶ Das oben liegende Bein wird gesichert, der Kopf überstreckt und der Mund geöffnet; wenn nötig wird der Kopf durch die vorgelegte Hand in Überstreckung gehalten ...

Abb. 3 ▶ Patient achsengerecht oberhalb des Knies (des entfernten Beins) herüberziehen, während die Hand des Patienten an die Wange gedrückt wird ...

8.3 LAGERUNG BEI STÖRUNGEN DER ATMUNG

Patienten, die unter Atemnot leiden, werden bereits meist in einer für sie geeigneten oder als angenehm empfundenen »atemerleichternden« Körperhaltung an der Einsatzstelle vorgefunden. Das Rettungsdienstpersonal hat die Aufgabe, den Patienten so zu lagern, dass ihm die Atmung weiterhin erleichtert und der Einsatz der Atemhilfsmuskulatur ermöglicht wird. Wichtig ist es, dem Wunsch des Patienten nach einer für ihn subjektiv angenehmen Lage nach Möglichkeit nachzukommen.

Bei der Versorgung von ansprechbaren Patienten mit Atemnot sind unter Berücksichtigung der Begleitdiagnose zwei Lagerungsarten möglich:

– Patienten mit Atemnot werden in Rückenlage mit um 45° – 90° erhöhtem Oberkörper gelagert. Die Beine liegen dabei flach auf der Trage (Abb. 5).
– Bei Patienten mit Asthma cardiale oder einem beginnenden bzw. manifestierten Lungenödem wird eine Rückenlage mit um 60°– 90° erhöhtem Oberkörper und möglichst herabhängenden Beinen angestrebt.

8.3.1 Sondersituation: Kind mit Atemnot

Häufig werden Kinder mit Atemnot von einer Bezugsperson in aufrecht sitzender Position gehalten. Diese Lagerung ist aus medizinischer und psychologischer Sicht von Vorteil und sollte in der Regel beibehalten werden. Aufgrund der unterschiedlichen Situationen und der wechselnden Kooperationsbereitschaft von Kindern, kann jedoch keine Standardlagerung empfohlen werden. Eine von den Kindern tolerierte Position sollte aber nicht ohne wichtigen medizinischen Grund verändert werden, da es sonst im Rahmen einer Stressreaktion zu weiteren Komplikationen kommen kann.

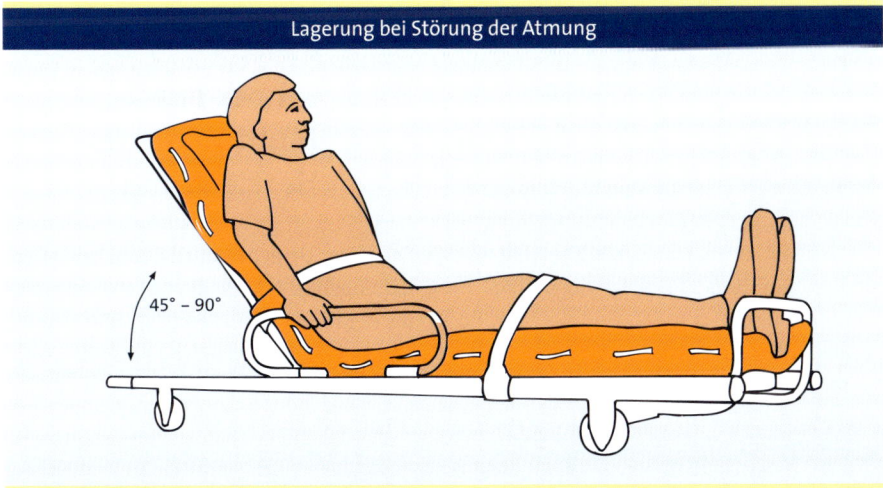

Lagerung bei Störung der Atmung

45° – 90°

ABB. 5 ▶ Lagerung bei Störung der Atmung

297

8.4 LAGERUNG BEI STÖRUNGEN DER HERZ-KREISLAUF-FUNKTION

Viele Patienten im Rettungsdienst sind von Störungen des Herz-Kreislauf-Systems betroffen. Wichtig für eine adäquate Versorgung dieser Patienten ist eine schnelle und richtige Diagnose, um eine weitere Verschlechterung des Gesundheitszustandes durch eine zielgerichtete und sachgerechte Lagerung zu vermeiden.

8.4.1 Absoluter Volumenmangelschock

Patienten mit einem absoluten Volumenmangelschock (z. B. hypovolämischer Schock, VGL. II 2) werden, sofern sie ansprechbar sind, in der klassischen Schocklage gelagert: Oberkörperflachlagerung mit um 30° erhöht gelagerten Beinen (ABB. 6). Initial können die Beine kurzfristig auch höher (60°) angehoben werden, um eine schnellere Stabilisierung des Kreislaufsituation zu erreichen.

Eine Schräglagerung des gesamten Körpers mithilfe der Trage kann zu einer Einschränkungen der Atemmechanik führen und bedarf somit einer strengen Indikationstellung (z. B. schnelle Kreislaufstabilisierung). Betroffen sind Patienten, deren unteren Extremitäten durch Anlage von Schienungssystemen oder Lagerung auf der Vakuummatratze ruhig gestellt sind und somit nicht isoliert angehoben werden können.

Bei Vorliegen einer Dyspnoe oder bei Verletzungen des Kopfes, der Brust, des Bauches, des Beckens oder der Wirbelsäule muss die Lagerung entsprechend der Gesamtsituation angepasst werden.

8.4.2 Relativer Volumenmangelschock

Die Lagerung von ansprechbaren Patienten, die im Rahmen eines relativen Volumenmangelschocks unter Herz-Kreislauf-Störungen leiden, hängt von der jeweiligen Ursache ab.

Dabei sind folgende Differenzierungen möglich:
– Patienten mit einem anaphylaktischen oder septisch-toxischen Schock werden in die klassische Schocklage gebracht.
– Patienten mit einem neurogenen Schock werden als Variante des relativen Volumenmangelschocks in Folge von Rückenmarksverletzungen auf der Vakuummatratze in Rückenlage flach (Ganzkörperimmobilisation) gelagert (ABB. 7), ggf. wird zur schnellen hämodynamischen Stabilisierung das gesamte Tragensystem schräg gestellt. Ein isoliertes Hochstellen der Beine könnte hier zu zusätzlichen spinalen Schäden führen.

8.4.3 Schock durch Minderung der Herzleistung

Bei dieser Ursache handelt sich um einen kardiogenen Schock, der auf einer Abnahme der Herzauswurfleistung oder einer Abnahme der Herzfüllung bei Normovolämie beruht. Hieraus resultiert ein Absinken des Blutdruckes (VGL. II 2).

Die Lagerung eines Patienten mit kardiogenem Schock hat einerseits die Ent-

»Klassische Schocklage«

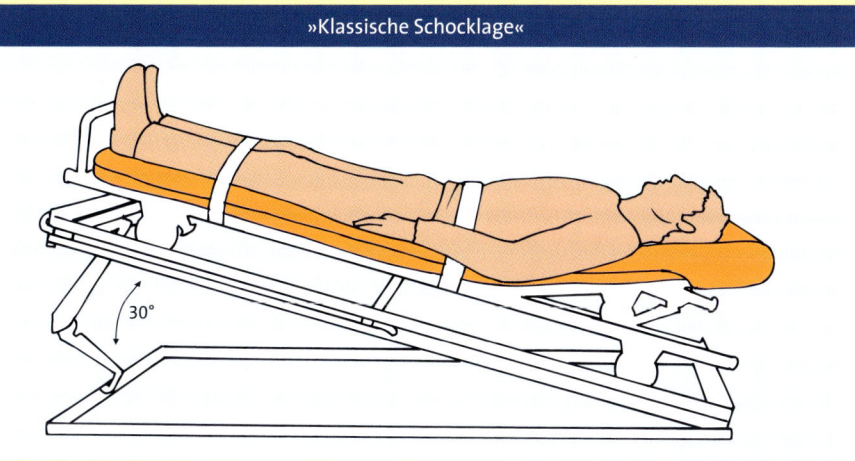

ABB. 6 ▶ Lagerung in der »klassischen Schocklage«, Oberkörper sollte waagerecht sein

Lagerung bei neurogenem Schock

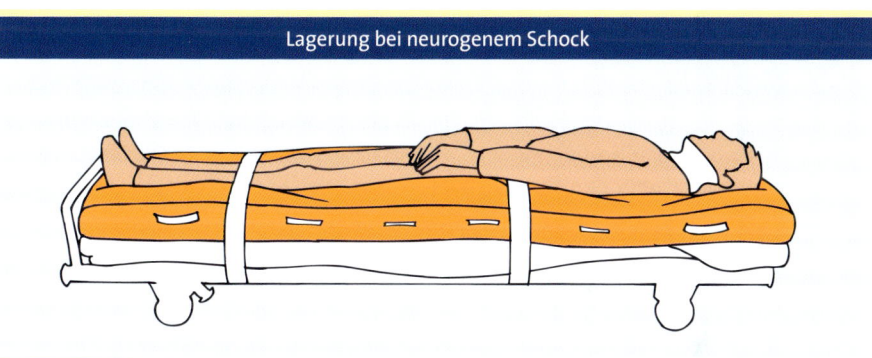

ABB. 7 ▶ Lagerung bei neurogenem Schock

Lagerung bei kardiogenem Schock

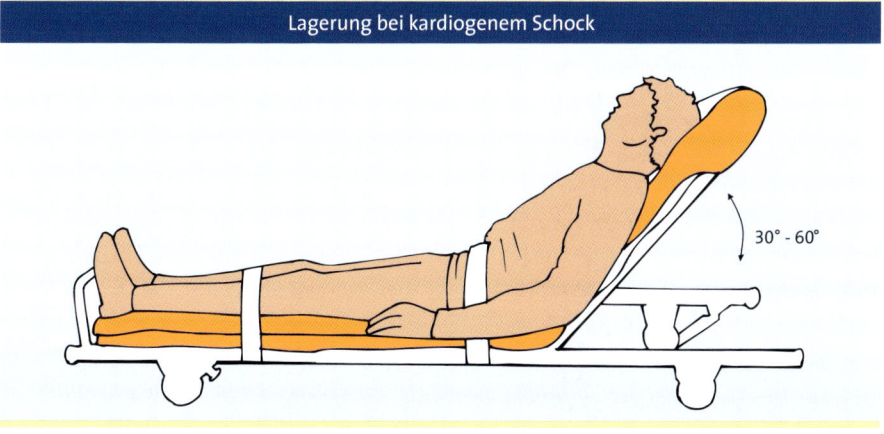

ABB. 8 ▶ Lagerung bei kardiogenem Schock

299

lastung des Herzens zum Ziel, andererseits soll eine ausreichende Perfusion des Gehirns gewährleistet werden. Folglich sind je nach Bewusstseinszustand folgende Unterscheidungen zu treffen:

– Ist der Betroffene bewusstseinsklar, erfolgt eine Hochlagerung des Oberkörpers um 30° – 60° (ABB. 8).
– Bei bewusstseinsgetrübten Patienten ist eine Flachlagerung indiziert, da bei diesen Patienten von einer Minderperfusion des Gehirns auszugehen ist.
– Bewusstlose Patienten sind in der stabilen Seitenlage flach zu lagern.

8.4.4 Lagerung beim hypertensiven Notfall

Bei einem hypertensivem Notfall besteht das Ziel der Lagerung darin, den Blutdruck zu senken. Dies kann unterstützt werden, indem der Patient mit erhöhtem Oberkörper gelagert wird, wodurch der venöse Rückstrom zum Herzen vermindert wird.

8.4.5 Lagerung bei Herzinsuffizienz

Bei der akuten Linksherzinsuffizienz handelt es sich um eine unzureichende Förderleistung des linken Ventrikels. Dadurch kommt es im weiteren Verlauf entweder zu einem Druckanstieg im Lungenkreislauf, der zu einem Lungenödem führen kann (Rückwärtsversagen), und/oder zu einem Abfall des arteriellen Drucks im Sinne eines kardiogenen Schocks (Vorwärtsversagen) (VGL. II 2). Eine Kombination im Sinne einer globalen Pumpschwäche kann die Situation weiter verschlechtern. Die Lagerung entspricht der beim kardiogen Schock (ABB. 8) unter Berücksichtigung der Bewusstseinslage. Eventuell kann durch zusätzliches Herabhängen der Beine die Vorlast noch weiter gesenkt und das Herz entlastet werden.

Bei der akuten Rechtsherzinsuffizienz handelt es sich um ein akutes Pumpversagen des rechten Ventrikels. Hieraus resultiert ein relativer Volumenmangel des linken Ventrikels, der zu einer arteriellen Hypotonie führt. Eine Rechtsherzinsuffizienz, beispielsweise im Rahmen eines Myokardinfarktes, ist problematisch, da präklinisch die Diagnostik erschwert ist. Es besteht eine kardiale Symptomatik mit zusätzlicher Hypotonie ohne Lungenstauung bei gleichzeitig gestauten Halsvenen. Die Therapie der Rechtsherzinsuffizienz unterscheidet sich aus diesen Gründen von den Therapiemaßnahmen bei einer Linksherzinsuffizienz. Therapieziel ist es, eine ausreichende Pumpleistung bei ausreichender Vorlast des rechten Ventrikels sicherzustellen. Somit ist neben der Immobilisierung des Patienten eine Schocklage im Rahmen der Vorlastoptimierung erforderlich. Bei unsicherer oder gar falscher Diagnose wird diese Maßnahme möglicherweise zur Verschlechterung der Situation beitragen. In jedem Fall muss differenzialdiagnostisch an einen kardiogenen Schock gedacht und entsprechend therapiert werden.

8.5   LAGERUNG BEI SPEZIELLEN NOTFÄLLEN

Bei den im Folgenden besprochenen Lagerungen muss darauf hingewiesen werden, dass die hier aufgeführten Maßnahmen eventuell der Sicherung oder Wiederherstellung der Vitalfunktionen angepasst werden müssen.

8.5.1 Schädel-Hirn-Trauma

Patienten mit einem Schädel-Hirn-Trauma müssen auf der Vakuummatratze gelagert werden. Des Weiteren ist das Anlegen einer Kragenmanschette zur Immobilisation der Hals-Wirbelsäule (HWS) erforderlich.

Bei Patienten mit Schädel-Hirn-Traumata ohne Störungen des Wachheitsgrades und mit normalen Blutdruckwerten gilt es, durch entsprechende Lagerung den venösen Rückstrom aus dem Gehirn zu verbessern. Dies wird durch eine Hochlagerung des Oberkörpers um 30° bei gleichzeitiger achsengerechten Kopf- und Halswirbelsäulen-Immobilisation erreicht.

Die Beine liegen dabei flach auf der Trage (ABB. 9).

Patienten mit einem Schädel-Hirn-Trauma ohne Störungen des Wachheitsgrades, aber mit deutlich unterschrittenem individuellen Blutdruck, werden flach auf dem Rücken gelagert, um auf diese Weise die zerebrale Durchblutung aufrecht zu erhalten.

Bewusstlose Patienten werden grundsätzlich flach in stabiler Seitenlage gelagert. Dies dient in erster Linie dem sicheren Freihalten der Atemwege und dem Aspirationsschutz. Eine Immobilisierung der Halswirbelsäule mittels HWS-Immobilisationskragen fixiert den Kopf in Neutralstellung und schließt somit eine Überstreckung der Halswirbelsäule aus. Dies ist aber für das Freihalten der Atemwege in der stabilen Seitenlage erforderlich. Somit werden diese Patienten schonend, d.h. durch zusätzliche manuelle Fixierung der Halswirbelsäule während der Umlagerung, in der stabilen Seitenlage gelagert und gesichert, bis eine weitere Therapie (Intubation) möglich ist.

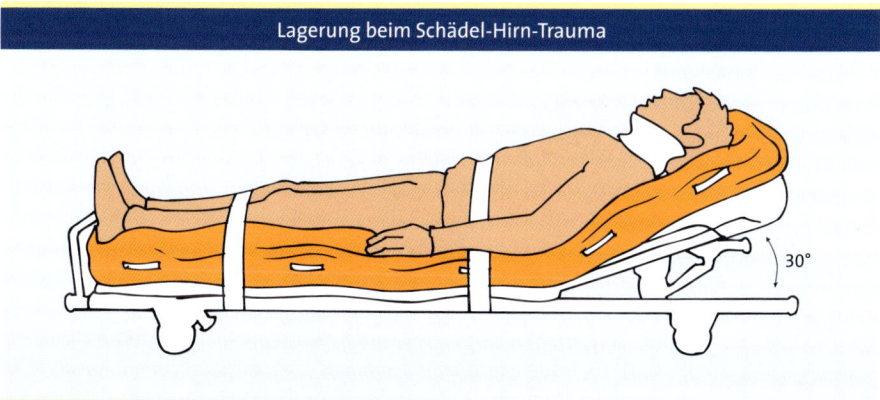

Lagerung beim Schädel-Hirn-Trauma

30°

ABB. 9 ▶ Lagerung beim Schädel-Hirn-Trauma

8.**5**.2 Gesichtsverletzungen

Patienten mit stark blutenden Gesichtsverletzungen werden, wenn keine weiteren Gründe dagegen sprechen, in Bauchlage mit vor dem Kopf verschränkten Armen auf einer sterilen Unterlage flach gelagert. Leicht verletzte Patienten können sitzend in nach vorn gebeugter Position gelagert werden.

8.**5**.3 Rückenmarksschädigung

Bei Patienten mit Verdacht auf eine Rückenmarksschädigung wird durch eine entsprechende Lagerung verhindert, dass zusätzliche Komplikationen während des Transports auftreten und somit Folgeschäden verhindert werden. Daher müssen sowohl die Lagerung als auch die Umlagerungen mit der entsprechenden Besonnenheit und unter Einsatz der richtigen Hilfsmittel wie der Schaufeltrage durchgeführt werden.

Bei Verdacht auf eine Rückenmarkschädigung wird der Patient auf der Vakuummatratze flach auf dem Rücken bei gleichzeitiger HWS-Immobilisation gelagert (Abb. 7).

Bei Verdacht auf einen Bandscheibenvorfall kann eine Stufenlagerung (Abb. 10) in Kooperation mit dem Patient durchgeführt werden. Ziel ist es, durch die Lagerung die komprimierte Bandscheibe zu entlasten und somit die Schmerzen zu lindern.

8.**5**.4 Verletzungen der Thoraxorgane und des Thoraxskelettes

Patienten mit traumatisch oder spontan bedingten Lungenschäden, wie sie beispielsweise bei einem Pneumothorax, Hämatothorax oder Spannungspneumothorax auftreten, werden bei vorhandenem Bewusstsein mit 60° – 90° erhöhtem Oberkörper gelagert (Abb. 5). Zusätzlich können diese Patienten auf die betroffene Seite gelagert werden. Zum Beispiel werden Patienten mit einer Rippen- oder Rippenserienfraktur mit 30° erhöhtem Oberkörper auf der verletzten Seite in der

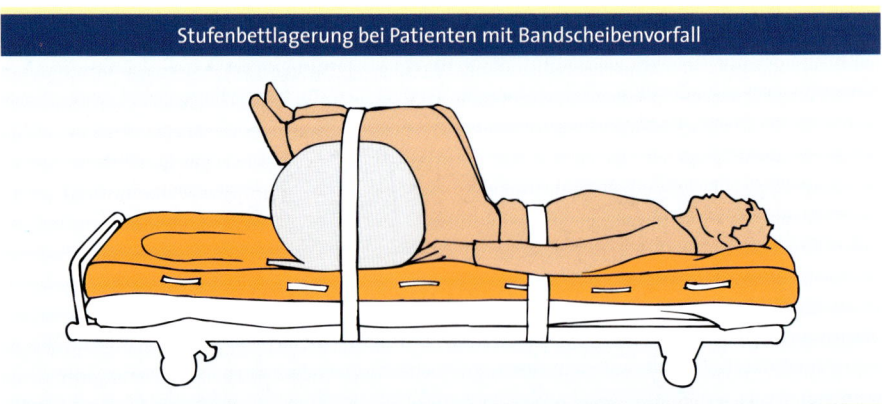

Stufenbettlagerung bei Patienten mit Bandscheibenvorfall

Abb. 10 ▶ Stufenbettlagerung bei Patienten mit Bandscheibenvorfall

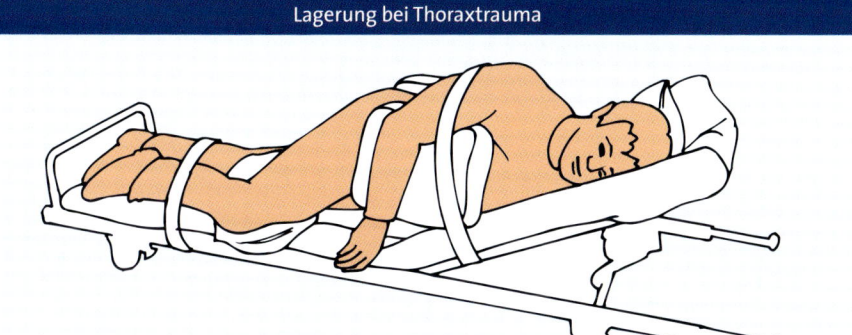

ABB. 11 ▶ Lagerung bei Thoraxtrauma

Vakuummatratze gelagert (ABB. 11). Durch die Stabilisierung der verletzten Thorax-seite soll dem Patienten eine Schmerzlinderung und eine Verbesserung der Atemmechanik ermöglicht werden. Auf Grund der Schmerzhaftigkeit sind bei solchen zusätzlichen Lagerungsvarianten die Kooperation des Patienten und/oder eine notärztliche medikamentöse Analgesie unabdingbar.

8.5.5 Akutes Abdomen und abdominelle Verletzungen

Bei Patienten mit einem akuten Abdomen sollte ungeachtet der Ursache die eingenommene Schonhaltung beibehalten werden, wichtig ist dabei, dass die Bauchdecke entlastet wird. Hierzu kann

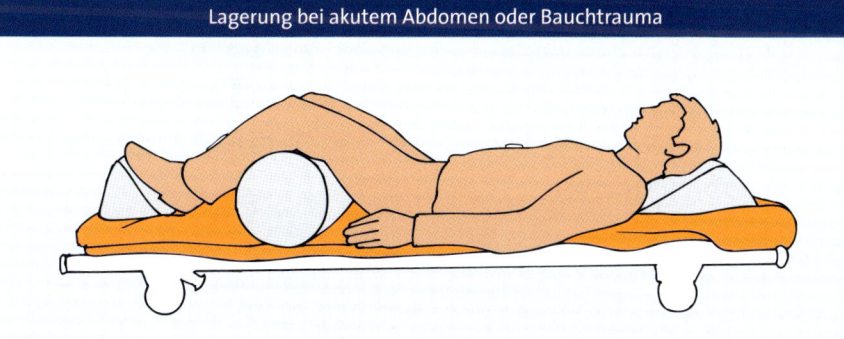

ABB. 12 ▶ Lagerung bei akutem Abdomen oder Bauchtrauma

Patienten mit einer Fraktur des Sternums werden in Rückenlage auf der Vakuummatratze mit erhöhtem Oberkörper gelagert.

der Patient in Rückenlage und mit mäßig erhöhtem Oberkörper (max. 20°) mit einer untergeschobenen Knierolle gelagert werden. Hierbei ist zu beachten, dass eine

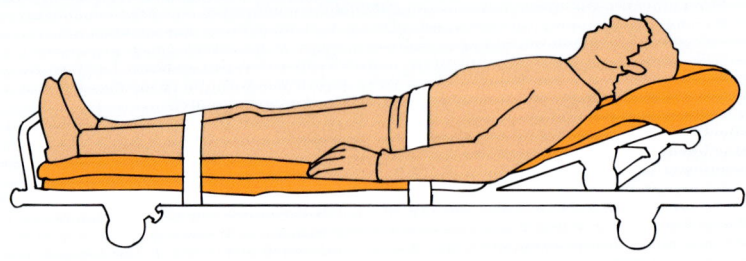

Lagerung bei arteriellem Gefäßverschluss

ABB. 13 ▶ Lagerung bei arteriellem Gefäßverschluss (auf dem Transport)

Entlastung nur erfolgen kann, wenn den Füßen des Patienten ein Widerstand entgegengesetzt wird, da ansonsten ein Zug auf die Bauchdecke ausgeübt wird.

Bei Verdacht auf eine abdominelle Verletzung muss davon ausgegangen werden, dass es zu Organrupturen und/oder Blutungen gekommen ist. Präklinisch sind diese nur schwer zu diagnostizieren. Die Lagerung erfolgt wie beim akuten Abdomen und zusätzlich idealerweise auf einer Vakuummatratze. Die Lagerung darf aber in bestimmten Situationen, z.B. bei unstillbarer starker intraabdomineller Blutung, nicht den erforderlichen schnellstmöglichen Kliniktransport verzögern.

8.5.6 Apoplektischer Insult

Auch bei diesem Krankheitsbild hängt die Lagerung von der jeweiligen Bewusstseinslage und dem Blutdruck des Patienten ab: Patienten, die ansprechbar sind, werden in Rückenlage wie folgt gelagert:
– Bei einer Hypertonie wird der Patient mit ca. 30° erhöhtem Oberkörper gelagert.

– Bei einer Hypotonie erfolgt eine Flachlagerung, wodurch die notwendige zerebrale Durchblutung optimalisiert bzw. aufrechterhalten werden soll.

Bei der Notwendigkeit einer stabilen Seitenlage ist darauf zu achten, dass der Patient bei einer bereits festgestellten Hemiparese auf der gesunden Seite gelagert wird. Des Weiteren ist darauf zu achten, dass gelähmte Extremitäten abgepolstert und fixiert werden.

8.5.7 Arterieller und venöser Gefäßverschluss

Um einer Verschlimmerung bei der Versorgung von Gefäßverschlüssen vorzubeugen, die in rettungsdienstlichen Notfallsituationen meist die unteren Extremitäten betreffen, muss zwischen einem arteriellen auf der einen Seite und einem venösen Verschluss auf der anderen Seite unterschieden werden.

Beispielsweise wird bei einem arteriellen Beinarterienverschluss der Patient

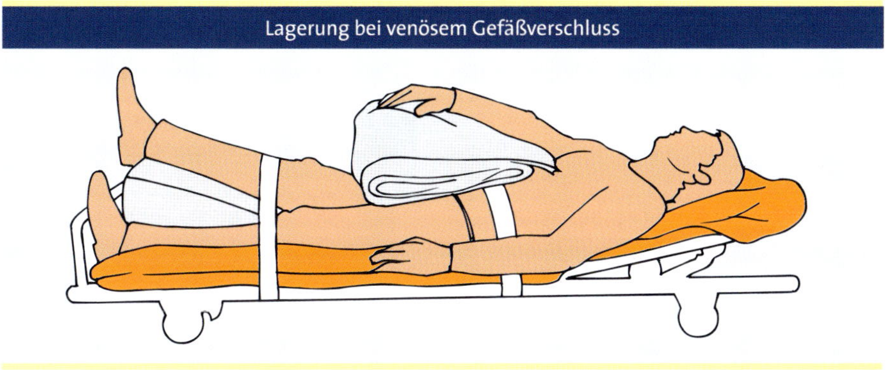

Abb. 14 ▶ Lagerung bei venösem Gefäßverschluss

zum Transport in Rückenlage, gegebenenfalls mit einem um 30° erhöhten Oberkörper und Extremitäten in Neutralstellung positioniert und abgepolstert, gelagert (Abb. 13). Die prinzipiell richtige Lagerung mit herabhängender betroffener Extremität lässt sich während des Transportes nicht sicher durchführen und der Patient ist durch Begleitschäden (u. a. Druckstellen und Gefäßkompression an der nicht durchbluteten Extremität) bedroht.

Patienten mit einem venösen Gefäßverschluss werden ebenfalls in Rückenlage gebracht, wobei die betroffene Extremität hochgelagert und abgepolstert wird (Abb. 14).

Bei beiden Arten der Gefäßverschlüsse ist darauf zu achten, dass die jeweils betroffene Extremität entsprechend abgepolstert wird.

8.5.8 Thermische Notfälle

Bei thermischen Notfällen treten infolge von Hitzeschäden (z. B. durch intensive

Sonneneinstrahlung) und verminderter Flüssigkeitszufuhr Fehlregulationen der Kreislauf- und Temperaturregulationsmechanismen auf. Je nach Ursache müssen unterschiedliche Lagerungsarten zur Anwendung kommen:

- Bei einem Sonnenstich werden ansprechbare Patienten mit erhöhtem Oberkörper gelagert, um einem steigenden Hirndruck vorzubeugen.
- Bei der Hitzeerschöpfung haben die Patienten durch vermehrtes Schwitzen in der Regel einen Volumenmangel. Daher sind ansprechbare Patienten in Schocklage zu verbringen.
- Bei einem Hitzschlag werden ansprechbare Patienten mit Schocksymptomatik in Schocklage gebracht.

> Bei allen Formen der thermischen Notfälle ist darauf zu achten, dass die Patienten schnellstmöglich in eine schattige und kühlere Umgebung verbracht werden.

8.6. GYNÄKOLOGISCHE NOTFÄLLE

Bei Patientinnen mit vaginalen Blutungen kann, sofern keine anderweitigen Bedenken bestehen, die klassische Fritsch-Lagerung gewählt werden (ABB. 15). Dazu wird die Patientin in eine leichte Beckenhochlagerung mit übereinander geschlagenen Beinen gebracht. Zuvor sollte eine sterile Vorlage vor den Vaginalbereich gelegt werden.

8.6.1 Vena-cava-Kompressionssyndrom

In den letzten drei Schwangerschaftsmonaten kann es in Rückenlage durch den Uterus und den Foetus zur Kompression der unteren Hohlvene kommen.

Eine schwangere Patientin wird im letzen Drittel ihrer Schwangerschaft oder beim Auftreten des Cava-Kompressionssydroms in der Linksseitenlage gelagert (ABB. 16). Dazu wird die Patientin flach in Rückenlage auf der linken Körperseite mit

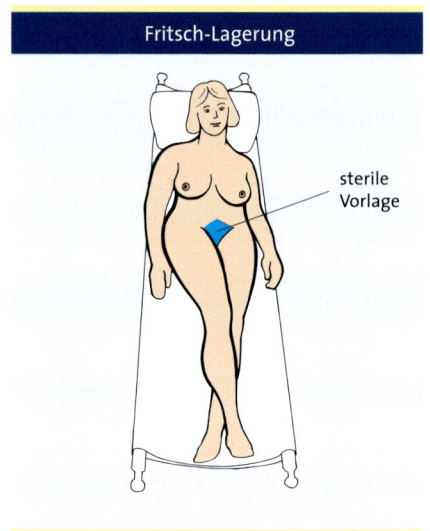

ABB. 15 ▶ Fritsch-Lagerung

ausgestrecktem linken und angezogenem rechten Bein gelagert. Zur Unterstützung sollte ihr hierzu ein Kissen in den Rücken gelegt werden.

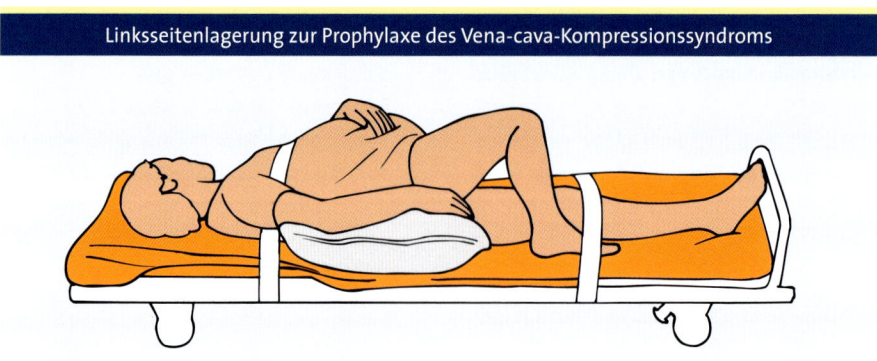

ABB. 16 ▶ Linksseitenlagerung zur Prophylaxe des Vena-cava-Kompressionssyndroms

8.6.2 Fruchtwasserabgang und Nabelschnurvorfall

Durch den Fruchtwasserabgang kann in seltenen Fällen die Nabelschnur vorrutschen und abgeklemmt werden. Patientinnen mit Fruchtwasserabgang oder einem schon bestehenden Nabelschnurvorfall werden in Linksseitenlage und Beckenhochlagerung gelagert werden.

8.6.3 Patientinnen mit Wehentätigkeit

Der Transport von Patientinnen mit eingesetzten Wehen sollte in Linksseitenlage durchgeführt werden. Bei einsetzender Austreibungsphase ist der Transport zu unterbrechen und die Frau in Geburtslage zu verbringen. Für die Geburt werden die Patientinnen in Rückenlage mit ca. 30° – 45° erhöhtem Oberkörper und aufgestellten angewinkelten Beinen gelagert. Zum Pressen kann die Frau zusätzlich ihre Knöchel umfassen (ABB. 17).

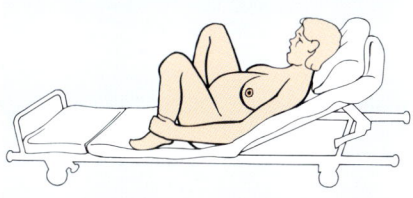

Lagerung bei einsetzender Geburt

ABB. 17 ▶ Lagerung bei einsetzender Geburt

8.6.4 Lagerung von Mutter und Kind nach der Geburt

Nachdem das Kind geboren wurde, verbleibt die Mutter möglichst solange in der Geburtslage, bis auch die Nachgeburt vollständig geboren wurde. Danach kann von der Mutter die Fritsch-Lagerung eingenommen werden (ABB. 15). Das Kind wird, wenn keine anderen Gründe dagegen sprechen, trocken und warm in den Armen der Mutter gelagert – Gratulieren nicht vergessen!

> Die Lagerung von Patienten ist eine ebenso einfache wie wichtige Therapieoption, die es in der Regel mit wenig Aufwand erlaubt, den Patienten entsprechend seinem Erkrankungsbild bzw. Verletzungsmuster zu therapieren und ihm zu helfen. Zum einen stehen Lagerungen zur Verfügung, mit denen die gestörten Vitalfunktionen eines Patienten stabilisiert werden können: Beispielsweise ist so die Sicherung freier Atemwege beim Bewusstlosen durch die stabile Seitenlage möglich; bei einer gestörten Atemfunktion trägt die Hochlagerung des Oberkörpers zur Atemerleichterung bei, und bei Schockzuständen durch Volumenmangel ist die Schocklagerung indiziert. Auf der anderen Seite stehen Lagerungen bei bestimmten Erkrankungen und Verletzungen zur Verfügung, z.B. die Lagerung bei akutem Gefäßverschluss. Alle Lagerungen müssen auch auf dem Transport sicher und ohne Folgeschäden angewendet werden können, was mitunter eine Modifikation der Lagerungsarten verlangt.

9 *Anästhesie*

9.1 Der Schmerz in der Notfallmedizin

T. TRÜBENBACH

Die Schmerztherapie zählt zu den obligaten Bestandteilen jeder präklinischen Behandlung. Sie stellt eine notfallmedizinische Maßnahme zur Sicherung der Vitalfunktionen und zur Vermeidung möglicher Komplikationen dar. Welche Folgen haben unbehandelte Schmerzen beim Notfallpatienten?

Zur Beantwortung dieser Frage ist ein kurzer Ausflug in die Neurophysiologie (VGL. II 6.2) erforderlich: Jede Gewebsschä-

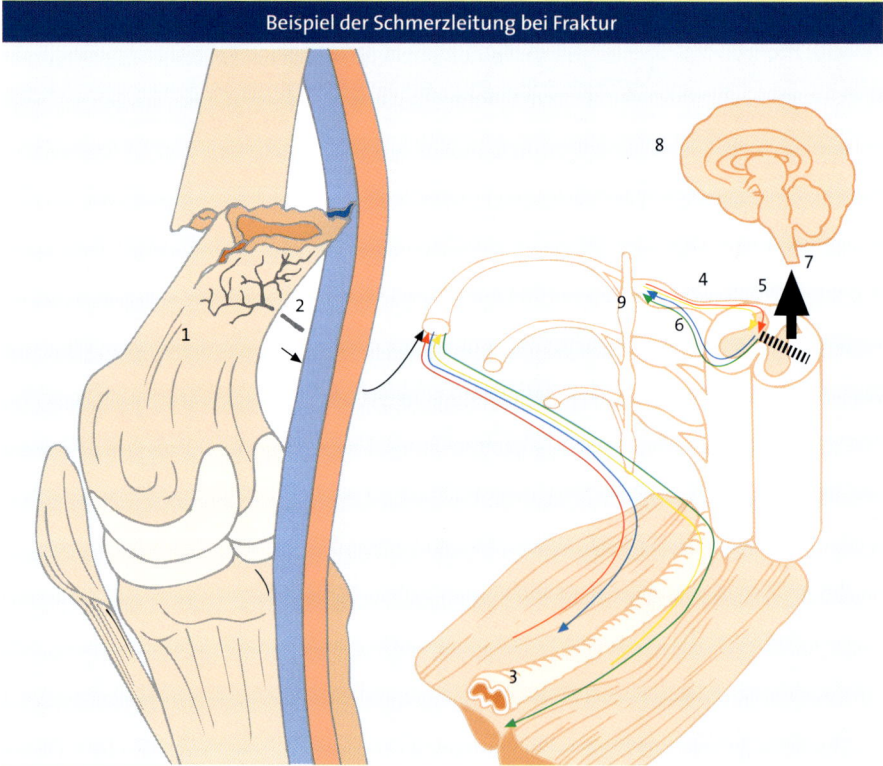

Beispiel der Schmerzleitung bei Fraktur

ABB. 1 ▶ Beispiel der Schmerzleitung bei Fraktur: Schmerzentstehung im Bereich der Knochenhaut (1) und des umgebenden Gewebes (2). Zerrungen, Spannungen, Ischämie und pH-Wert-Verschiebungen im Muskelgewebe (3) unterhalten einen Circulus vitiosus (Teufelskreis). Schwarze Bahn: Schmerzimpulse von der Knochenhaut; rote Bahn: Schmerzimpulse vom traumatisch geschädigten umgebenden Muskelgewebe; gelbe Bahn: Schmerzimpulse von umgebenden geschädigten Gefäßen; blaue und grüne Bahn: an das geschädigte Muskelgewebe und die geschädigten Gefäße gerichtete reflektorische Beantwortung der Schmerzreize. Hinterwurzel (4); Verzweigungen der Schmerzimpulse im Hinterhorn des Rückenmarks (5); reflektorische Reizweiterleitung (6); Reizweiterleitung (7) über zentrale Nervenbahnen bis in das Gehirn (8); sympathischer Grenzstrang (9). (nach: Fa. Grünenthal)

digung führt im Organismus zur Freisetzung von chemischen Botenstoffen, den Mediatoren, die ihrerseits überall in den Geweben vorhandene Nervenendigungen, so genannte Nozizeptoren, erregen. Der dort registrierte Schmerzreiz wird auf nervalem Weg über das Rückenmark zum zentralen Nervensystem (VGL. II 6.2) weitergeleitet und vom Patienten als Produkt eines komplizierten Verschaltungsprozesses subjektiv als Schmerz empfunden.

Starke Schmerzen erregen das sympathische Nervensystem mit typischen Folgereaktionen: Aus der Nebennierenrinde werden sympathomimetische Überträgerstoffe freigesetzt – so genannte endogene Katecholamine –, die mit einer Verengung peripherer Arterien (Vasokonstriktion), einer Erhöhung des peripheren Gefäßwiderstands und einer weiteren Zentralisation des Kreislaufs ihrerseits im Körper typische Reaktionen verursachen. Ein vorhandenes Schockgeschehen wird somit unterhalten, d. h. die Sauerstoffversorgung der Organe wird wegen ihrer eingeschränkten Durchblutung vermindert,

und es kommt zu einem so genannten Multiorganversagen.

Weitere schmerzbedingte Kreislaufveränderungen sind Bluthochdruck, beschleunigte Herzfrequenz und ein gesteigerter Sauerstoffverbrauch des Herzens (ABB. 2). Im psychischen Bereich führen starke Schmerzen zu einer Verhaltensänderung des Patienten, die sich insbesondere in mangelnder Kooperationsfähigkeit zeigt und den Patienten an einer realistischen Einschätzung der eigenen Situation hindert. Dies wiederum erschwert erheblich die Arbeit der Rettungskräfte.

Die Schmerztherapie lässt sich schematisch einteilen in:
– Basismaßnahmen und
– medikamentöse Therapie.

BASISMASSNAHMEN. Zu den Basismaßnahmen, die jeder im Rettungsdienst tätige Mitarbeiter durchführen können muss, gehören menschliche Zuwendung und Betreuung, das Vermitteln von Kompetenz, Vertrauen und Sachlichkeit sowie adäquate Rettungs- und Lagerungsmaßnahmen (VGL. I 8).

MEDIKAMENTÖSE SCHMERZTHERAPIE. Die medikamentöse Schmerztherapie kann unterteilt werden in
– systemische Analgesie (Schmerzbehandlung), d. h. die – in der Regel – intravenöse Verabreichung von Analgetika (Schmerzmittel)
– Regionalanästhesie
– Allgemeinanästhesie.

Die Regionalanästhesien (Spinal-, Epiduralanästhesie, Nervenblockaden) kommen jedoch in aller Regel im Rettungsdienst nicht in Betracht. Es handelt sich dabei um klinische Methoden, deren Anwendung spezielle Kenntnisse und Fähig-

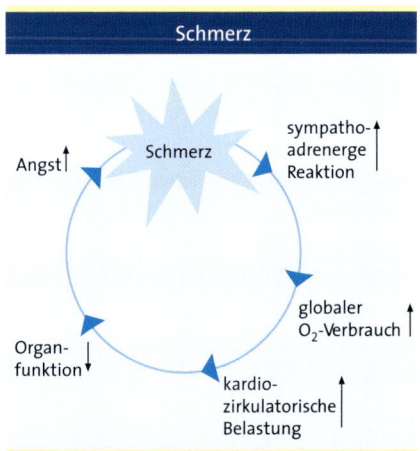

ABB. 2 ▶ Pathophysiologie des Schmerzes

keiten erfordern, wie sie der »normale« Notarzt – es sei denn, er ist Anästhesist – in der Regel nicht hat. Diese Methoden erfordern außerdem ein steriles Vorgehen und haben im Einzelfall einen nicht unerheblichen Zeitbedarf sowie Nebenwirkungen, so dass ihre Anwendung den allgemeinen Prinzipien der Notfallmedizin widerspricht.

> Die intravenöse Applikation wirksamer Analgetika ist die Standardmethode der Schmerztherapie im Rettungsdienst.

Die verwendeten Substanzen lassen sich wiederum in verschiedene Gruppen einteilen (VGL. 9.2, 9.3):

1. Nicht-Opioide, z. B.
   – Acetylsalicylsäure = Aspisol®
   – Metamizol = Novalgin®
   – Paracetamol = Ben-u-ron®
2. Opioide, z. B.
   – Morphin
   – Piritramid = Dipidolor®
   – Tramadol = Tramal®
   – Fentanyl
3. Ketamin.

Opioide sind die Schmerzmittel mit der stärksten Wirkung, sie haben daher im Rettungsdienst erheblich mehr Bedeu-

TAB. 1 ▶ Anästhesietypische Medikamente

Hypnotika	Schlafmittel
Analgetika	Schmerzmittel
Relaxanzien	Muskelerschlaffungsmittel
Lokalanästhetika	Mittel zur Betäubung einzelner Körperteile

tung als die Nicht-Opioide. Opioide vermitteln ihre Wirkung über verschiedene Rezeptorsysteme im zentralen Nervensystem.

> Eine wesentliche Nebenwirkung aller Opioidanalgetika ist eine dosisabhängige Atemdepression (Beeinträchtigung der Atmung), die durch ein verändertes Ansprechen des Atemzentrums auf Änderungen des CO_2-Partialdrucks zustande kommt. Während andere Nebenwirkungen der Opioide wie z. B. Übelkeit und Erbrechen bereits bei therapeutischen Dosierungen auftreten, kommt es zur Atemdepression immer erst bei Überdosierung.

Wie hängen nun *Analgesie* (Schmerzbehandlung) und *Anästhesie* (Betäubungsverfahren) zusammen? Bei der Mehrzahl der Notfallpatienten ist eine suffiziente Analgesie nur ein Aspekt der präklinischen Versorgung. Hinzu kommen u. a. die Infusionstherapie zur Schockbekämpfung sowie Maßnahmen zur Sicherung der Atemwege und/oder der kontrollierten Beatmung. Dann ist die Anästhesie quasi die logische Fortsetzung einer bereits begonnenen Analgesie.

Die *Anästhesiologie* ist die Lehre von den wissenschaftlichen Grundlagen und praktischen Erfordernissen der allgemeinen, regionalen und lokalen Betäubungsverfahren. *Anästhesie* ist ein griechisches Fremdwort und bedeutet »Unempfindlichkeit«.

Im klinischen Sprachgebrauch werden etliche Begriffe synonym, d. h. gleichbedeutend, verwendet: *Narkose* (griechisch: Erstarrung, Krampf, Lähmung) wird synonym verwendet mit *Vollnarkose, Allgemeinnarkose* oder *Allgemeinanästhesie*.

Anästhesisten sind im Klinikbetrieb für die Durchführung der erforderlichen

Ablaufschema Narkose im Rettungsdienst

Phase 1

– initiale Notfalltherapie (z.B. Schockbekämpfung)

Phase 2

– Vorbereitung von Medizintechnik und Medikamenten
– Vorbereitung des Patienten (Lagerung, Präoxygenierung)

Phase 3

– Narkoseeinleitung (sog. Ileuseinleitung)

Phase 4

– Narkoseführung, Monitoring, Dokumentation

ABB. 3 ▶ Ablaufschema Narkose im Rettungsdienst

Selbstverständlich richtet sich die Entscheidung über den Ort der Narkoseeinleitung nach den individuellen Erfordernissen des Einzelfalls. Prinzipiell ist die Narkoseeinleitung an jeder Einsatzstelle möglich, erfordert dann aber auch ein unterschiedliches Maß an Improvisation und ist dementsprechend mit einem höheren Komplikationsrisiko als im Fahrzeug behaftet.

Ist der Entschluss zur Narkoseeinleitung durch den Notarzt gefasst, sind generell die in ABBILDUNG 3 angegebenen Maßnahmen und Abläufe erforderlich. Je nachdem, wie viele Mitarbeiter mit welcher Qualifikation zur Verfügung stehen, können manche dieser Schritte auch gleichzeitig oder in anderer Reihenfolge erledigt werden. Wichtig ist nur, dass keiner der Schritte vergessen oder unzureichend abgearbeitet wird.

9.3.1.1
Vorbereitung von Medizintechnik und Medikamenten

▶ Narkosezubehör

Generell ist für die Einleitung der Narkose die Intubation (VGL. 3.3.5.3) notwendig und damit folgende technisch-apparative Mindestausrüstung erforderlich:

– Laryngoskop mit verschiedenen Spateln
– Endotrachealtuben und Blockerspritze
– Führungsstab (gleitfähig im Endotrachealtubus platziert)
– Absauggerät und -katheter
– Beatmungsbeutel mit O_2-Reservoir oder Demandventil und Beatmungsmasken
– Sauerstoff
– Material zur Fixierung
– Stethoskop
– Guedel-Tuben (Beißschutz).

317

Vor der Intubation wird das Laryngoskop durch Zusammenklappen von Griff und Spatel auf seine Funktionsfähigkeit, d. h. Beleuchtung, überprüft. Ersatzbirnen, -spatel, -batterien oder Akkus müssen vorhanden und ggf. sofort greifbar sein. Die Entscheidung darüber, welche Größe und Art des Spatels verwendet wird, trifft derjenige, der die Intubation durchführt.

Wie in der klinischen Anästhesie kommen auch in der Notfallmedizin heute üblicherweise Einmaltuben zum Einsatz. Nach Entnahme des Endotrachealtubus aus der Verpackung muss als Erstes der nur lose aufgesteckte Konnektor fest in den Tubus hineingedreht werden. Versäumt man diesen wichtigen Handgriff und kommt es zur Feuchtigkeitsbildung zwischen Tubus und Konnektor, besteht die Gefahr einer Diskonnektion. Die zur Blockermanschette (»Cuff«) führende Leitung soll mit einem Ventil versehen sein, so dass zum Blocken keine Klemme benötigt wird. Zum Blocken des Cuffs wird eine 10-ml-Einmalspritze verwendet.

Bei jeder Notfallintubation wird der Tubus mit einem geeigneten Führungsstab »geschient«. Dieser ermöglicht u. a. das Zurechtbiegen des Tubus bei schwierigen Intubationsverhältnissen. Deshalb sollte er auch nicht aus Metall, sondern aus Kunststoff bestehen. Es gibt unterschiedlich dicke und lange Führungsstäbe, passend zur jeweiligen Tubusgröße. Führungsstäbe sollen vor dem Einführen in den Tubus angefeuchtet werden, z. B. mit Xylocain®-Gel oder Silikonspray oder mindestens mit Wasser.

Alle Absauggeräte sollen bei jedem Schichtwechsel und vor jeder Verwendung, wie das gesamte Material des Rettungsmittels auch, auf einwandfreie Funktion überprüft werden. Der Patien-tenschlauch des Absauggeräts wird über ein T-Stück (»Fingertipp«) zur Regulierung des Sogs mit einem Absaugkatheter, der bis zum Gebrauch in seiner Verpackung verbleibt, verbunden. Absaugkatheter sind wie die meisten Tuben Einmalartikel aus sterilisiertem Kunststoff. Sie sollten in den Größen Ch. 18 bis Ch. 8 zur Verfügung stehen. Wichtig ist, dass der Konnektor des Absaugkatheters auch tatsächlich auf das T-Stück des Absaugschlauchs passt. Es gibt auch Absaugkatheter mit integrierter Sogregulierung. Dann ist das T-Stück am Schlauch des Absauggeräts entbehrlich oder muss zumindest verschlossen werden.

Zusätzlich zu Absauggerät und -katheter sollte die Möglichkeit bestehen, unter Sog zu intubieren, d. h. den Endotrachealtubus quasi als Absaugkatheter zu verwenden. Dies ist z. B. mit manchen Absaugeinheiten oder mit dem Suction-Booster® möglich.

Sofern möglich, soll ein Beatmungsbeutel von Anfang an mit einem Reservoirsystem versehen und mit einer Sauerstoffquelle verbunden werden. Zur Füllung des O_2-Reservoirs ist ein hoher O_2-Flow (Gasfluss), d. h. > 10 l/min, erforderlich. Alternativ kann hier auch ein Oxy-Demand-Ventil Verwendung finden. Dieses ermöglicht bei jeder Inspiration mit dem Beatmungsbeutel eine inspiratorische Sauerstoffkonzentration von 100% (vgl. 4.3.5).

▶ **Narkosemedikamente**
Nachfolgend werden die zur Narkose verwandten Medikamente besprochen. Zur Erinnerung: Das Standardverfahren der Anästhesie im Rettungsdienst ist die »totale intravenöse Anästhesie« (TIVA), d. h. alle zur Narkoseeinleitung und -unter-

haltung benötigten Medikamente werden intravenös injiziert, beatmet wird mit Sauerstoff und Luft. Zwingend notwendige Bestandteile einer Narkose sind Analgesie und Hypnose, also Schmerzfreiheit und »Schlaf«. Ergänzende Bestandteile sind Relaxation, also Muskelerschlaffung, und neurovegetative Dämpfung.

Die medikamentöse Minimalausstattung für die Anästhesie im Rettungsdienst besteht aus je einem

- Einleitungshypnotikum, vorzugsweise Etomidate
- Opioid-Analgetikum, z. B. Fentanyl
- kurzwirksamen Muskelrelaxans, z. B. Succinylcholin
- mittellangen oder langwirksamen Muskelrelaxans, z. B. Vecuronium.

ANALGETIKA. Schmerzbekämpfung bei Notfallpatienten ist Teil der Schockbekämpfung bzw. -prophylaxe sowohl bei schweren Verletzungen als auch bei schmerzhaften internistischen Krankheitsbildern wie z. B. dem Herzinfarkt. Hierzu werden im Rettungsdienst Präparate aus der Gruppe der Opioide, d. h. der halb- und vollsynthetischen, vor allem im Zentralen Nervensystem wirkenden starken Schmerzmittel vom Morphintyp verwendet.

> Morphin ist ein stark wirkendes narkotisches Schmerzmittel, d. h. in höherer Dosierung hat es als Nebenwirkung eine Bewusstseinstrübung zur Folge.

Die gefährlichste Nebenwirkung aller Opioide ist die dosisabhängige zentrale Atemdepression, die zu tödlichen Zwischenfällen führen kann. Für den Rettungsdienst sind aber auch die Nebenwirkungen Übelkeit und Erbrechen be-

deutsam, die mit der Gabe von Opioiden einhergehen können. Übelkeit kann eine starke Vagusreizung (VGL. II 6.2, III 1.4.2) mit Blutdruckabfall und Bradykardie (verlangsamte Herzfrequenz) verursachen, während Erbrechen gerade bei bewusstseinsgetrübten Patienten aus den bereits erwähnten Gründen (z. B. Aspiration) eine äußerst unerwünschte Nebenwirkung darstellt.

Die übliche Einzeldosis beträgt bei Morphin 5 – 10 mg. Morphin wird eingesetzt bei internistischen Notfallpatienten, weil es kaum Wirkungen auf den Kreislauf hat und seine sedierende (beruhigende) Komponente in üblicher Dosierung nur sehr wenig ausgeprägt ist. Das Opiat Morphin gilt für die Gruppe der Opioide als so genannte Leitsubstanz. Seine relative Wirkstärke beträgt 1 (VGL. 10.3.2.4). Andere Opioide sind entweder schwächer wirksam als Morphin, wie z. B. Fortral® oder Dolantin®, die Wirkstärke beträgt 0,3 bzw. 0,1, oder sie sind stärker, wie z. B. Fentanyl mit einer Wirkstärke von ca. 200 gegenüber Morphin. Je stärker die Wirkung, desto ausgeprägter auch die Nebenwirkungen. Dies bedeutet im Falle von Fentanyl, dass schon bei einer analgetisch wirksamen »Normaldosis« von 0,1 mg mit einem Atemstillstand gerechnet werden muss. Bezogen auf die Narkose im Rettungsdienst ist der Einsatz von schwächer wirksamen Analgetika als Morphin sicherlich nicht sinnvoll.

HYPNOTIKA UND SEDATIVA. Folgende Substanzgruppen sind in Verbindung mit den oben genannten starken Analgetika zur Narkose im Rettungsdienst geeignet:

- Benzodiazepine
- Barbiturate
- Etomidate
- Propofol.

In der klinischen Anästhesie versteht man unter Hypnotika im engeren Sinne nur die intravenösen Einschlafmittel aus der Gruppe der Barbiturate, das Etomidat und das Propofol.

BENZODIAZEPINE. Prominentester Vertreter dieser Stoffgruppe ist das Diazepam (Valium®), ein seit Jahrzehnten bekanntes und verordnetes – und leider auch missbräuchlich konsumiertes – »Beruhigungsmittel«.

Notfallmedizinisch interessant ist wegen seiner kurzen Wirkdauer und damit guten Steuerbarkeit insbesondere das Midazolam (Dormicum®). Es ermöglicht die erwünschte neurovegetative Dämpfung des Patienten bis hin zur ausgeprägten Sedierung. Außerdem hat es eine gewisse muskelerschlaffende Wirkung.

Zu beachten ist, dass Dormicum® bei kreislaufinsuffizienten Patienten und im Volumenmangelschock zu erheblichen Blutdruckabfällen führen kann. Deshalb ist auch hier eine deutlich niedrigere Dosierung als im Beipackzettel angegeben zu empfehlen. Unter Sicherheitsaspekten kann zur Sedierung empfohlen werden, für die intravenöse Gabe nur die Ampullen 5 mg/ml zu verwenden und das Medikament in Portionen von 1 ml = 1 mg fraktioniert (aufgeteilt) bis zur gewünschten Wirkung zu injizieren.

BARBITURATE. Barbiturate sind die klassischen intravenösen Narkotika. Bekannte Vertreter dieser Stoffgruppe sind Thiopental (Trapanal®) und Methohexital (Brevimytal®).

Obwohl sich dosisabhängig Sedierung, Hypnose und Narkose erreichen lassen, wird Trapanal® in der Praxis weitgehend zur Narkoseeinleitung eingesetzt. Da es selbst keine analgetische Wirkung hat, ist immer die Kombination mit einem stark wirkenden Schmerzmittel erforderlich. Als Nebenwirkung und bei zu schneller Injektion ist ein Blutdruckabfall relevant, der sich insbesondere bei Patienten im Schock negativ bemerkbar macht.

Die Richtdosis für Trapanal® liegt bei 2 – 5 mg/kg KG mit großer, von Patient zu Patient verschiedener Streubreite. Für die Praxis von Nachteil ist die Tatsache, dass die Substanz als Pulver vorliegt und zuerst mit Wasser aufgelöst werden muss (Zeitverlust, Gefahr von Verdünnungsfehlern). Die übliche Zubereitung sind 500 mg Pulver in 20 ml Wasser entsprechend 25 mg/ml.

ETOMIDAT. Etomidat ist als Hypnomidate® oder Etomidat-®Lipuro im Handel. Es kann als Ultra-Kurznarkotikum bezeichnet werden. Vorteilhaft ist insbesondere, dass es bei üblicher Dosierung von 0,2 – 0,3 mg/kg KG selten zu einer schweren negativen Kreislaufbeeinträchtigung kommt. Auch diese Substanz muss mit einem stark wirkenden Analgetikum kombiniert werden. Wegen Depression der Nebennierenfunktion darf Etomidat nur zur Narkoseeinleitung, aber nicht zur Aufrechterhaltung der Narkose eingesetzt werden.

Es wird in Ampullen zu 20 mg in 10 ml Trägerlösung dargereicht. Hypnomidate® ist eine klare Lösung, Etomidat-®Lipuro eine weiße Fettlösung.

KETAMIN UND ESKETAMIN (KETANEST®, KETANEST S®). Das hergebrachte Ketamin (Ketanest®) ist ein so genannte chirales Pharmakon, d. h. eine Mischung zweier Molekülvarianten. Eine dieser Varianten ist das so genannte Esketamin (Ketanest S®). Es hat etwa die doppelte analgetische und anästhetische Potenz wie das bisherige Ketanestgemisch. Von daher ist jeweils nur die halbe

Wirkstoffmenge für die unterschiedlichen Indikationen erforderlich. Klinisch bedeutsam ist auch die Tatsache, dass die bekannten negativen Nebenwirkungen des bisherigen Ketanest bei der neuen Substanz deutlich reduziert sind. Allerdings ist Ketanest® zurzeit noch erheblich teurer.

Ketamin nimmt insofern eine Sonderstellung ein, als es dosisabhängig sowohl als Analgetikum als auch als Mononarkotikum, d. h. als Substanz mit analgetischer und hypnotischer Wirkung zugleich eingesetzt werden kann. Klassische Indikationen für Ketamin als Analgetikum sind schwere Verletzungen mit Schädigungen der Extremitäten oder Verbrennungen, insbesondere dann, wenn der Patient schlecht zugänglich oder eingeklemmt ist und daher nicht sofort eine Intubationsnarkose eingeleitet werden kann. Bei analgetischer Dosierung von Ketanest®, d. h. ca. 0,25 – 0,5 mg/kg KG (Ketanest S®: 0,125 – 0,25 mg/kg KG) i.v., bleiben Spontanatmung und Schutzreflexe in der Regel erhalten. Ein völliger Aspirationsschutz besteht indessen nicht.

Vorteile bietet Ketanest® bei der Narkoseeinleitung im Schock, da es aufgrund einer zentralen Sympathikusstimulation zu Blutdruck- und Herzfrequenzanstieg und damit zu einer Steigerung des Herzzeitvolumens kommt. In höheren Dosen hat es einen ausgeprägten bronchospasmolytischen (bronchienerschlaffenden) Effekt, so dass Ketanest® auch zur Narkoseeinleitung im Status asthmaticus verwendet werden kann. Keine Indikation für dieses Medikament besteht bei kardialen (Herz-)Notfällen, da es den Sauerstoffverbrauch am Herzen erhöht und somit eine Verschlechterung der Kreislauffunktion bewirken könnte. Beim

bereits vor Narkoseeinleitung katecholaminpflichtigen Schockzustand stellt die Substanz allerdings eine wichtige Alternative zur Narkoseeinleitung dar.

Vorteilhaft ist die kurze Wirkdauer, die im Bereich von fünf bis zehn Minuten liegt. Somit können durch fraktionierte Nachinjektionen die Analgesie sowie die Narkose sehr gut gesteuert werden.

Ketanest® steht in Ampullen und Stechflaschen in Konzentrationen von 10 mg/ml und 50 mg/ml zur Verfügung. Für die Notfallmedizin ist die erste Konzentration sicherlich besser geeignet, weil sie eine genauere Dosierung ermöglicht.

In Ausnahmefällen kann die Substanz auch intramuskulär appliziert werden, z. B. bei unkooperativen Kindern. Dann sollte die höhere Konzentration gewählt werden, um mit einem möglichst geringen Injektionsvolumen auszukommen.

Zur Narkoseeinleitung sind beim Erwachsenen 1 – 2 mg/kg KG (Ketanest S®: 0,5 – 1 mg/kg KG) oder mehr erforderlich. Bei Unterdosierung können die Rachenreflexe gesteigert sein, so dass die Intubation eventuell unmöglich wird. Bei alleiniger Injektion von Ketanest® entsteht eine so genannte dissoziative Anästhesie, d. h. der Patient schläft nicht in üblicher Weise ein, sondern bleibt oftmals mit geöffneten Augen starr liegen. Auch kann der Muskeltonus (Spannung) erheblich erhöht sein und der Patient unerwartete Geräusche und Bewegungen bieten. Deshalb ist es zur Narkose (nicht zur Analgesie) ratsam, Ketanest® mit kleinen Dosen von Benzodiazepinen zu kombinieren. Auch muss man wissen, dass es unter Ketanestnarkosen bisweilen zu einer enormen Salivation, d. h. ausgeprägten Bildung eines zähen glasigen Sekrets aus den Mund- und Rachendrüsen und auch in den Atemwegen kommen kann. Es muss in jedem Fall eine leistungsfähige Absaugeinheit vorhanden sein.

MUSKELRELAXANZIEN (MR). Es ist nach wie vor umstritten und wird kontrovers diskutiert, ob im Rettungsdienst zur Narkoseeinleitung Relaxanzien verwendet werden sollen oder nicht.

Einerseits ist der erfahrene, anästhesiologisch vorgebildete Notarzt, der die Intubation auch im Notfall und unter schwierigen Bedingungen sicher beherrscht, mit Muskelrelaxanzien vertraut und wird sie daher auch in der Notfallsituation einsetzen. Muskelrelaxanzien bewirken eine Entspannung wichtiger Muskelgruppen, so dass die mit Analgetika und Hypnotika eingeleitete Narkose und die folgende Intubation sowie die anschließende Beatmung beträchtlich erleichtert werden. Langwierige Manipulationen am Kehlkopf (evtl. mit Blutung) bei der Laryngoskopie infolge ungenügender Muskelerschlaffung und noch vorhandener Spontanatmung werden vermieden.

Andererseits birgt der Einsatz von Muskelrelaxanzien ein potenzielles Risiko, weil man sich durch Ausschalten der Spontanatmung des Patienten einer letzten Sicherheitsreserve bei nicht gelingender Intubation und/oder Beatmung beraubt. Der Anwender muss das Freihalten und Freimachen der Atemwege einschließlich der Intubation und Beatmung in jedem Fall sicher beherrschen.

In der Klinik muss vor der Anwendung von mittel- bzw. langwirksamer Muskelrelaxanzien ein Beatmungsversuch mit Maske und Beutel in bereits eingeleiteter Narkose erfolgen, so dass auch bei nicht gelingender Intubation die durch Muskelrelaxanzien verursachte Apnoephase des Patienten bis zum Wiedereinsetzen

seiner Spontanatmung sicher überbrückt werden kann. Im Rettungsdienst werden die mittel- und langwirksamen Muskelrelaxanzien erst nach erfolgreicher Intubation eingesetzt. Hier kommt zum Intubationsvorgang nur der Einsatz (ultra-) kurzwirksamer Muskelrelaxanzien in Betracht; der Vertreter mit der schnellsten Anschlagzeit ist das Succinylcholin®.

An der motorischen Endplatte überträgt Acetylcholin die Erregung von der motorischen Nervenfaser auf die so genannte subsynaptische Membran des quergestreiften Muskels. Acetylcholin ist also gleichsam die Fähre (der Transmitter) für die Nervenimpulse von einem Ufer (motorische Endplatte) des Flusses (Synapse) auf das andere Ufer (Muskel). Muskelrelaxanzien lassen sich nach ihrem Wirkmechanismus einteilen in
- depolarisierende Muskelrelaxanzien (DMR) und
- nicht-depolarisierende Muskelrelaxanzien (NDMR).

DEPOLARISIERENDE MUSKELRELAXANZIEN (DMR). DMR führen wie der physiologische Transmitter Acetylcholin an der neuromuskulären Endplatte (Übergang Nerv – Muskel) zunächst zu einer Muskelerregung, klinisch erkennbar an Zuckungen des Patienten, so genannten Faszikulationen. Danach bleibt das DMR noch eine Weile am Rezeptor, weil es langsamer als das Acetylcholin abgebaut wird. In dieser Zeit ist die Muskelmembran unerregbar, d.h. die Muskulatur bleibt relaxiert.

Einziges klinisch bedeutsames DMR ist das Suxamethonium; Handelsnamen sind Pantolax® oder Lysthenon®. Es hat einen sehr raschen Wirkungseintritt und eine besonders kurze Wirkungsdauer. Deshalb wird es in der Klinik ausschließlich zur Intubation eingesetzt. Die Dosierung für die Intubation beträgt etwa 1 – 1,5 mg/kg KG i.v. Die maximale Muskelerschlaffung tritt 30 bis 60 Sekunden nach der Injektion ein und hält etwa fünf Minuten an. Nebenwirkungen und Komplikationen des Succinylcholins sind u. a. Bradykardie, Blutdruckabfall, verstärkte Speichel- und Bronchialsekretion, Tonussteigerung im Magen-Darm-Trakt, Erhöhung des Augeninnendrucks. Für den Rettungsdienst steht eine Pulverform zur Verfügung, die sich einfach lagern lässt, für den Einsatz aber erst vorbereitet werden muss. Die flüssige Darreichungsform hingegen muss gekühlt gelagert werden oder in einem mit dem Hersteller abgesprochenen Rhythmus ausgetauscht werden.

NICHT-DEPOLARISIERENDE MUSKEL-RELAXANZIEN (NDMR). NDMR besetzen an der subsynaptischen Membran den Acetylcholin-Rezeptor (VGL. 10.2.2), ohne eine Erregung der Muskulatur zu verursachen. Dadurch kann Acetylcholin den Muskel nicht mehr erregen, er ist relaxiert. Einige gebräuchliche Präparate, geordnet nach der Wirkdauer – von kurz bis lang wirksam – mit ihrer jeweiligen Intubationsdosis sind in TABELLE 2 aufgeführt.

Die pharmakologische Entwicklung geht in Richtung immer kürzer wirkender NDMR mit dem Ziel, über einen vollwertigen Ersatz des Succinylcholin zu verfügen. Dies betrifft zum einen die Anschlagzeit,

d. h. die Zeitdauer von der Applikation bis zum Wirkungsmaximum, und zum anderen die Wirkdauer.

Alle diese Substanzen sind im Prinzip, d. h. in der Klinik unter Nicht-Notfallbedingungen, auch zur Intubation geeignet. Es dauert jedoch je nach Präparat mehrere Minuten, bis eine akzeptable Muskelerschlaffung gegeben ist. Daher haben die Substanzen im Rettungsdienst nur zwei Indikationen:

– Präkurarisierung vor Succinylgabe, um Faszikulationen zu vermeiden
– nach (!) der Intubation zur Erleichterung insbesondere der maschinellen Beatmung.

> Muskelrelaxanzien müssen im Kühlschrank aufbewahrt werden, weil andernfalls ihre Wirksamkeit vermindert bis aufgehoben sein kann. Nicht ideal geeignet sind Medikamente, die vor Gebrauch gelöst werden müssen. Atracurium ist ein kurzwirksames, d. h. gut steuerbares Relaxans und passt von daher gut in das Konzept der TIVA.

9.**3.1**.2
Vorbereitung des Patienten

Die Vorbereitung des Patienten richtet sich nach der individuellen Lage am Einsatzort. Es ist klar, dass ein eingeklemmter schwer Verletzter zur Narkoseeinleitung anders behandelt werden muss als ein internistischer Notfallpatient, der sich

TAB. 2 ▶ Gebräuchliche Präparate

Vecuronium	= **Norcuron®**	0,1 mg/kg KG
Atracurium	= **Tracrium® Wellcome**	0,4 mg/kg KG
Pancuronium	= **Pancuronium, Organon®**	0,1 mg/kg KG

bereits im RTW befindet. Es werden daher im Folgenden einige allgemein gültige Regeln und Grundsätze dargestellt.

▶ Venöser Zugang und Infusion

Zur Narkoseeinleitung muss mindestens ein gut laufender venöser Zugang vorhanden sein (VGL. 4.2.6.2). Dieser sollte sehr gründlich fixiert sein, um ein versehentliches Entfernen, z. B. durch Unruhe oder Bewegungen des Patienten, zu vermeiden. Eventuell muss der Infusionsarm hierzu geschient oder in anderer Weise ruhig gestellt werden. Bei Narkosen im Fahrzeug müssen die Arme des Patienten vor (!) der Narkoseeinleitung so gesichert werden, dass sie nach dieser nicht herunterfallen, was zu erheblichen Schäden z.B. des axillären Nerven-Plexus (Nervengeflecht in den Achselhöhlen) führen kann.

Falls intravenöse Kanülen ohne Zuspritzventil benutzt werden, muss die Kanüle mit mindestens einem Drei-Wege-Hahn versehen werden. Das Zuspritzen von Medikamenten durch Punktion des Gummis des Infusionssystems war früher eine Behelfslösung, die aus hygienischen Gründen heute nicht mehr praktiziert werden darf.

Zum Einspülen der Medikamente in den Kreislauf dient die zügige Infusion von Vollelektrolytlösung oder eines Volumenersatzmittels.

▶ Lagerung

Falls möglich, wird der Patient flach auf dem Rücken gelagert. Unter Berücksichtigung des Krankheitsbildes oder Verletzungsmusters und weiterer Faktoren (Aspirationsgefahr) wird gegebenenfalls der Oberkörper hoch oder tief gelagert. Die Intubation wird dadurch erleichtert, dass der Kopf in »verbesserter Jackson-Position« gelagert wird (VGL. 9.3.1).

▶ Monitoring

Die kontinuierliche Überwachung des Patienten durch alle Mitglieder des Rettungsteams ist selbstverständlich.

Unter Monitoring im engeren Sinne wird die apparative Überwachung des Patienten und seiner Vitalfunktionen verstanden. Folgendes »Narkose-Monitoring« ist auch im Rettungsdienst wünschenswert (VGL. 2.3.1):

– EKG
– Pulsoxymetrie
– Kapnometrie
– automatische, nicht-invasive Blutdruckmessung in ein- bis fünfminütigen Intervallen.

▶ Präoxygenierung

Unter der Präoxygenierung versteht man eine maximal mögliche Sauerstoffzufuhr, um vor der Narkoseeinleitung den Stickstoffanteil der Atemluft so weit wie möglich »auszuwaschen«, wodurch der Sauerstoffpartialdruck im arteriellen Blut (P_aO_2) um ein Mehrfaches der Norm angehoben werden kann. Hierdurch entsteht ein »Sicherheitspolster« an Sauerstoff, das dazu dient, während der Narkoseeinleitung die Apnoephase (Atemstillstand) des Patienten problemlos überbrücken zu können. Präoxygenierung erreicht man am besten dadurch, dass man den spontanatmenden und ansprechbaren Patienten mit einer durchsichtigen, dicht sitzenden Sauerstoffinhalationsmaske (mit Reservoirsystem) versorgt, einen hohen O_2-Flow (> 10 l/min) einstellt und den Patienten mehrere Minuten atmen lässt.

Beim bewusstlosen Patienten sind durch Lagerung, Esmarch-Handgriff

(VGL. 4.3.5.1) und gegebenenfalls Verwendung eines Pharyngealtubus (Guedel- oder Wendl-Tubus) die Atemwege soweit frei zu machen, dass eine möglichst ungehinderte Spontanatmung des Patienten möglich ist. Soweit irgend möglich, sollte auf eine Beatmung mit Beutel und Maske verzichtet werden, weil es durch Luftinsufflation (Luftzufuhr) in den Magen zu Regurgitation mit nachfolgender Aspiration kommen kann. Selbstverständlich gilt dies nicht für den apnoischen oder ateminsuffizienten Patienten, der bis zur Intubation anderweitig beatmet werden muss.

9.**3.1**.3
Narkoseeinleitung

Wie sieht nun der Standard zur Narkoseeinleitung aus?

Ausgehend von einem Dreier-Team ergeben sich je nach Anordnung der Geräte und Lage des venösen Zugangs z.B. die in TABELLE 3 aufgeführten Arbeitspositionen bzw. Aufgabenverteilung.

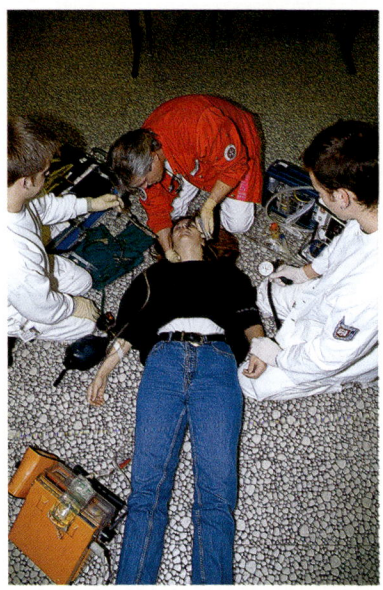

ABB. 4 ▶ Arbeitspositionen bei der Narkose

TAB. 3 ▶ Aufgabenverteilung bei Narkoseeinleitung

Notarzt	am Kopfende des Patienten, zuständig für Intubation und Beatmung
RettAss 1	rechts vom Notarzt, d.h. an der rechten Körperseite des Patienten, Assistenz bei Intubation, Absaugung, Beatmung
RettAss 2	an der linken Seite des Patienten, Vorbereitung und Applikation von Narkosemedikamenten

▶ **Blitzeinleitung**

Bei allen nicht-nüchternen Patienten erfolgt die Narkoseeinleitung mit der so genannten »Blitzeinleitung«, wobei in der Notfallmedizin die Indikation zur Blitzeinleitung großzügig zu stellen ist. Kennzeichnend für diese Technik ist die schnellstmögliche Sicherung der Atemwege nach Narkoseeinleitung, um die Aspirationsgefahr zu minimieren. Hierbei wird nach Lagerung, Monitoring und Vorbereitung aller Geräte und Medikamente der Patient wie oben dargestellt präoxygeniert. Die Narkosemedikamente – gegebenenfalls einschließlich einer Relaxans (Succinylcholin) – werden hintereinander injiziert und anschließend wird der Patient schnellstmöglich intubiert und be-

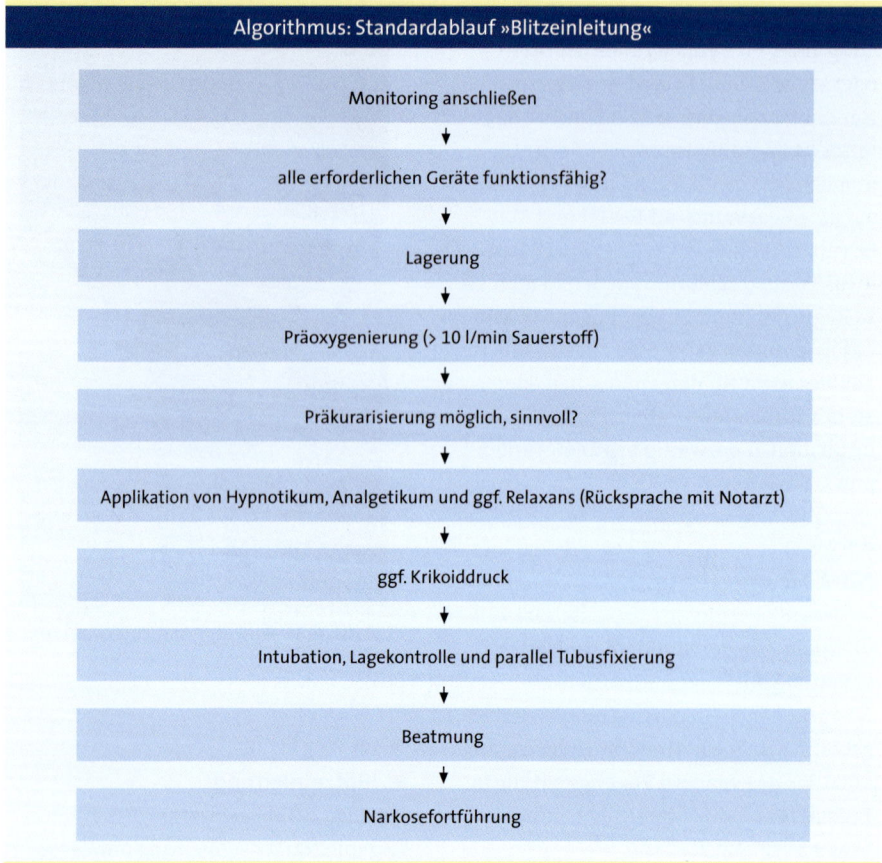

Algorithmus: Standardablauf »Blitzeinleitung«

Monitoring anschließen

↓

alle erforderlichen Geräte funktionsfähig?

↓

Lagerung

↓

Präoxygenierung (> 10 l/min Sauerstoff)

↓

Präkurarisierung möglich, sinnvoll?

↓

Applikation von Hypnotikum, Analgetikum und ggf. Relaxans (Rücksprache mit Notarzt)

↓

ggf. Krikoiddruck

↓

Intubation, Lagekontrolle und parallel Tubusfixierung

↓

Beatmung

↓

Narkosefortführung

ABB. 5 ▶ Standardablauf »Blitzeinleitung«

atmet. Regelhaft erfolgt aus oben genannten Gründen keine zwischenzeitliche Maskenbeatmung (Aspirationsgefahr). Diese wird selbstverständlich sofort erforderlich, falls der Patient nicht intubierbar ist und eine Hypoxie droht. Alternative Techniken zur Intubation sollen deshalb griffbereit sein (z. B. Combitube®).

> Bei erfolgloser Intubation muss eine sofortige Maskenbeatmung mit hohem Sauerstoffflow erfolgen!

9.**3.1.4**
Beispiele

Im Folgenden werden »rezeptartig« einige Möglichkeiten der Narkoseeinleitung bei Notfallpatienten dargestellt. Die Abläufe und Dosierungen dienen nur der Orientierung und erheben keinen Anspruch auf Richtigkeit im Sinne eines Standards oder einer »Lehrmeinung«. Wünschenswert ist in jedem Fall das Team-Training der Narkoseeinleitung analog zum Mega Code Training bei der Reanimation.

– wünschenswert: endexspiratorische CO_2-Messung (etCO$_2$), so genannte Kapnometrie (VGL. 2.3.1.5): Dies dient zur Einstellung des AMV und liefert Informationen über den respiratorischen und den metabolischen Status (hinsichtlich Atmung und Stoffwechsel) des Patienten.

▶ **Geräte**
– Energieversorgung ausreichend?
– Sauerstoffvorrat ausreichend?
– Beatmungsdruckverlauf regelrecht?
– Alarme aktiviert?
– Anzeigen realistisch? Ist beispielsweise die Pulsfrequenz am EKG und am Pulsoxymeter gleich?

▶ **Narkose**
– Narkosetiefe ausreichend oder nachlassend? (Spontanbewegungen, Schwitzen, Tränen, Hautrötung, Gegenatmen, Beatmungsdruck-, Pulsfrequenz- und RR-Anstieg etc.)
– Narkosemedikamente in ausreichender Menge vorhanden und eindeutig gekennzeichnet?

Die Dokumentation der Anästhesie im Rettungsdienst erfolgt analog zu den Gepflogenheiten in der Klinik auf einem Narkoseprotokoll, das Bestandteil des Notarzteinsatzprotokolls ist (ABB. 6). Üblicherweise werden in einem 5-Minuten-Intervall alle relevanten Parameter, Medikamentengaben und Ereignisse dokumentiert. Das Einsatzprotokoll soll den Empfehlungen der Deutschen Interdisziplinären Vereinigung für Intensiv- und Notfallmedizin (DIVI) entsprechen und mindestens den so genannten minimalen Notarztdatensatz (MIND) enthalten (VGL. 2.4).

9.3.2.3
Narkoseführung

Zur Narkoseunterhaltung ist die zeit- und bedarfsgerechte Nachinjektion von Analgetika und Hypnotika erforderlich. Hierzu werden üblicherweise die bereits zur Narkoseeinleitung verwendeten Medikamente verwendet. Lediglich Etomidat wird normalerweise wegen der Gefahr einer Unterdrückung der Funktion der Nebenniere nicht nachinjiziert.

Auch ist zu berücksichtigen, dass bei fast allen Medikamenten Kumulationseffekte auftreten, d. h. dass zur Erhaltung der Wirkung im Zeitverlauf immer kleinere Repetitionsdosen (Wiederholungsgaben) erforderlich sind; dies trifft insbesondere auf die Barbiturate und Opioide zu.

Ziel der Narkoseführung ist es, die zur Schmerzfreiheit und Beatmung erforderliche Narkosetiefe bis zur Klinikaufnahme möglichst gleichmäßig aufrechtzuerhalten. Dabei steht, wie schon bei der Narkoseeinleitung, die suffiziente Analgesie im Vordergrund, d. h. man wird bei nachlassender Narkosetiefe in erster Linie Analgetika nachinjizieren und dann mit Hypnotika oder Sedativa »supplementieren«, die Analgetikawirkung also um die Schlafkomponente ergänzen oder vervollständigen.

> Ein schwerer Fehler wäre es, bei nachlassender Narkosetiefe primär Muskelrelaxanzien nachzugeben. Hierdurch würde eine trügerische Ruhe vorgetäuscht, d. h. der möglicherweise wache Patient wäre relaxiert, könnte sich aber nicht bemerkbar machen. Patienten, denen dies schon widerfahren ist, berichten im Nachhinein von den schlimmsten Augenblicken ihres Lebens!

TAB. 4 ▶ Narkosemedikamente und ihre Repeditionsdosen

Substanz	Wiederholungsdosis	Intervall
Morphin	5 – 10 mg	alle 10 – 15 Minuten
Fentanyl	0,05 – 0,1 mg	alle 20 – 30 Minuten
Ketanest®	20 – 50 mg	alle 10 – 15 Minuten zur Narkose
Valium®	5 – 10 mg	alle 10 – 15 Minuten
Dormicum	2 – 5 mg	alle 10 – 15 Minuten
Trapanal®	100 mg	alle 10 – 15 Minuten
Norcuron®	1 – 2 mg	alle 20 – 30 Minuten

In TABELLE 4 werden einige Richtwerte für Repetitionsdosen gebräuchlicher Narkosemedikamente angegeben. Grundsätzlich sollte möglichst nach Bedarf und nicht nach starren Zeitschemata nachinjiziert werden.

Grundsätzlich werden Relaxanzien nur zur Erleichterung der maschinellen Beatmung gegeben und immer nach Wirkung dosiert.

9.4 Entwicklungen in der Anästhesie

Neue Medikamente und Methoden müssen zunächst in der klinischen Praxis, d.h. in Anästhesie und Intensivmedizin ihre Tauglichkeit beweisen, bevor ihre Einsetzbarkeit in der präklinischen Notfallmedizin diskutiert werden kann.

Neue Medikamente betreffen alle in der Anästhesie verwendeten Substanzgruppen.

– Im Bereich der *intravenösen Hypnotika* geht die Entwicklung hin zu immer kürzer wirksamen und damit optimal steuerbaren Substanzen, die dann allerdings auch über eine Spritzenpumpe verabreicht werden sollten. In der Klinik etabliert ist das Propofol, eine Substanz, die die Forderung einer exakt steuerbaren »Schlafkomponente« im Rahmen der TIVA weitgehend erfüllt. Allerdings kommt es auch bei Propofol-Anwendung im Schock und bei Kreislaufinsuffizienz zu den gleichen Nebenwirkungen wie bei den Barbituraten. Neben der Möglichkeit der Dauersedierung scheint das Propofol gegenüber Etomidate keinen weiteren Vorteil zu zeigen.

– Auf dem Gebiet der *Opioide* sei als neue Substanz das Sufentanil genannt, ein »Verwandter« des Fentanyl mit noch erheblich höherer analgetischer Potenz und einer ausgeprägten sedierenden Wirkungskomponente. Sufentanil hat Einsatzgebiete in der klinischen Anästhesie und der Intensivmedizin zur Analgosedierung beatmeter Patienten. Auch hier ist zurzeit keine dringende Einführung in den Rettungsdienst erforderlich.

– Bei den nicht-depolarisierenden Muskelrelaxanzien werden Substanzen entwickelt, die eine ebenso kurze Anschlagzeit und Wirkdauer wie das Succinyl haben, damit man die Anwendung dieser Substanz möglichst ganz einstellen kann. Hintergrund hierfür sind die gravierenden Nebenwirkungen des Succinyl, das in der Klinik u.a. zu Todesfällen bei Kindern durch die Auslösung einer malignen Hyperthermie (vgl. III 3) geführt hat. Es sind verschiedene neue Substanzen in der klinischen Erprobung und Anwendung. In der Notfallmedizin hält man die Anwendung von Succinyl zurzeit noch für unverzichtbar.

– Als alternative Methoden zur Atemwegssicherung und Beatmung sind der Kombitubus®, der Larynxtubus und die Larynxmaske zu nennen, wobei die Larynxmaske im klinischen Routinebetrieb eingeführt ist (Einzelheiten zu diesen Geräten vgl. 3.3.5.4).

– Alle Methoden zur Atemwegssicherung und/oder Beatmung haben sich, falls sie als reguläre Alternative zur Intubation eingesetzt werden sollen, an der endotrachealen Intubation als dem »Goldstandard« zu messen. Nur sie ist in der Lage, die Atemwege zuverlässig vor Aspiration zu schützen.

– Von daher sind Larynxmaske, Larynxtubus und Kombitubus® in der Notfallmedizin nur geeignete Notbehelfe, sollen aber genau deshalb im Rettungsdienst vorgehalten werden. Diese Methoden sind in der Lage, bei nicht möglicher Intubation die Ventilation und Sauerstoffversorgung schnell überbrückend sicherzustellen und damit das Überleben des Patienten sicher zu gewährleisten, bis in der Klinik das umfangreiche weitere Repertoire des Atemwegsmanagements zur Verfügung steht.

Die Schmerztherapie im Rettungsdienst lässt sich schematisch in die Bestandteile Basismaßnahmen und medikamentöse Therapie einteilen. Im Bereich der medikamentösen Therapie haben die systemische Analgesie, in der Regel durch Opiate oder Ketamin, und die Allgemeinanästhesie notfallmedizinische Relevanz. Die Anästhesie im Rettungsdienst ist mit nicht unerheblichen Gefahren behaftet und bedarf deshalb einer genauen Vorbereitung und eines klaren Ablaufalgorithmus. Hierbei kommt der »Blitzeinleitung« besondere Bedeutung zu. Bei jeder Narkose müssen ein umfassendes Monitoring und eine abschließende Dokumentation erfolgen. Die gebräuchlichsten Narkosemedikamente müssen in der Dosierung und Wirkung dem Anwender vertraut sein, um Über- und Unterdosierungen mit entsprechenden Folgen zu vermeiden.

10 *Pharmakologie*

10.1 ALLGEMEINE PHARMAKOLOGIE

M. BASTIGKEIT

10.1.1 Einführung

Grundsätzlich gilt, dass die medikamentöse Therapie im Rettungsdienst Aufgabe des Notarztes ist. Die wenigen Ausnahmen von diesem Grundsatz werden an anderer Stelle in diesem Lehrbuch dargestellt (VGL. IV 1.5.2).

Da die Zahl der in der Notfallmedizin eingesetzten Pharmaka überschaubar ist, sollte sich der Anwender nicht mit dem bloßen Auswendiglernen zufrieden geben. Um ein Medikament effizient und für den Patienten sicher einsetzen zu können, ist vielmehr die genaue Kenntnis von Haupt-, Neben- und Wechselwirkungen sowie der Dosierungen unerlässlich (VGL. 10.3).

Medikamente in der Notfallmedizin zeichnen sich durch ihre Darreichungsform, die Wirkung und den Wirkungseintritt, die Dosierungen sowie die allgemeine Verträglichkeit aus. Ein optimales »Notfallarzneimittel« müsste folgende Anforderungen erfüllen: eine einfache Anwendung, ein schneller Wirkungseintritt, eine große therapeutische Breite (VGL. 10.2.4), eine kurze Wirkdauer, eine gute Steuerbarkeit, keine Nebenwirkungen und keine allergische Potenz. Da es ein solches Pharmakon, das alle Anforderungen erfüllt, nicht gibt – und wohl nie geben wird – muss man die vorhandenen Arzneimitteln nach Möglichkeit optimal einsetzen.

10.1.2 Pharmakokinetik / Pharmakodynamik

10.1.2.1
Applikation

Damit ein Medikament wirken kann, muss es sachgerecht verabreicht werden. Die Gabe eines Arzneistoffes bezeichnet man als *Applikation* (lat. applicare: anfügen, anwenden). Sie ist der erste Schritt zum Wirkungsprozess eines Pharmakons im menschlichen Körper. Dieses Teilgebiet der Pharmakologie bezeichnet man als *Pharmakokinetik*. Sie beschreibt, was mit dem Medikament im Körper passiert, wie es sich verändert und wie es den Körper verlässt (gr. kinein: in Bewegung setzen). Die Pharmakodynamik wiederum beschreibt, was das Medikament mit dem Körper macht und seine Wirkungsweise.

10.1.2.2
Resorption

Damit ein Stoff im Körper wirken kann, muss er von ihm aufgenommen werden, der Stoff wird *resorbiert*. Die *Resorption* ist nach der Applikation die zweite Stufe der Pharmakokinetik. Unter Resorption versteht man nicht das Aufnehmen eines Medikamentes im Sinne einer bestimmten Darreichungsform (z.B. oral), sondern das Überwinden der Wirkstoffe von bestimmten, körpereigenen Barrieren.

Die Barrieren hat der Körper aufgebaut, damit Substanzen nicht ungehindert in sein Inneres gelangen können. Die äußere Grenze, die Verbindung zwischen Körper und Umwelt, ist die Haut. Im Körper selber existieren wiederum Zonen, die nur dann Substanzen passieren lassen, wenn diese bestimmte Eigenschaften erfüllen. Es handelt sich dabei um:

– die Mundschleimhaut
– die Magenschleimhaut
– die Darmschleimhaut
– die Blut-Hirn-Schranke.

In der Notfallmedizin wird selten ein isoliertes Organ mit einem Medikament therapiert, in der Regel ist es ein Organsystem oder der gesamte Organismus, der der medikamentösen Therapie unterzogen wird. Notfallmedikamente wirken meist im gesamten System, man spricht daher von einer *systemischen* Wirkung.

Bevor eine Wirkung jedoch eintreten kann, muss der Wirkstoff resorbiert werden. Wenn ein Patient eine Tablette schluckt (orale Applikation über den Mund), dauert es mindestens eine halbe Stunde, bis die Wirkung beginnt, bis zum Wirkungsmaximum vergeht noch weitere Zeit. Ein etwas verzögerter Wirkeintritt wird auch bei rektaler (über den Magen-Darm-Trakt) und nasaler (über die Nasenschleimhäute) Applikation beobachtet.

Der Vorgang der Resorption bei oraler, rektaler und nasaler Applikation nimmt grundsätzlich eine gewisse Zeit in Anspruch. Zeit, die der Notfallpatient in der Regel nicht hat.

> In der Notfallmedizin werden Medikamente häufig über einen peripheren oder selten über einen zentralen Venenzugang intravenös (i.v.) appliziert. Es befindet sich auf diese Weise sofort (!) im Organismus und kann systemisch wirken.

10.**1**.2.3
Verteilung

Die dritte Phase bei der medikamentösen Therapie ist die *Verteilung* der Wirkstoffe im Körper. Diese Phase wird auch als Transport oder Distribution bezeichnet. Nach der Resorption wird der Arzneistoff durch die *Plasma-Protein-Bindung* (PPB) an körpereigene Eiweiße gebunden und durch den Körper transportiert. Es herrscht jedoch eine Wechselbeziehung zwischen gebundenem und freiem (ungebundenem) Arzneistoff. Nur der freie Wirkstoff kann wirken, nicht der gebundene!

Wirkstoffe mit einer großen Plasma-Eiweiß-Bindung müssen also hoch dosiert werden. Wenn sich ein Stoff stark an Eiweiß »kettet«, steht er nicht für die Wirkung zur Verfügung. Ein solcher Stoff ist beispielsweise Phenprocoumon (Marcumar®). Patienten, die einen Herzinfarkt, eine Thrombose oder Embolie erlitten haben, erhalten ihn, damit ihr Blut fließfähiger wird, indem die Blutgerinnung gehemmt wird. Acetylsalicylsäure (ASS, Aspirin®, Aspisol®) hemmt zusätzlich zu seiner analgetischen Wirkung das »Zusammenklumpen« (Aggregation) von Thrombozyten. Die Plasma-Eiweiß-Bindung Acetylsalicylsäure ist noch stärker als die von Marcumar®.

Wenn einem marcumarisierten Patienten zusätzlich Acetylsalicylsäure appliziert wird, kommt es zu einer bedrohlichen Wechselwirkung: Die Acetylsalicylsäure verdrängt aufgrund ihrer noch stärkeren Plasma-Eiweiß-Bindung das Phenprocoumon aus seiner Bindung. Das hat zur Folge, dass mehr ungebundenes Phenprocoumon zur Verfügung steht. Die Blutgerinnung wird nahezu aufgeho-

337

ben, und es kann zu lebensbedrohlichen Blutungen kommen.

Diesen Effekt, wenn zwei oder mehrere Arzneistoffe im Körper miteinander reagieren, bezeichnet man als *Interaktion*. Die Folge kann eine Wirkungsverstärkung, eine Wirkungsabschwächung oder ein Wirkungsverlust sein. In der praktischen Anwendung kann man sich die Interaktion von Medikamenten aber auch zu Nutze machen.

Tritt eine derartige Reaktion nicht im Körper, sondern außerhalb, beispielsweise in einer Infusionslösung, ein, nennt man diesen Vorgang *Inkompatibilität*. Sie ist immer unerwünscht und kann (lebens-)gefährlich sein. Beispiel: Adrenalin wird durch Natriumbicarbonat inaktiviert. Es flockt in der Lösung aus und wird unlöslich, ist nicht frei und kann somit nicht wirken.

10.**1**.2.4
Metabolisierung

Genau wie Nahrungsmittel, Chemikalien und Gifte werden auch Arzneistoffe im Körper umgewandelt. Diese Umwandlung findet vorwiegend in der Leber statt und wird als *Biotransformation* oder *Metabolisierung* bezeichnet (gr. metabole: Veränderung).

Die Stoffe, die bei diesem Prozess entstehen, sind die Metabolite. Ein Metabolit kann verglichen mit dem ursprünglich verabreichten Arzneistoff stärker, schwächer oder gar nicht wirken. Es gibt aber auch Stoffe, bei denen nur der Metabolit und nicht das ursprünglich eingenommene Pharmakon wirkt (so genannte *Prodrugs*).

10.**1**.2.5
Ausscheidung

Die letzte Station eines Arzneistoffes ist die Ausscheidung, die *Exkretion*.

Die wichtigsten Ausscheidungswege sind:
- renal
  - > über die Niere mit dem Urin (wasserlösliche Stoffe)
- biliär
  - > über die Galle mit den Fäzes
- fäkal
  - > über die Darmschleimhaut mit den Fäzes (fettlösliche Stoffe)
- pulmonal
  - > über die Lunge (Lösungsmittel und Gase)
- dermal
  - > über die Haut.

Die Art der Ausscheidung wird von den chemischen Eigenschaften und dem Lösungsverhalten der Stoffe bestimmt. Möchte man – beispielsweise im Rahmen einer Vergiftung – erreichen, dass die Substanzen den Körper schneller verlassen, kann man die jeweiligen Organe anregen.

TAB. 1 ▶ Wirkqualitäten von Metaboliten

Substanzen, deren Metabolite weniger oder gar nicht wirken
- Barbiturate
- Phenothiazin (Atosil®)

Substanzen, deren Metabolite wirken
- Codein
- Diazepam (Valium®)
- Morphin

Substanzen, bei denen nur der Metabolit wirksam ist
- Parathion (E 605®)

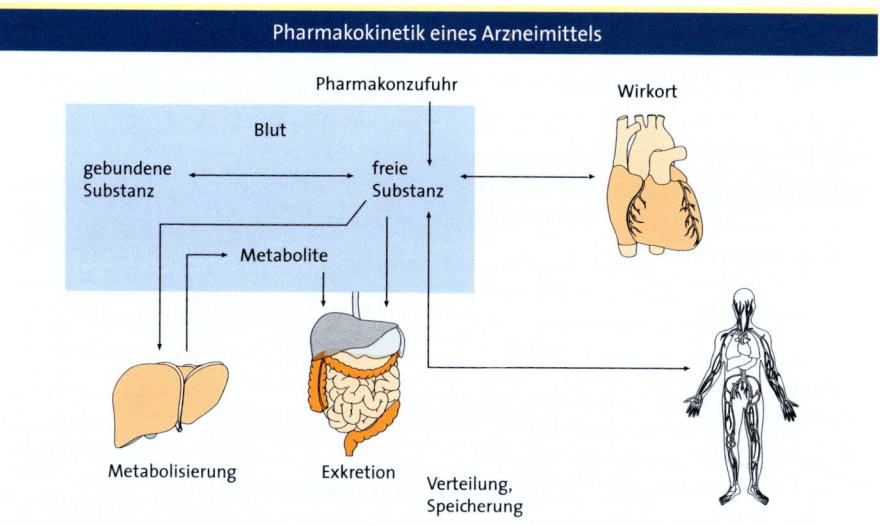

Pharmakokinetik eines Arzneimittels

Pharmakonzufuhr

Wirkort

Blut

gebundene
Substanz

freie
Substanz

Metabolite

Metabolisierung

Exkretion

Verteilung,
Speicherung

ABB. 1 ▶ Schematische Darstellung der Pharmakokinetik eines Arzneimittels

Neben der primären Giftentfernung bestehen auch Möglichkeiten der sekundären Giftentfernung. Hier sind die forcierte Diurese, Abführen oder eine Hyperventilation beispielhaft zu nennen.

10.**1**.2.6
Kumulation

Einige Faktoren können dazu führen, dass ein Medikament sich im Körper anreichert, es *kumuliert* (lat. cumulus: Haufen). In solchen Fällen ist entweder die Dosis zu hoch gewählt worden oder es ist die Gabe zu oft erfolgt, d. h. es wurde ein neuer Arzneistoff zugegeben, bevor der alte abgebaut oder ausgeschieden worden ist. Schließlich besteht die Möglichkeit, dass die ausscheidenden Organe nicht ausreichend funktionieren, beispielsweise weil ein anderer Arzneistoff die Ausscheidung verlangsamt hat, da er denselben Ausscheidungsweg benutzt. Die Folge einer Kumulation ist eine Überdosierung mit unerwünschten, mitunter toxischen Nebenwirkungen. Für diese Nebenwirkungen sind zwei Faktoren wichtig: Die Halbwertzeit und die therapeutische Breite.

▶ Halbwertzeit

Die Halbwertzeit (HWZ, $t_{1/2}$) sagt aus, nach welcher Zeit die Hälfte des Arzneistoffes vom Körper abgebaut worden ist. Eine HWZ von 60 Minuten bedeutet also: Nach einer Stunde sind 50% des Wirkstoffes abgebaut. Eine kurze Halbwertzeit und damit eine kurze Wirkdauer erleichtert die Steuerbarkeit einer Substanz in der Notfallmedizin. Die Halbwertzeit ist keine konstante Größe, sondern sie ist u. a. abhängig vom Alter und Geschlecht des Patienten, von genetischen Faktoren sowie von der Funktionsfähigkeit der Ausscheidungsorgane (Leber, Niere etc.).

Ein Rettungsteam muss eine präklinische und keine klinische Therapie durchführen. Denn zehn Stunden (erwünschte) Wirkung heißt auch: zehn Stunden (unerwünschte) Nebenwirkung.

Beispielsweise hat das Beruhigungsmittel Diazepam eine sehr lange HWZ von 70 Stunden. Das Antiarrhythmikum Adenosin ist im Gegensatz hierzu eine Beispielsubstanz mit einer Halbwertzeit von nur einigen Minuten.

▶ **Therapeutische Breite**

Die therapeutische Breite ist der Bereich, in dem ein Pharmakon sicher wirkt. Dieser Bereich wird nach unten begrenzt durch die minimale therapeutische Konzentration, bei der die Wirkung gerade beginnt, und nach oben durch die minimale toxische Konzentration, bei der das Präparat giftige Nebenwirkungen entwickelt.

Das Schmerzmittel Paracetamol beispielsweise wirkt beim Erwachsenen ab 0,5 g Einzeldosis. Die Tagesdosis liegt bei maximal 4 g. Ab einer Gesamtdosis von 15 g können Vergiftungserscheinungen auftreten. Das Analgetikum hat eine enge therapeutische Breite, da es bereits toxisch wirkt, wenn man die Tagesdosis vervierfacht. Ein weiteres klassisches Beispiel hierfür sind die Herzglykoside aus der Fingerhutpflanze, die Digitalispräparate, bei denen eine Verdreifachung der Dosis reicht, um toxische Effekte auszulösen.

10.**1.3** Allgemeine Wirkprinzipien

Arzneistoffe haben unterschiedliche Möglichkeiten, im Körper Wirkungen auszulösen:

- Stimulation oder Blockade von spezifischen Bindungsstellen (Rezeptoren) (s. u.)
- Beeinflussung von Transportsystemen
- Öffnung oder Blockade von Ionenkanälen

- Störung der Entwicklung von Mikroorganismen
- Hemmung oder Aktivierung von Enzymen (Biokatalysatoren).

> Unter den oben genannten Möglichkeiten der Arzneiwirkung kommt der Beeinflussung von Rezeptoren die größte Bedeutung zu (Rezeptortheorie).

Unter *Rezeptoren* kann man sich räumliche Bindungsstellen im Körper vorstellen, deren Struktur mit Arzneistoffen, Giften und körpereigenen Substanzen reagieren kann. Hat ein Arzneistoff eine zum Rezeptor passende Struktur und löst einen Effekt aus, so wird er als *Agonist* bezeichnet.

Der Ablauf der Koppelung zwischen Rezeptor und Agonist funktioniert wie ein Türschloss: Der Agonist ist der Schlüssel, der in das passende Schloss, den Rezeptor, passt. Das Ergebnis dieses Vorganges ist ein Reiz, der eine Wirkung auslöst. So ist beispielsweise Morphin der Schlüssel am Morphinrezeptor: Die Wirkung ist eine Änderung der Schmerzwahrnehmung.

Andere Arzneistoffe sind in der Lage, diese Wirkung zu verhindern, abzuschwächen oder aufzuheben. Sie verdrängen den Agonisten vom Rezeptor, ohne dabei selber eine Wirkung auszulösen. Diese Stoffe werden als *Antagonisten* bezeichnet. Der Morphinantagonist Naloxon (Narcanti®) passt quasi in das Schloss, lässt sich als Schlüssel aber nicht umdrehen und löst deshalb auch keinen Effekt, nämlich die Aufhebung der Schmerzempfindung (Analgesie), aus. Der konkurrierende Kampf zwischen Agonist und Antagonist wird auch *kompetitiver Antagonismus* genannt, bei dem beide Stoffe am selben Rezeptor angreifen. Dieser Vorgang läuft wie in Tabelle 2 dargestellt bei vielen Arzneimittelwirkungen ab.

TAB. 2 ▶ Kompetitiver Antagonismus

Rezeptor	Agonist	Antagonist	Erwünschte Wirkung
Kalziumkanal	Kalzium	Nifedipin	Blutdrucksenkung
H_1-Rezeptor	Histamin	Cimetidin	Sekretionshemmung, antiallergene Wirkung
β_1-Rezeptor	Adrenalin	β-Blocker, z.B. Metoprolol	Blutdrucksenkung
Benzodiazepinrezeptor	Diazepam	Flumazenil (Anexate®)	Aufhebung der Sedierung

Ein weiteres Beispiel für einen kompetitiven Antagonismus ist die Steigerung der Herzfrequenz unter Adrenalin. Dieser körpereigene Botenstoff wird z.B. bei Stressreaktionen freigesetzt. Adrenalin greift an β_1-Rezeptoren am Herzen an und übt so eine positiv chronotrope (die Herzfrequenz steigernde) Wirkung aus. Um die Frequenz und den Blutdruck zu senken, können β-Blocker eingesetzt werden. Diese blockieren die β_1-Rezeptoren und verdrängen Adrenalin von seinem Rezeptor. Der erwünschte Effekt ist eine Reduzierung der Herzfrequenz.

Betrachtet man diesen Aspekt in Bezug auf die bisherigen Ausführungen, so wird deutlich, warum Adrenalin bei einer Intoxikation mit β-Blockern nur eingeschränkt wirksam ist: Die Angriffsstellen des Adrenalins sind bereits durch den β-Blocker besetzt. Da dieser eine höhere Affinität (Bindungsneigung) als Adrenalin besitzt, kann das Katecholamin nicht ausreichend wirken.

Greift ein Antagonist an einem anderen Rezeptor an und hebt die Wirkung des Agonisten auf, so bezeichnet man dies als funktionellen Antagonismus. Dies ist z.B. beim Bronchospasmolytikum (löst Muskelverkrampfungen in den Bronchien) Berotec® der Fall. Bei einem Asthmaanfall spielen u. a. allergische Reaktionen eine Rolle, bei denen das körpereigene Histamin aus den Mastzellen ausgeschüttet wird und zu einer Verengung der Bronchiolen führt. Diese Reaktion läuft an den Histaminrezeptoren (H_1-Rezeptor) ab. In der Muskulatur der Bronchialgefäße befinden sich ebenfalls die so genannten β_2-Rezeptoren, an denen üblicherweise Adrenalin als Agonist angreift und zu einer Erweiterung der Bronchialgefäße führt. Der Wirkstoff Fenoterol im Berotec® wirkt hier ebenfalls agonistisch und löst den gleichen Effekt wie das Adrenalin aus, jedoch mit weniger Nebenwirkungen, was es zum Mittel der Wahl beim Asthmaanfall macht. Auch beim nichtallergischen Asthma erweitert Berotec® die Bronchien.

Der Vorteil des funktionellen Antagonismus liegt also darin, dass der Agonist nicht erst von seinem Rezeptor verdrängt werden muss, der Arzneistoff greift an einer anderen Bindungsstelle an, deren Erregung aber zu einer Aufhebung der Agonistenreaktion führt. Fenoterol ist also ein funktioneller Antagonist des Histamins und ein Agonist an den β_2-Rezeptoren.

10.**1.4 Nebenwirkungen**

Im engeren Sinne ist eine Nebenwirkung ein Effekt, der neben der Hauptwirkung auftritt. Im allgemeinen Sprachgebrauch wird darunter eine unerwünschte Wir-

kung verstanden. Die Nebenwirkung ist abhängig von der Indikation des Arzneimittels, dem Grund der Verabreichung. Beispielsweise ist der positiv chronotrope Effekt des Atropins bei bradykarden Rhythmusstörungen (Herzschlagverlangsamung) die (erwünschte) Hauptwirkung, bei der Vagolyse (Erregungshemmung des Vagusnervs) der Narkoseeinleitung aber eine (unerwünschte) Nebenwirkung. Ursachen für Nebenwirkungen können sein:
– Arzneimittelüberdosierungen
– situations- und patientengebundene Nebenwirkungen (z. B. allergische Reaktionen, Lebensalter)
– Organfunktionsstörungen (z. B. eingeschränkte Nierenfunktion)

– genetisch bedingte abnorme Reaktionen
– mangelnde Spezifität des Arzneimittels.

Von Wechselwirkung (Interaktionen, Inkompatibilitäten) spricht man, wenn zwei oder mehrere Arzneistoffe untereinander reagieren, so dass es zu einer Wirkungsabschwächung, zu einem Wirkungsverlust oder zu einer Wirkungssteigerung kommt.

Passiert dies im Körper des Patienten (in vivo), bezeichnet man diesen Vorgang als *Interaktion*. Läuft die Reaktion außerhalb des Körpers (in vitro) – beispielsweise beim Zumischen eines Pharmakons zu einer Infusionslösung – ab, ist dies eine *Inkompatibilität*.

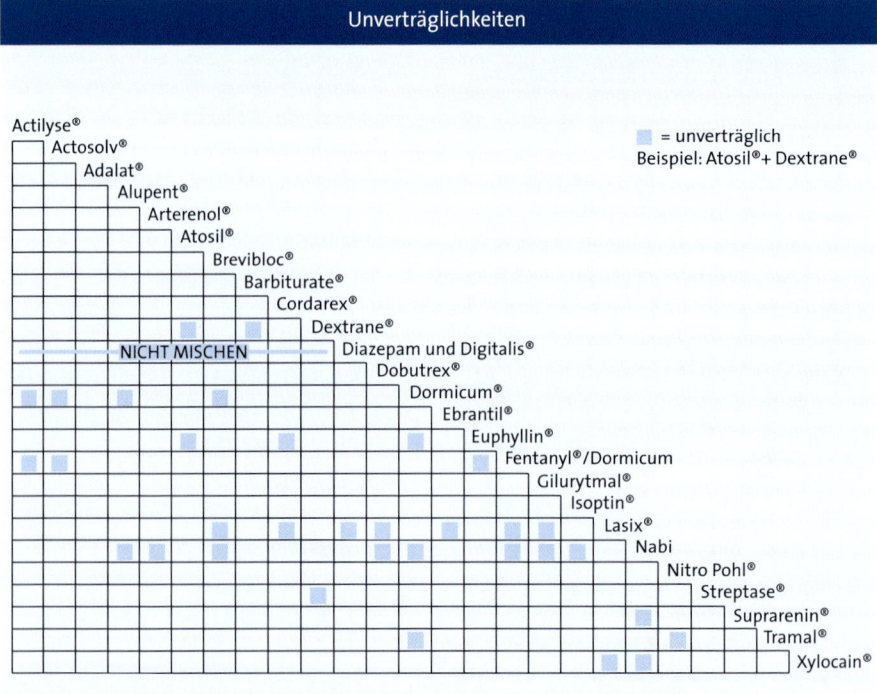

ABB. 2 ▶ Tabelle mit Unverträglichkeiten

Therapeutische Breite

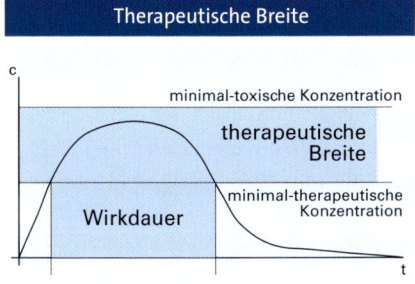

ABB. 3 ▶ Therapeutische Breite eines Medikaments (t = Zeit, c = Konzentration)

10.**1**.5 Dosierungen

Die applizierte Menge eines Arzneimittels sollte so gewählt sein, dass sie zwar den gewünschten Effekt auslöst, jedoch keine toxischen Nebenwirkungen auftreten. Die Größe der Dosis ist von vielen Faktoren abhängig, die bei der Applikation berücksichtigt werden müssen. Insbesondere sind dies Körpergewicht und Lebensalter des Patienten, seine Begleiterkrankungen oder eingeschränkte Organfunktionen. In der Notfallmedizin sollen Arzneimittel einen raschen Wirkungseintritt haben und gut steuerbar sein, d. h. eine kurze Halbwertzeit aufweisen. Man unterscheidet dabei die *Initialdosis* (Beginn) und die *Erhaltungsdosis*.

▶ Initialdosis

Die *Initialdosis*, auch als Bolusgabe bezeichnet, wird relativ hoch gewählt, um rasch einen genügend hohen Blutspiegel zu erreichen. Die *Erhaltungsdosis* dient der Aufrechterhaltung der Arzneimittelwirkung. Die ideale Dosierung wird unter anderem bestimmt durch die therapeutische Breite des Pharmakons (ABB. 3). Dieser Quotient ist der Bereich zwischen der minimalen therapeutischen und der minimalen toxischen Konzentration. Ein Arzneimittel ist umso sicherer, je größer

Anwendung einer Rektiole

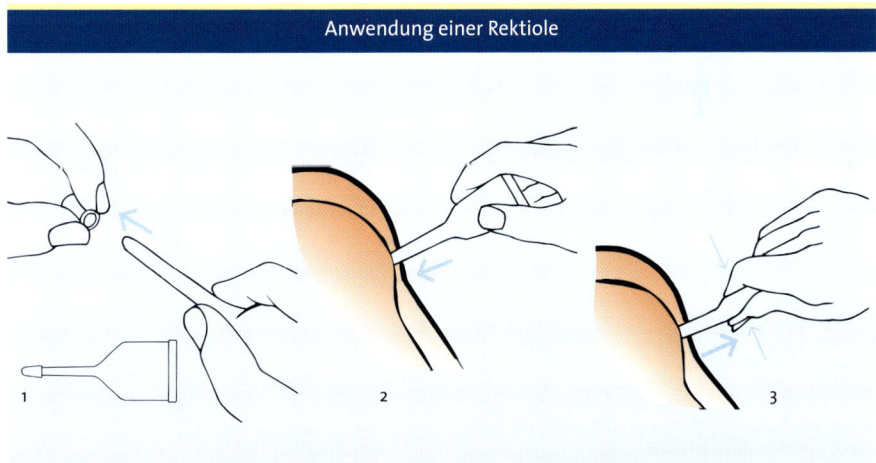

ABB. 4 ▶ Anwendung einer Rektiole: Verschlusskappe drehen und abnehmen (1), die ganze Länge der Spitze in den After einführen (bei Neugeborenen und Säuglingen nur etwa bis zur Hälfte), Rektiole dabei mit der Spitze senkrecht nach unten halten, den Inhalt durch kräftigen Druck mit Daumen und Zeigefinger komplett entleeren (2), unter fortgesetztem Zusammendrücken Rektiole herausziehen, um ein Zurücksaugen der Lösung zu verhindern (3), anschließend dem Patienten die Gesäßbacken zusammendrücken

Anwendung eines Dosier-Aerosols

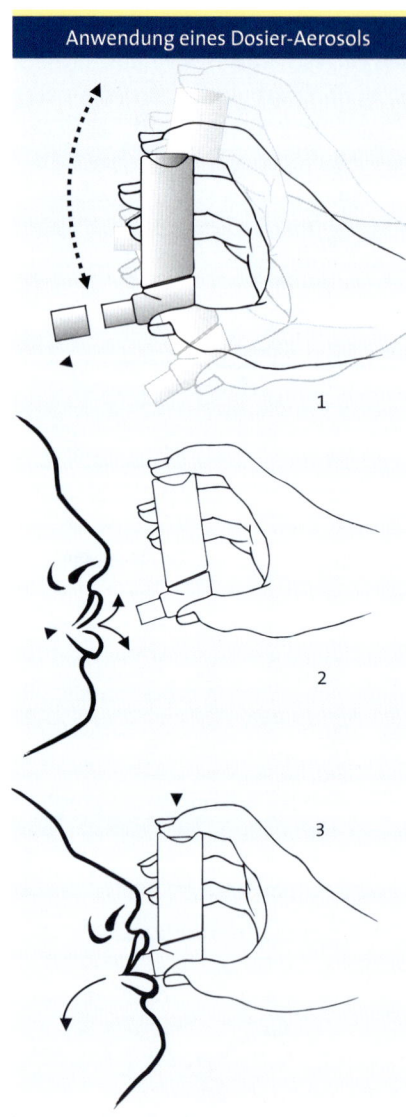

1

2

3

ABB. 5 ▶ Anwendung eines Dosier-Aerosols: Dosier-Aerosol gut schütteln und Schutzkappe entfernen (1), ausatmen, anschließend Mundstück mit den Lippen umschließen (2), während des Einatmens Druck auf den Behälterboden ausüben (3), dann den Atem anhalten und langsam ausatmen

seine therapeutische Breite ist; bei Herzglykosiden beispielsweise ist die therapeutische Breite sehr gering. Bereits bei einer Dosismenge von über 30% der Normaldosis treten Nebenwirkungen auf, bei 140% der Normaldosis sind Intoxikationen möglich. Bedenkt man, dass die mittlere Dosierung für Digitoxin 0,1 mg beträgt, wird klar, wie eng der therapeutische Spielraum sein kann.

Ein weiterer einschränkender Faktor bei der Dosierung ist die Halbwertzeit des Arzneistoffes. Je kürzer die Halbwertzeit, desto kürzer ist die Wirkung und desto häufiger muss die Applikation erfolgen. Von Vorteil ist hierbei jedoch, dass eventuell auftretende unerwünschte Nebenwirkungen nach Absetzen der Medikation (Medikamentengabe) rasch zurückgehen. Notfallmedikamente sollten deshalb eine kurze Halbwertzeit haben (VGL. 10.1.2.6).

10.**1.6 Applikation**

Man unterscheidet die *enterale Arzneistoffgabe* über den Magen und die *parenterale Arzneistoffgabe* unter Umgehung des Magen-Darm-Traktes. Da man es in der Notfallmedizin häufig mit eingetrübten sowie nicht ansprechbaren Patienten zu tun hat und es auf einen raschen Wirkungseintritt ankommt, ist die parenterale Applikation die häufigste Form der Medikamentendarreichung im Rettungsdienst. Formen der parenteralen Gabe sind u.a.:

– intravenös (i.v.)
– intramuskulär (i.m.)
– subkutan (s.c.)
– rektal mithilfe einer Rektiole (ABB. 4)
– pulmonal mithilfe eines Dosier-Aerosols (ABB. 5).

TAB. 3 ▶ Parenterale Applikation von Arzneistoffen

Applikationsart	Abkürzung	Applikationsort	Applikationsform	Bemerkung
endobronchial	e.b.	Bronchialschleimhaut	Lösung	z.B. Adrenalin
intraarteriell	i.a.	Arterie	Injektionslösung	selten
intrakardial	–	Herz	Injektionslösung	nicht üblich
intramuskulär	i.m.	Muskel	Injektionslösung	nicht bei Herzinfarkt
intraossär	i.o.	Spongiosa (Markraum) des Knochens	Injektionslösung bei Kindern	Sonderform
intravenös	i.v.	Vene	Injektions-, Infusionslösung	keine Öle
pulmonal	–	Lunge	Dosieraerosol	z.B. Berotec®
rektal	rect.	Enddarm	Zäpfchen, Rektiole	z.B. Diazepam
subkutan	s.c.	unter der Haut	Injektionslösung	z.B. Insulin
sublingual	s.l.	Mundschleimhaut	Kapseln, Spray	z.B. Nitrolingual®
transdermal	–	Haut	Pflaster	z.B. Nitroglycerin

10.**1.7** Vorbereitung von Medikamenten

Jeder, der mit Arzneimitteln umgeht, muss die so genannte 8-R-Regel beachten.

1. **R**ichtiges Medikament (Achtung: Namensähnlichkeiten!)
2. **R**ichtiger Patient (Indikation – Kontraindikation)
3. **R**ichtige Menge (Körpergewicht, Alter, Grunderkrankung)
4. **R**ichtige Konzentration (Achtung: Einheiten – g, mg, %)
5. **R**ichtige Applikationsart (z.B. ölige Lösungen nie i.v.)
6. **R**ichtige Lagerung (verschlossen, kein Frostschaden)
7. **R**ichtige Applikationstemperatur (Infusionen)
8. **R**ichtige Vorbereitung (gelöst, gemischt)

10.**1.8** Infusion und Spritzenpumpen

Für die kontrollierte und kontinuierliche Verabreichung von Injektionen oder Infusionen über einen längeren Zeitraum werden automatische Pumpsysteme eingesetzt (VGL. 4.4.5.1). Sie ermöglichen die kontinuierliche oder fraktionierte Applikation (ständig oder portionsweise) einer genau definierten Arzneistoffmenge und werden bei hochwirksamen Medikamenten, solchen mit kurzer Halbwertzeit oder längerdauernder Medikation verwendet.

Die Dosierung erfolgt tropfen- oder volumengesteuert. Vor jedem Einsatz der Spritzenpumpe muss eine Funktionskontrolle durchgeführt werden. Anschließend werden die Medikamente mit einer speziellen Spritze aufgezogen. Nach dem Entlüften wird diese in die Pumpe eingelegt und mit dem entlüfteten Schlauchsystem verbunden. Wenn die Laufgeschwindigkeit berechnet und eingestellt ist, wird das Schlauchsystem mit dem Zugang verbunden und die Alarmgrenze eingestellt.

In jedem Rettungsdienstbereich sollten die Ansätze für die Injektions- und Infusionspumpen vereinheitlicht und verbindlich festgelegt sein.

10.**1.9 Medikamente im Rettungsdienst**

10.**1.9**.1
Haltbarkeit

Die Angabe des Arzneimittelhersteller »Verwendbar bis: ...« auf der Arzneimittelpackung ist gerade im Rettungsdienst keine Garantie dafür, dass das Medikament bis zu diesem Datum seine volle Wirksamkeit besitzt. Zwar beinhaltet diese Angabe einen Sicherheitsspielraum, aber das Verfalldatum gilt nur bei sachgerechter Lagerung:

– dunkel
– erschütterungsfrei
– ohne größere Temperaturschwankungen.

All diese Faktoren sind auf den Rettungsdienstfahrzeugen nicht gegeben. So können die Temperatur hier zwischen -20 °C bis +60 °C schwanken, und durch mechanische Einwirkungen infolge Umlagerung und fahrbedingter Erschütterung leiden die Pharmaka zusätzlich. Diese Bedingungen tragen dazu bei, dass die im Fahrzeug gelagerten Medikamente eine deutlich kürzere Haltbarkeit aufweisen, als es das aufgedruckte Verfalldatum angibt (Tab. 4).

10.**1.9**.2
Lagerung

Je mehr Arzneimittelvorräte sich auf dem jeweiligen Rettungsmittel bzw. auf der Wache befinden, desto umfangreicher fallen die Kontrollen aus.

> Arzneimittel sind nach folgendem Prinzip zu lagern:
> – in alphabetischer Reihenfolge
> – alt vor neu (»first in – first out«)
> – verschlossen
> – bedarfsgerecht
> – sauber
> – kühl (Lagerhinweise beachten)
> – lichtgeschützt
> – unter Verschluss (gesichert vor fremdem Zugriff!)
> – kontrolliert und dokumentiert

Darüber hinaus gilt: Einmal gefrorene Injektions- und Infusionslösungen dürfen nicht mehr verwendet werden. Es dürfen grundsätzlich nur klare Lösungen (Ausnahme: Suspensionen) verabreicht werden. Medikamente dürfen nur dann eingelagert werden, wenn sie ein offenes Verfallsdatum tragen. Eine Decodierung der Chargenbezeichnungen anhand von Entschlüsselungslisten ist zumeist nicht mehr notwendig.

Alle Zu- und Abgänge sind mittels EDV oder in schriftlicher Form in Karteikarten bzw. Büchern zu dokumentieren. Diese Aufgabe kann ein Rettungsassistent neben der Pflege der Arzneimittelvorräte übernehmen. Verantwortlich für die Arzneimittelsicherheit, die -information und -versorgung ist jedoch ein Apotheker. Ärzte sind zuständig für den Arzneimittelverkehr, die Arzneiverordnung, die Arzneimittelvorräte und deren Anwendung.

TAB. 4 ▶ Problematisch zu lagernde Notfallmedikamente

Arzneistoff	Präparat	Lagerung	Empfehlung
Acetylsalicyl-säure	Aspisol®	ab 25 °C temperaturempfindlich, ab 0 °C frostempfindlich	–
Adrenalin	Suprarenin®	über 40 °C nicht mehr einsetzbar; wenn Lösung farblos, bedenkenlos anwendbar	–
Ajmalin	Gilurytmal®	thermolabil, nur farblose oder schwach gelbgefärbte Lösung verwendbar	–
Apomorphin	Apomorphin®	Kühllagerung	–
Chloralhydrat	Chloralhydrat-Rectiole®	bei 30 – 40 °C nur 1 Monat haltbar, lichtempfindlich	alle 4 Monate austauschen
Dexamethason	Fortecortin®	bei 40 °C 3 Monate haltbar	alle 6 Monate austauschen
Diazepam	Valium®	bei 30 °C 6 Monate, bei 50 °C 1 Woche haltbar	im Sommer alle 3 Monate austauschen
Dobutamin	Dobutrex®	bei 40 °C nur 3 Monate, sonst 3 Jahre haltbar	alle 4 Monate austauschen
Furosemid	Lasix®	lichtempfindlich, über 40 °C nicht mehr einsetzbar	–
Nalbuphin	Nubain®	Raumtemperatur	alle 4 Monate austauschen
Nifedipin	Adalat®	thermolabil ab 30 °C, lichtempfindlich	alle 4 Monate austauschen
Nitroglycerin	Nitrolingual®	bei 30 – 40 °C nur mehrere Monate haltbar	alle 4 Monate austauschen
Suxametho-nium	Lysthenon®	Kühllagerung	–
Theodrenalin/Cafedrin	Akrinor®	bei Temperaturen über 40 °C beträchtlicher Abbau	alle 4 Monate austauschen
Urapidil	Ebrantil®	Zersetzung (Gelbfärbung) bei hohen Temperaturen	alle 4 Monate austauschen

Dieses Team sollte eng zusammenarbeiten, um einen guten Informationsfluss zu gewährleisten.

10.**1**.9.3
Entsorgung

Ob Arzneimittel, die entsorgt werden müssen, als Sondermüll gelten, ist umstritten. Sie müssen auf jeden Fall so vernichtet werden, dass ein Schaden für Mensch und Umwelt ausgeschlossen ist. Das anzuwendende Entsorgungsverfahren ist mit der versorgenden Apotheke festzulegen. Die fachgerechte Vernichtung übernehmen Spezialunternehmen oder Apotheken.

Für Betäubungsmittel gelten besondere Vorschriften, da deren Vernichtung in einem Vernichtungsprotokoll dokumentiert und unter Zeugen vorgenommen werden muss.

10.**1.9**.4

Betäubungsmittelgesetz (BtMG) / Betäubungsmittel-Verschreibungsverordnung (BtMVV)

Für die Herstellung, Lagerung, Verschreibung, Anwendung und Abgabe von *Betäubungsmitteln* (BtM) gelten besondere Vorschriften. Diese sind im *Betäubungsmittelgesetz* (BtMG) und in der *Betäubungsmittel-Verschreibungsverordnung* (BtMVV) definiert. Durch die 30. Verordnung zur Änderung der Verordnung über verschreibungspflichtige Arzneimittel und den neu eingeführten § 8a BtMVV der 4. Verordnung zur Änderung betäubungsrechtlicher Vorschriften ist für den Rettungsdienst eine gesetzeskonforme Möglichkeit geschaffen worden, am Betäubungsmittelverkehr teilzunehmen. Die Verschreibung von BtM ist für Einrichtungen des Rettungsdienstes möglich. Auch die Vorschriften der Lagerung für BtM sind strenger als bei den übrigen Arzneimitteln. Sie sind verschlossen, diebstahlgeschützt und vor dem Zugriff nicht Befugter in einer auf den Einsatzfahrzeugen fest verankerten Stahlkassette zu lagern. Der Bestand ist von einem verantwortlichen Arzt im monatlichen Abstand zu überprüfen. Bestand und Kontrolle sind in einem Betäubungsmittelbuch oder einer -kartei abzuzeichnen.

Der Umgang mit Arzneimitteln ist eine verantwortungsvolle Tätigkeit. Sie beginnt bei der Bestellung und Lagerung, der Dokumentation, der Anwendung und endet bei der sachgerechten Vernichtung. Arzneimittel sind eine besondere Ware, dies sollte dem Rettungsteam bewusst sein.

10.2 Spezielle Pharmakologie

Einen Überblick über die übliche medikamentöse Ausstattung eines Rettungsdienstes gibt die folgende, mehrere Seiten umfassende Tabelle (TAB. 5).

TAB. 5 ▶ Liste der Notfallmedikamente – Angaben bilden die Standarddosierungen, in begründeten Fällen kann der Arzt andere Dosierungen wählen

Medikament® Wirkstoff	Anwendung ∅ Dosierung ▶ Vorsicht	Querverweise (zusätzliche Information) △ Nebenwirkungen
Adalat® *Nifedipin* 1 Kps. = 10 mg	Hypertonie, hypertone Krise ∅ 1 Kps. oral ▶ Schwangerschaft, Schock, Herzinfarkt, nicht sublingual	Antihypertonikum, Kalziumantagonist
Akrinor® *Theodrenalin* Amp. (2 ml) = 5 mg	Hypotonie, Kollaps ∅ 1/4 bis 1 Amp. i.v. ▶ volumenmangelbedingte Hypotonie	Antihypotonikum, Katecholamin (Theophyllin-Abkömmling mit überwiegender Wirkung am Kreislauf)
Alupent® *Orciprenalin* Amp. (1 ml) = 0,5 mg	Bradykardie ∅ 1/2 bis 1 Amp. i.v. ▶ Auslösung ventrik. Extrasystolen	Antiarrhythmikum, Katecholamin mit direkter Sympathikus-Wirkung an β_1- und β_2-Rezeptoren
Anticholium® *Physostigmin* Amp. (5 ml) = 2 mg	Intoxikation (Atropin, Tollkirsche, trizyklische Antidepressiva)	Antidot
Apomorphin® *Apomorphin* Amp. (1 ml) = 10 mg	Auslösen von Erbrechen (Giftentfernung) ∅ Erwachsene 1 Amp. i.m./s.c. Kinder ab 9. Monat: 0,1 mg/kg KG ▶ Aspirationsgefahr!	Antidot
Aspisol® *ASS = Acetylsalicyl-säure* Amp. (10 ml) = 500 mg (Trockensubstanz)	Schmerzzustände, Myokardinfarkt 1 Amp. i.v. ▶ Blutungsneigung, Asthma br., Magengeschwür	Analgetikum, das in der Peripherie (Schmerzentstehung) wirksam ist (Thrombozytenaggregationshemmer verhindert das Verklumpen von Blutplättchen und somit die Aktivierung der Blutgerinnung)
Atropin® *Atropin* Amp. (1 ml) = 0,5 mg Amp. (10 ml) = 100 mg (Antidot)	Bradykardie, Vorbereitung zur Intubation ∅ 1/2 bis 1 Amp. i.v. ▶ tachykarde Rhythmusstörungen Intoxikation (Cholinesterasehemmer, E 605, Alkylphosphate) ∅ hohe Dosis, symptomabhängig gesteuert (Pupillen, Speichelfluss, Herzfrequenz)	Antidot (Vagolytikum: Atropin blockiert den Acetylcholinrezeptor am Parasympathikus und damit dessen Wirkung.) Tachykardie, Entspannen glatter Muskulatur, Reduktion der Verdauungsfunktion. (E 605 (Alkylphosphat) hemmt die Cholinesterase und somit den Abbau von Acetylcholin. Atropin blockiert dessen Wirkung)
Junik® DA *Beclometason*	toxisches Lungenödem (Prophylaxe) ∅ initial 5 Hübe Wiederholung: 1 Hub/Minute	Antidot (Kortison zur Prophylaxe des toxischen Lungenödems nach Reizgasinhalation)
Berotec® DA *Fenoterol* 1 Hub = 0,2 mg NOTKOMPETENZ	Asthma bronchiale ∅ 2 - 3 Hübe ▶ Tachyarrhythmia absoluta	(Sympathomimetikum, stimuliert β_2-Rezeptoren der glatten Bronchial- sowie Uterusmuskulatur, erschlafft) △ Überdosis →Tachykardie, Kammerflimmern
Buscopan® *Butylscopolamin* Amp. (2 ml) = 20 mg	spastische Schmerzen (Koliken) ∅ 1 - 3 Amp. i.v. ▶ nicht bei Glaukom (grüner Star)	(Spasmolytikum, Vagolytikum) Wirkung wie Atropin; krampflösend überwiegend bei glatter Muskulatur von Hohlorganen

349

Medikament® Wirkstoff	Anwendung ∅ Dosierung ▶ Vorsicht	Querverweise (zusätzliche Information) △ Nebenwirkungen
Diazepam *Diazepam* Amp. (2 ml) = 20 mg Rektiole (5 mg, 10 mg) NOTKOMPETENZ	Angst, Unruhe (Sedierung) ∅ 5 - 10 mg i.v. (Erwachsene) Epilepsie, Krämpfe (antikonvulsiv) ∅ Erwachsene: 10 - 20 mg i.v. Kinder < 15 kg: 5 mg (Rektiole) Kinder > 15 kg: 10 mg (Rektiole) ▶ nicht bei Atemdepression, Myasthenia gravis	(Anmerkung: in den Bereich Notkompetenz fällt nur der kindliche Krampfanfall)
4-DMAP Amp. (5 ml) = 250 mg	Intoxikation (Zyanide, Bittermandel, Schwefelwasserstoff (H_2S), Schwer-metalle, Thallium, N-LOST Kampfgas) ∅ 3 - 4 mg/kg KG	Antidot (DMAP = Dimethylaminophenol ist ein sog. Methämoglobinbinder und sorgt dadurch für eine Zyanid-Bindung)
Dobutrex® *Dobutamin* Amp. (trocken) = 250 mg	siehe Dopamin	siehe Dopamin
Dopamin *Dopamin* Dosis in µg/kg KG/h über Perfusor in ml/h	kardiogener Schock, Nierenversagen ∅ Schock: 5 - 10 ml/h (250 mg ad 50 ml), Nierenversagen: 1 - 5 ml/h ▶ tachykarde Rhythmusstörung	Katecholamine (über sog. Dopaminrezeptoren in der Niere kommt es zu einer verbesserten Organ-durchblutung; eine Azidose vermindert die Wirksamkeit von Katecholaminen)
Dormicum® *Midazolam* Amp. (5 ml) = 15 mg	Sedierung, Kurznarkose ∅ 5 - 15 mg i.v. ▶ Atemdepression	(Benzodiazepin mit kurzer Wirkdauer, als Sedativum oder Kurznarkotikum auch in Kombination mit Ketanest®)
Ebrantil® *Urapidil* Amp. (5 ml) = 25 mg	hypertone Krise ½ bis 1 Amp. i.v.	Antihypertonikum
Euphyllin® *Theophyllin* Amp. (10 ml) = 0,24 g	akuter Asthmaanfall ∅ ½ bis 1 Amp. i.v.	Antiasthmatikum (wirkt über intrazelluläre Mechanismen, bronchienerweiternd (Relaxation der glat-ten Muskulatur)) △ Tachykardie, Übelkeit, Erbrechen
Fortecortin® *Dexamethason*	allergische Reaktionen (Ödemprophylaxe) ∅ 40 mg Fortecortin® i.v.	siehe Solu-Decortin® siehe Auxiloson®
Glukose Amp. (10 ml) = 40% NOTKOMPETENZ	Hypoglykämie ∅ 20 ml 40% (= 8 g) i.v. (nach BZ-Kontrolle) 20 ml 40% (= 8 g) per laufender Vollelektrolytlösung ▶ nur über sicheren venösen Zugang	△ cave: durch den hohen osmotischen Druck führt eine paravenöse Injektion zum Zelltod und Absterben von Gewebe (Nekrose)
Haldol®-Janssen *Haloperidol* Amp. (1 ml) = 5 mg	akute Psychose, Erregungszustand ▶ nicht bei Kindern unter 10 Jahren	Neuroleptikum
Hypnomidate® *Etomidat* Amp. (10 ml) = 20 mg	Narkoseeinleitung ∅ 0,2 mg/kg KG ▶ Säuglinge, Kinder, Schwangere	(stark narkotische Wirkung, jedoch keine Analgesie)
Isoket® *Isosorbiddinitrat* Amp. (1 ml) = 0,5 mg Spray (1 Hub) = 1,25 mg	siehe Nitrolingual®	(zur Notkompetenz gehört die Anwendung von Nitrolingual®-Spray oder Isoket®-Spray) △ Hypotonie, Tachykardie, Flush, Kopfschmerz

Medikament® Wirkstoff	Anwendung ⌀ Dosierung ▶ Vorsicht	Querverweise (zusätzliche Information) △ Nebenwirkungen
Isoptin® = **Verapamil** *Verapamil* Amp. (2 ml) = 5 mg	Tachyarrhythmie ⌀ ½ - 1 Amp. i.v. ▶ nie mit β-Blocker zusammen ▶ Blutdruckabfall	Antiarrhythmika; Kalziumantagonist; insbesondere negativ chronotrope/negativ dromotrope/negativ inotrope Wirkung am Herzen
Ketanest® *Ketamin* Amp. (2 ml) = 100 mg	Narkoseeinleitung, Sedativum bei Asthma ⌀ 0,25 - 1,0 mg/kg KG ▶ Auslösen von Horrorträumen (bei Ketanest® S weniger ausgeprägt)	(Narkotikum, erzeugt soporähnlichen Zustand und wirkt stark analgetisch; wegen der Nebenwirkungen Kombination mit Valium® oder Dormicum® notwendig)
Lasix® *Furosemid* Amp. (2 ml) = 20 mg	kardiales Lungenödem, drohendes Nierenversagen, Herzinsuffizienz, Intoxikation ⌀ 20 - 80 mg i.v. ▶ nicht bei Volumenmangel, Exsikkose	(Schleifen-Diuretikum, das sehr schnell wirkt; Wirkstoffbezeichnung kommt auch als Präparatname vor) △ Salzverlust, Elektrolytstörungen, Exsikkose
Mestinon® *Pyridostigmin*	Narkoseausleitung	(Antidot, peripher wirkendes Präparat, mit dem die Wirkung von Muskelrelaxanzien antagonisiert werden kann)
Morphin BtM Amp. (2 ml) = 10 mg	starke Schmerzen (Herzinfarkt, Trauma) ⌀ 5 - 10 mg i.v. ▶ Atemdepression, nicht bei Koliken (Symptomzunahme)	(cave: Morphium sowie einige andere Opiat-Analgetika steigern den Tonus glatter Muskulatur und damit die spastischen Symptome)
Natriumthiosulfat Amp. (10 ml) = 1.000 mg	Intoxikation: Zyanid (Blausäure), Bittermandel, Schwefelwasserstoff (H_2S), Schwermetalle, Thallium, N-LOST ⌀ Kombination mit 4-DMAP 100 mg/kg KG i.v.	Antidot (Natriumthiosulfat stellt die für den Zyanidabbau in der Leber (= Rhodanase) notwendigen Schwefelatome zur Verfügung, da die körpereigenen Reserven sonst nicht ausreichen)
Narcanti® *Naloxon* Amp. = 0,4 mg/ml	Intoxikation mit Morphin, Heroin, Apomorphin o.Ä. ⌀ initial 0,01 mg/kg KG ▶ Drogenentzug, Kammerflimmern	Antidot
Nitrolingual® *Glyceroltrinitrat* Spray (1 Hub) = 0,4 mg NOTKOMPETENZ	Myokardinfarkt, Angina pectoris ⌀ RR-abhängig 1 - 5 ml/h über Perfusor 1 - 3 Hübe (individuellen RR beachten) ▶ nur wenn der Blutdruck > 100 mmHg	Antihypertonikum, Nitropräparat (gefäßerweiternde Wirkung der Koronargefäße, der venösen Gefäße und der Lungenstrombahn; Verbesserung der Herzarbeit; Senkung des myokardialen O_2-Verbrauchs) △ Hypotonie, Tachykardie, Flush, Kopfschmerz
Orpec® *Emetin* Saft (Sirup) (Importpräparat)	Auslösen von Erbrechen (Giftentfernung) ▶ Bewusstseinsstörung, Aspiration ▶ nicht bei Säuren, Laugen, Lösungsmitteln ▶ nicht bei schäumenden Substanzen	Antidot (Emetin: Pflanzenauszug aus Succus Radix Ipecacuanhae)
Paraffin-Öl	Intoxikation, organische Lösungsmittel (Benzin etc.)	Antidot: organische Lösungsmittel werden in Paraffin gebunden und können nicht resorbiert werden
Paspertin® = **MCP** *Metoclopramid* Amp. (2 ml) = 10 mg	Übelkeit, Erbrechen ⌀ Erwachsene 0,3 mg/kg KG Kinder 0,1 mg/kg KG ▶ Neugeborene, Säuglinge, Kinder	(zentraler Dopaminantagonist, zur Regulation der Magen-Darm-Motorik) △ Müdigkeit △ extrapyramidale Nebenwirkungen, Zittern, Parkinson

Medikament® Wirkstoff	Anwendung ⌀ Dosierung ▶ Vorsicht	Querverweise (zusätzliche Information) △ Nebenwirkungen
sab simplex® *Dimeticon*	Intoxikation: Schaum bildende Substanzen	Antidot (sog. Entschäumer auf Silikonbasis, geringere Aspirationsgefahr)
Sauerstoff Med. Druckgasflasche: P* Volumen = Gasmenge	jede Form der Hypoxie Antidot bei CO- und CO_2-Intoxikation z.B. ⌀ 2 - 4 l/min bis 15 l/min möglich ▶ Dosisanpassung bei Asthma bronchiale n. Pulsoxymetrie	(cave: bei COPD Atemsteuerung überwiegend durch pO_2-Rezeptoren) △ fehlender Atemreiz: Atemstillstand
Solu-Decortin® H *Prednisolon* Amp. (5 ml) = 250 mg (Trockensubstanz)	Asthmaanfall, allergische Reaktion ⌀ 250 - 500 mg Solu-Decortin® i.v.	(Kortison-Präparate haben ein sehr breites Wirkspektrum. Insbesondere wirken sie entzündungshemmend, abschwellend, membranstabilisierend (die Dosis hängt vom Präparat ab!))
Succinyl *Suxamethonium* 1% Amp. (5 ml) = 100 mg	Muskelrelaxierung (Narkose) ⌀ 1,0 - 1,5 mg/kg KG ▶ Beatmungsbereitschaft (Intubation)	(Muskelrelaxanzien blockieren den Acetylcholin-Rezeptor an der Skelett-Muskelendplatte) △ initiale Muskelverkrampfung (depolar. Relaxans)
Suprarenin® *Epinephrin* = *Adrenalin* Amp. (1 ml) = 1 mg NOTKOMPETENZ	Herz-Kreislauf-Stillstand ⌀ 1 mg i.v. (initial) 3,0 mg + 7,0 ml NaCl (endobronchial) Wiederholung alle 3 min 1 mg; anaphylaktischer Schock 0,1 mg i.v. (1 : 10 verdünnt), max.0,5 mg ▶ Kammerflimmern	Katecholamin; Wirkung am Herzen positiv chrono-, ino-, dromotrop (β_1-Rezeptoren); periphere Gefäße (α-Rezeptoren), Vasokonstriktion
Tavegil® *Clemastin* Amp. (5 ml) = 2 mg	allergische Reaktion (Grad 1 - 2) ⌀ 1 - 2 Amp. ▶ Reaktionsvermögen	Antihistaminikum
Toluidinblau 3% Amp. (10 ml) = 0,3 g	Intoxikation mit Met-Hb-Bildnern Nitrobenzol, Anilin, Chlorat, Nitrit, 4-DMAP ⌀ 2 mg/kg KG	(cave: Dosierung! Met-Hb ist zwar in der Lage, CN-(Zyanid-)Ionen zu binden, allerdings unter Einbußen im Sauerstofftransport)
Tramal® *Tramadol* Amp. (2 ml) = 100 mg	Schmerzen nach Trauma, Herzinfarkt etc. ⌀ 100 - 300 mg i.v. ▶ Erbrechen durch zu schnelle i.v.-Gabe	Analgetikum
Trapanal® *Thiopental* Trocken-Amp. 0,5 g	Kurznarkose, Narkoseeinleitung, Krämpfe ⌀ 5 mg/kg KG (nach Reaktion) ▶ Beatmungsbereitschaft herstellen! ▶ sicherer venöser Zugang (Nekrosegefahr)	Narkotikum (Barbiturat) △ Gefahr von Gewebsnekrosen bei paravenöser Injektion △ Kreislaufdepression (Hypotonie) (Barbiturate wirken teilweise schmerzverstärkend und sollen mit einem Analgetikum kombiniert werden (z.B. Fentanyl®))
Xylocain® 2% *Lidocain* Amp. (5 ml) = 100 mg	Kammerflattern, -flimmern, wenn kein Cordarex vorhanden! VES ⌀ 1 - 1,5 mg/kg KG ▶ AV-Block, Bradykardie, Herzinsuffizienz	(Lokalanästhetikum, Antiarrhythmikum, hemmt die zur Reizleitung notwendige Natriumverschiebung)

Quelle: E. Hoffmann

Nachfolgend werden alle Medikamente nach Indikationsgruppen geordnet dargestellt. Die einzelnen Krankheitsbilder, die unter Indikationen, Nebenwirkungen oder Kontraindikationen genannt werden, sind an anderer Stelle besprochen (VGL. II UND III). Auch können an dieser Stelle nicht sämtliche Hintergründe wie Pathomechanismen, chemische Zusammenhänge etc. behandelt werden – Erläuterungen hierzu finden sich, sofern ausbildungsrelevant, an anderer Stelle im LPN oder in der weiterführenden Fachliteratur. Die angegebenen Dosierungen sind Richtwerte, die im Einzelfall geändert werden können.

10.**2.1** Infusionslösungen

10.**2.1**.1
Elektrolytlösungen

▶ Isotone Kochsalzlösung 0,9%
PRÄPARATE. Es stehen Ampullen, Stechampullen, Infusionsflaschen, Plastikflaschen und Infusionsbeutel zur Verfügung.
ZUSAMMENSETZUNG. 1 000 ml enthalten 9 g Natriumchlorid (3,54 g Natrium, 5,46 g Chlorid).
INDIKATIONEN. Trägerlösung, Flüssigkeitsersatz, Anfeuchten von Verbänden, kaliumfreie Elektrolytlösung für Patienten mit Hyperkaliämiegefahr (z.B. Dialysepatienten).
NEBENWIRKUNGEN. Hypernatriämie, Hyperchlorämie.
KONTRAINDIKATIONEN. Azidose, hypertone Hydratation (Überwässerung), Hypokaliämie, Hypernatriämie (VGL. II 3.5.4.3, II 3.5.4.4).

▶ Vollelektrolytlösung
Diese Lösungen enthalten nicht nur Natrium und Chlorid, sondern zusätzlich Kalium, Kalzium, teilweise Magnesium, Azetat und Laktat in unterschiedlicher Konzentration. Für Kinder stehen besondere Zubereitungsformen zur Verfügung, z.B. Jonosteril®.
INDIKATIONEN. Extrazelluläre Flüssigkeitssubstitution.
KONTRAINDIKATIONEN. Ödeme, hypertone Dehydratation (VGL. II 3.5.4.1), ausgeprägte Niereninsuffizienz .

10.**2.1**.2
Volumenersatzmittel

Volumenersatzmittel verbleiben länger im Körper und im Gefäßsystem als die Elektrolytlösungen. Durch den Zusatz von künstlichen Kolloiden, die die Gefäßwände nicht wie die Elektrolyte einfach überwinden können, erreicht man eine längere Verweildauer im Gefäßsystem. Durch die Änderung der Molekülstruktur (Substitutionsgrad) kann die intravasale Verweildauer von HAES-Lösungen erhöht werden. Zudem können diese Lösungen auch einen »wasscranziehenden« Effekt im Gefäßsystem aufweisen. Die Flüssigkeit wird hierbei hauptsächlich aus dem Interstitium mobilisiert und erhöht somit den Volumeneffekt über die direkt infundierte Menge hinaus. Diesen Effekt nennt man Plasmaexpandereffekt. Die im Rettungsdienst wichtigen Volumenersatzmittel sind die Folgenden:

▶ Hydroxyethylstärke (HAES)
Stärkelösungen sind abhängig von ihrem Molekulargewicht von 40 000 bis 450 000 Dalton sowohl als Volumenersatz als auch

zur Behandlung von Mikrozirkulations-
störungen geeignet.

PRÄPARATE. HAES-steril® 3%, 6%,
10%, (Mol-Gewicht 200 000), Onkohäs®
(40 000), Plasmasteril® (450 000).

ZUSAMMENSETZUNG. Hydroxyethylstärke.

INDIKATIONEN. Prophylaxe und Therapie von Volumenmangel und dadurch bedingte Schockzustände. Therapeutische
Blutverdünnung bei Störungen der Mikro-
zirkulation.

WIRKUNG. Das Plasmaersatzmittel füllt
das Gefäßsystem auf und hat je nach
Konzentration, Molekulargewicht und
gegebener Menge einen Volumeneffekt
von 0,9 – 1,5. Es hat eine Halbwertzeit von
4 bis 6 Stunden.

DOSIERUNG. Initial 10 ml/kg KG, im Notfall initiale rasche Gabe (Druckinfusion)
von 500 ml i.v., weitere Gabe nach Blutdruck und Herzfrequenz.

NEBENWIRKUNGEN. Allergische Reaktionen, Blutverdünnung (teilweise er-
wünscht).

KONTRAINDIKATIONEN. Im hypovolämischen Notfall keine, Vorsicht jedoch
bei schweren Blutgerinnungsstörungen
und bei Nierenversagen mit Anurie und
Oligurie.

▶ Dextran

Dextrane dienen der Volumensubstitution bei größeren intravasalen Flüssig-
keitsverlusten (in den Gefäßen), z.B. nach
Polytraumen, und verbessern die Mikro-
zirkulation. Nachteilig ist die Eigenschaft,
dass sie allergische Reaktionen bis hin
zum Schock und in höherer Dosierung
(> 1,5 g/kg KG/Tag) Gerinnungsstörungen
auslösen können. Um die allergischen Reaktionen zu verhindern bzw. abzuschwächen, wird die Gabe von Promit vor der

Applikation empfohlen. Dies verkompli-
ziert den schnellen Einsatz als Volumenersatz.

– Mittleres Molekulargewicht von 40 000
(Rheomacrodex® 10%, Dextran-Lösung
40% u.a.),
– mittleres Molekulargewicht von 60 000
– 85 000 (Macrodex® 6%, Dextran-Lösung 75 – d.h. 75 g der Lösung sind in
1000 ml enthalten – u.a.).

▶ Gelatine

Gelatine und deren Derivate haben eine
Verweildauer in den Blutgefäßen von etwa drei Stunden und binden aufgrund
ihrer chemischen Zusammensetzung
weitere Flüssigkeit (onkotischer Druck).
Allergische Reaktionen sind möglich. Präparate sind Gelafundin®, Haemaccel® 35
u.a. Bei der Lagerung ist zu beachten, dass
die Lösungen nicht zu kalt werden.

10.**2.1**.3
Hyperosmolare / hyperonkotische Lösungen

▶ HyperHAES® 250 ml

Eine Sonderstellung nehmen die hyper-
onkotischen/hyperosmolaren Volumenersatzmittel (z.B. HyperHAES®) im Rahmen der so genannten Small Volume
Resuscitation ein. Diese Infusionslösungen enthalten eine höher konzentrierte
(7,2 – 7,5%) NaCl-Lösung und ein kolloi-
des Volumenersatzmittel. Durch die hohe
Natriumkonzentration entsteht hierbei
ein zusätzlicher starker und schneller Volumeneffekt, der durch den Zusatz eines
Kolloids stabilisiert werden kann. Die infundierte Menge muss streng begrenzt
werden, damit keine schweren Nebenwirkungen durch die hyperosmolare Lösung auftreten. Somit lässt sich nun auch

die Bezeichnung »Small Volume Resuscitation« nachvollziehen, denn mit einer kleinen Infusionsmenge (4 ml/kg KG) lässt sich ein größeres Volumen mobilisieren, allerdings nur wenn extravaskulär mobilisierbares Volumen vorhanden ist. Anschließend muss ein entsprechender normaler Volumenersatz zeitgerecht fortgeführt werden, um eine erneute Verschlechterung der bereits stabilisierten Kreislaufsituation zu verhindern. Diese Substanz unterliegt folglich einer strengen notärztlichen Indikationsstellung.

INDIKATION. Schwerer hämorrhagischer Schock.

DOSIERUNG. 250 ml (max. 4 ml/kg KG) über 2 – 5 min. Anschließend kalkulierten Volumenersatz fortführen!

NEBENWIRKUNGEN. Hypernatriämie, Hypervolämie, allergische Reaktion.

KONTRAINDIKATION. Für Säuglinge und Kleinkinder nicht zugelassen.

10.2.2 Analgetika

10.2.2.1
Einteilung

Der Begriff Analgetika leitet sich von der griechischen Wortkombination »*analgesia*« ab, was soviel wie »nicht Schmerz« bedeutet. Pharmaka dieser Gruppe bewirken beim Patienten eine Schmerzfreiheit, vorausgesetzt, es wird das richtige Präparat zur Schmerzausschaltung eingesetzt.

Die früher übliche Unterteilung in stark und schwach wirksame Schmerzmittel sollte nicht mehr getroffen werden, da sie in vielen Fällen nicht zutrifft. So wirkt zum Beispiel Metamizol (Novalgin®) bei krampfartigen Schmerzen der Harn- und Gallenwege besser als Morphin. Sinnvoller teilt man in opioide und

nicht-opioide Analgetika und unterscheidet damit nach dem Kriterium der chemischen Grundstruktur. Nach einer Empfehlung der Bundesärztekammer darf der RettAss bei bestimmten Schmerzzuständen Analgetika verabreichen, wenn der ärztliche Leiter Rettungsdienst dieser Notkompetenzmaßnahme vorher zustimmt.

10.2.2.2
Wirkung

Beide Substanzklassen haben einen völlig unterschiedlichen Wirkmechanismus. Nicht-opioide Analgetika hemmen die Bildung der Stoffe, die für die Schmerzentstehung verantwortlich sind, die so genannten Prostaglandine.

Zu den nicht-opioiden Analgetika gehören beispielsweise:
– Acetylsalicylsäure (Aspirin®),
– Paracetamol (Ben-u-ron®),
– Metamizol (Novalgin®),
– Ibuprofen (Aktren®),
– Diclofenac (Voltaren®).

Nimmt man beispielsweise Acetylsalicylsäure bei leichten Schmerzen ein, wird der Schmerz ausgeschaltet, er existiert nicht mehr. Anders ist dies hingegen bei den opioiden Analgetika. Diese schalten den Schmerz nicht aus, sondern verändern lediglich die Schmerzverarbeitung im Gehirn. Der Patient spürt den Schmerz noch, aber dieser besitzt nicht mehr den unangenehmen, bedrohlichen Charakter. Der Betroffene kann den Ort des Schmerzes genau lokalisieren, aber er stört ihn nicht mehr.

Auch der pharmakologische Effekt ist ein anderer. Morphin und seine Derivate (»Abkömmlinge«) wirken als Agonisten an den Opiatrezeptoren. Diese Bindungsstellen sind für die Schmerzwahrnehmung verantwortlich. Die Besetzung der Opiatrezeptoren führt beim Patienten zu einer Analgesie. Bei myokardialen Erkrankungen bewirkt die intravenöse Gabe von Morphin eine Senkung des Sauerstoffverbrauchs und eine Abnahme des Drucks im Lungenkreislauf um durchschnittlich 10%. Da Morphin ebenfalls sedierende und euphorisierende Eigenschaften besitzt, ist es deshalb besonders zur Schmerztherapie beim Myokardinfarkt (VGL. II 3.2.3.6) geeignet.

Bei der Auswahl des Opiates hilft u. a. die Wirkstärke, die von 0,2 – 400 reichen kann. Morphin gilt mit dem Wert 1 als Referenzsubstanz. Hat ein Opiat die Stärke 40, ist es 40-mal so stark analgetisch wie Morphin.

10.**2.2**.3
Nebenwirkungen der Opiatanalgetika

Von großer Relevanz ist bei Opiatanalgetika die auftretende Atemdepression (Atemhemmung). Die Empfindlichkeit des Atemzentrums auf die CO_2-Stimulation nimmt ab, und bei höherer Dosierung kommt es zu einer Verlangsamung der Atmung. Bei intravenöser Applikation therapeutischer Dosen setzt die Atemdepression nach sieben, bei intramuskulärer nach 30 und bei subkutaner nach 90 Minuten ein und hält etwa vier bis fünf Stunden an. Subjektiv wird beim Patienten das Gefühl der Atemnot unterdrückt. Er vergisst einfach zu atmen, wenn man ihn dazu nicht auffordert. Bei der Gabe von Opioiden muss deshalb die Möglichkeit zur Intubation und Beatmung bestehen.

Bei 40% der Patienten wird Übelkeit, bei 15% Erbrechen ausgelöst. Dieser Effekt

lässt sich durch eine liegende Lagerung mildern. Bei wiederholter Gabe kommt es zu einer Blockade des Brechzentrums.

Morphin bewirkt eine ausgeprägte Miosis (Verengung der Pupille), was bei Opiatintoxikationen (VGL. II 4.3.3.3) als Leitsymptom zur Differenzialdiagnose dienen kann. Die stecknadelkopfgroßen Pupillen sind jedoch kein sicheres Zeichen, da im Falle einer Hypoxie (Sauerstoffmangel) oder einer Mischintoxikation eine Mydriasis (Pupillenerweiterung) eintreten kann. Bei der Gabe höherer Dosen kann eine Bradykardie durch eine Herabsetzung der Sympathikusaktivität bei gleichzeitiger Vagusstimulation ausgelöst werden. Ebenso möglich ist ein Blutdruckabfall infolge einer peripheren Gefäßerweiterung.

10.**2.2**.4
Opiatanalgetika

▶ Morphin (BtM)
ZUSAMMENSETZUNG. Eine Amphiole Morphinum hydrochloricum zu 1 ml enthält 10 bzw. 20 mg Morphinhydrochlorid, eine Tablette MST Mundipharma® 10, 30, 60 oder 100 mg.
WIRKUNG. Wirkungseintritt: 3 bis 5 Minuten, Wirkdauer: 3 bis 5 Stunden.
DOSIERUNG. Intravenös 10 mg fraktioniert, in Kombination mit Antiemetika, Neuroleptika oder Sedativa.
KONTRAINDIKATIONEN. Kolikartige Schmerzen und akute Pankreatitis (VGL. II 3.4.4.1).

▶ Pethidin / Dolantin® (BtM)
ZUSAMMENSETZUNG. Eine Ampulle zu 2 ml enthält 50 mg Pethidin.
WIRKUNG. Morphinähnliches Wirkprofil, an Galle, Darm und Harnblase jedoch

weniger spasmogen (krampferzeugend). Es besitzt einen Ceiling-Effekt, d.h. wenn alle Opiatrezeptoren besetzt sind, kommt es trotz Dosissteigerung zu keiner Wirkungszunahme und zu keiner Steigerung der Atemdepression. Dieser Effekt tritt bei einer Dosis ab etwa 200 mg ein. Wirkstärke: ein Zehntel so wirksam wie Morphin, Wirkungseintritt: 1 bis 2 Minuten, Maximum nach ungefähr 15 Minuten, Wirkdauer: 2 bis 3 Stunden.

DOSIERUNG. 50 – 100 mg i.v. verdünnt nach Wirkung; Gabe s.c. oder i.m.: 1 – 2 ml unverdünnt.

NEBENWIRKUNGEN. Bradykardie, Tachykardie, Hypotonie, Bronchospasmen, Übelkeit, Überempfindlichkeitsreaktionen.

▶ **Fentanyl / Fentanyl®-Janssen (BtM)**
ZUSAMMENSETZUNG. Eine Ampulle zu 2 ml enthält 0,1 mg Fentanyl, zu 10 ml 0,5 mg.

WIRKUNG. Wirkstärke: 200, Wirkungseintritt: 1 bis 2 Minuten, Wirkdauer: 30 Minuten, kein Ceiling-Effekt.

DOSIERUNG. Initialdosis zur Anästhesie: 5,0 µg/kg KG i.v.

NEBENWIRKUNGEN. Ausgeprägte Atemdepression, Kreislaufwirkungen wie bei Morphin, initiale Blutdrucksenkung, Übelkeit und Erbrechen.

KONTRAINDIKATIONEN. Vorsicht bei Asthmatikern (Tonusverlust der Bronchialmuskulatur, VGL. II 3.3.3.1).

▶ **Tramadol / Tramal®**
ZUSAMMENSETZUNG. Eine Ampulle zu 1 ml enthält 50 mg, zu 2 ml 100 mg Tramadol.

WIRKUNG. Wirkstärke: $\frac{1}{5}$ bis $\frac{1}{10}$ von Morphin, Wirkungseintritt: 5 bis 8 Minu-

ten; Maximum nach 20 Minuten, Wirkdauer: 3 bis 4 Stunden.

DOSIERUNG. Initialdosis: 1,0 – 1,5 mg/kg KG langsam i.v., gegebenenfalls Wiederholung.

NEBENWIRKUNGEN. Übelkeit (verglichen mit anderen Opioiden ausgeprägt), Schwitzen, Sedierung. Der Einsatz von Tramal® im Rettungsdienst ist wegen der geringen Wirkstärke fragwürdig. Opioid ohne BtM-Pflicht.

10.**2**.2.5
Nicht-Opiatanalgetika

▶ **Acetylsalicylsäure / Aspisol®**
ZUSAMMENSETZUNG. Eine Injektionsflasche enthält als Trockensubstanz 0,5 g Acetylsalicylsäure.

INDIKATIONEN. Leichte bis mittlere Schmerzzustände, besonders bei koronarer Herzerkrankung sowie Entzündungszuständen, Thromboseprophylaxe, Taucherkrankheit (VGL. II 7).

WIRKUNG. Durch Hemmung der Prostaglandinbiosynthese wirkt der Stoff analgetisch, antiphlogistisch (entzündungshemmend), antipyretisch (fiebersenkend) und hemmt die Thrombozytenaggregation (Blutgerinnung). Wirkungseintritt: 4 bis 10 Minuten, Maximum nach 20 Minuten, Wirkdauer: 3 bis 4 Stunden.

DOSIERUNG. Erwachsene: eine Injektionsflasche = 0,5 g langsam i.v., bei starken Schmerzen die doppelte Dosis.

NEBENWIRKUNGEN. Magenbeschwerden, allergische Reaktionen, Asthmaanfall (VGL. II 3.3.3.1).

KONTRAINDIKATIONEN. Magen- und Zwölffingerdarmgeschwüre (VGL. II 3.4.4.4, II 3.4.4.5), erhöhte Blutungsneigung, Asthma.

INTERAKTIONEN. Gerinnungshemmende Pharmaka wie Marcumar® (Blutungsgefahr!). Vorsicht! Lebensgefährliche Wechselwirkung.

▶ Paracetamol / Ben-u-ron®

ZUSAMMENSETZUNG. Suppositorien mit 125, 250, 500 oder 1000 mg Paracetamol. Tabletten und Kapseln mit 500 mg, Saft.

INDIKATIONEN. Leichte bis mittelstarke, nicht-entzündliche Schmerzzustände, Fieber, (Fieber-)Krämpfe in der Pädiatrie.

WIRKUNG. Paracetamol hemmt die Prostaglandinsynthese auf zerebraler Ebene stärker als Acetylsalicylsäure, in der Peripherie jedoch schwächer. Im Hypothalamus hemmt es die Bildung von fiebererzeugenden Stoffen (Pyrogenen) und wirkt so fiebersenkend. Im Gegensatz zur Acetylsalicylsäure wirkt es nahezu nicht entzündungshemmend. Paracetamol besitzt keine direkte antikonvulsive oder spasmolytische Wirkung, ist bei Fieberkrämpfen jedoch wegen seines antipyretischen Effektes wirksam.

DOSIERUNG. Erwachsene: 500 – 1000 mg oral, Wiederholung bis zur vierfachen Einzeldosis; Kinder von 6 bis 12 Jahren: 500 mg rektal oder 250 mg oral; Kinder von 1 bis 5 Jahren: 250 mg rektal oder 60 bis 120 mg oral; Kinder unter 1 Jahr: 125 mg rektal oder 60 mg oral.

Da Paracetamol nicht wasserlöslich ist, ist eine intravenöse Applikation nicht möglich. Dies schränkt die Anwendung in der Notfallmedizin ein.

NEBENWIRKUNGEN. Allergische Hautreaktionen, reversible Niereninsuffizienz (gelegentlich bzw. sehr selten). Bei Einhaltung der Höchstdosen ist Paracetamol ein nebenwirkungsarmes Arzneimittel. Bedingt durch seine geringe therapeutische Breite kann es bei Überdosierung jedoch zu lebensbedrohlichen Intoxikationen kommen. Bereits 200 – 250 mg/kg KG können zu Lebernekrosen führen (dies entspricht dem Inhalt einer 10er-Packung Paracetamoltabletten!), Dosen um 25 g sind tödlich.

Als Antidot gibt man in der Klinik N-Acetylcystein i.v., das den endogenen Abbau des giftigen Metaboliten unterstützt.

KONTRAINDIKATIONEN. Schwere Nieren- und Leberfunktionsstörungen.

▶ Metamizol / Novalgin®, Novaminsulfon-ratiopharm®

ZUSAMMENSETZUNG. 1 Ampulle zu 2 ml enthält 1 g Metamizol, Dragees zu 500 mg.

INDIKATIONEN. Mittelstarke bis starke Schmerzen, Krämpfe der Hohlorgane, therapieresistentes Fieber.

WIRKUNG. Metamizol hemmt die Prostaglandinbildung und aktiviert vermutlich Neurone der zentralen Schmerzhemmung. Seine schmerzlindernde und fiebersenkende Wirkung ist stärker als die von Acetylsalicylsäure oder Paracetamol. Durch seine spasmolytische Wirkung ist es bei Krämpfen der Hohlorgane indiziert.

DOSIERUNG. 0,5 – 1,0 mg Metamizol = 1–2 ml Lösung = 10 – 20 mg/kg KG langsam über 1 bis 2 Minuten i.v., nach 4 Stunden gegebenenfalls Wiederholung.

NEBENWIRKUNGEN. Blutdruckabfall, Blutbildschäden (Agranulozytose, sehr selten), allergische Reaktion bis hin zum Schock (sehr selten).

KONTRAINDIKATIONEN. Risikoabschätzung bei Hypotonie.

INKOMPATIBILITÄTEN. Nicht mit Lösungen mit saurem pH-Wert mischen (Ausfällung).

10.**2.3 Antiasthmatika**

▶ **Fenoterol / Berotec®**
VGL. 10.2.20.

▶ **Theophyllin / Euphyllin®**
ZUSAMMENSETZUNG. 1 Ampulle zu
10 ml enthält 200 mg Theophyllin.
INDIKATIONEN. Akute Zustände von
Atemnot aufgrund der Obstruktion der
kleinen Luftwege, Status asthmaticus
(VGL. II 3.3.3.1) oder Lungenemphysem
(VGL. II 3.3.3.5), akute Rechtsherzinsuffizienz (VGL. II 3.2.3.2).
WIRKUNG. Theophyllin übt eine relaxierende Wirkung auf die glatte Bronchialmuskulatur aus und steigert die Selbstreinigungsfähigkeit der Lunge (mukoziliare
Clearance). Es verhindert die Freisetzung
von Histamin und verbessert die Kontraktilität (Fähigkeit des Zusammenziehens)
der Bronchialmuskulatur. Am Herzen
wirkt es positiv chronotrop, inotrop (die
Kontraktionskraft steigernd) und steigert
das Herzzeitvolumen. Unter Theophyllin
werden die peripheren Gefäße erweitert,
der Widerstand in der Lungenstrombahn
wird reduziert und es tritt ein diuretischer
(harntreibender) Effekt auf.

Besonders sinnvoll ist das Präparat,
wenn bereits mehrere Hübe eines Bronchodilatators (Berotec®, bronchienerweiternd) keine effiziente Besserung bewirkt
haben. Die Ampullenlösung kann dem
Patienten in verdünnter Form auch oral
verabreicht werden, Wirkungseintritt und
-stärke sind der parenteralen Applikation
ebenbürtig.
DOSIERUNG. Initial eine Ampulle zu
200 mg langsam i.v., Weiterführung der
Therapie über Spritzenpumpe mit einer
Erhaltungsdosis von 0,6 mg/kg KG/h, Kinder: 5 mg/kg KG. Die Dosierung muss individuell nach klinischem Beschwerdebild
erfolgen.
NEBENWIRKUNGEN. Unruhe, Schwindel, Kopfschmerzen und Übelkeit durch
zentrale Stimulation, besonders bei rascher
Applikation, Herzklopfen und Tachykardie,
Rhythmusstörungen, allergische Reaktionen auf Hilfsstoffe (Lösungsvermittler).
KONTRAINDIKATIONEN. Epilepsie (Erhöhung der Krampfbereitschaft, VGL. II
6.3.6), Tachykardie, kardiogener Schock.

▶ **Reproterol / Bronchospasmin®**
ZUSAMMENSETZUNG. 1 Ampulle zu 1
ml enthält 90µg Reproterol.
INDIKATIONEN. Akuter Asthmaanfall,
chronisch-obstruktive Lungenerkrankung.
WIRKUNG. *Beta2-Sympathomimetikum*
($\beta_2 > \beta_1$).
DOSIERUNG. 90µg langsam i.v., bei Bedarf nach 2 – 5 Minuten wiederholen. Monitorkontrolle!
NEBENWIRKUNGEN. Tachykarde Herzrhythmusstörungen, Tokolyse, Unruhe,
Koronarsymptomatik.
KONTRAINDIKATIONEN. Schwere Tachyarrhythmie (Risikoabwägung), bekanntes Phäochromozytom, Hyperthyreose, akuter Myokardinfarkt.

10.**2.4 Antihistaminika**

▶ **Clemastin / Tavegil®**
ZUSAMMENSETZUNG. 5 ml Ampulle =
2 mg Wirkstoff.
INDIKATIONEN. Anaphylaktische Reaktionen (VGL. II 2.6).
WIRKUNG. H_1-Antihistaminikum, juckreizstillend, antiallergisch, bronchodilatorisch.
DOSIERUNG. 2 – 3 mg langsam i.v.
NEBENWIRKUNGEN. Sedierung, Tachykardie, Schwindel.

▶ **Cimetidin / Tagamet®**

ZUSAMMENSETZUNG. 2 ml = 200 mg, 4 ml = 400 mg.

INDIKATIONEN. Anaphylaxieprophylaxe, Stressulkus (Ulkus: Magengeschwür).

WIRKUNG. H_2-Antihistaminikum, sekretionshemmend.

DOSIERUNG. Anaphylaxieprophylaxe: 5 mg/kg KG; Stressulkus: 20 mg/kg KG/ Tag 4- bis 5-mal/Tag.

NEBENWIRKUNGEN. Kopfschmerz, Müdigkeit, Übelkeit.

10.2.5 Antihypotonika

▶ **Theodrenalin + Cafedrin / Akrinor®**

ZUSAMMENSETZUNG. Eine Ampulle zu 2 ml enthält 200 mg Cafedrin und 10 mg Theodrenalin.

INDIKATIONEN. Hypotonie durch vegetative Dysregulation.

WIRKUNG. Als β-Sympathomimetikum steigert das Medikament den arteriellen Blutdruck, das Herzschlagvolumen und die Myokarddurchblutung. Wirkungseintritt: i.v. unter einer Minute, Wirkdauer i.v.: ca. 60 Minuten.

DOSIERUNG. 1 Ampulle zu 2 ml verdünnt und fraktioniert i.v.

NEBENWIRKUNGEN. Pektanginöse Beschwerden, insbesondere bei bestehender Vorerkrankung.

KONTRAINDIKATIONEN. Mitralklappenstenose, Engwinkelglaukom (VGL. III 5.3.1), Volumenmangelzustände.

10.2.6 Antihypotensiva/ Antihypertonika

▶ **Nifedipin / Adalat®**

ZUSAMMENSETZUNG. Eine Kapsel enthält 10 mg Nifedipin.

INDIKATIONEN. Hypertensive Krise, jedoch nicht Mittel der 1. Wahl, und Angina pectoris (VGL. II 3.2.3).

WIRKUNG. Der Wirkstoff Nifedipin gehört zur Gruppe der Kalziumantagonisten. Am Herzen kommt es durch eine Hemmung des Kalziumkanals zu einer Verringerung der intrazellulären Kalziumkonzentration. Die Folgen sind eine Abschwächung der Kontraktionskraft, eine Reduzierung der Herzfrequenz und eine Verzögerung der Überleitung.

Das erwünschte Ergebnis ist eine Senkung des Sauerstoffbedarfs und des Blutdruckes.

Im Gegensatz zu anderen Kalziumantagonisten (z.B. Verapamil in Isoptin®) beeinflusst Nifedipin die kardiale Erregungsbildung und -leitung nicht und hat somit keine direkte antiarrhythmische Wirkung.

DOSIERUNG. 1 bis 2 Kapseln. Adalat® wird oral verabreicht! Die beste und schnellste Resorption ist dann gegeben, wenn eine Kapsel zerbissen und anschließend mit Restinhalt geschluckt wird. Bei Beißschwierigkeiten kann die Gelatinekapsel mit einer Kanüle angestochen werden.

NEBENWIRKUNGEN. Kopfschmerzen, Wärmegefühl, Blutansammlung im Gesicht (Flush), initiale starke Blutdrucksenkung, pektanginöse Beschwerden.

KONTRAINDIKATIONEN. Schwere Hypotonie, Schock (VGL. II 2), Herzinfarkt; Achtung: Die Gabe von kurzwirksamen Kalziumantagonisten wie Nifedipin und Nitrendipin (Bayotensin akut®) beim Herzinfarkt verschlechtert die Prognose des Patienten deutlich! Dies gilt nicht für antiarrhythmisch wirksame Pharmaka wie Verapamil (Isoptin®).

▶ **Urapidil / Ebrantil®**

ZUSAMMENSETZUNG. Eine Ampulle zu 5 ml enthält 25 mg, zu 10 ml 50 mg Urapidil.

INDIKATIONEN. Hypertensive Krise sowie kontrollierte Blutdrucksenkung.

WIRKUNG. Ebrantil® wirkt an α_1-Rezeptoren als Antagonist (α-Sympatholytikum). Das Ergebnis ist eine Blutdrucksenkung infolge peripherer Vasodilatation. Weiterhin besitzt Urapidil einen zentralen Angriffspunkt und beeinflusst die Aktivität des Kreislaufregulationszentrums. Der Wirkstoff erhöht nicht den intrakraniellen Druck und ist deshalb auch bei zerebraler, hypertoner Massenblutung geeignet.

DOSIERUNG. Erwachsene: 10 – 50 mg fraktioniert i.v., Weiterbehandlung mit Spritzenpumpe.

NEBENWIRKUNGEN. Kopfschmerzen, Erbrechen, pektanginöse Beschwerden, Reflextachykardie.

KONTRAINDIKATIONEN. Aortenisthmusstenose.

▶ **Clonidin / Catapresan®**

ZUSAMMENSETZUNG. Eine Ampulle zu 1 ml enthält 0,15 mg Clonidin.

INDIKATIONEN. Hypertensive Krise (VGL. 4.2.3.1), in der Intensivmedizin auch bei Entzugssyndromen (VGL. II 6.5.3).

WIRKUNG. Als β-Sympathomimetikum stimuliert Clonidin die α_2-Rezeptoren und bewirkt eine Senkung des arteriellen Blutdruckes durch eine Herabsetzung des Herzzeitvolumens und der Schlagfrequenz. Die Wirkung erfolgt zentral und peripher. Durch die analgetische, anxiolytische (angstlösende), zentral dämpfende und antimanische Eigenschaft beeinflusst es günstig den Opiatentzug und das Delirium tremens. Wirkungseintritt: 5 bis 10 Minuten, Wirkdauer: 1 bis 4 Stunden.

DOSIERUNG. Initial ½ – 1 Ampulle i.v. beim liegenden Patienten, Perfusor: 3 Ampullen in 50 ml NaCl-Lösung mit 1 – 5 ml/h (9 – 45 µg/h).

NEBENWIRKUNGEN. Initialer Blutdruckanstieg, Sinusbradykardie und AV-Überleitungsstörungen (selten), Mundtrockenheit (häufig), Sedierung.

KONTRAINDIKATIONEN. Bradykardie, AV-Überleitungsstörungen.

10.**2.7** Antiarrhythmika

Zu den einzelnen Rhythmusstörungen VGL. II 3.2.3.7.

▶ **Lidocain / Xylocain®**

ZUSAMMENSETZUNG. Eine Ampulle 2% zu 5 ml enthält 100 mg Lidocain, 10% zu 3 ml 300 mg.

INDIKATIONEN. Ventrikuläre Extrasystolen, Kammertachykardie, Digitalisintoxikationen, Kammerflimmern/-flattern hierbei allerdings nur noch Klasse-III-Empfehlung. Bei nicht erfolgreicher Defibrillation ist aktuell der Einsatz von Amiodaron (Cordarex®) angezeigt.

WIRKUNG. Die antiarrhythmische Wirkung beruht auf einem direkten Angriff an der Herzmuskelmembran. Die Schrittmacheraktivität wird besonders am Ventrikel gehemmt und ist abhängig vom Ausgangsruhepotenzial. Der Natriumeinstrom während der Depolarisation wird verhindert und die Durchlässigkeit für Kalium und Natrium auch in der Diastole gehemmt. Die Dauer des Aktionspotenzials und die Refraktärzeit (Ruhephase) nehmen ab, und die Freisetzung von Noradrenalin aus seinen Speichern wird

361

gehemmt. Wirkungseintritt: 1 bis 2 Minuten, Wirkungsdauer: 15 bis 20 Minuten.

DOSIERUNG. Bei Kammerflimmern nach primärer Defibrillation 1,5 mg/kg KG i.v. oder 2 – 3 mg/kg KG endobronchial, Infusionsspritzenpumpe: 1000 mg in 50 ml NaCl, 6 – 2 ml/h. Dosisreduktion um 50% bei ausgeprägter Herzinsuffizienz, im Schock oder bei Leberinsuffizienz.

NEBENWIRKUNGEN. Ventrikuläre Extrasystolen, Kammerflimmern, AV-Block, Verschlechterung des Defibrillationserfolges, zentralnervöse Auswirkungen.

KONTRAINDIKATIONEN. AV-Block III. Grades, Bradykardie, AV-Dissoziation.

▶ β-Blocker: Esmolol / Brevibloc®

ALLGEMEINES. Präparate dieser Gruppe werden auch als β-Sympatholytika bezeichnet. Sie heben die Wirkung der Katecholamine an β_1- und β_2-Rezeptoren durch kompetitiven Antagonismus auf. Die Folge ist am Herzen und im Stoffwechsel ein hemmender und in der glatten Muskulatur ein stimulierender Effekt. β-Blocker wirken unterschiedlich selektiv, d.h. die Besetzung der β-Rezeptortypen unterscheidet sich quantitativ. Bei kardialer Indikation setzt man solche β-Blocker ein, die spezifisch an den β_1-Rezeptoren angreifen. Die Selektivität ist immer nur relativ, auch die β_2-Rezeptoren in der Bronchialmuskulatur werden beeinflusst, was die Kontraindikation beim Asthma bronchiale erklärt. In der präklinischen Notfallmedizin sollten nur Präparate mit kurzer Wirkdauer zum Einsatz kommen, z.B. Esmolol (Brevibloc®). Alle Wirkstoffnamen dieser Gruppe sind an der Endung »-olol« zu erkennen.

WIRKUNG. Senkung der Herzfrequenz, Verminderung der Kontraktilität, Herabsetzung der Erregbarkeit, Verlangsamung der Erregungsleitung, Senkung des systolischen Blutdruckes, Reduktion des myokardialen Sauerstoffverbrauchs, (relativ) selektive β_1-Wirkung (VGL. 10.2.7.2). Wirkungseintritt: 2 Minuten, Halbwertzeit: 9 Minuten. Esmolol ist gut steuerbar und Metoprolol und Pindolol vorzuziehen.

ZUSAMMENSETZUNG. 10 ml Infusionslösung enthalten 100 mg, 10 ml Infusionslösungskonzentrat 2,5 g Esmolol.

INDIKATIONEN. Supraventrikuläre Tachykardien, soweit diese nicht durch eine vorzeitige Erregung des Herzens aufgrund atypischer Leitungsbahnen bedingt sind (Re-entry-Mechanismen), therapiebedürftige, nicht-kompensatorische Sinustachykardie, hypertensive Krise (VGL. II 3.2.3.3), hyperkinetisches Herzsyndrom.

DOSIERUNG. Initial: Esmolol 500 µg /kg KG über eine Minute, weitere Therapie über Spritzenpumpe.

NEBENWIRKUNGEN. Bronchospasmus (bei empfindlichen Patienten), Blutdruckabfall, Bradykardie, AV-Block (selten), Übelkeit, Erbrechen, übermäßiger Anstieg der Herzfrequenz ca. 30 Minuten nach Infusionsende (Rebound-Effekt).

KONTRAINDIKATIONEN. Bradykardie, Nutzen-Risikoabwägung und gegebenenfalls Dosisreduktion bei bronchospastischen Erkrankungen, Diabetes, kompensatorische Herzinsuffizienz.

▶ Amiodaron / Cordarex®

ZUSAMMENSETZUNG. 1 Ampulle mit 3 ml enthält 150 mg Amiodaronhydrochlorid.

INDIKATION. Therapieresistente supraventrikuläre und ventrikuläre Arrhythmien, Vorhofflattern und Vorhofflimmern, AV-Knoten-Tachykardien, Reentry-Tachykardien, WPW-Syndrom, Herzstillstand nach Kammerflimmern nach erfolgloser

Adrenalingabe und Defibrillation, Vorbeugung von erneuten Tachykardien nach primär erfolgreicher Defibrillation.

WIRKUNG. Amiodaron greift an Ionenkanälen, Rezeptoren und Membranen an und besitzt antiarrhythmische Eigenschaften aller vier Antiarrhythmika-Klassen nach Vaughan-Williams. Hauptsächlich wirkt es als Klasse-III-Antiarrhythmikum mit zusätzlicher Klasse-II-Wirkung.

Es verzögert den repolarisierenden Kalium-Auswärtsstrom, verlängert die Dauer des Aktionspotenzials und die Refraktärstrecke, unterbricht kreisende Erregungen und senkt die Herzfrequenz und geringfügig auch die -kraft.

Die Gabe von Amiodaron bei Patienten mit Kammerflimmern, die auf eine Defibrillation nicht ansprechen, wurde in den ILCOR-Empfehlungen als Alternative zu Lidocain neu aufgenommen. Lidocain wird weiterhin mit der Beurteilung »unklare wissenschaftliche Evidenz« aufgeführt. Die ALIVE-Studie verglich 2002 beide Antiarrhythmika miteinander, unter Gabe von Amiodaron erreichten etwa doppelt so viele Patienten lebend die Klinik wie unter Gabe von Lidocain.

DOSIERUNG. Injektion: 5 mg Amiodaronhydrochlorid/kg Körpergewicht in mindestens 3 Minuten injizieren. Keine zweite Injektion früher als 15 Minuten nach der ersten Injektion geben, auch wenn bei der ersten Injektion nicht die maximale Dosis gegeben wurde. Einmalige Infusion: 2 Ampullen (300 mg Amiodaronhydrochlorid) in 250 ml 5%-iger Glukoselösung innerhalb 20 Minuten bis 2 Stunden infundieren. Alternativ kann 6 ml Amiodaronlösung (300 mg) mit 20 ml Glukoselösung gemischt werden und schnell i.v. injiziert werden. Bei der Dauerinfusion ist

Lichtschutz erforderlich. Das Pharmakon sollte grundsätzlich nicht mit anderen Lösungen gemischt werden. Halbwertzeit ist nicht mit Wirkdauer zu verwechseln! Das Antiarrhythmikum wirkt trotz einer Halbwertzeit von 100 Tagen nur 3 bis 8 Minuten.

NEBENWIRKUNGEN. Blutdrucksenkung, AV-Blockierung (beschränkt auf die parenterale Einmalgabe).

KONTRAINDIKATIONEN. Sinusbradykardie, alle Formen einer Leitungsverzögerung, AV-Block II. und III. Grades, Kreislaufkollaps, Hypotonie, schwere Ateminsuffizienz, Kardiomyopathie, Herzinsuffizienz, Neugeborene.

ACHTUNG: Bei gleichzeitiger Verabreichung mit Kalziumantagonisten vom Verapamil- und Diltiazem-Typ oder β-Blockern kann es zu einer exzessiven Bradykardie, zu höhergradigen atrioventrikulären Überleitungsstörungen und zu einer verstärkten kardiodepressiven Wirkung kommen.

▶ Ajmalin / Gilurytmal®

ZUSAMMENSETZUNG. Eine Ampulle Gilurytmal® zu 2 ml zur Infusion enthält 50 mg Ajmalin, Gilurytmal® 10 zu 10 ml 50 mg.

INDIKATIONEN. Supraventrikuläre Tachykardien, besonders bei AV-Knoten-, Re-entry- und Wolf-Parkinson-White-(WPW-)Syndrom, ventrikuläre Tachykardien auch bei Myokardinfarkt (VGL. II 3.2.3.6), diagnostisches Instrument zur Risikoabschätzung bei WPW-Syndrom.

WIRKUNG. Ajmalin wirkt, ähnlich wie Chinidin, im Erregungsleitungssystem membranstabilisierend. Die Geschwindigkeit des Aktionspotenzials wird vermindert und die Erregungsleitung im AV-Knoten und Purkinje-System verlangsamt, die Dauer des Aktionspotenzials sowie die Refraktärzeit verlängert und die Schrittmacheraktivität gehemmt. Die Wirkungen sind dadurch erklärbar, dass der schnelle Natriumkanal der Herzmuskelzelle blockiert wird, wodurch die Erregungsbildung und -ausbreitung gehemmt werden.

DOSIERUNG. Initiale Bolusgabe: 50 mg über 5 Minuten unter Monitoring. Bei Herzvorschädigung Injektionsdauer auf 15 bis 20 Minuten ausdehnen. Gegebenenfalls Wiederholung nach 10 Minuten. Weitere Therapie mit Injektions- oder Infusionspumpe.

NEBENWIRKUNGEN. Bradykardie, QRS-Verbreiterung (VGL. 2.3.1.6), AV-Block, Hypotension, Herzinsuffizienz.

KONTRAINDIKATIONEN. Reizleitungsstörungen, Bradykardie.

▶ **Verapamil / Isoptin®**

ZUSAMMENSETZUNG. Eine Ampulle zu 2 ml enthält 5 mg, eine zu 20 ml 50 mg Verapamil.

INDIKATIONEN. Paroxysmale supraventrikuläre Tachykardien, Vorhofflimmern/-flattern mit Tachyarrhythmie, supraventrikuläre und ventrikuläre Extrasystolie, soweit diese durch Myokardischämie ausgelöst wurde, hypertensive Krise, Angina pectoris, die Koronarspasmen (Prinzmetal-Angina) als Ursache hat.

WIRKUNG. Der Kalziumeinstrom, der beim Aktionspotenzial für die Plateauphase und die langsame Depolarisationsphase verantwortlich ist und die Erregungsausbreitung am Sinus- und AV-Knoten reguliert, wird gehemmt, ebenso die AV-Überleitung. Besonders bei erhöhter Schlagfolge verringert sich die Sinusfrequenz. Der Kalziumantagonist

Verapamil zählt zur Gruppe der Klasse-IV-Antiarrhythmika. Wie Nifedipin (Adalat®) hat das Präparat einen blutdrucksenkenden Effekt. Dieser ist jedoch geringer ausgeprägt, weshalb es nicht zur Therapie der hypertensiven Krise (krisenhafter Bluthochdruck) indiziert ist.

DOSIERUNG. Eine Ampulle zu 2 ml (5 mg Verapamil) langsam über 2 bis 3 Minuten i.v., nach 10 bis 15 Minuten gegebenenfalls Wiederholung. Weitere Therapie mit Spritzenpumpe.

NEBENWIRKUNGEN. AV-Blockierung, Sinusbradykardie, Verstärkung der Insuffizienzsymptome. Cave: Verapamil i.v. nie mit β-Blockern kombinieren!

KONTRAINDIKATIONEN. AV-Block III, kardiogener Schock, ausgeprägte Hypotonie, Bradykardie, manifeste Herzinsuffizienz, Vorhofflattern beim WPW-Syndrom.

▶ **Vasopressin / Pitressin®**

ZUSAMMENSETZUNG. 1 Ampulle enthält 40 I.E. Vasopressin. U.a. enthalten in Pitressin®, das in Deutschland derzeit nicht zugelassen ist. Es kann aus dem Ausland bezogen werden.

INDIKATION. Zugelassen zur Therapie des Diabetes insipidus (für den Rettungsdienst nicht relevant), Herz-Kreislauf-Stillstand (hierfür noch keine Zulassung in Deutschland).

WIRKUNG. Vasopressin greift als Agonist an V_1- und V_2-Rezeptoren an. Es verengt die peripheren Gefäße, die Kapillaren sowie die kleinen Arteriolen und Venolen. Die Folge ist eine Steigerung der kardialen Durchblutung und die Erhöhung des Blutdruckes sowie des systemischen Widerstandes. Von Vorteil ist, dass der myokardiale Sauerstoffbedarf nicht gesteigert wird. Patienten mit Asystolie und Patienten, die vor Verabreichung von Adrenalin Vasopressin erhalten, profitieren vermutlich deshalb von der Vasopressingabe, weil die Wirkung des Hormons im Gegensatz zum Adrenalin bei einer ischämiebedingten Azidose nicht vermindert wird.

DOSIERUNG. Einmalig 40 I.E i.v., alternativ kann eine endobronchiale oder intraossäre Gabe erfolgen. Neue Studien sprechen dafür, Vasopressin mit Adrenalin zu mischen, um eine optimale Wirkung zu erzielen.

NEBENWIRKUNG. Blutdruckanstieg, Lungenödem, Koronarspasmus, Uteruskontraktion, allergische Reaktionen.

KONTRAINDIKATIONEN. Bei der Reanimation keine.

10.2.8 Anästhetika

Narkosemittel führen in Abhängigkeit von Substanz und Dosierung zur Sedierung bzw. Narkose, Amnesie (Erinnerungslücke), zu einer vegetativen Dämpfung und gegebenenfalls zur Analgesie. Eine zusätzliche Muskelrelaxierung wird durch Muskelrelaxanzien erreicht. In der Notfallmedizin kommen Injektionsnarkotika zum Einsatz, zu denen man Barbiturate, Ketamin, Etomidat und Propofol sowie die Benzodiazepine rechnet (VGL. I. 9).

▶ **Etomidat / Hypnomidate®, Etomidat-®Lipuro**

ZUSAMMENSETZUNG. Eine Ampulle zu 10 ml enthält 20 mg Etomidat.

INDIKATIONEN. Narkoseeinleitung, Intubation, Kurznarkose z.B. zur Kardioversion.

WIRKUNG. Etomidat hat einen zentralen Angriffspunkt, wirkt hirndrucksenkend, antikonvulsiv (antiepileptisch). Es hat eine große therapeutische Breite und beeinflusst das Herz-Kreislauf-System nur schwach. Es hat keine analgetische Wirkung, daher ist eine Kombination mit Opioiden erforderlich. Wirkungseintritt: sofort, Wirkdauer: 3 bis 10 Minuten.

DOSIERUNG. 0,15 – 0,3 mg/kg KG.

NEBENWIRKUNGEN. Gefäßreizend, kurze Apnoe möglich, Myoklonien (lassen sich durch die Gabe von Fentanyl oder Benzodiazepinen abschwächen).

KONTRAINDIKATIONEN. Fehlende Beatmungsmöglichkeit.

▶ **Propofol / Disoprivan® Propofol Abbott®**

ZUSAMMENSETZUNG. Eine Ampulle 1% zu 20 ml enthält 200 mg Propofol. Stechampulle 1% und 2% zu 50 ml.

INDIKATIONEN. Narkoseeinleitung, Intubation. Auch zur Narkosefortführung/Langzeitsedierung geeignet (z.B. Intensivverlegung).

WIRKUNG. Propofol hat einen zentralen Angriffspunkt und wirkt hypnotisch. In Abhängigkeit von der aktuellen Kreislaufsituation ist eine Kreislaufdepression möglich (Dosisreduktion!). Propofol hat eine große therapeutische Breite und gute Steuerbarkeit. Es hat keine analgetische Wirkung, daher ist eine Kombination mit Opioiden erforderlich. Wirkungseintritt: 30 – 40 Sekunden, Wirkdauer: ca. 5 Minuten.

DOSIERUNG. 1,0 – 2,5 mg/kg KG. Bei instabilen Patienten Dosisreduktion erforderlich.

NEBENWIRKUNGEN. Gefäßreizend, kurze Apnoe möglich, ausgeprägte Hypotension möglich, Bradykardie, exzitatorische Bewegungen (insbesondere Kinder).

KONTRAINDIKATIONEN. Fehlende Beatmungsmöglichkeit.

▶ **Ketamin / Ketanest®, Esketamin/ Ketanest S®**

ZUSAMMENSETZUNG. Es stehen Darreichungsformen (Ampullen, Stechflaschen) mit 10 mg/ml und mit 50 mg/ml zur Verfügung. Ketanest S® in 5 ml/25 mg (1 ml/ 5 mg), 10 ml/250 mg und 2 ml/50 mg (1 ml/25 mg)

INDIKATIONEN. Kurznarkotikum für diagnostische und therapeutische Eingriffe, z.B. zur Rettung eingeklemmter Personen, Narkoseeinleitung, Analgetikum, Status asthmaticus.

WIRKUNG. Ketamin wirkt gut analgetisch, mäßig narkotisch und ruft eine Amnesie hervor. An Opiatrezeptoren wirkt es agonistisch, am NMDA-Rezeptor (N-Methyl-D-Aspartat) als Antagonist. Die Reflexe bleiben erhalten, der Sympathikotonus wird gesteigert. Das neue Ketanest S® ist stärker wirksam und besser verträglich. Wirkungseintritt: sofort, Wirkdauer: Anästhesie: 10 bis 15 Minuten, Analgesie: 40 Minuten, Amnesie: 1 bis 2 Stunden.

DOSIERUNG. Analgesie: 0,25 – 0,5 mg/kg KG i.v., Narkoseeinleitung: 1 – 3 mg/kg KG langsam i.v. (rektale und orale Gabe möglich), Status asthmaticus: bis 7 mg/kg KG. Bei der Verwendung von Ketanest S® halbiert sich aufgrund der höheren Potenz der Substanz die Dosierung bei den einzelnen Indikationen.

NEBENWIRKUNGEN. Erhöhter Muskeltonus, Steigerung des Hirndruckes bei unzureichender Beatmung, Halluzinationen, Aufwachreaktionen (lassen sich durch die gleichzeitige Gabe von Benzodiazepinen reduzieren), langer Nachschlaf, Atemdepression (bei zu rascher Injektion), sympathomimetische Nebenwirkungen (Blutdruck-, Herzfrequenzanstieg, Bronchialerweiterung).

KONTRAINDIKATIONEN. Fehlende Beatmungsmöglichkeit, schwere Hypertonie, Krampfneigung, Apoplex, Herzinfarkt.

▶ **Thiopental / Trapanal®**

ZUSAMMENSETZUNG. Eine Trockenampulle enthält 0,5 g Thiopental, zu lösen in 20 ml Aqua ad injectabilia (injizierbares Wasser).

INDIKATIONEN. Narkoseeinleitung (VGL. 9.4.1), in der Intensivmedizin Senkung des Hirndruckes bei Schädel-Hirn-Trauma.

WIRKUNG. Thiopental gehört zur Gruppe der Barbiturate. Es hemmt dosisabhängig die Aktivität aller erregbaren Zentren und wirkt sedativ, hypnotisch, antikonvulsiv und reduziert den neuronalen Stoffwechsel. Es hat keine analgetische Wirkung, daher ist eine Kombination mit Opioiden erforderlich. Wirkungseintritt: sofort, Wirkdauer: 5 bis 20 Minuten (dosisabhängig).

DOSIERUNG. Narkoseeinleitung: 3–5 mg/kg KG über 20 bis 30 Sek. i.v., Kinder: 5 – 7 mg/kg KG i.v.; bei Alkoholikern ggf. Dosissteigerung. Cave: Nicht mit Kohlehydrat- oder Ringer-Lösung mischen!

NEBENWIRKUNGEN. Allergische Reaktionen, Gefäßirritation, Blutdruckabfall, Atemdepression, Laryngospasmus (Histaminausschüttung).

KONTRAINDIKATIONEN. Fehlende Beatmungsmöglichkeit, Schock, Herzrhythmusstörungen.

10.**2.9 Kortikoide**

Diese Präparate werden auch als Glukokortikoide oder Kortisonderivate bezeichnet. Cortisol ist ein Hormon der Nebennierenrinde und reguliert eine Vielzahl von Vorgängen. Die unterschiedlichen Präparate haben qualitativ die gleichen pharmakologischen Effekte, unterscheiden sich jedoch in ihrer antiphlogistischen Wirkstärke.

1. *Indikationen*
   - anaphylaktische Reaktionen (VGL. II 2.6)
   - Status asthmaticus (VGL. II 3.3.3.1), toxisches Lungenödem
   - Kruppsyndrom (VGL. II 5.5.1.2)
   - Schädel-Hirn-Traumen (VGL. III 2.2), Hirnödemprophylaxe (VGL. II 6.3.3.4)
   - Verletzungen des Nervensystems (VGL. II 6.3, III 2.2.3, III 2.3.3.4)

2. *Wirkung*
   - entzündungshemmend
   - membranstabilisierend
   - immunsuppressiv (die Immunreaktion abschwächend)
   - Förderung der Glukoneogenese und der Glykogenbildung (Zucker- bzw. Stärkebildung)
   - Beeinflussung des Elektrolythaushaltes
   - Herabsetzung der Krampfschwelle

3. *Nebenwirkungen*
   - Erhöhung des Blutzuckerspiegels
   - Pilzbesiedlung der Lunge (inhalativ).

10.2.10 Diuretika

Der Begriff Diurese stammt vom griechischen Wort »diourein«, was soviel bedeutet wie »harnen«. Diuretika bezeichnet man auch als Entwässerungsmittel, da sie eine vermehrte Harnausscheidung bewirken. Werden mit dem Wasser auch Mineralsalze ausgeschieden, spricht man von Saluretika.

Angriffspunkte in der Niere können der proximale Tubulus, der dicke Teil der aufsteigenden Henle-Schleife, der früh- oder spätdistale Tubulus oder das Sammelrohr sein (VGL. II 3.5.2). Der Ort des Angriffs bestimmt Stärke und Ausmaß von Haupt- und Nebenwirkung.

In der Notfallmedizin werden als Diuretika überwiegend Präparate mit dem Wirkstoff Furosemid angewendet.

▶ Furosemid / Lasix®

ZUSAMMENSETZUNG. Eine Ampulle zu 2 ml (4 ml) enthält 20 mg (40 mg) Furosemid.

INDIKATIONEN. Lungenödem (VGL. II 3.2.3.1), Ödembildung, Steigerung der renalen Giftauswaschung bei bestimmten Toxinen.

WIRKUNG. Furosemid hemmt die Rückresorption von Natrium und Chlorid im aufsteigenden Teil der Henle-Schleife. Die Ausscheidung von Kalium, Kalzium und Magnesium nimmt als Folge der gesteigerten Natriumkonzentration zu. Die Elektrolyte binden osmotisch Wasser an sich, so dass es bei ihrer Ausscheidung zum gewünschten diuretischen Effekt kommt. Furosemid besitzt eine starke Wirkung, je nach Dosis können bis zu 60 Liter Flüssigkeit in 24 Stunden ausgeschieden werden. Durch die Weitstellung der Kapazitätsgefäße vor dem rechten Herzen kommt es zu einem »inneren Aderlass« (venöses Pooling) mit Reduktion der Herzarbeit durch Abnahme des linksventrikulären Füllungsdruckes. Der Pulmonalarteriendruck nimmt ebenfalls ab. Wirkungseintritt: 2 Minuten, Wirkdauer: ca. 2 Stunden.

DOSIERUNG. Initial: 20 – 40 mg langsam i.v. (max. 4 mg/min). Säuglinge und Kleinkinder: 0,4 – 0,6 mg/kg KG.

TAB. 6 ▶ Dopamin – Dosis – Wirkungsbeziehung

Dosis	Rezeptor	Wirkung
niedrig	Dopaminrezeptor	Erweiterung der Nieren- und Mesenterialgefäße
mittel	β_1-Rezeptor	Herz: positiv chronotrop, inotrop und dromotrop
hoch	α_1-Rezeptor	Verengung peripherer Gefäße, blutdrucksteigernd

NEBENWIRKUNGEN. Störungen des Wasser- und Elektrolythaushaltes (VGL. II 3.5.4), Hypokaliämie, Hypomagnesämie, Hyponatriämie und Hypochlorämie bei längerer Anwendung, Harnsäureanstieg, reversible (rückbildungsfähige) Hörverluste nach schneller intravenöser Applikation hoher Dosen.

KONTRAINDIKATIONEN. Nierenversagen mit Anurie, Überempfindlichkeit auf Antibiotika der Sulfonamidgruppe; Schwangerschaft: strenge Indikationsstellung. Cave: Nicht als Mischspritze verabreichen, Gefahr von Inkompatibilitäten.

10.2.11 Katecholamine

Zu den Katecholaminen rechnet man Adrenalin (VGL. 10.2.20.4), Noradrenalin, Dopamin und Dobutamin. Alle wirken agonistisch auf das sympathische Nervensystem, unterscheiden sich aber in ihrer Wirkstärke und in der Beeinflussung der unterschiedlichen Rezeptortypen, gegebenenfalls ist dann die Kombination von verschiedenen Katecholaminen erforderlich. Zur Applikation wird eine Verdünnung hergestellt, die in der Regel über eine Infusionsspritzenpumpe (Dauerapplikation) infundiert oder als Bolus (z.B. Adrenalin) injiziert wird.

In der Klinik ist bei der Applikation von Katecholaminen in der Regel ein invasives hämodynamisches Monitoring (z.B. arterielle/blutige Blutdruckmessung) indiziert, und die Substanzen sollten über einen zentralvenösen Zugang appliziert werden.

▶ **Dopamin / Dopamin Giulini®**

ZUSAMMENSETZUNG. Eine Ampulle Dopamin Giulini® zu 5 ml enthält 50 mg, eine Ampulle Dopamin Giulini® 200 zu 50 ml enthält 250 mg.

INDIKATIONEN. Schock ohne Volumenmangel. In der Notfallmedizin hat das Mittel an Bedeutung verloren, wenn andere Katecholamine vorhanden sind (Adrenalin, Noradrinalin, Dobutrex®).

WIRKUNG. Dopamin wirkt im Zentralen und periphervegetativen Nervensystem als Neurotransmitter. Es wirkt an α-, β_1-, β_2- und Dopaminrezeptoren als Agonist, wobei die Wirkung stark dosisabhängig ist. Wirkungseintritt: sofort, Wirkdauer: 1 bis 5 Minuten (dosisabhängig).

DOSIERUNG. Renale Perfusionssteigerung: 1,5 – 4 μg/kg KG/min, positiv inotrop und chronotrop: 3 – 10 μg/kg KG/min, Vasokonstriktion, drucksteigernd: 8 – 25 μg/kg/KG min (TAB. 7). Gabe in der Intensivmedizin nur über zentralen Zugang.

NEBENWIRKUNGEN. Tachykardie, Arrhythmien, Injektionsnekrose.

KONTRAINDIKATIONEN. Nicht substituierter Volumenmangelschock, Tachyarrhythmien, Hyperthyreose (Schilddrüsenüberfunktion).

▶ **Dobutamin / Dobutrex®,
Dobutamin Giulini®**
INDIKATIONEN. Linksherzinsuffizienz
mit Lungenödem (VGL. II 3.2.3.2), so genanntes Rückwärtsversagen, Low-output-
Syndrom.
WIRKUNG. Als β_1-Sympathomimetikum
wirkt Dobutamin positiv inotrop, gering
positiv chronotrop und senkt den linksventrikulären Füllungsdruck und den peripheren Widerstand. Wirkungseintritt:
sofort, Wirkdauer: 5 bis 10 Minuten.
DOSIERUNG. 2,5 bis 20 µg/kg/KG min i.v.
über Spritzenpumpe. Die fertige Lösung ist
bei Raumtemperatur 48 Stunden lagerfähig, eine Rotfärbung zeigt Zersetzung an.
NEBENWIRKUNGEN. Extrasystolie, pektanginöse Beschwerden, Tachykardie,
Übelkeit, Dyspnoe.

▶ **Noradrenalin / Arterenol®**
INDIKATIONEN. Schockzustände mit
vermindertem peripheren Gefäßwider-
stand (z.B. septischer Schock) und hämodynamisch kritischer Vasodilatation.
WIRKUNG. Als vorwiegendes α-Sympa-
thomimetikum steigert es hauptsächlich

den peripheren Widerstand. Wirkungs-
eintritt: sofort, Wirkdauer: 2 min.
DOSIERUNG. 0,1µg/kg/KG min i.v. über
Spritzenpumpe.
NEBENWIRKUNGEN. Schwere Hyper-
tension, Gewebenekrosen, koronare
Symptomatik.

▶ **Adrenalin / Suprarenin®**
(VGL. 10.2.20)

10.2.12 Neuroleptika

Neuroleptika besitzen bei psychotischen
Patienten eine antipsychotische Wirkung.
Das Bewusstsein und die intellektuel-
len Fähigkeiten werden nicht beeinflusst.
Dem Patienten wird eine Distanzierung
zu seiner Psychose möglich. Je nach Wirkstärke (neuroleptische Potenz) üben sie
eine sedierende, antipsychotische, antide-
pressive und antiemetische Wirkung aus
(VGL. II 6.4.4).

Präparate dieser Gruppe greifen in die
Erregungsübertragung an den Synapsen
ein und blockieren die Dopaminrezeptoren.
α_1-, Muscarin- und Histaminrezeptoren

TAB. 7 ▶ Wirkung von Neuroleptika

Wirkstoff	Präparat	Stärke	Sedierend	Antipsy-chotisch	Antide-pressiv	Antriebs-hemmend	Anti-emetisch
Chlorpromazin	Mega-phen®	I – II	++++	+	+++	++++	++
Chlorprothixen	Truxal®	I	++++	+	+++	++++	++
Droperidol	Dehydro-®benzpe-ridol	III – IV	+	++++	0	+	++++
Haloperidol	Haldol®-Janssen	III – IV	+	++++	0	+	++++
Promethazin	Atosil®	I	++++	+	+++	++++	++
Triflupromazin	Psyquil®	II	++	++	0	+	++++

0 = nein   + = kaum   ++ = schwach   +++ = ja   ++++ = stark

(H_1) werden ebenfalls mehr oder weniger stark belegt. Die Wirkcharakteristiken gehen aus TABELLE 7 hervor.

▶ **Haloperidol / Haldol®-Janssen**
ZUSAMMENSETZUNG. Eine Ampulle zu 1 ml enthält 5 mg Haloperidol.
INDIKATIONEN. Unruhezustände, Psychosen (VGL. II 6.4.4), Hyperkinesien.
WIRKUNG. Stark antipsychotisch, stark antiemetisch und gering sedierend.
DOSIERUNG. Eine Ampulle langsam i.v., sehr große therapeutische Breite.
NEBENWIRKUNGEN. Dyskinesien, Erhöhung der Krampfbereitschaft, Mundtrockenheit, Blutdruckabfall.
KONTRAINDIKATIONEN. Epilepsie.

10.2.13 Pufferlösungen

▶ **Natriumhydrogencarbonat 8,4%**
ZUSAMMENSETZUNG. Eine Infusionsflasche zu 100 ml enthält 100 mval Natriumhydrogencarbonat ($NaHCO_3$). Eine Ampulle zu 20 ml enthält 20 mval.
INDIKATIONEN. Metabolische Azidose.
WIRKUNG. $NaHCO_3$ ist als schwache Lauge in der Lage, Säuren zu neutralisieren, wobei Wasser und Kohlendioxid entstehen. Zum Säure-Basen-Haushalt VGL. II 3.5.5.
DOSIERUNG. Nur beim Herz-Kreislauf-Stillstand, der länger als 10 Minuten besteht, ist eine »Blindpufferung« zu vertreten. Man gibt dann 1 ml/kg KG, Wiederholung nach 10 Minuten mit halber Dosis. Cave: Nicht zusammen mit Katecholaminen verabreichen (Inkompatibilität), getrennter Zugang!
NEBENWIRKUNGEN. Metabolische Alkalose, Rhythmusstörungen, Gewebenekrosen bei paravenöser Gabe, Myokardkontraktur, Tetanie, Hypotension.

10.2.14 Muskelrelaxanzien

Präparate dieser Gruppe werden bei der Narkose eingesetzt und dienen in der Notfallmedizin zur Erleichterung der Intubation und anschließenden Beatmung (VGL. I 9).

▶ **Suxamethonium / Lysthenon®, Pantolax®**
ZUSAMMENSETZUNG. Eine Ampulle 2%-Lösung enthält 100 mg Suxamethonium in 5 ml Lösung. Lagerung: unter 8 °C.
INDIKATIONEN. Muskelrelaxation zur Intubation.
WIRKUNG. Besetzung der Acetylcholinrezeptoren, Depolarisation der motorischen Endplatte. Wirkungseintritt: sofort, Wirkdauer: 3 bis 5 Minuten.
DOSIERUNG. Intubation 1 – 2 mg/kg KG i.v., evtl. Prämedikation mit Atropin zur Dämpfung cholinerger Erregung insbesondere bei Kindern.
NEBENWIRKUNGEN. Allergische Reaktionen der Haut, Muskelfibrillation, Rhythmusstörungen, Steigerung des Augeninnendruckes und des Speichelflusses, Hyperkaliämie.
KONTRAINDIKATIONEN. Fehlende Intubations- und Beatmungsmöglichkeit, Vorsicht bei neuromuskulären Vorerkrankungen.

▶ **Vecuronium / Norcuron®**
ZUSAMMENSETZUNG. Eine Injektionsflasche enthält 5 mg Trockensubstanz pro 2 ml.
INDIKATIONEN. Präkurarisierung vor Succinylgabe, Muskelrelaxation zur Beatmung.
WIRKUNG. Kompetitiver Antagonismus an Acetylcholinrezeptoren der motorischen Endplatte (Übergang Nerv – Mus-

TAB. 8 ▶ Sedativa / Hypnotika

Präparat	Wirkstoff	Stoffklasse
Atosil®	Promethazin	Neuroleptikum
Chloraldurat®	Chloralhydrat	Chloralhydrat
Dormicum®	Midazolam	Benzodiazepin
Haldol®-Janssen	Haloperidol	Neuroleptikum
Psyquil®	Triflupromazin	sedierendes Antiemetikum
Rohypnol®	Flunitrazepam	Benzodiazepin
Valium®	Diazepam	Benzodiazepin

kel), schlaffe Lähmung der quer gestreiften Muskulatur. Wirkungseintritt: 1 bis 3 Minuten, Wirkdauer: 20 Minuten.
DOSIERUNG. Präkurarisierung etwa 1 mg, zur Erleichterung der Beatmung ca. 3 – 4 mg pro 70 kg KG.
NEBENWIRKUNGEN. Allergische Reaktionen.
KONTRAINDIKATIONEN. Fehlende Intubations- und Beatmungsmöglichkeit, Myasthenia gravis.

10.2.15 Sedativa / Hypnotika

Der Begriff *Sedativa* leitet sich vom lateinischen Wort *sedatus* ab, was soviel wie »ruhig, gelassen« oder »still« bedeutet. Der Begriff *Hypnotikum* kommt aus dem Griechischen und kann mit »einschläfernd« übersetzt werden.

Damit sind auch die Wirkungen beider Pharmakagruppen beschrieben, wobei die Übergänge fließend sind und nicht immer eine klare Unterscheidung möglich ist. Chemisch betrachtet setzt man Benzodiazepine, Antihistaminika und Chloralhydrat ein, Barbiturate haben in diesem Bereich ihre Bedeutung verloren. Auch schwache Neuroleptika wirken sedierend bis hypnotisch.

▶ **Chloraldurat / Chloralhydrat-Rectiole®**
ZUSAMMENSETZUNG. Eine Rektiole enthält 0,6 g Chloralhydrat in Erdnussöl.
INDIKATIONEN. Akute und chronische Krämpfe im Kindesalter (VGL. II 5.5.6.1), Sedierung bei Kleinkindern.
WIRKUNG. Chloralhydrat wird zur Gruppe der Hypnotika gerechnet. Durch eine Verminderung der Bindung von freiem Acetylcholin (vermutete Theorie) kommt es zu einer unspezifischen Dämpfung im Zentralen Nervensystem. Der Wirkungseintritt erfolgt nach 10 bis 15 Minuten. Die Anwendung in der Notfallmedizin sollte kritisch betrachtet werden, da die therapeutische Breite gering ist und die Wirkung relativ spät einsetzt. Alternativ steht das Benzodiazepin Diazepam als gleiche Darreichungsform zur Verfügung.
DOSIERUNG. Säuglinge: ½ bis 1 Rektiole, Kleinkinder: 1 bis 2 Rektiolen, Schulkinder: 2 bis 3 Rektiolen. Applikationshinweise: vgl. Diazepam-Rektiole.
NEBENWIRKUNGEN. Schwindel, paradoxe Erregung, Überempfindlichkeitsreaktionen, Myokardsensibilisierung gegenüber Katecholaminen, Blutdruckabfall.
KONTRAINDIKATIONEN. Schwere Leber- oder Nierenfunktionsstörungen, dekompensierte Herz- und Kreislaufinsuffizienz.

▶ **Benzodiazepine**

INDIKATIONEN.
– Angst- und Erregungszustände
– akut lebensbedrohliche Stresssituationen (Herzinfarkt (VGL. II 3.2.4), Traumata (VGL. II 2))
– Prämedikation und Einleitung einer Narkose
– Tetanus- und Epilepsiebehandlung
– pädiatrische Notfälle wie Epiglottitis oder Kruppsyndrom (VGL. II 5.5.1.2)
– Status epilepticus (VGL. II 6.3.6).

WIRKUNG. Benzodiazepine gehören zur Gruppe der Tranquilizer. Der Begriff leitet sich vom Englischen »tranquilize« ab, was soviel bedeutet wie »beruhigen«. Diese Stoffe greifen in Hirnregionen an, in denen Antrieb, Stimmung und Affektivität reguliert werden (zerebrales limbisches System). Der Wirkmechanismus von Tranquilizern ist noch nicht vollständig geklärt. Benzodiazepine lagern sich im Körper an bestimmten Bindungsstellen (Benzodiazepinrezeptoren) an und bewirken so eine Dämpfung des Zentralen Nervensystems. Die Regulierung erfolgt dabei über die Überträgersubstanz GABA (Gammaaminobuttersäure). Benzodiazepine besitzen ein breites pharmakologisches Profil. Dosisabhängig wirken sie
– sedativ
– hypnotisch
– antikonvulsiv (zentrale Heraufsetzung der Krampfschwelle)
– muskelrelaxierend
– anxiolytisch (angstlösend)
– amnestisch (in hohen Dosen).

Weitere Einsatzgebiete sind Erkrankungen, bei denen eine Herabsetzung des Sauerstoffbedarfs sinnvoll ist oder der Teufelskreis »Angst – Spannung – Schmerz« durchbrochen werden muss. Traumata, Herzinfarkte und bestimmte Atemstörungen sind deshalb erweiterte Indikationsgebiete von Benzodiazepinen.

Benzodiazepine gelten als sehr sichere Arzneimittel, da sie über eine große therapeutische Breite verfügen. Als Antidot bei Vergiftungen steht der Benzodiazepinantagonist Anexate® (Flumazenil) zur Verfügung.

NEBENWIRKUNGEN. Blutdrucksenkung, Atemdepression, paradoxe Reaktionen (Erregungszustände).

KONTRAINDIKATIONEN. Myasthenia gravis, obstruktive Atemwegserkrankungen.

▶ **Midazolam / Dormicum®**

ZUSAMMENSETZUNG. Es gibt Ampullen mit 5 mg in 1 ml, 5 mg in 5 ml und mit 15 mg in 3 ml.

DOSIERUNG. Fraktioniert in 1-mg-Schritten i.v. bis zur gewünschten Wirkung. Cave: starker RR-Abfall bei hypovolämischen Patienten und mangelnder Geduld bei der Injektion.

▶ **Diazepam / Valium®, Diazepam-ratiopharm® u.a.**

ZUSAMMENSETZUNG. Eine Ampulle enthält 10 mg Diazepam.

DOSIERUNG. Erwachsene: 0,15 – 0,3 mg/kg KG langsam i.v., Wiederholung nach 4 Stunden, Maximaldosis: 100 mg innerhalb von 24 Stunden. Säuglinge und Kleinkinder: 5 – 10 mg i.v. oder rektal. Nie als Mischspritze!

WIRKUNG. Wirkungseintritt sofort, Wirkdauer: 15 Minuten bis 3 Stunden (maximal 100 Stunden).

NEBENWIRKUNGEN. Wie Benzodiazepine, zusätzlich: Thrombophlebitis (Venenentzündung) bei zu kleinen Venen oder zu schneller Spritzgeschwindigkeit bei i.v.-Injektion, Nekrose des betroffenen Gebietes bei intraarterieller Gabe, intramuskuläre Injektion schmerzhaft.

10.**2.16 Sauerstoff**

> Auch Sauerstoff ist ein Medikament. Die Applikation von Sauerstoff hat erwünschte und unerwünschte Wirkungen.

INDIKATIONEN. Respiratorische und zirkulatorische Hypoxämie.

WIRKUNG. Steigerung der alveolären Sauerstoffkonzentration bei adäquater Ventilation, verbesserte Oxygenisierung bei adäquater Zirkulation.

DOSIERUNG. Über Nasensonde oder Gesichtsmaske. Nach Wirkung (Pulsoxymeter) oder Klinik (z. B. Volumenmangelschock). Für hohe Dosierung (10 – 15 l/min) empfiehlt sich der Einsatz einer Gesichtsmaske.

NEBENWIRKUNGEN. Senkung der Krampfschwelle, Atemstillstand bei Patienten mit pathologisch verändertem Atemantrieb, z. B. bei langjähriger chronisch obstruktiver Lungenerkrankung. Die Atemsteuerung über Kohlendioxidanstieg ist bei chronisch erhöhtem Kohlendioxidspiegel zugunsten einer Sauerstoffmangelsteuerung verändert. Somit ist denkbar, dass bei Applikation von Sauerstoff der Atemantrieb nachlässt. Die akute Obstruktion (Asthma bronchiale) wird bis zur Besserung der Sättigung (> 90 %) mit ausreichender Sauerstoffinhalation behandelt.

KONTRAINDIKATIONEN. Im Notfall keine. Relative Kontraindikation: Hyperventilationstetanie .

10.**2.17 Spasmolytika**

▶ **N-Butylscopolamin / Buscopan®**

ZUSAMMENSETZUNG. Eine Ampulle Buscopan® zu 1 ml enthält 20 mg, eine Stechampulle zu 10 ml 200 mg n-Butylscopolamin.

INDIKATIONEN. Spasmen von Harnwegen, Gallengängen und Darm (VGL. II 3.4.4).

WIRKUNG. Butylscopolamin wirkt ähnlich wie das verwandte Atropin als Antagonist an den Rezeptoren des parasympathischen Nervensystems. Das Parasympatholytikum verhindert die Freisetzung von Acetylcholin an den postganglionären Bindungsstellen. Die Erregungsübertragung der Nervenreize wird vermindert und so der Tonus und die Peristaltik der glatten Muskulatur der abdominalen Hohlorgane verringert. Als Nebenwirkung wird die Speichel-, Bronchial- und Schweißdrüsensekretion reduziert. Verglichen mit Atropin überwindet Butylscopolamin in erheblich geringerem Maße die Blut-Hirn-Schranke. Die zentralen Nebenwirkungen sind deshalb deutlich geringer ausgeprägt. Wirkungseintritt: 2 bis 4 Minuten, Wirkdauer: mehrere Stunden.

DOSIERUNG. 1 ml = 20 mg Butylscopolamin langsam i.v., ggf. Wiederholung.

NEBENWIRKUNGEN. Tachykardie, Erhöhung des Augeninnendruckes, Mundtrockenheit. Hemmung der Schweißsekretion mit Wärmestau, Miktionsbeschwerden.

KONTRAINDIKATIONEN. Tachyarrhythmien, Engwinkelglaukom (VGL. III 5.3.1), Prostataadenom mit Restharnbildung, Stenosen im Magen-Darm-Trakt.

10.2.18 Vagolytika

Parasympatholytika, auch als *Vagolytika* oder *Anticholinergika* bezeichnet, hemmen durch kompetitiven Antagonismus die Übertragung der Erregung von der postganglionären Nervenfaser des Parasympathikus auf das entsprechende Organ.

▶ Atropin

ZUSAMMENSETZUNG. Ampullen mit 0,5, 1,0 und 2,0 mg/ml Atropin (Hochdosis als Antidot).

INDIKATIONEN. Vagolyse vor therapeutischen oder diagnostischen Eingriffen, Krämpfe und Koliken der inneren Organe, bradykarde Rhythmusstörungen, Antidot in hoher Dosierung bei Vergiftungen mit Parasympathomimetika und Pflanzenschutzmitteln (Alkylphosphaten) (VGL. II 4.2.3).

WIRKUNG. Das Parasympatholytikum hemmt die Aktivität des parasympathischen Nervensystems. Da dieser Teil des Nervensystems unterschiedliche Organfunktionen beeinflusst, besitzt Atropin eine Vielzahl von erwünschten und auch unerwünschten Wirkungen:

– Steigerung der Herzfrequenz durch Hemmung der Wirkung des Vagusnerven am Herzen
– Verbesserung der Reizleitung von den Vorhöfen in die Kammern
– Hemmung der Speichel- und Schleimsekretion
– Erschlaffung der Bronchialmuskulatur (Bronchospasmolyse).

Wirkungseintritt: 1 bis 3 Minuten, Wirkdauer: bis zu 2 Stunden.

DOSIERUNG. Bradykardie, Bradyarrhythmie: 1 mg i.v. alle 3 bis 5 Minuten, Maximaldosis: 0,04 mg/kg KG. Cave: Gaben unter 0,5 mg können Arrhythmien auslösen. Ebenfalls möglich ist die subkutane oder endobronchiale (Dosiserhöhung) Applikation. Als Antidot (bei Alkylphosphaten): initial 0,03 – 0,06 g/kg KG (bis 100 mg/Tag).

NEBENWIRKUNGEN. Tachykardie, Glaukomanfall bei entsprechend disponierten Patienten, Pupillenerweiterung, psychische Veränderungen, Wärmestau.

KONTRAINDIKATIONEN. Vorsicht bei Patienten mit koronaren Herzerkrankungen, Schilddrüsenüberfunktion, Vorhofflimmern und absoluter Arrhythmie.

10.2.19 Antidote

Diese Medikamente werden als Gegenmittel bei Vergiftungen eingesetzt (VGL. II 4). Eine alphabetisch geordnete tabellarische Übersicht typischer Notfallmedikamente findet sich in TABELLE 5.

10.2.20 Medikamente in der Notkompetenz

Der Rettungsassistent darf am Notfallort unter bestimmten Voraussetzungen Medikamente verabreichen, die nach dem derzeitigen Stand der Notfallmedizin zur Abwehr von Gefahren für Leben oder Gesundheit des Notfallpatienten zwingend erforderlich sind (so genannte Notkompetenz, VGL. IV 1.5.2).

Bis heute regelt weder ein Gesetz noch eine Verordnung, welche Medikamente der Rettungsassistent im Rahmen der Notkompetenz ohne Anwesenheit eines Arztes verabreichen darf. Lediglich eine Empfehlung der Bundesärztekammer (BÄK) wird als gutachterliche Stellungnahme angesehen. Da diese Empfehlung von einer Standesorganisation stammt, wird sie als Dienstanweisung gewertet. Es ist rechtlich umstritten, ob andere Gremien wie der Ärztliche Leiter Rettungsdienst o. Ä. diese Empfehlung einschränken oder ausdehnen können. Bei einer Novellierung des Rettungsassistentengesetztes ist möglicherweise vorgesehen, die Notin eine Regelkompetenz umzuwandeln. Möglicherweise wäre es dem Assistenten mit dreijähriger Berufsausbildung dann möglich, auch ohne Arzt, aber unter Anwendung von Algorithmen und unter strenger Dokumentationspflicht weitere Medikamente anzuwenden. Auf jeden Fall besteht ein klarer Handlungsbedarf, um die Empfehlung auf eine feste rechtliche Grundlage zu stellen.

Abweichend von der Notkompetenz darf der Assistent im Rahmen der Delegation nahezu alle Medikamente anwenden. Die BÄK hat auch hierzu verbindliche Empfehlungen ausgesprochen. Dabei ist von großer Bedeutung, dass die Delegation die körperliche Anwesenheit und die Diagnosestellung eines Arztes voraussetzt. Somit ist eine Delegation per Funk im bodengebundenen Rettungswesen derzeit rechtlich nicht abgesichert. Auch hier sind Änderungen in Verbindung mit der telemetrischen Datenübermittlung geplant.

In der Empfehlung werden wörtlich genannt: Glukoselösung, ein ß$_2$-Mimetikum beim schweren Asthmaanfall, Adrenalin beim Kreislaufstillstand, Nitrokörper beim Herzinfarkt und Angina-pectoris-Anfall und Elektrolytlösungen. Das bedeutet, dass auch andere (bessere?) Bronchospasmolytika als Fenoterol gegeben werden dürfen. Nitroglycerin darf somit nicht beim hypertensiven Notfall oder bei der Gallenkolik verabreicht werden. Sauerstoff wurde wohl vergessen und inhalative Kortikoide zur Prophylaxe des toxischen Lungenödems nicht mehr genannt. In der Praxis wird nicht selten von dieser Empfehlung abgewichen. Den Durchführenden sollte dann jedoch bewusst sein, dass sie im Einzelfall dann nicht empfehlungskonform handeln.

Absolut überraschend und ohne Kommentierung hat die Bundesärztekammer (BÄK) ihre Empfehlung zur Notkompetenz im Oktober 2003 modifiziert und im März 2004 kommentiert. Danach ist es dem

TAB. 9 ▶ Medikamente im Rahmen der Notkompetenz

Wirkstoff	Präparate (Beispiele von Handelsnamen)	Indikation
Benzodiazepin als Rektiole	Diazepam Rectiolen®	Krampfanfall
Glukoselösung	G 40%	hypoglykämischer Schock
ß$_2$-Mimetikum	Berotec®	akuter schwerer Asthmaanfall
Adrenalin	Suprarenin®	Reanimation und anaphylaktischer Schock
Nitroglycerin	Nitrolingual®	Herzinfarkt, Angina pectoris Anfall
Elektrolytlösungen	NaCl-Lösung 0,9% Ringer-Lösung	Hypovolämie
Analgetika	von der Ärztekammer nicht näher spezifiziert	Schmerzen

Rettungsassistenten unter bestimmten Voraussetzungen gestattet, Analgetika zu verabreichen! Dazu muss der Ärztliche Leiter Rettungsdienst dieser Maßnahme zustimmen und die Dokumentation der Medikation überwachen.

Im Folgenden werden die im Rahmen der Notkompetenz anzuwendenden Medikamente besprochen.

► Diazepam / Diazepam Desitin®rectal tube

ZUSAMMENSETZUNG. Rektaltuben mit 5 oder 10 mg Diazepam.

INDIKATIONEN. Krampfanfälle im Kindesalter (VGL. II 5.5). Am häufigsten ist im Kindesalter der tonisch-klonische Fieberkrampf, der vorwiegend vom 6. Lebensmonat bis zum 5. Lebensjahr auftritt. Beim epileptischen Krampfanfall ist eine chronisch rezidivierende (wiederkehrende) Erkrankung die Ursache. Mit einer Mortalität von 10% stellt die Epilepsie ein ernst zu nehmendes Notfallereignis dar. Die Aufrechterhaltung der Vitalfunktionen steht im Mittelpunkt der Therapie. Dauert ein Anfall länger als drei Minuten, sollten Vorbereitungen für eine intravenöse Medikamentengabe getroffen und diese nach fünf Minuten eingeleitet werden.

WIRKUNG. Antikonvulsiv, sedierend.

DOSIERUNG. Inhalt einer Rektiole rektal. Bei der Gabe ist auf die richtige Art der Anwendung zu achten. Der Tubus der Rektiole wird zur Verbesserung der Gleitfähigkeit eingefettet, das Kind in Seitenlage mit angezogenen Beinen gebracht. Der Rektiolentubus wird vorsichtig rektal eingeführt, die Tube zusammengepresst und bis nach dem Entfernen komprimiert, um ein Zurücksaugen des gelösten Wirkstoffes in den Behälter zu vermeiden.

NEBENWIRKUNGEN. Leichte Blutdrucksenkung, paradoxe Reaktionen (anregende Wirkung), Beeinträchtigung der Atemsteuerung bis zur Atemdepression in höheren Dosen.

KONTRAINDIKATIONEN. Myasthenia gravis.

► Glukoselösung / Glucose 40%®

ZUSAMMENSETZUNG. Eine Ampulle Glucose 40%® zu 10 ml enthält 4 g Glukose.

INDIKATIONEN. Hypoglykämie (VGL. II 3.6.3.1, II 5.5.6.2).

WIRKUNG. Steigerung der Blutzuckerkonzentration.

DOSIERUNG. Initial 20 ml Glucose 40%® = 8 g i.v. Bei Fortbestehen der Symptomatik weitere 8 g in Trägerlösung. Cave: Konzentrierte Glukoselösung nie unverdünnt geben.

NEBENWIRKUNGEN. Venenreizung. Glukoselösung muss streng intravenös gegeben werden, bei einer paravenösen Gabe sind Gefäßschäden bis hin zur Nekrose möglich.

► Fenoterol / Berotec® Dosier-Aerosol

ZUSAMMENSETZUNG. 1 Sprühstoß des Dosieraerosols enthält 0,2 mg Fenoterol.

INDIKATIONEN. Therapie von Asthma bronchiale (VGL. II 3.3.3.1).

WIRKUNG. Fenoterol stimuliert als β-Sympathomimetikum vorwiegend die β_2-Rezeptoren, was in der üblichen Dosierung eine Erschlaffung der glatten Muskulatur der Bronchialgefäße bewirkt. Weiterhin hemmt es die Freisetzung von Histamin und fördert die Aktivität des Flimmerepithels. Wirkungseintritt: 2 bis 5 Minuten, Wirkdauer: 8 Stunden.

DOSIERUNG. Erwachsene: 2 – 3 Sprühstöße.

NEBENWIRKUNGEN. Unruhe, Zittern, Tachykardie mit Steigerung des Sauerstoffbedarfs, Tokolyse (Wehenhemmung). Die Nebenwirkungen treten meist nur bei höherer Dosierung auf (Gewöhnung an das Medikament). Hat der Patient kurz vor Eintreffen des Rettungsdienstes bereits mehrfach erfolglos Fenoterol inhaliert, sollte wegen der Nebenwirkungen auf eine weitere Gabe verzichtet werden.

▶ Adrenalin / Suprarenin®

ZUSAMMENSETZUNG. Eine Ampulle zu 1 ml enthält 1 mg Adrenalin.

INDIKATIONEN. Reanimation, Herz-Kreislauf-Stillstand, anaphylaktischer Schock.

WIRKUNG. Adrenalin gehört zu den Katecholaminen und wird in den Zellen des Nebennierenmarks gebildet. Es wird unter Steuerung des autonomen Nervensystems direkt in die Blutbahn abgegeben und wirkt auf α- und β-Rezeptoren. Die Anzahl der β_1-Rezeptoren, deren Anregung zu einer Steigerung der Erregungsleitung und der Kontraktionskraft in allen Bereichen des Herzens führt, überwiegt im Herzen. Im Gefäßsystem werden überwiegend die Arteriolen beeinflusst. Da Adrenalin sowohl auf α- als auch auf β-Rezeptoren wirkt, ist der Effekt unterschiedlich: Bei der Reanimation ist die α-adrenerge Stimulation durch das Katecholamin von großer Bedeutung. Die Erhöhung des peripheren Widerstandes und des diastolischen Blutdruckes führt zu einer gesteigerten Koronarperfusion (Durchblutung der Herzkranzgefäße). Eine Unterstützung des venösen Rückstromes zum Herzen findet durch eine periphere Venokonstriktion (Venenverengung) statt. Durch die verbesserte Herzfüllung ist der Effekt der Herzdruckmassage wesentlich größer.

DOSIERUNG. Reanimation: 1 mg i.v. alle 3 Minuten bis zum Wirkungseintritt. Schwere Anaphylaxie: zu 0,1 mg titrieren.

ZUBEREITUNG. Bei der endotrachealen Applikation erhält der Patient 2,5 mg Adrenalin verdünnt mit 7,5 ml NaCl, intravenös wird 1 mg Adrenalin unverdünnt appliziert. Anaphylaktische Reaktionen: 0,1 mg bis maximal 0,5 mg fraktioniert in Einzelschritten, abhängig von der Blutdrucklage.

NEBENWIRKUNGEN. Tachykardie, Extrasystolie, Zittern, Anstieg des Blutzuckerspiegels.

KONTRAINDIKATIONEN. Tachykardie, tachykarde Rhythmusstörungen.

▶ Nitroglycerin / Nitrolingual®

ZUSAMMENSETZUNG. Eine Kapsel enthält 0,8 mg, eine Spraygabe 0,4 mg Glycerolnitrat.

INDIKATIONEN. In Notkompetenz nur bei Angina pectoris (VGL. II 3.2.3).

WIRKUNG. Nitroglycerin gehört in die Gruppe der organischen Nitrate. Es setzt den Sauerstoffbedarf des Herzmuskels herab und verteilt das Blut zu den mangelversorgten Bezirken um. Dabei werden die venösen Gefäße des Lungen- und Körperkreislaufs sowie die größeren epikardialen Koronararterien erweitert. Die Abnahme der Vorlast führt zu einer verbesserten Durchblutung und zu einer Senkung des Lungenkapillardruckes, was die Wirkung bei kardialem Lungenödem erklärt. Der Patient sollte, soweit er das Präparat erstmalig erhält, auf den möglichen »Nitratkopfschmerz« hingewiesen werden.

DOSIERUNG. Spray: 1 bis 3 Sprühstöße unter die Zunge im Abstand von 30 Sekunden.

NEBENWIRKUNGEN. Rasche Blutdrucksenkung, gegebenenfalls auch lebensbedrohlich insbesondere bei Kombination mit Sildenafil (Viagra®), Kopfschmerzen, Flush möglich, Reflextachykardie und paradoxe Reaktionen (selten).

KONTRAINDIKATIONEN. Kardiogener Schock, ausgeprägte Herzinsuffizienz, AV-Block, Einnahme von Sidenafil (s.o.)

▶ **Dexamethason / Auxiloson®
(nicht mehr im Handel)**

ALTERNATIVE. Noch keine Empfehlungsänderung erfolgt.

ZUSAMMENSETZUNG. Ein Hub enthält 0,125 mg Dexamethason

INDIKATIONEN. Rauchgasvergiftungen (VGL. II 4.2.1), inhalative Intoxikationen mit Dämpfen, Gasen und Staubarten, die ein toxisches Lungenödem auslösen können.

WIRKUNG. Dexamethason gehört zur Gruppe der Glukokortikoide und ist etwa 30–mal stärker wirksam als das natürliche, in der Nebennierenrinde gebildete Cortisol. Es setzt die Flüssigkeitsdurchlässigkeit und damit den krankhaft vermehrten Flüssigkeitsaustritt aus den Blutgefäßen herab. Die Empfindlichkeit auf körpereigenes Adrenalin wird gesteigert, die gestörten regulativen Effekte dieser Hormone auf die Gefäße beim toxischen Lungenödem werden normalisiert und die Freisetzung von Histamin gehemmt. Die Wirksamkeit inhalativer Glukokortikoide (Dexamethason, Budesonid) zur Prophylaxe des toxischen Lungenödems ist umstritten. Sowohl die Bundesärztekammer als auch der Bundesfeuerwehrverband stehen einer Gabe kritisch gegenüber. Ob die intravenöse Gabe von Kortikoiden sich als neuer Standard

durchsetzen wird, muss abgewartet werden.

Da das Dosieraerosol Auxiloson nicht mehr auf dem Markt erhältlich ist und die Gabe inhalativer Kortikoide nur noch eine 2b-Empfehlung für die Indikation Reizgasinhalation bekommen hat, wird durch die LPN-Herausgeber hier kein Alternativprodukt zur Anwendung im Rahmen der Notkompetenz empfohlen. Im Rahmen der notärztlichen Behandlung kann der Wirkstoff Beclometason = Junik® als Dosieraerosol bei dieser Indikation Verwendung finden.

DOSIERUNG. Bei Verdacht auf Reizgasinhalation: 5 Hübe, Wiederholungsgabe: pro Minute 1 Hub.

NEBENWIRKUNGEN. Bei der Hochdosistherapie kann es zur Pilzbesiedelung der Lunge kommen. Die Wirksamkeit inhalativer Kortikoide bei Patienten mit Reizgasexposition ist wissenschaftlich nicht gesichert.

- Bei Infusionslösungen unterscheidet man zwischen Elektrolytlösungen, Volumenersatzmitteln und hyperosmolaren Lösungen.
- Analgetika teilt man in nicht-opioide und opioide Substanzen ein.
- Acetylsalicylsäure nie bei Asthma und mit Gerinnungshemmern geben, Metamizol immer langsam spritzen.
- Lidocain hat zu Gunsten von Amiodaron an Bedeutung verloren.
- Die Medikamente der Notkompetenz müssen bei Prüfungen und im Einsatz perfekt beherrscht werden.

10.3 ALGORITHMEN

Bei allen Notfallsituationen müssen die Elementartherapie (freie Atemwege, ausreichendes AMV, stabile Kreislaufverhältnisse), die Standardtherapie (Lagerung, Sauerstoffgabe, venöser Zugang, Kontrolle und Dokumentation, ggf. NA-Ruf) sowie spezielle Maßnahmen (z. B. BZ-Test) an den jeweiligen Zustand angepasst werden (vgl. I.3). Dies gilt auch für die folgenden Algorithmen, die für die Anwendung durch Rettungsassistenten (inkl. Notkompetenz) entworfen worden sind. Die notärztliche Behandlung macht teilweise noch weitere therapeutische Schritte erforderlich, die nicht dargestellt sind. Wenn nicht anders erwähnt, gelten die Algorithmen für erwachsene Patienten.

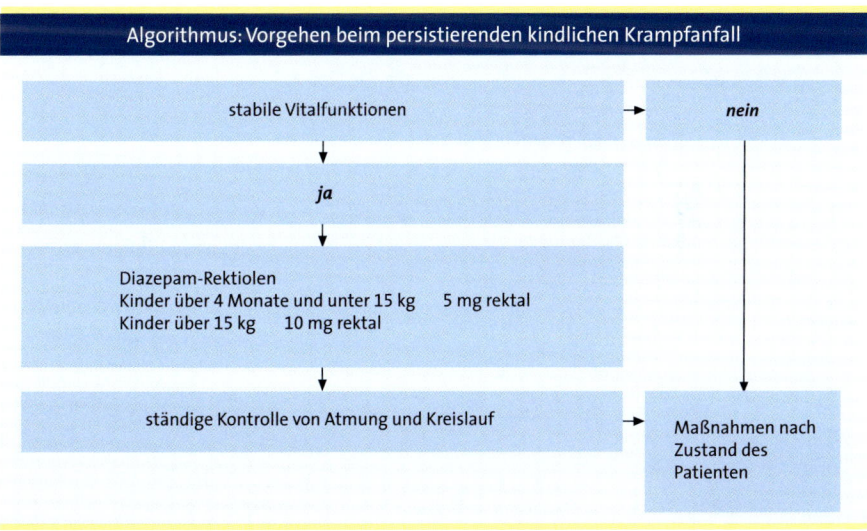

Algorithmus: Vorgehen beim persistierenden kindlichen Krampfanfall

stabile Vitalfunktionen → *nein*

ja

Diazepam-Rektiolen
Kinder über 4 Monate und unter 15 kg   5 mg rektal
Kinder über 15 kg   10 mg rektal

ständige Kontrolle von Atmung und Kreislauf → Maßnahmen nach Zustand des Patienten

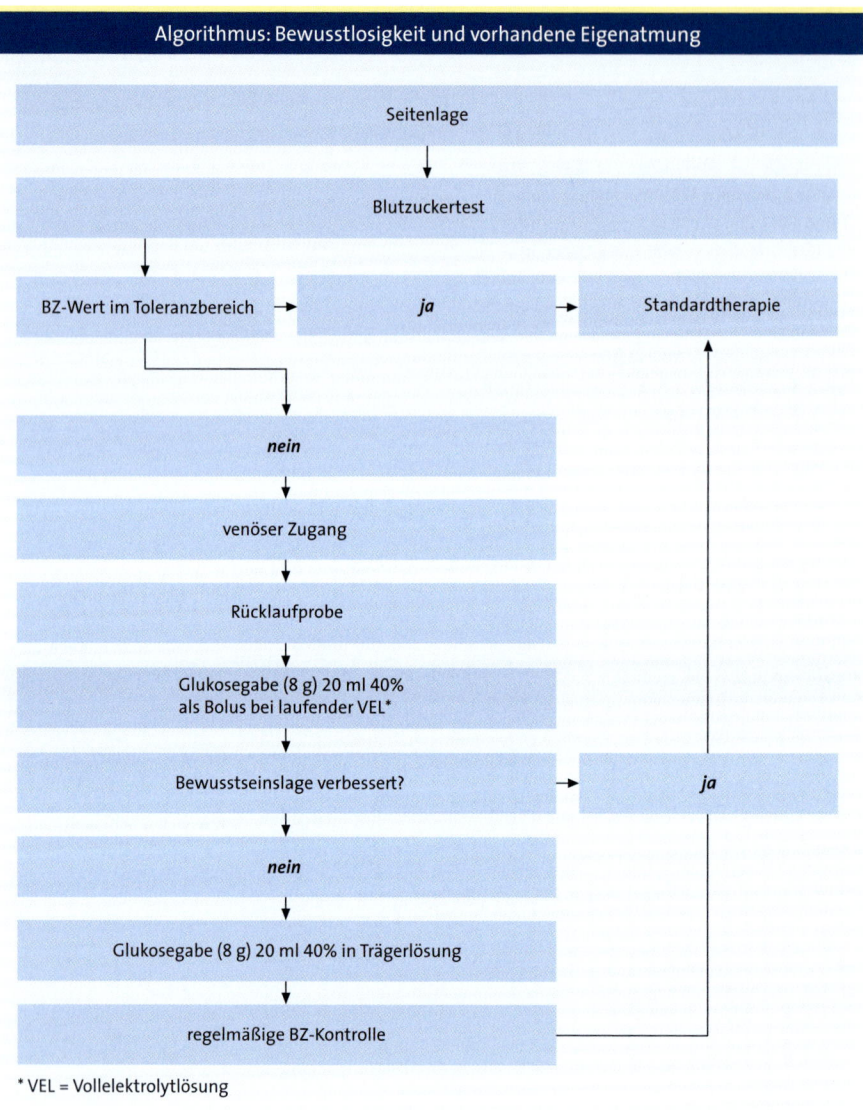

Algorithmus: Bewusstlosigkeit und vorhandene Eigenatmung

Seitenlage

Blutzuckertest

BZ-Wert im Toleranzbereich → *ja* → Standardtherapie

nein

venöser Zugang

Rücklaufprobe

Glukosegabe (8 g) 20 ml 40%
als Bolus bei laufender VEL*

Bewusstseinslage verbessert? → *ja*

nein

Glukosegabe (8 g) 20 ml 40% in Trägerlösung

regelmäßige BZ-Kontrolle

* VEL = Vollelektrolytlösung

Algorithmus: Asthma bronchiale

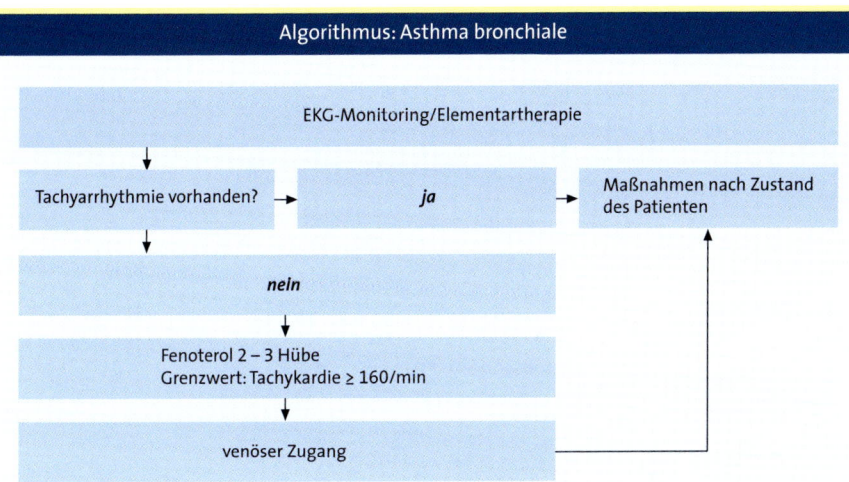

EKG-Monitoring/Elementartherapie

Tachyarrhythmie vorhanden? → *ja* → Maßnahmen nach Zustand des Patienten

nein

Fenoterol 2 – 3 Hübe
Grenzwert: Tachykardie ≥ 160/min

venöser Zugang

Algorithmus: Herz-Kreislauf-Stillstand (drei Helfer)

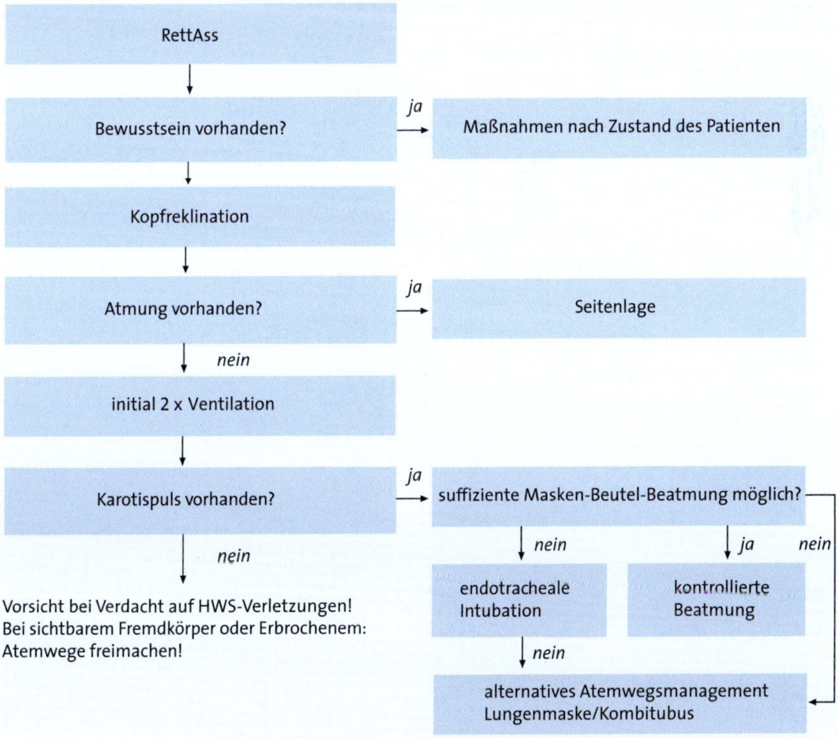

RettAss

Bewusstsein vorhanden? — *ja* → Maßnahmen nach Zustand des Patienten

Kopfreklination

Atmung vorhanden? — *ja* → Seitenlage

nein

initial 2 x Ventilation

Karotispuls vorhanden? — *ja* → suffiziente Masken-Beutel-Beatmung möglich?

nein

nein | *ja*   *nein*

endotracheale Intubation | kontrollierte Beatmung

Vorsicht bei Verdacht auf HWS-Verletzungen!
Bei sichtbarem Fremdkörper oder Erbrochenem:
Atemwege freimachen!

nein

alternatives Atemwegsmanagement
Lungenmaske/Kombitubus

381

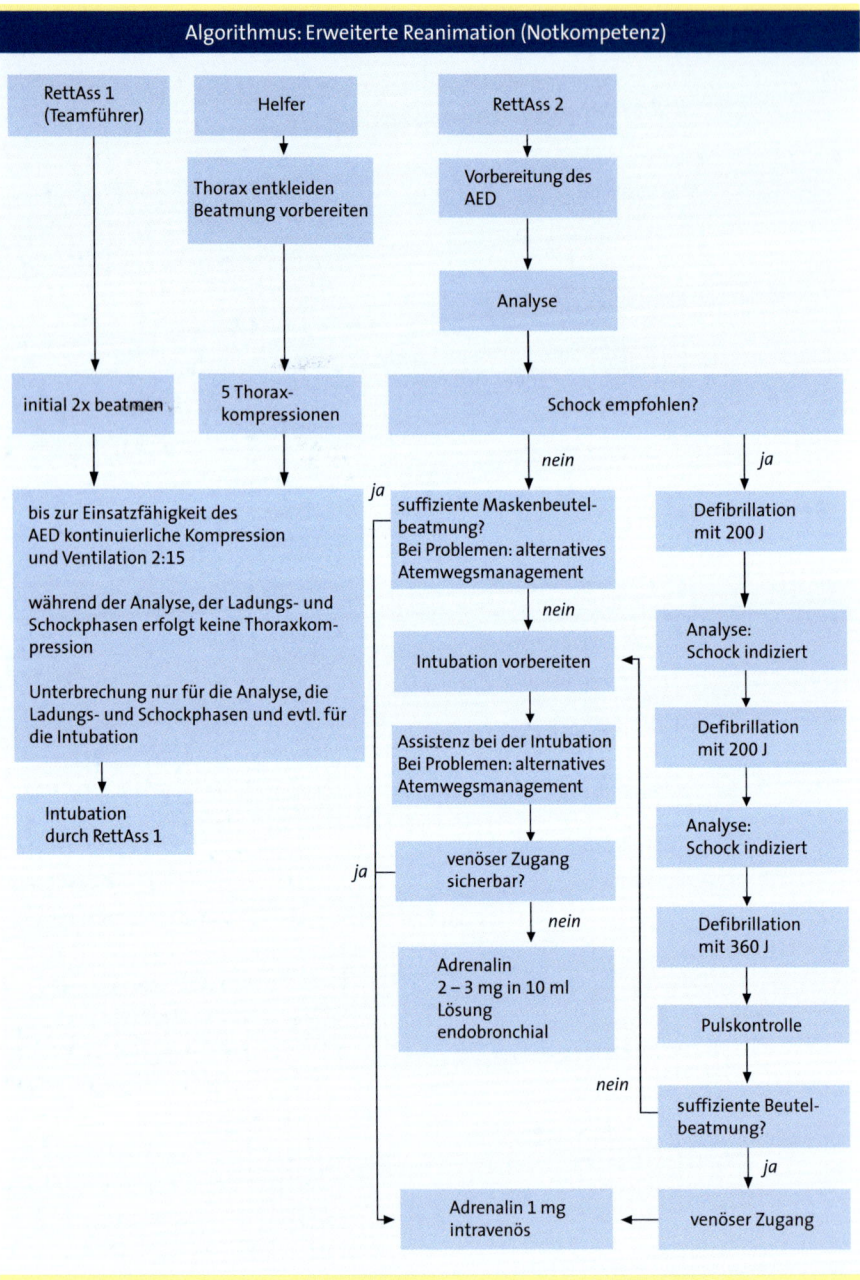

Algorithmus: Erweiterte Reanimation (Notkompetenz)

| RettAss 1 (Teamführer) | Helfer | RettAss 2 |

Helfer → Thorax entkleiden Beatmung vorbereiten

RettAss 2 → Vorbereitung des AED → Analyse

initial 2x beatmen

5 Thorax-kompressionen

Schock empfohlen?

bis zur Einsatzfähigkeit des AED kontinuierliche Kompression und Ventilation 2:15

während der Analyse, der Ladungs- und Schockphasen erfolgt keine Thoraxkompression

Unterbrechung nur für die Analyse, die Ladungs- und Schockphasen und evtl. für die Intubation

Intubation durch RettAss 1

nein — suffiziente Maskenbeutelbeatmung? Bei Problemen: alternatives Atemwegsmanagement

nein — Intubation vorbereiten

Assistenz bei der Intubation Bei Problemen: alternatives Atemwegsmanagement

venöser Zugang sicherbar?

nein — Adrenalin 2 – 3 mg in 10 ml Lösung endobronchial

ja

ja

Adrenalin 1 mg intravenös

ja — Defibrillation mit 200 J → Analyse: Schock indiziert → Defibrillation mit 200 J → Analyse: Schock indiziert → Defibrillation mit 360 J → Pulskontrolle → **nein** suffiziente Beutelbeatmung? → **ja** venöser Zugang

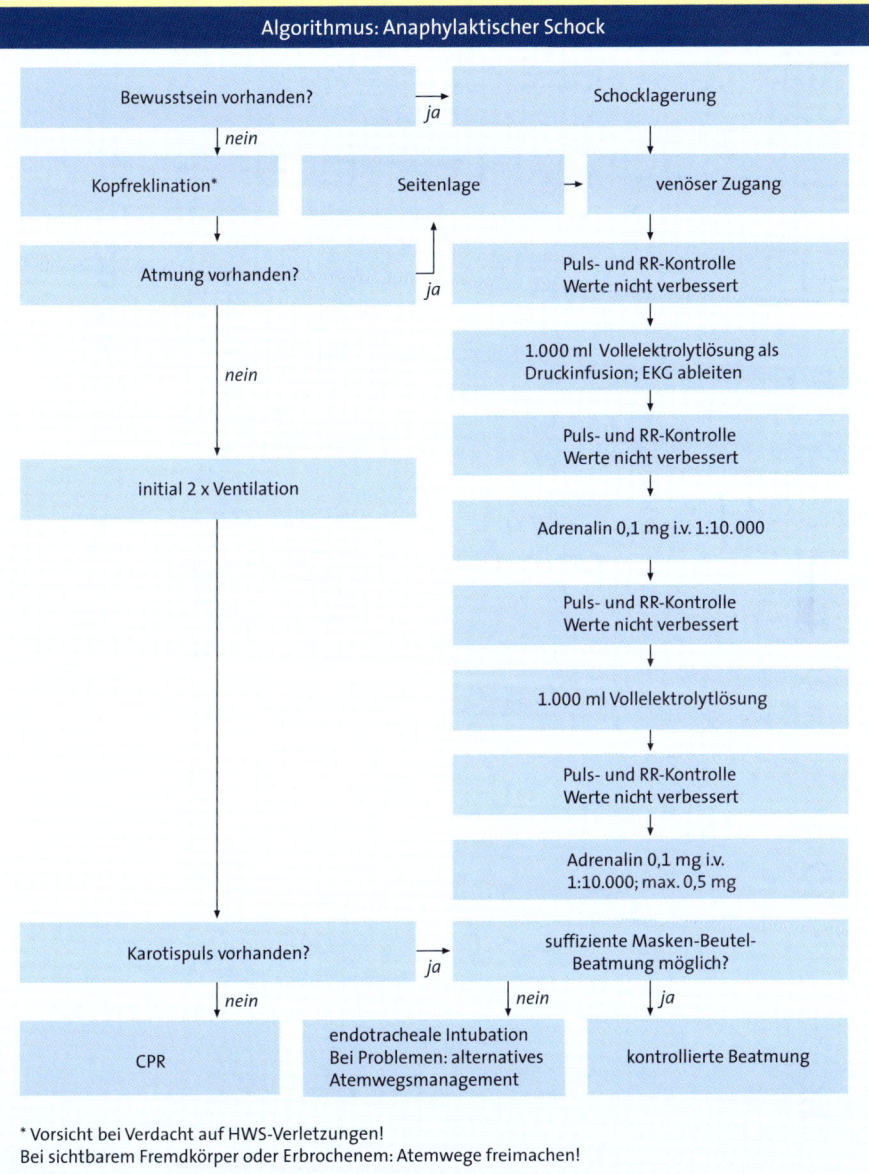

Algorithmus: Anaphylaktischer Schock

Bewusstsein vorhanden? — *ja* → Schocklagerung

nein ↓

Kopfreklination* — Seitenlage → venöser Zugang

Atmung vorhanden? — *ja*

Puls- und RR-Kontrolle
Werte nicht verbessert

nein

1.000 ml Vollelektrolytlösung als
Druckinfusion; EKG ableiten

Puls- und RR-Kontrolle
Werte nicht verbessert

initial 2 x Ventilation

Adrenalin 0,1 mg i.v. 1:10.000

Puls- und RR-Kontrolle
Werte nicht verbessert

1.000 ml Vollelektrolytlösung

Puls- und RR-Kontrolle
Werte nicht verbessert

Adrenalin 0,1 mg i.v.
1:10.000; max. 0,5 mg

Karotispuls vorhanden? — *ja* — suffiziente Masken-Beutel-
Beatmung möglich?

nein ↓   *nein* ↓   *ja* ↓

CPR   endotracheale Intubation   kontrollierte Beatmung
           Bei Problemen: alternatives
           Atemwegsmanagement

* Vorsicht bei Verdacht auf HWS-Verletzungen!
Bei sichtbarem Fremdkörper oder Erbrochenem: Atemwege freimachen!

383

Algorithmus: Alternatives Atemwegsmanagement

Problem: Erster Intubationsversuch erfolglos!

Maskenbeatmung (noch) möglich?

ja — *nein*

– Beatmung 100% O_2 fortsetzen
– Krikoiddruck (Sellik-Handgriff)
– Lagerung optimieren
– Monitoring vervollständigen
– Hilfe holen (Notarzt vor Ort?)
– »langer Spatel« notwendig?
– weicher Führungsstab
– 2. Intubationsversuch (max. 30 Sek.)
– Beatmung 100% O_2

– Hilfe holen (Notarzt vor Ort?)
– Technik verbessern/verändern
– Kopflagerung/Maskenhaltung
– Guedel-Tubus/Wendl-Tubus
– Beatmung 100% O_2

Maskenbeatmung nun möglich?

ja

2. Intubation erfolglos!   ▶

nein

»alternative« Techniken
– Kombitubus
– Larynxmaske, Larynxtubus
– Koniotomie (NA)

11 *Hygiene*

11.1 Einführung

J. Becker

11.1.1 Hygiene im Wandel der Zeiten

Das Wort »Hygiene« stammt aus dem Griechischen und hat die Bedeutung »Krankheitsverhütung«. Die folgenden Ausführungen sollen allen im Rettungsdienst und Krankentransport Tätigen eine Hilfestellung bei der Durchführung von Infektionstransporten, von Desinfektionsmaßnahmen und bei der Erstellung eines Hygieneplans sein.

Doch zunächst ein historischer Rückblick: Heute sind zahlreiche Hygienemaßnahmen, wie beispielsweise eine regelmäßige Körperreinigung und das Wechseln der Bekleidung, selbstverständlicher Bestandteil unseres täglichen Lebens geworden. Der geschichtliche Rückblick auf die Entwicklung der Völker zeigt jedoch ein ständiges Auf und Ab des hygienischen Niveaus. Bei den Griechen und Römern hatte die Hygiene einen sehr hohen Stellenwert. In der Antike waren bereits Trinkwasser- und Badehygiene entwickelt, und es gab eine funktionierende Abfall- und Abwasserbeseitigung. Im Mittelalter verschlechterten sich dann die hygienischen Verhältnisse. Die Folgen waren verheerende Seuchen, deren Ausbreitung durch Hunger und schlechte Wohnverhältnisse beschleunigt wurden. In ganz Europa kam es zum Ausbruch der Pest, in deren Folge im 14. Jahrhundert ca. 25 Millionen Menschen starben. Eine weitere große Seuche, die ebenfalls Millionen von Menschen das Leben kostete, war die Cholera. Als besonders schwierig erwies sich aber auch die Bekämpfung der Pocken. So starben noch gegen Ende des 18. Jahrhunderts im Deutschen Reich jährlich ca. 70 000 Menschen an dieser Infektionskrankheit.

Über Jahrhunderte hinweg war man der Meinung, dass Infektionskrankheiten sich durch Ausdünstungen und schlechte Luft verbreiten würden. Die Ärzte versuchten zum Beispiel, die Pest mit einem Pestwasser zu bekämpfen. Erst die Ärzte *Ignaz Philipp Semmelweis* und *Joseph Lister* erfassten im 19. Jahrhundert erste gezielte Maßnahmen zur Desinfektion und Asepsis (Keimfreiheit). Ebenfalls im 19. Jahrhundert entdeckte der französische Chemiker und Bakteriologe *Louis Pasteur* die krank machende Wirkung der Bakterien. Er entwickelte die Theorie von der Immunität durch Schutzimpfungen und erprobte diese bereits in der Praxis. Der deutsche Arzt und Bakteriologe *Robert Koch* entwickelte wenig später Verfahren zur Züchtung von Bakterien in Reinkultur. Im Rahmen seiner Versuche entdeckte er auch den Erreger der Tuberkulose.

Die erzielten Erfolge werden heute teilweise dadurch wieder in Frage gestellt, dass sich bei vielen Krankheitserregern Resistenzen (Unempfindlichkeit) gegenüber Desinfektionsmitteln und Antibiotika eingestellt haben. Auch die »Impfmüdigkeit«, das heißt der Unwille in der Bevölkerung gegenüber Impfmaßnahmen, führt dazu, dass sich bereits besiegt geglaubte Infektionskrankheiten wieder neu ausbreiten können. Daher sind Infektionsprävention und Hygiene in allen medizinischen Arbeitsfeldern unverändert wichtig.

11.**1.2** Gesetzliche Grundlagen

Die gesetzliche Grundlage auf dem Gebiet der Hygiene ist das Infektionsschutzgesetz (IfSG), das seit dem Jahr 2001 das »Gesetz zur Verhütung und Bekämpfung übertragbarer Krankheiten beim Menschen« (Bundesseuchengesetz, BSeuchG) abgelöst hat. Seit seiner Verabschiedung wurde das Gesetz mehrfach den neuesten wissenschaftlichen Erkenntnissen angepasst. Für den Bereich des Rettungsdienstes und des Krankentransportes sind §§ 17 und 18 IfSG von besonderer Bedeutung, da hier die Maßnahmen zur Gefahrenabwehr beim Vorliegen von übertragbaren Krankheiten geregelt werden.

Weitere Grundlagen sind die Unfallverhütungsvorschriften (UVV, vgl. IV 1.7.2), die ein autonomes Recht der Versicherungsträger auf der Grundlage von Sozialgesetzbuch und Reichsversicherungsordnung darstellen. Für Unternehmen, die Rettungsdienst und Krankentransporte durchführen, gilt die Unfallverhütungsvorschrift BGV C8 (bisher VBG 103) »Gesundheitsdienst« der Berufsgenossenschaft für Gesundheitsdienst und Wohlfahrtspflege mit den entsprechenden Durchführungsanweisungen. In § 9 dieser UVV wird Folgendes festgestellt: »Der Unternehmer hat für die einzelnen Arbeitsbereiche entsprechend der Infektionsgefährdung Maßnahmen zur Desinfektion, Reinigung und Sterilisation sowie zur Ver- und Entsorgung schriftlich festzulegen (Hygieneplan) und ihre Durchführung zu überwachen.«

Wichtig ist weiterhin die Richtlinie des Bundesgesundheitsamtes für Krankenhaushygiene und Infektionsprävention, Anlage 4.5.3, »Krankentransport/ Rettungsdienst«. Diese Richtlinie stellt in ihrem Rechtscharakter eine Empfehlung aufgrund des gegenwärtigen Standes der Wissenschaft dar und wird in Streitfällen als vorweggenommenes Sachverständigengutachten gewertet. In Ziffer 7 der Anlage 4.5.3 heißt es, dass die Krankentransportorganisation in Abstimmung mit einem Hygieniker einen Hygieneplan erstellen muss.

Weitere wichtige Verordnungen und Empfehlungen sind die Verordnung über gefährliche Stoffe, die Gefahrstoffverordnung (GefStoffV), die »Sicherheitsregeln zur Vermeidung von Brand- und Explosionsgefahren durch alkoholische Desinfektionsmittel« sowie die Verordnung über Sicherheit und Gesundheitsschutz bei Tätigkeiten mit biologischen Arbeitsstoffen (Biostoffverordnung, BioStoffV). Hierin wird insbesondere darauf hingewiesen, dass eine Gefährdungsbeurteilung für den Tätigkeitsbereich erstellt werden muss.

Des Weiteren sind entsprechend der Gefährdungsanalyse Schutz- und Hygienemaßnahmen festzulegen, die in einer arbeitsbereichbezogenen Betriebsanweisung zu veröffentlichen sind. In § 15 wird unter anderem ausgeführt, dass die Beschäftigten regelmäßig arbeitsmedizinisch untersucht werden müssen und dass die notwendigen Impfungen vom Arbeitgeber anzubieten sind.

11.**1.3** Übertragungswege

Die Übertragung von Infektionskrankheiten kann direkt durch den die Krankheitserreger ausscheidenden Menschen erfolgen, durch ein Tier oder indirekt, z.B. über Gegenstände, Ausscheidungen, Kontaktpersonen oder Zwischenträger (z.B. Insekten).

Auch genesene Personen können noch über einen längeren Zeitraum Krankheitserreger ausscheiden. Folgende Übertragungsarten müssen unterschieden werden:

– KONTAKTINFEKTION: direkte Übertragung durch Kontakt mit einem Infektionskranken, zum Beispiel durch Händeschütteln, Küssen oder beim Geschlechtsverkehr.

– SCHMIERINFEKTION: Ein Infektionskranker kontaminiert (verschmutzt oder beschmiert) mit seinen Ausscheidungen Gegenstände (Türklinke, Toilette, Handtücher etc.) oder Lebensmittel (Ursache für die meisten Reisedurchfälle). Alle mit Blut »beschmierten« Gegenstände (Kanülen, Tupfer etc.) können ebenfalls Schmierinfektionen herbeiführen. Die Krankheit wird auf indirektem Wege auf Gesunde übertragen.

– TRÖPFCHENINFEKTION: Durch Niesen, Sprechen oder Husten werden die an Wassertröpfchen gebundenen Krankheitserreger vom Ausscheider direkt auf einen gesunden Menschen übertragen.

– STAUBINFEKTION: An Staub gebundene Krankheitserreger werden durch Luftzug, Reinigen oder Abziehen der Trage aufgewirbelt und eingeatmet. Die Erreger werden hierbei auf indirektem Weg übertragen.

– HÄMATOGENE ÜBERTRAGUNG: Infektiöses Blut gelangt zum Beispiel durch die Versorgung von Wunden, bei der Blutübertragung oder beim Geschlechtsverkehr direkt in den Organismus eines Gesunden.

– ÜBERTRAGUNG DURCH TIERE: Tiere können Krankheitserreger durch Ausscheidungen, durch Anhaftungen an ihrem Körper und beim Blutsaugen verbreiten. Die Krankheit kann durch Tiere auf direktem oder indirektem Weg oder durch Zwischenträgerinfektion übertragen werden.

11.1.3.1
Eintrittspforten

Krankheitserreger können über verschiedene Eintrittspforten in den Organismus gelangen:

– Atemwege: z.B. Grippe, Scharlach, Tuberkulose
– Magen-Darm-Trakt: z.B. Typhus, Enteritis (Darmentzündung), Ruhr
– Wunden: z.B. Tetanus, Gasbrand, Tollwut
– intakte Haut: z.B. Brucellosen
– Bindehaut des Auges: z.B. eitrige Entzündungen, Trachom (»Körnerkrankheit«)
– Harn- und Geschlechtswege: z.B. Harnwegsinfektionen, Geschlechtskrankheiten
– Gefäßsystem: z.B. Hepatitis B.

11.1.3.2
Infektionsketten

Die Verbreitung von Krankheitserregern stellt man in einem Schema, den so genannten Infektionsketten dar. Es wird zwischen der Übertragung auf direktem Wege, auf indirektem Wege oder durch Zwischenträger unterschieden:

– Mensch – Mensch
– Mensch – Gegenstand – Mensch
– Tier – Mensch
– Tier – Gegenstand – Mensch
– Mensch – Vektor (meist Insekt) – Mensch.

11.2 Massnahmen der Sterilisation und Desinfektion

11.2.1 Sterilisation

Unter einer Sterilisation versteht man das Abtöten aller Mikroorganismen einschließlich der lange überlebensfähigen Bakteriensporen. Nach der Sterilisation sind alle behandelten Gegenstände frei von vermehrungsfähigen Organismen. Die abgetöteten, nicht mehr ansteckungsfähigen Mikroorganismen können jedoch noch vorhanden sein.

> Alle Instrumente für invasive Eingriffe und alle Gegenstände, die beim Gebrauch Verletzungen der Haut oder Schleimhaut bewirken können, müssen steril sein. Ebenso alle Materialien, die zum Verabreichen von Medikamenten oder Infusionslösungen und zur Wundabdeckung dienen. Entsprechend der Materialverträglichkeit werden verschiedene Sterilisationsverfahren angewandt.

Man unterscheidet chemische Verfahren, bei denen Gase wie z. B. Ethylenoxid zur Abtötung der Mikroorganismen eingesetzt werden, und physikalische Verfahren, bei denen man ionisierende Strahlen (β- oder γ-Strahlen) oder Wärme (Verbrennen, Dampf oder Heißluft) einsetzt.

Die Sterilität von Materialien und Medikamenten ist gewährleistet, solange die Lagerdauer (laut Verfalldatum) nicht überschritten und die Verpackung nicht beschädigt oder durchnässt ist. Die Materialvorhaltung und Lagerung muss dementsprechend eingerichtet werden (VGL. 11.3.4).

Einwegartikel dürfen nicht wieder aufbereitet bzw. resterilisiert werden. Mehrwegartikel müssen vor der Sterilisation desinfiziert und gereinigt sein. Die Sterilisation sollte wegen der aufwändigen Gerätetechnik und der hohen Kosten für Beschaffung und Betrieb der Anlagen in einer Klinik durchgeführt werden.

11.2.2 Desinfektion

Unter dem Begriff Desinfektion versteht man eine gezielte Entkeimung mit dem Zweck, die Übertragung bestimmter, unerwünschter Mikroorganismen durch Eingriff in deren Struktur oder Stoffwechsel zu verhindern. Dies bedeutet eine weitestgehende Abtötung und Reduzierung der Krankheitserreger, so dass eine Infektion in der Regel nicht mehr zu befürchten ist. Im Bereich des Krankentransportes und des Rettungsdienstes wird die *Nasswisch- und Scheuerdesinfektion* angewendet (VGL. 11.3.3). Eine Raumdesinfektion ist nur in sehr seltenen Fällen notwendig und darf nur von Fachkräften mit Zusatzausbildung durchgeführt werden (VGL. 11.3.2). So genannte Sprühdesinfektionen sind wegen ihrer zweifelhaften Wirksamkeit abzulehnen.

> Eine Volldesinfektion ist die Desinfektion aller Oberflächen inkl. Decken, Wänden, Fußboden, Tragen, Tragetisch, Ablagen, Schränken und Schubladen außen (benutzte Schubladen und Schränke auch innen), Geräten und Material außerhalb von Schränken und Schubladen, Türgriffen innen und außen, im Fahrerraum Lenkrad, Hebel, Griffe etc.
> Unter Teildesinfektion versteht man die Desinfektion aller Kontaktstellen, und zwar sichere sowie mögliche Kontaktstellen, die durch den Patienten, das Rettungsdienstpersonal und dritte Personen berührt wurden; im Fahrerraum sind dies Lenkrad, Hebel, Griffe etc.

11.2.2.1
Desinfektionsmittel

Alle Desinfektionsmittel, die im Rettungsdienst und Krankentransport eingesetzt werden, müssen vom *Robert Koch-Institut (RKI)* oder von der *Deutschen Gesellschaft für Hygiene und Mikrobiologie (DGHM)* zugelassen sein.

> Die verschiedenen Desinfektionsmittel sind in Listen aufgeführt, die dem Anwender beim Einsatz der Präparate Hilfestellung geben und in ihren Aussagen absolut verbindlich sind. Eine Nichtbeachtung der Hinweise und Empfehlungen kann für den Anwender haftungs- und strafrechtliche Konsequenzen zur Folge haben. Die Desinfektionsmittellisten müssen den Desinfektoren von den Arbeitgebern zur Verfügung gestellt werden.

▶ **Die RKI-Liste**

Die gesetzliche Grundlage der RKI-Liste ist § 10 BSeuchG. Sie muss angewendet werden, wenn eine Desinfektionsmaßnahme bei gesicherter oder vermuteter Infektionskrankheit durchgeführt wird. In der Liste sind die Bezeichnung des Desinfektionsmittels, Angaben zur Gebrauchskonzentration, zur Einwirkdauer und zum Wirkungsbereich enthalten. Entsprechend dem Krankheitserreger werden vier Wirkungsbereiche unterschieden:

– **WIRKUNGSBEREICH A:** zur Abtötung von vegetativen bakteriellen Keimen einschließlich Mykobakterien sowie Pilzen einschließlich pilzlicher Sporen geeignet
– **WIRKUNGSBEREICH B:** zur Inaktivierung von Viren geeignet
– **WIRKUNGSBEREICH C:** zur Abtötung von Sporen des Erregers von Milzbrand geeignet
– **WIRKUNGSBEREICH D:** zur Abtötung von Sporen der Erreger von Gasbrand, Gasödem und Wundstarrkrampf geeignet (temperaturabhängiges Sterilisationsverfahren).

Für den Rettungsdienst kommen normalerweise nur Desinfektionsmittel der Wirkungsbereiche A und B in Betracht, die von den Herstellern als Kombipräparate für beide Bereiche angeboten werden. Die RKI-Liste sollte jedem Mitarbeiter, der Desinfektionsmaßnahmen durchführt, zur Verfügung stehen.

▶ **Die DGHM-Liste**

Die Desinfektionsmittelliste des DGHM ist Grundlage bei allen routinemäßigen Desinfektionen. Die Konzentration der Desinfektionsmittellösung ist hier in der Regel niedriger als bei den Präparaten der RKI-Liste, und die Einwirkzeiten betragen in Abhängigkeit von der Desinfektionsmittelkonzentration 15 Minuten bis vier Stunden. Die Liste umfasst folgende Bereiche:

– Händedesinfektion
– Flächendesinfektion; teilweise mit Reinigerzusatz
– Instrumentendesinfektion
– Wäschedesinfektion.

11.3 Hygiene im Rettungsdienst

Der Hygieneplan soll allen Mitarbeiterinnen und Mitarbeitern im Rettungsdienst eine Hilfe sein, sich mit dem Problem Hygiene in Rettungsdienst und Krankentransport auseinander zu setzen.

> Ein hohes hygienisches Niveau bedeutet mehr Sicherheit für Patienten und Personal.

Zum Zweck der besseren Gliederung wurde der Hygieneplan in mehrere Abschnitte unterteilt und kann in der vorgeschlagenen Form auf der Rettungswache ausgehängt werden.

11.3.1 Fahrzeuge

Alle Transportfahrzeuge müssen mindestens einmal am Tag mit einem normalen Reinigungsmittel gereinigt werden. Sind Teile des Fahrzeuge oder der Einrichtung mit Blut, Sekreten oder anderen Ausscheidungen des Patienten kontaminiert, wird eine gezielte Desinfektion durchgeführt.

▶ **Gezielte Desinfektion**

Die Durchführung erfolgt im Nasswisch- und Scheuerverfahren. Hierfür müssen Desinfektionsmittel aus der DGHM-Liste in wässriger Lösung eingesetzt werden. Kleinere Flächen, die z.B. mit Blut kontaminiert sind, können mit einem alkoholischen Desinfektionsmittel aus der DGHM-Liste direkt vor Ort desinfiziert werden. Hierzu wird die betroffene Fläche eingesprüht und mit einem Einmaltuch abgewischt, bis sie optisch sauber ist. Danach wird nochmals reichlich eingesprüht und das Desinfektionsmittel mit Einmalmaterial so verteilt, dass ein geschlossener Film entsteht. Die behandelte Fläche muss nun von allein abtrocknen;

Tab. 1 ▶ Desinfektion Fahrer- und Patientenraum

Was?	Wann?	Wie?	Womit?	Wer?
Fahrerraum: Lenkrad, Hebel und Griffe innen und außen	bei sichtbarer Kontamination	Flächen mit Desinfektionslösung einsprühen und abwischen, bis sie optisch sauber sind, nochmals einsprühen und einwirken lassen	Incidin Liquid	Rettungsdienstpersonal
Patientenraum: Oberflächen (inkl. Schubladen, Schränke usw.)	mindestens 1-mal wöchentlich	Nasswisch- und Scheuerdesinfektion	Incidin plus, 0,5%, Einwirkzeit 1 Stunde	
	nach Infektionstransporten	Nasswisch- Scheuerdesinfektion	Incidin perfekt, 0,5% Einwirkzeit 1 Stunde; zur Schlussdesinfektion nach Infektionstransporten mit groben Verunreinigungen oder nach behördlicher Anordnung muss gem. der RKI-Liste desinfiziert werden: Incidin perfekt, 3%, Einwirkzeit 4 Stunden	

nur so kann eine sichere Wirkung erzielt werden.

Bei der Anwendung von alkoholischen Desinfektionsmitteln sind folgende Sicherheitsregeln zu beachten:
– Nur kleine Mengen verwenden (maximal für 1 m²; ausgebrachte Menge: maximal 40 ml/m²).
– Ausreichend lüften und Zündquellen beseitigen (nicht rauchen!).
– Heiße Flächen – auch innerhalb von Geräten (Heizlüfter) – müssen abgekühlt sein.
– Zusatzheizung (12 Volt) ausschalten und Stromzufuhr (220 Volt) unterbrechen.
– Wenn Flüssigkeit verschüttet wird: die Flüssigkeit sofort aufnehmen und gründlich lüften.

▶ **Routinedesinfektion**

Jedes Fahrzeug muss einmal in der Woche einer Routinedesinfektion unterzogen werden. Für die Auswahl der Desinfektionsmittel muss die DGHM-Liste (hier Flächendesinfektion) und für die Konzentration der Ein-Stunden-Wert (Einwirkzeit) zugrunde gelegt werden.

Die Desinfektionsmittel sind als fertige Lösungen im Handel erhältlich und müssen vor Gebrauch in eine entsprechende Konzentration gebracht werden. Die Gebrauchslösungen sind nach folgender Formel herzustellen:

> Menge der Lösung
> x
> erforderliche Konzentration in %
> ────────────────────────
> Stammlösungskonzentration
> =
> Konzentratmenge
>
> Gesamtmenge minus Konzentratmenge = Wassermenge

> Beispiel: Zum Herstellen einer 1%igen Desinfektionslösung werden 10 000 ml Lösung eines DGHM-Mittels zur Flächendesinfektion (Ein-Stunden-Wert) benötigt. Die Stammlösungskonzentration ist 100%ig.
>
> $$\frac{10\,000 \text{ ml} \times 1\%}{100\%} = 100 \text{ ml Konzentrat}$$
>
> 10 000 ml Lösung minus 100 ml Konzentrat = 9 900 ml Wasser.

Zur sicheren Dosierung müssen Dosierhilfen wie Messbecher, Portionsbeutel oder Dosierpumpen zur Verfügung stehen. In größeren Rettungswachen kann es sich lohnen, automatische Dosiergeräte einzusetzen. Diese müssen durch das Bundesamt für Materialprüfung (BAM) zugelassen und in der RKI-Liste aufgeführt sein. Beim Ansetzen der Lösung werden säurefeste Handschuhe und eine Schutzbrille getragen. Es darf nur kaltes Wasser ohne Reinigerzusatz verwendet werden. Um die Schaumbildung möglichst gering zu halten, wird zuerst das Wasser und dann das Desinfektionsmittel in einen Eimer gegeben.

Die Desinfektion ist als Nasswisch- und Scheuerdesinfektion durchzuführen. Bei dieser Methode wird aus zwei unterschiedlich farbigen Eimern gearbeitet, die beide mit der vorbereiteten Lösung befüllt werden:
– *roter Eimer*: zum Auswaschen und Auswringen der benutzten Putztücher (schmutzige Lösung),
– *blauer Eimer*: zum Tränken der Putztücher (saubere Lösung).

Ist die Desinfektionsmittellösung im roten Eimer erheblich verschmutzt, muss sie durch eine neue ersetzt werden.

TAB. 2 ▶ Umfang der Desinfektion

Wöchentlich

– *Fahrerraum:*
  – im Besonderen Lenkrad, Hebel und Türgriffe innen und außen
– *Krankenraum:*
  – alle Oberflächen wie Decken, Wände, Ablagen, Fußboden
  – Schränke und Schubladen außen
  – Türgriffe innen und außen
  – Notfallkoffer außen
  – Trage, im Besonderen die Trageholme, Auflage, Gurte und Rollgestell
  – Tragetisch inkl. der zugänglichen Hebetechnik
  – Tragestuhl, im Besonderen die Trageholme
  – alle offenliegenden Gegenstände wie z.B. die Vakuummatratze
  – textile Materialien wie z.B. Gurte mit einem feuchten Tuch abreiben; bei starker Verschmutzung austauschen und als Wäsche desinfizieren
  – EKG- und Beatmungsgeräte

Monatlich

– *Krankenraum:* Schubladen Schränke und Ablagen innen, Notfallkoffer innen, HWS-Fixiermaterial Schienmaterial

Nach jedem Infektionstransport

  – Schlussdesinfektion mit einem RKI-gelisteten Desinfektionsmittel

Bei der Durchführung müssen säurefeste Handschuhe getragen werden. Alle Flächen müssen vollständig durch Wischen und Scheuern benetzt werden. Festsitzende Anhaftungen werden mit dem Desinfektionsmittel aufgeweicht und anschließend vollständig entfernt. Die behandelten Flächen müssen nach dem Wischen von einem geschlossenen Flüssigkeitsfilm bedeckt sein.

Nach Beendigung der Maßnahme werden die Einwegtücher in die benutzte Desinfektionsmittellösung eingelegt und kommen nach vier Stunden Einwirkzeit tropfnass in den Hausmüll. Die restliche Lösung wird in der Desinfekti-

TAB. 3 ▶ Musterdesinfektionsbuch

Fahrzeug:

Datum	Anlass 1, 2	Desinfektionsmittel (Präparatname und Konzentration)	Durchführender

1 = Routinedesinfektion   2 = Desinfektion nach Desinfektionstransport

onshalle ausgeschüttet und verteilt (Desinfektion des Fußbodens zur Vermeidung der Keimverschleppung). Wenn die weiße Dienstkleidung bei der Desinfektion verschmutzt wurde, muss sie gewechselt werden. Das Fahrzeug wird nach einer Stunde gelüftet und ist anschließend wieder einsatzbereit. Aus optischen Gründen und um chemische Rückstände zu entfernen, ist ein abschließendes Auswaschen mit einem normalen Reinigungsmittel empfehlenswert. Die Desinfektion muss in einem Desinfektionsbuch festgehalten werden (Tab. 3).

▶ **Desinfektion nach Infektionstransporten**

Nach jedem Infektionstransport ist eine Schlussdesinfektion mit einem RKI-gelisteten Desinfektionsmittel durchzuführen. Die Maßnahme wird als Nasswisch- und Scheuerdesinfektion durchgeführt und unterscheidet sich in folgenden Punkten von der Routinedesinfektion:

– Während der Desinfektion müssen die Beteiligten nicht nur säurefeste Gummihandschuhe, sondern auch Schutzkleidung und gegebenenfalls eine Atemschutzmaske tragen.
– Die Einwirkzeit beträgt je nach Desinfektionsmittel 4 bis 6 Stunden. Das Fahrzeug bleibt während dieser Zeit geschlossen.
– Nach Beendigung der Maßnahme werden die Einwegtücher zu den benutzten Einmalmaterialien in einen Plastiksack gegeben und als C-Abfälle über die Klinik entsorgt (vgl. 11.4).
– Die an der Desinfektion beteiligten Personen müssen desinfizierend duschen und neue weiße Dienstkleidung anlegen.

– Die Schutzkleidung ist als Sondermüll zu kennzeichnen oder in Desinfektionsmittel einzulegen, nach der Einwirkzeit kann sie normal entsorgt werden.
– Das Fahrzeug wird nach Ablauf der Einwirkzeit gelüftet (ca. 30 min) und mit einem normalen Reinigungsmittel ausgewaschen (Entfernung der Chemikalien und aus optischen Gründen).

11.3.2 Raumdesinfektion

Eine Raumdesinfektion durch Verdampfen von Formaldehydlösungen ist nur bei bestimmten Infektionskrankheiten notwendig (z. B. Cholera, hämorrhagisches Fieber) und darf nur von Personen durchgeführt werden, die einen Befähigungsschein nach TRGS 522 (Technische Regeln für Gefahrstoffe, hier die Raumdesinfektion mit Formaldehyd) besitzen.

11.3.3 Material- und Gerätedesinfektion

Grundsätzlich werden feuchtigkeitsempfindliche Geräte mit einem DGHM-Präparat vorsichtig feucht abgewischt. Plexiglas und bestimmte Kunststoffe sind empfindlich gegen Alkohol und sollten nur mit einer wässrigen Desinfektionsmittellösung behandelt werden. Die Desinfektion der im Folgenden aufgelisteten Materialien und Geräte ist in Tabelle 4 auf mehreren Seiten zusammengefasst.

▶ **Notfallkoffer außen**

Bei sichtbarer Kontamination wird die betroffene Fläche eingesprüht und mit einem Einmaltuch abgewischt, bis sie optisch sauber ist. Danach wird nochmals eingesprüht und das Desinfektionsmittel mit Einmalmaterial so verteilt, dass ein geschlossener Film entsteht. Die behandelte Fläche muss nun von allein abtrocknen, nur so kann eine sichere Wirkung erzielt werden. Wöchentlich und nach einem Infektionstransport müssen die Flächen einer Nasswisch- und Scheuerdesinfektion wie oben beschrieben unterzogen werden.

▶ Notfallkoffer innen

Bei sichtbarer Kontamination wird die betroffene Fläche eingesprüht und mit einem Einmaltuch abgewischt, bis sie optisch sauber ist. Danach wird nochmals eingesprüht und das Desinfektionsmittel mit Einmalmaterial so verteilt, dass ein geschlossener Film entsteht. Die behandelte Fläche muss nun von allein abtrocknen, nur so kann eine sichere Wirkung erzielt werden. Wöchentlich und nach einem Infektionstransport müssen die Flächen einer Nasswisch- und Scheuerdesinfektion wie oben beschrieben unterzogen werden.

▶ Trage und Tragestuhl

Bei sichtbarer Kontamination wird die betroffene Fläche eingesprüht und mit einem Einmaltuch abgewischt, bis sie optisch sauber ist. Danach wird nochmals eingesprüht und das Desinfektionsmittel mit Einmalmaterial so verteilt, dass ein geschlossener Film entsteht. Die behandelte Fläche muss nun von allein abtrocknen, nur so kann eine sichere Wirkung erzielt werden. Wöchentlich und nach einem Infektionstransport müssen die Flächen einer Nasswisch- und Scheuerdesinfektion wie oben beschrieben unterzogen werden (Angaben des Herstellers beachten).

▶ EKG-Geräte

– Gesamtes Gerät: wöchentlich feucht abwischen. Bei sichtbarer Kontamination wird die betroffene Fläche eingesprüht und mit einem Einmaltuch abgewischt, bis sie optisch sauber ist. Danach wird nochmals eingesprüht und das Desinfektionsmittel mit Einmalmaterial so verteilt, dass ein geschlossener Film entsteht. Die behandelte Fläche muss nun von allein abtrocknen, nur so kann eine sichere Wirkung erzielt werden (Materialverträglichkeit des Desinfektionsmittels überprüfen). Einmal im Monat sollten die Geräte nach der Desinfektion mit einem Kunststoffreiniger gepflegt werden (Angaben des Herstellers beachten).

– Defi-Paddles: nach jedem Gebrauch einsprühen und mit einem Einmaltuch abwischen, bis sie optisch sauber ist. Danach wird nochmals eingesprüht und das Desinfektionsmittel mit Einmalmaterial so verteilt, dass ein geschlossener Film entsteht. Die behandelte Fläche muss nun von allein abtrocknen, nur so kann eine sichere Wirkung erzielt werden.

▶ Automatische Beatmungsgeräte

– Gehäuse: wöchentlich feucht abwischen. Bei sichtbarer Kontamination wird die betroffene Fläche eingesprüht und mit einem Einmaltuch abgewischt, bis sie optisch sauber ist. Danach wird nochmals eingesprüht und das Desinfektionsmittel mit Einmalmaterial so verteilt, dass ein geschlossener Film entsteht. Die behandelte Fläche muss nun von allein abtrocknen, nur so kann eine sichere Wirkung erzielt werden (Materialverträglichkeit überprüfen).

– Schlauch und Ventil: nach jedem Gebrauch Instrumentendesinfektion, verpacken und ggf. sterilisieren (Angaben des Herstellers beachten).

▶ Absauggeräte

– Gehäuse: wöchentlich feucht abwischen. Bei sichtbarer Kontamination wird die betroffene Fläche eingesprüht und mit einem Einmaltuch abgewischt, bis sie optisch sauber ist. Danach wird nochmals eingesprüht und das Desinfektionsmittel mit Einmalmaterial so verteilt, dass ein geschlossener Film entsteht. Die behandelte Fläche muss nun von allein abtrocknen, nur so kann eine sichere Wirkung erzielt werden (Materialverträglichkeit des Desinfektionsmittels überprüfen). Nach einem Infektionstransport müssen die Geräte – soweit möglich – einer Nasswisch- und Scheuerdesinfektion wie oben beschrieben unterzogen werden.

– Behälter und Schlauch: Sekretbehälter vorsichtig in die Kanalisation entleeren, danach den Schlauch und den Behälter mit Desinfektionslösung durchspülen und nochmals entleeren, anschließend Instrumentendesinfektion.

▶ Pulsoxymeter

Das gesamte Gerät muss wöchentlich feucht abgewischt werden. Bei sichtbarer Kontamination wird die betroffene Fläche eingesprüht und mit einem Einmaltuch abgewischt, bis sie optisch sauber ist. Danach wird nochmals eingesprüht und das Desinfektionsmittel mit Einmalmaterial so verteilt, dass ein geschlossener Film entsteht. Die behandelte Fläche muss nun von allein abtrocknen, nur so kann eine sichere Wirkung erzielt werden (Materialverträglichkeit überprüfen). Nach einem Infektionstransport müssen die Geräte soweit möglich einer Nasswisch- und Scheuerdesinfektion wie oben beschrieben unterzogen werden.

▶ Blutdruckmessgerät

– Manschette: bei sichtbarer Kontamination und nach Infektionstransport wird eine Instrumentendesinfektion (Schlauch abklemmen!) durchgeführt. Nach erfolgter Desinfektion müssen die Manschetten gereinigt werden.

– Manometer: wöchentlich feucht abwischen. Bei sichtbarer Kontamination wird die betroffene Fläche eingesprüht und mit einem Einmaltuch abgewischt, bis sie optisch sauber ist. Danach wird nochmals eingesprüht und das Desinfektionsmittel mit Einmalmaterial so verteilt, dass ein geschlossener Film entsteht. Die behandelte Fläche muss nun von allein abtrocknen, nur so kann eine sichere Wirkung erzielt werden (Materialverträglichkeit überprüfen und Angaben des Herstellers beachten).

▶ Infusionsspritzenpumpe

Das gesamte Gerät wird wöchentlich feucht abgewischt. Bei sichtbarer Kontamination wird die betroffene Fläche eingesprüht und mit einem Einmaltuch abgewischt, bis sie optisch sauber ist. Danach wird nochmals eingesprüht und das Desinfektionsmittel mit Einmalmaterial so verteilt, dass ein geschlossener Film entsteht. Die behandelte Fläche muss nun von allein abtrocknen, nur so kann eine sichere Wirkung erzielt werden (Materialverträglichkeit überprüfen). Nach einem

Infektionstransport müssen die Geräte, soweit möglich, einer Nasswisch- und Scheuerdesinfektion wie oben beschrieben unterzogen werden.

▶ Laryngoskopgriff

Bei sichtbarer Kontamination wird die betroffene Fläche eingesprüht und mit einem Einmaltuch abgewischt, bis sie optisch sauber ist. Danach wird nochmals eingesprüht und das Desinfektionsmittel mit Einmalmaterial so verteilt, dass ein geschlossener Film entsteht. Die behandelte Fläche muss nun von allein abtrocknen, nur so kann eine sichere Wirkung erzielt werden.

▶ Kleinmaterial

Nach Gebrauch werden die Materialien einer Instrumentendesinfektion unterzogen. Hierbei müssen die Ventile nach den Herstellervorgaben zerlegt werden.

▶ Beatmungsbeutel

Der Beutel wird wöchentlich feucht abgewischt. Bei Gebrauch ohne sichtbare Kontamination wird der Beutel eingesprüht und mit einem Einmaltuch abgewischt, bis er optisch sauber ist. Danach wird nochmals eingesprüht und das Desinfektionsmittel mit Einmalmaterial so verteilt, dass ein geschlossener Film entsteht. Die behandelte Fläche muss nun von allein abtrocknen, nur so kann eine sichere Wirkung erzielt werden (Materialverträglichkeit überprüfen). Bei sichtbarer Kontamination wird der Beutel demontiert und einer Instrumentendesinfektion unterzogen.

▶ Vakuummatratze

Bei sichtbarer Kontamination wird die betroffene Fläche eingesprüht und mit einem Einmaltuch abgewischt, bis sie optisch sauber ist. Danach wird nochmals eingesprüht und das Desinfektionsmittel mit Einmalmaterial so verteilt, dass ein geschlossener Film entsteht. Die behandelte Fläche muss nun von allein abtrocknen, nur so kann eine sichere Wirkung erzielt werden. Wöchentlich und nach einem Infektionstransport müssen die Flächen einer Nasswisch- und Scheuerdesinfektion wie oben beschrieben unterzogen werden.

▶ Vakuummatratzenbezug

Nach Verschmutzung, mindestens aber 1-mal pro Woche, in Schmutzwäschebehälter entsorgen. Die Reinigung erfolgt wie bei Krankenhauswäsche (VGL. 11.3.6). Nach Infektionstransport in Infektionswäschesack geben und wie beschrieben desinfizieren (VGL. 11.3.7).

▶ Schaufeltrage

Bei sichtbarer Kontamination wird die betroffene Fläche eingesprüht und mit einem Einmaltuch abgewischt, bis sie optisch sauber ist. Danach wird nochmals eingesprüht und das Desinfektionsmittel mit Einmalmaterial so verteilt, dass ein geschlossener Film entsteht. Die behandelte Fläche muss nun von allein abtrocknen, nur so kann eine sichere Wirkung erzielt werden. Wöchentlich und nach einem Infektionstransport müssen die Flächen einer Nasswisch- und Scheuerdesinfektion wie oben beschrieben unterzogen werden.

▶ Pneumatische Schienen / Vakuumschienen

Bei sichtbarer Kontamination wird die betroffene Fläche eingesprüht und mit einem Einmaltuch abgewischt, bis sie optisch sauber ist. Danach wird nochmals eingesprüht und das Desinfektionsmittel mit Einmalmaterial so verteilt, dass ein geschlossener Film entsteht. Die behandelte Fläche muss nun von allein abtrocknen, nur so kann eine sichere Wirkung erzielt werden. Wöchentlich und nach einem Infektionstransport müssen die Flächen einer Nasswisch- und Scheuerdesinfektion wie oben beschrieben unterzogen werden.

▶ **Rettungstuch**

– Abwaschbar: Bei sichtbarer Kontamination wird die betroffene Fläche eingesprüht und mit einem Einmaltuch abgewischt, bis sie optisch sauber ist. Danach wird nochmals eingesprüht und das Desinfektionsmittel mit Einmalmaterial so verteilt, dass ein geschlossener Film entsteht. Die behandelte Fläche muss nun von allein

abtrocknen, nur so kann eine sichere Wirkung erzielt werden. Wöchentlich und nach einem Infektionstransport müssen die Flächen einer Nasswisch- und Scheuerdesinfektion wie oben beschrieben unterzogen werden.

– Textil: Nach Verschmutzung, mindestens aber 1-mal pro Woche, in Schmutzwäschebehälter entsorgen. Die Reinigung erfolgt wie bei Krankenhauswäsche (vgl. 11.3.6). Nach Infektionstransport in Infektionswäschesack geben und wie beschrieben desinfizieren (vgl. 11.3.7).

▶ **Bettpfanne**

Nach Gebrauch werden Bettpfannen einer Instrumentendesinfektionswanne eingelegt. Wenn eine Kontamination durch infizierten Stuhl oder Urin erfolgt ist, wird nach den Vorschriften des RKI desinfiziert (VGL. 11.3.8).

TAB. 4 ▶ Material- und Gerätedesinfektion

Was?	Wann?	Wie?	Womit?	Wer?
Notfallkoffer außen	bei sichtbarer Kontamination	Flächen mit Desinfektionslösung einsprühen und abwischen, bis sie optisch sauber sind, nochmals einsprühen und einwirken lassen	Incidin Liquid	Rettungsdienstpersonal
	mindestens 1-mal wöchentlich	Nasswisch- und Scheuerdesinfektion	Incidin plus, 0,5%, Einwirkzeit 1 Stunde	
	nach Infektionstransporten	Nasswisch- und Scheuerdesinfektion	zur Schlussdesinfektion nach Infektionstransporten oder nach behördlicher Anordnung muss gem. der RKI-Liste desinfiziert werden: Incidin perfekt, 3%, Einwirkzeit 4 Stunden	
Notfallkoffer innen	bei sichtbarer Kontamination	Flächen mit Desinfektionslösung einsprühen und abwischen, bis sie optisch sauber sind, nochmals einsprühen und einwirken lassen	Incidin Liquid	Rettungsdienstpersonal
	mindestens 1-mal wöchentlich	Nasswisch- und Scheuerdesinfektion	Incidin plus, 0,5%, Einwirkzeit 1 Stunde	
	nach Infektionstransporten	Nasswisch- und Scheuerdesinfektion	zur Schlussdesinfektion nach Infektionstransporten oder nach behördlicher Anordnung muss gem. der RKI-Liste desinfiziert werden: Incidin perfekt, 3%, Einwirkzeit 4 Stunden	
Trage und Tragestuhl (Herstellerangaben beachten)	bei sichtbarer Kontamination	Flächen mit Desinfektionslösung einsprühen und abwischen, bis sie optisch sauber sind, nochmals einsprühen und einwirken lassen	Incidin Liquid	Rettungsdienstpersonal
	mindestens 1-mal wöchentlich	Nasswisch- und Scheuerdesinfektion	Incidin plus, 0,5%, Einwirkzeit 1 Stunde	
	nach Infektionstransporten	Nasswisch- und Scheuerdesinfektion	zur Schlussdesinfektion nach Infektionstransporten oder nach behördlicher Anordnung muss gem. der RKI-Liste desinfiziert werden: Incidin perfekt, 3%, Einwirkzeit 4 Stunden	

399

TAB. 4 ▶ Material- und Gerätedesinfektion (Forts.)

Was?	Wann?	Wie?	Womit?	Wer?
EKG-Gerät (Hersteller-angaben beachten)	bei sichtbarer Kontamination	Flächen mit Desinfektionslösung einsprühen und abwischen, bis sie optisch sauber sind, nochmals einsprühen und einwirken lassen	Incidin Liquid	Rettungsdienst-personal
	nach Infektionstransporten, wenn kontaminiert	Flächen mit Desinfektionslösung einsprühen und abwischen, bis sie optisch sauber sind, nochmals einsprühen und einwirken lassen	Incidin Liquid	
Beatmungs-gerät (Hersteller-angaben beachten)	bei sichtbarer Kontamination	Flächen mit Desinfektionslösung einsprühen und abwischen, bis sie optisch sauber sind, nochmals einsprühen und einwirken lassen	Incidin Liquid	Rettungsdienst-personal
	nach Infektionstransporten, wenn kontaminiert	Flächen mit Desinfektionslösung einsprühen und abwischen, bis sie optisch sauber sind, nochmals einsprühen und einwirken lassen	Incidin Liquid	
Absaug-gerät (Hersteller-angaben beachten)	bei sichtbarer Kontamination	Flächen mit Desinfektionslösung einsprühen und abwischen, bis sie optisch sauber sind, nochmals einsprühen und einwirken lassen	Incidin Liquid	Rettungsdienst-personal
	nach Infektionstransporten, wenn kontaminiert	Nasswisch- und Scheuerdesinfektion	zur Schlussdesinfektion nach Infektionstransporten oder nach behördlicher Anordnung muss gem. der RKI-Liste desinfiziert werden: Incidin perfekt, 3%, Einwirkzeit 4 Stunden	
Absaugge-rät (Schläuche und Auffangge-fäße)	nach Gebrauch	in Instrumentendesinfektionswanne einlegen, entsprechend der Einwirkzeit einwirken lassen, danach reinigen und mit klarem Wasser abspülen	Sekusept plus	Rettungsdienst-personal

TAB. 4 ▶ Material- und Gerätedesinfektion (Forts.)

Was?	Wann?	Wie?	Womit?	Wer?
Pulsoxy-meter (Hersteller-angaben beachten)	bei sichtbarer Kontamination	Flächen mit Desinfekti-onslösung einsprühen und abwischen, bis sie optisch sauber sind, nochmals einsprühen und einwirken lassen	Incidin Liquid	Rettungsdienst-personal
	mindestens 1-mal wöchentlich	mit feuchtem Lappen abwischen	Incidin plus, 0,5%, Einwirkzeit 1 Stunde	
	nach Infekti-onstransporten	Nasswisch- und Scheu-erdesinfektion	Zur Schlussdesinfektion nach Infektionstransporten oder nach behördlicher Anordnung muss gem. der RKI-Liste desin-fiziert werden: Incidin perfekt, 3%, Einwirkzeit 4 Stunden	
Blutdruck-messgerät (Manschet-te)	bei sichtbarer Kontamination	in Instrumentendesin-fektionswanne einle-gen, entsprechend der Einwirkzeit einwirken lassen, danach reinigen und mit klarem Wasser abspülen	Sekusept plus	Rettungsdienst-personal
	nach Infekti-onstransporten	in Instrumentendesin-fektionswanne einle-gen, entsprechend der Einwirkzeit einwirken lassen, danach reinigen und mit klarem Wasser abspülen	Sekusept plus	
Blutdruck-messgerät (Mano-meter) (Hersteller-angaben beachten)	bei sichtbarer Kontamination	Flächen mit Desinfekti-onslösung einsprühen und abwischen, bis sie optisch sauber sind, nochmals einsprühen und einwirken lassen	Incidin Liquid	Rettungsdienst-personal
	nach Infekti-onstransporten	Flächen mit Desinfekti-onslösung einsprühen und abwischen, bis sie optisch sauber sind, nochmals einsprühen und einwirken lassen		

TAB. 4 ▶ Material- und Gerätedesinfektion (Forts.)

Was?	Wann?	Wie?	Womit?	Wer?
Perfusor (Herstellerangaben beachten)	bei sichtbarer Kontamination	Flächen mit Desinfektionslösung einsprühen und abwischen, bis sie optisch sauber sind, nochmals einsprühen und einwirken lassen	Incidin Liquid	Rettungsdienstpersonal
	nach Infektionstransporten	Flächen mit Desinfektionslösung einsprühen und abwischen, bis sie optisch sauber sind, nochmals einsprühen und einwirken lassen		
Laryngoskopgriff	bei sichtbarer Kontamination	Flächen mit Desinfektionslösung einsprühen und abwischen, bis sie optisch sauber sind, nochmals einsprühen und einwirken lassen	Incidin Liquid	Rettungsdienstpersonal
Laryngoskopspatel; Magill-Zange; Beißkeil; Guedeltuben; Führungsstab; Beatmungsmasken; Ventile des Beatmungsbeutels	nach Gebrauch	in Instrumentendesinfektionswanne einlegen, entsprechend der Einwirkzeit einwirken lassen, danach reinigen und mit klarem Wasser abspülen	Sekusept plus	Rettungsdienstpersonal
Beatmungsbeutel	nach Gebrauch, mit sichtbarer Kontamination	in Instrumentendesinfektionswanne einlegen, entsprechend der Einwirkzeit einwirken lassen, danach reinigen und mit klarem Wasser abspülen	Sekusept plus	Rettungsdienstpersonal
	nach Gebrauch, ohne sichtbare Kontamination	Einsprühen und einwirken lassen, danach mit klarem Wasser abspülen (Materialverträglichkeit prüfen)	Incidin Liquid	

TAB. 4 ▶ Material- und Gerätedesinfektion (Forts.)

Was?	Wann?	Wie?	Womit?	Wer?
Vakuum-matratze	bei sichtbarer Kontamination	Flächen mit Desinfekti-onslösung einsprühen und abwischen, bis sie optisch sauber sind, nochmals einsprühen und einwirken lassen	Incidin Liquid	Rettungsdienst-personal
	mindestens 1-mal wöchentlich	Nasswisch- und Scheu-erdesinfektion	Incidin plus, 0,5%, Einwirkzeit 1 Stunde	
	nach Infekti-onstransporten	Nasswisch- und Scheu-erdesinfektion	zur Schlussdesinfektion nach Infektionstransporten oder nach behördlicher Anordnung muss gem. der RKI-Liste desin-fiziert werden: Incidin perfekt, 3%, Einwirkzeit 4 Stunden	
Vakuum-matratzen-bezug	bei sichtbarer Kontamination	Abwurf in Schmutz-wäschebehälter (alternativ kann eine chemische Wäsche-desinfektion auf der Wache erfolgen; Incidin perfekt, 0,5%, Einwirk-zeit 12 Stunden)	Geeignetes Mittel und Verfah-ren für Krankenhauswäsche (Verantwortlichkeit bei der beauftragten Firma); bei chemischen Verfahren Flot-tenverhältnis von 1:8 beachten	Rettungsdienst-personal/ beauftragte Firma
	mindestens 1-mal wöchentlich	Abwurf in Schmutz-wäschebehälter (alternativ kann eine chemische Wäsche-desinfektion auf der Wache erfolgen; Incidin perfekt, 0,5%, Einwirk-zeit 12 Stunden)		
	nach Infekti-onstransporten	Abwurf in Infektions-wäschesack (entspre-chende Kennzeichnung erforderlich; alternativ kann eine chemische Wäschedesinfektion auf der Wache erfol-gen; Incidin perfekt, 0,5%, Einwirkzeit 12 Stunden)		

TAB. 4 ▶ Material- und Gerätedesinfektion (Forts.)

Was?	Wann?	Wie?	Womit?	Wer?
Schaufel-trage	bei sichtbarer Kontamination	Flächen mit Desinfekti-onslösung einsprühen und abwischen, bis sie optisch sauber sind, nochmals einsprühen und einwirken lassen	Incidin Liquid	Rettungsdienst-personal
	mind. 1-mal wöchentlich	Nasswisch- und Scheu-erdesinfektion	Incidin plus, 0,5%, Einwirkzeit 1 Stunde	
	nach Infekti-onstransporten	Nasswisch- und Scheu-erdesinfektion	zur Schlussdesinfektion nach Infektionstransporten oder nach behördlicher Anordnung muss gem. der RKI-Liste desin-fiziert werden: Incidin perfekt, 3%, Einwirkzeit 4 Stunden	
pneuma-tische Schienen/ Vakuum-schienen	bei sichtbarer Kontamination	Flächen mit Desinfekti-onslösung einsprühen und abwischen, bis sie optisch sauber sind, nochmals einsprühen und einwirken lassen	Incidin Liquid	Rettungsdienst-personal
	nach Infekti-onstransporten	Nasswisch- und Scheu-erdesinfektion	zur Schlussdesinfektion nach Infektionstransporten oder nach behördlicher Anordnung muss gem. der RKI-Liste desin-fiziert werden: Incidin perfekt, 3%, Einwirkzeit 4 Stunden	
Rettungs-tuch (abwasch-bar)	bei sichtbarer Kontamination	Flächen mit Desinfekti-onslösung einsprühen und abwischen, bis sie optisch sauber sind, nochmals einsprühen und einwirken lassen	Incidin Liquid	Rettungsdienst-personal
	mind. 1-mal wöchentlich	Nasswisch- und Scheu-erdesinfektion	Incidin plus, 0,5%, Einwirkzeit 1 Stunde	
	nach Infekti-onstransporten, wenn kontami-niert	Nasswisch- und Scheu-erdesinfektion	zur Schlussdesinfektion nach Infektionstransporten oder nach behördlicher Anordnung muss gem. der RKI-Liste desin-fiziert werden: Incidin perfekt, 3%, Einwirkzeit 4 Stunden	
Rettungs-tuch (textil)	bei sichtbarer Kontamination	Abwurf in Schmutzwä-schebehälter	geeignetes Mittel und Verfah-ren für Krankenhauswäsche (Verantwortlichkeit bei der beauftragten Firma)	Rettungsdienst-personal / beauftragte Firma
	nach Infekti-onstransporten, wenn kontami-niert	Abwurf in Infektions-wäschesack (entspre-chende Kennzeichnung erforderlich)		
Bettpfanne	nach Gebrauch	in Instrumentendesin-fektionswanne einle-gen, entsprechend der Einwirkzeit einwirken lassen, danach reinigen und mit klarem Wasser abspülen	Sekusept Plus	Rettungsdienst-personal

11.3.4 Steriles Material

Alle sterilen Einmalmaterialien müssen regelmäßig auf ihr Verfallsdatum kontrolliert werden. Man teilt Sterilgut in Mehrweg- und Einmalartikel ein.

11.3.4.1
Mehrwegartikel

Aufbereitete Mehrwegartikel in Papierbeuteln oder Klarsichtsterilisierverpackungen sind bei geschützter Aufbewahrung in Schränken, Schubladen oder Notfallkoffern wie folgt lagerfähig:
– bei einfacher Sterilgutverpackung sechs Wochen
– bei zweifacher Sterilgutverpackung sechs Monate
– in zusätzlicher Lagerverpackung und damit dreifacher Sterilgutverpackung fünf Jahre.

11.3.4.2
Einmalartikel

Die Entnahme der Einmalartikel aus der Lagerverpackung (Karton) sollte erst bei Gebrauch erfolgen. Das aufgedruckte Verfallsdatum gilt nur, solange sich das Material in der Lagerverpackung befindet. Werden Einmalartikel verpackt in Schränken, Schubladen, Kippfächern oder Notfallkoffern aufbewahrt, sind sie folgendermaßen lagerfähig:
– bei einfacher Sterilgutverpackung sechs Wochen
– bei zweifacher Sterilgutverpackung sechs Monate.

> Eine ungeschützte Lagerung, z.B. auf Ablagen im Fahrzeug oder in Taschen der Dienstkleidung, ist generell zu vermeiden, da die Lagerdauer bei einfacher Sterilgutverpackung nur 24 Stunden beträgt.

11.3.5 Instrumentendesinfektion

Unter Instrumentendesinfektion ist die Desinfektion von kontaminierten Instrumenten sowie Materialien wie Beatmungszubehör, Guedeltuben usw. zu verstehen. Sie dient auch als Vorbehandlung zur Sterilisation. Die Herstellerangaben in der Gebrauchsanweisung des betreffenden Instruments (Temperaturbeständigkeit, Materialverträglichkeit, Demontage usw.) müssen beachtet werden.

Für die Instrumentendesinfektion muss ein Desinfektionsraum zur Verfügung stehen, der mit Wasser- und Abwasseranschluss ausgestattet und gut zu belüften ist. Bei der Desinfektion sind flüssigkeitsdichte Schutzhandschuhe, eine Schürze und eine Schutzbrille zu tragen. Um ein Antrocknen von Blut, Sekreten usw. zu vermeiden, sind die Gegenstände schnellstmöglich in ein Tauchbad mit Desinfektionslösung (Nassentsorgung) einzulegen. In der Lösung werden anhaftende Verschmutzungen so lange mit Bürsten bearbeitet, bis sie gelöst sind. Anschließend werden die Gegenstände und die benutzten Bürsten in einen verschlossenen Behälter mit frisch angesetzter Instrumentendesinfektionslösung (DGHM-Liste) eingelegt. Während dieser Arbeiten muss der Raum gut belüftet werden.

Die verschmutzte Desinfektionslösung wird in der Kanalisation entsorgt. Nach der Einwirkzeit werden die Instrumente

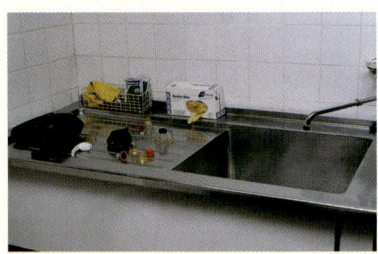

ABB. 1 ▶ Arbeitsplatz zur Geräte-desinfektion

mit Leitungswasser (besser entminera-lisiertes Wasser) abgespült und getrock-net. Die Trocknung und die anschließen-de Verpackung sollte in einem anderen Raum erfolgen, um den Schmutzbereich vom Reinbereich zu trennen: Beim Trock-nen und Verpacken ist eine Rekontami-nation zu vermeiden. Das Verpacken des desinfizierten Materials (z.B. Guedeltu-ben, Beißkeil, Führungsstäbe usw.) ist not-wendig, um eine erneute Kontamination bis zum Gebrauch zu verhindern. Die so behandelten Gegenstände können an-schließend bei Bedarf sterilisiert werden.

11.3.6 Tragenbezüge

Die Bettwäsche auf Tragen – Schutzlaken, Deckenbezüge, Wolldecken und Kopfkis-senbezüge – wird mindestens einmal täg-lich bzw. nach jedem Patientenkontakt gewechselt.

Bettwäsche, die mit Erregern melde-pflichtiger, übertragbarer Krankheiten be-haftet ist, sowie Wäsche mit starker Kon-tamination von Blut und Ausscheidungen ist als infektiöse Wäsche zu behandeln.

– *Textile Bettwäsche* ist wie Kranken-hauswäsche in einer geeigneten Wä-scherei desinfizierend zu waschen.

Durch geeignete Behälter ist eine Keimverschleppung beim Sammeln und beim Transport zu vermeiden.

– *Einmalbettwäsche* nach Patientenkon-takt sowie Einmalbettwäsche, die mit Blut, Ausscheidungen und Sekreten kontaminiert ist, gehören zu den B-Ab-fällen; infektiöse Einmalbettwäsche ist den C-Abfällen zuzuordnen (vgl. 11.4).

11.3.7 Wäschedesinfektion

Die Wäschedesinfektion ist nach den Richtlinien für die Krankenhauswäsche und der Unfallverhütungsvorschrift UVV-Wäscherei durchzuführen. Hierfür muss eine für Krankenhauswäsche zugelassene Wäscherei beauftragt werden.

> Wäsche, die mit Erregern meldepflichtiger oder übertragbarer Krankheiten behaftet ist, sowie stark mit Blut und Ausscheidun-gen kontaminierte Wäsche ist als infekti-öse Wäsche zu desinfizieren. Hierzu sind Mittel und Verfahren der RKI-Liste anzu-wenden.

Die Wäsche muss direkt in ein geeignetes und besonders gekennzeichnetes Trans-portbehältnis (fester Plastiksack) gegeben und so in die Wäscherei transportiert wer-den. Ist ein sicherer Transport nicht mög-lich, so ist die infektiöse Wäsche vorher mit einem RKI-gelisteten Wäschedesin-fektionsmittel zu behandeln. Die Wäsche muss hierzu vollständig von Desinfekti-onslösung bedeckt sein, Luftblasen sind durch Umrühren mit einem Stab zu ent-fernen. Das Verhältnis muss 1 : 8 (1 kg Wä-sche auf 8 l Lösung) und die Einwirkzeit mindestens zwölf Stunden betragen. Der Stab verbleibt während dieser Zeit eben-falls in der Lösung.

Danach ist die Wäsche gründlich zu spülen und kann anschließend mit der nicht infektiösen Wäsche in die Wäscherei transportiert werden.

11.3.8 Ausscheidungen

Zur Aufnahme von Ausscheidungen sind ein Steckbecken und eine Urinflasche (für Frauen und Männer) auf den Fahrzeugen mitzuführen. Für Sekrete und Erbrochenes müssen Nierenschalen, Brechtüten und Zellstoff vorgehalten werden. Es sollten möglichst Einmal-Urinflaschen und Einmal-Nierenschalen eingesetzt werden.

Die Entsorgung der Ausscheidungen sollte immer in der Zielklinik mit den dort vorhandenen Möglichkeiten erfolgen (z.B. Wandspüler für Steckbecken). Ausscheidungen, auch infektiöse, können ohne Vorbehandlung in die Kanalisation eingeleitet werden. Die thermische Desinfektion der Auffanggefäße sollte ebenfalls möglichst in der Zielklinik erfolgen. Ist dies nicht möglich, muss nach der Entleerung eine Desinfektion im Tauchbad durchgeführt werden. Für die Desinfektion der Auffanggefäße von Ausscheidungen sind die Desinfektionsmittel und Konzentrationsangaben aus der RKI-Liste zu verwenden.

▶ **Auffanggefäße für Stuhl und Urin**

Auffanggefäße für Stuhl und Urin sollten möglichst thermisch desinfiziert werden. Zur chemischen Desinfektion ist ein geeignetes Desinfektionsmittel zu verwenden. Sichtbare Verschmutzungen sind mit einem Spatel abzulösen und mit dem Desinfektionsmittel zu verrühren. Das Gefäß muss vollständig mit der Lösung bedeckt sein, und es dürfen keine Luftblasen eingeschlossen sein. Die Einwirkzeit beträgt mindestens sechs Stunden. Danach kann das Gefäß gereinigt werden.

▶ **Auffanggefäße für Sputum**

Wenn Auffanggefäße für Sputum (Auswurf) nicht aus Einmalmaterial bestehen, sollten sie möglichst thermisch desinfiziert werden. Zur chemischen Desinfektion ist ein geeignetes Desinfektionsmittel zu verwenden. Das Gefäß muss vollständig mit der Lösung bedeckt sein, und es dürfen keine Luftblasen eingeschlossen sein. Die Einwirkzeit beträgt mindestens vier Stunden. Danach kann das Gefäß gereinigt werden. Ist eine Entsorgung von infektiösen Ausscheidungen in eine öffentliche Kanalisation nicht möglich oder liegt eine hochinfektiöse Erkrankung (z.B. Cholera, hämorrhagisches Fieber) vor, so ist die Desinfektion nach RKI-Richtlinien und mit einem RKI-gelisteten Desinfektionsmittel durchzuführen.

11.3.9 Wasser in Krankenkraftwagen

Das Wasser an Bord von Rettungsfahrzeugen unterliegt den Bestimmungen der Trinkwasserverordnung. Diese regelt die Grenzwerte für chemische Stoffe im Trink- und Brauchwasser.

– SAUERSTOFFBEFEUCHTUNG: In der Regel ist bei kurzen Transportzeiten die Anfeuchtung von Sauerstoff nicht erforderlich.
Ist bei längeren Transportwegen sowie besonderen Indikationen die Anfeuchtung erforderlich, so ist ausschließlich steriles Wasser zu verwenden. Eine Befüllung der Befeuchter mit Leitungswasser ist wegen der darin enthaltenen Keime nicht zulässig.
– EINWEGSYSTEME: Am sichersten sind Einwegsysteme, bei denen das sterile Wasser in Einwegbehältern mit einem sterilen Adapter an die Sauer-

TAB. 5 ▶ Desinfektion von Ausscheidungen nach BGA-/RKI-Richtlinien

	Durchführung	Desinfektionsmittel aus der RKI-Liste	Einwirkzeit
Stuhl	mindestens doppelte Menge der Gebrauchsverdünnung zugeben und den Stuhl mit einem Stab bis auf Erbsengröße verrühren	Stuhldesinfektionsmittel Viren: Kalkmilch Mykobakterien: Phenole sonstige: Kalkmilch oder Phenole	6 Stunden
Urin	mit der für die Gebrauchsverdünnung angegebene Menge vermischen	Harndesinfektionsmittel	2 Stunden
Sputum	mit der doppelten Menge der Gebrauchsverdünnung vermischen	Sputumdesinfektionsmittel	4 Stunden

stoffanlage angeschlossen wird. Bei solchen Systemen ist die Sterilität bis zu einer Gebrauchsdauer von vier bis fünf Wochen gewährleistet.

– MEHRWEGSYSTEME: Werden Sauerstoffbefeuchter mit Mehrwegbehältern eingesetzt, sind diese unter hygienischen Gesichtspunkten mit sterilem destillierten Wasser zu befüllen. Spätestens nach 24 Stunden ist der Behälter gegen einen neuen sterilen Behälter auszutauschen. Der benutzte Behälter muss sterilisiert werden.

– HÄNDEWASCHWASSER: Die DIN 75080 schreibt vor, dass im Rettungswagen acht Liter Wasser bevorratet werden müssen. Eine Benutzung dieses Wassers als Trinkwasser ist nicht zulässig. Trotzdem müssen die Forderungen der Trinkwasserverordnung (§1 Abs. 3) eingehalten werden. Hygienische Untersuchungen des Wassers haben gezeigt, dass die in der Trinkwasserverordnung geforderten mikrobiologischen Werte bei den herkömmlichen Wasseranlagen (Wasserkanister, Pumpe, Schlauchsystem) nicht eingehalten werden können. Trotz täglichen Wasserwechsels,

des Zusatzes eines Wasserdesinfektionmittels und monatlicher Desinfektion der Wasseranlage ist es nicht gelungen, eine Verkeimung zu vermeiden. Das Händewaschen mit solchem Wasser bewirkt, dass sich danach auf der Haut mehr Keime befinden als zuvor. Eine nicht minder starke Keimquelle ist der Abwasserkanister. Aus den genannten Gründen sollten diese Wasseranlagen inkl. des Abwasserkanisters außer Betrieb genommen und ausgebaut werden.

Als Alternative zum Wasserkanister sind für die Reinigung der Hände Desinfektionstücher geeignet. Wenn trotzdem auf Wasser nicht verzichtet werden kann, sollte stilles Mineralwasser in Flaschen mitgeführt werden, wobei die Reste von angebrochenen Flaschen nach Beendigung des Einsatzes zu verwerfen sind.

– TRINKWASSER: Als Trinkwasser für Patienten ist physiologische Kochsalzlösung aus Infusionsflaschen geeignet. Gegebenenfalls kann stilles Mineralwasser in Flaschen mitgeführt werden, wobei die Reste von angebrochenen Flaschen zu verwerfen sind.

TAB. 6 ▶ Reinigungsintervalle für die Rettungswache

Ort	Turnus/Reinigungsmittel
Küche	Tische und Arbeitsflächen täglich und nach Gebrauch mit normalem Haushaltsreiniger
Aufenthalts-räume	Tische täglich und nach Gebrauch mit normalem Haushaltsreiniger
Fußböden	täglich mit normalem Reinigungsmittel
Dusche	wöchentlich und nach Benutzung, bei Bedarf mit Desinfektionsmittel, sonst normale Haushaltsreiniger
Toiletten	täglich mit normalem Haushaltsreiniger
Schränke	monatlich mit normalem Haushaltsreiniger
Schubladen	monatlich mit normalem Haushaltsreiniger
Spinde	monatlich mit normalem Haushaltsreiniger
Wasch- und Desinfektions-hallen	wöchentlich und nach Bedarf mit normalem Reinigungsmittel; in besonderen Fällen, nach Entscheidung des verantwortlichen Desinfektors, mit einem Desinfektionsmittel
Materiallager	nach Bedarf mit normalem Haushaltsreiniger

11.3.10 Die Rettungswache

Der angestrebte hohe hygienische Standard im Rettungsdienst darf vor der Tür der Rettungswache keinen Halt machen. Um diesen zu erreichen, sind die in TABELLE 6 aufgeführten Reinigungsintervalle einzuhalten.

11.3.11 Persönliche Hygiene

Rettungsdienstpersonal kommt oft mit Patienten in Kontakt, die ein angegriffenes und geschwächtes Immunsystem haben. Um die Gefahr einer Infektion von Patienten und Personal zu minimieren, ist die persönliche Hygiene auf einem hohen Niveau zu halten.

Der Dienst muss frisch geduscht, mit sauberen Handen und geschnittenen Fingernägeln angetreten werden. Entsteht während des Einsatzes eine Wunde, muss diese sofort mit einem alkoholhaltigen Hautdesinfektionsmittel desinfiziert werden. Die Verletzung wird im Dokumentationsprotokoll festgehalten. Schmuck soll nicht getragen werden. Die Haare des Personals sollen dem Patienten und dem Behandelnden selbst bei der Versorgung nicht im Gesicht hängen. Besonders Rauchern ist eine gründliche Mundhygiene zu empfehlen. Grundsätzlich muss darauf geachtet werden, die Hände nach jedem Toilettenbesuch zu reinigen. Besteht die Möglichkeit des Kontaktes mit Blut oder anderen Sekreten eines Patienten, muss das Personal geeignete Einmalhandschuhe tragen. Nach jedem Patientenkontakt, nach Desinfektionsarbeiten, vor dem Arbeiten am Patienten und zum Vorbereiten von Arzneimitteln ist, sofern keine vitale Bedrohung vorliegt, immer eine hygienische Händedesinfektion erforderlich.

▶ **Händedesinfektion**

Für die Händedesinfektion werden Alkoholpräparate (bis zu 70%) verwendet. Wegen der Wirkung bei Tuberkolose sollte man nur auf Produkte zurückgreifen, die

409

TAB. 7 ▶ Persönliche Hygiene

Händedesinfektion

Wann?	Wie?	Womit?	Woraus?
nach Kontamination	mit desinfektionsmittelgetränktem Tuch abwischen, bis optisch sauber, danach gründliche Händedesinfektion	Skinman® Soft	Spender
nach Kontamination mit bekanntem Erregererhalt	mindestens 2-mal Hände desinfizieren		
möglichst vor Arbeiten am Patienten (trotz Handschuhen)	hygienische Händedesinfektion		
nach Arbeiten am Patienten (trotz Handschuhen)			
nach Desinfektionsarbeiten (trotz Handschuhen)			

Handpflege

Wann?	Wie?	Womit?	Woraus?
mehrmals täglich	Einreiben	Silonda	Spender
nach Händedesinfektion			

Händereinigung

Wann?	Wie?	Womit?	Woraus?
im Fahrzeug nach Verschmutzung	gründlich mit Desinfektionsmittel einsprühen, und anschließend mit Tupfer oder ähnlichem abwischen	Skinsept F	Sprühflasche
in der Klinik oder auf der Wache nach der Händedesinfektion	mit Seife waschen	Seife	Spender
nach dem Toilettenbesuch			

in der RKI-Liste geführt werden. Eine ausreichende Menge von Desinfektionsmittel wird in die hohle Hand gegeben, über beide Hände verteilt und anschließend für die Dauer der vorgesehenen Einwirkzeit eingerieben.

Einer besonders gründlichen Behandlung bedürfen Nägel, Nagelfalz und Fingerkuppen. Wenn das Desinfektionsmittel vollständig aufgetrocknet ist, werden die Hände mit Wasser und einem Reinigungsmittel gewaschen und mit einem Einmalhandtuch abgetrocknet. Zur Handpflege sollte anschließend noch eine rückfettende Creme benutzt werden.

▶ **Arbeits- und Schutzkleidung**

Die Dienstkleidung ist täglich und bei Verschmutzung zu wechseln. Sie wird routinemäßig wie Krankenhauswäsche desinfizierend gewaschen. Je nach der Materialverträglichkeit sind Waschtemperaturen von mehr als 60 °C anzustreben. Das Waschen der Dienstkleidung zu Hause ist abzulehnen, da hierdurch eine Verschleppung von Krankheitserregern stattfindet. Ebenso muss die Frischwäsche von der Schmutzwäsche räumlich getrennt sein, um eine Keimverschleppung zu vermeiden. Benutzte Dienstkleidung wird in einem geeigneten Schmutzwäschebehälter bis zum Abtransport gesammelt. Dieser muss wöchentlich, besonderes innen, desinfiziert werden. Bei starker Kontamination mit Blut und Ausscheidungen ist die Dienstbekleidung wie infektiöse Wäsche zu behandeln.

▶ Rettungsdienstjacken

Rettungsdienstjacken sind mindestens monatlich und bei Verschmutzung desinfizierend zu waschen. Bei der Auswahl des Waschverfahrens müssen die Materialverträglichkeit und Temperaturbeständigkeit des Materials (z.B. Reflexstreifen) beachtet werden. Falls notwendig, wird bei 40°C mit einem Desinfektionswaschmittel (DGHM-Liste) gewaschen.

▶ Sicherheitsschuhe

Die Sicherheitsschuhe sollten gemäß UVV eine glatte und leicht desinfizierbare Oberfläche haben. Bei Verschmutzung und Kontamination mit Blut, Stuhl, Urin etc. wird die Oberfläche mit einem alkoholischen Desinfektionsmittel abgewischt. Nach Desinfektionsarbeiten ist der gesamte Schuh, insbesondere die Schuhsohle, mit Desinfektionslösung abzuwischen.

11.**3.12 Der Infektionstransport**

Um alle bei einem Infektionstransport notwendigen Maßnahmen in eine übersichtliche Form zu bringen, wurde der gesamte Vorgang in die folgenden vier Hauptpunkte gegliedert:

1. *Auftrag*
   – Der Einsatz sollte nach Möglichkeit von der Wache aus beginnen.
   – Die Besatzung muss über die Art der Infektion, wenn bekannt, informiert werden.
   – Der Zielort des Transportes und gegebenenfalls besondere Übergabemodalitäten in der Zielklinik sollten von der Leitstelle mitgeteilt werden.

2. *Vorbereitung*:
   – Das Fahrzeug wird bis auf das Nötigste ausgeräumt, der Notfallkoffer im Führerhaus mitgenommen.
   – Alle Materialien zur Schlussdesinfektion müssen bereitgelegt werden.
   – Die Schutzkleidung, bestehend aus Schutzkittel, Mundschutz, Handschuhen und Überschuhen (Set), wird bereitgehalten; im Fahrzeug müssen sich mindestens drei Sets befinden.
   – Für die laufende Desinfektion wird alkoholisches Desinfektionsmittel mitgenommen.
   – Am Einsatzort müssen gegebenenfalls zusätzliche Informationen über den Patienten und seine Erkrankung gesammelt werden.

3. *Maßnahmen während des Transportes*:
   – Vor dem ersten Kontakt mit dem Erkrankten sollte entsprechend der Erkrankung die Schutzkleidung angelegt werden (Tab. 8).
   – Der Patient wird wie üblich transportfähig gemacht.
   – Der Fahrer zieht vor Fahrtbeginn die Schutzkleidung aus und legt sie in den Patientenraum.
   – Die Hände werden vor Betreten des Führerhauses desinfiziert.
   – Die Trennscheibe bleibt während des Transportes geschlossen.
   – Während des Transportes wird der Betroffene in gewohnter Art und Weise betreut und überwacht (Betreuungspflicht).

- Flächen oder Gegenstände, die während des Transportes z.B. durch Sekrete oder Blut stark kontaminiert wurden, müssen sofort einer gezielten Desinfektion unterzogen werden.
- Zum Ausladen des Patienten am Zielort zieht der Fahrer neue Schutzkleidung und Handschuhe an.
- Beim Betreten der Zielklinik werden die Überschuhe ausgezogen.
- Der Patient wird ohne Umwege zur Aufnahme oder Station gebracht.
- Nach abgeschlossener Übergabe des Patienten legen sowohl Fahrer als auch Beifahrer die Schutzkleidung im Krankenraum ab und desinfizieren sich die Hände.
- Fahrzeug und Besatzung werden bei der Rettungsleitstelle als nicht einsatzbereit gemeldet.

4. *Maßnahmen nach dem Transport:*
   - Ohne Umwege wird die Desinfektionsgarage (gegebenenfalls Kombination mit der Kfz-Waschhalle) angefahren.
   - Aufgrund der Eigengefährdung beim Reinigen muss neue Schutzkleidung angelegt werden.
   - Alle benutzten Einmalmaterialien und anderer Abfall (z.B. Tragenauflagen, Zellstoff usw.) mit Ausnahme scharfkantiger Gegenstände werden in einem Plastiksack gesammelt und über eine Klinik entsorgt (C-Abfälle).
   - Die Bettwäsche und andere Textilien werden zur Vermeidung einer Staubentwicklung befeuchtet und in ein geeignetes Behältnis (Plastik- oder Wickelsack) gegeben.
   - Alle kontaminierten Flächen des Fahrzeuginnenraumes werden einer Nasswisch- und Scheuerdesinfektion unterzogen.

- Das Rettungsmittel bleibt je nach angewandtem Desinfektionsmittel vier bis sechs Stunden geschlossen stehen.
- Die gebrauchte Desinfektionslösung wird in den Abwasserkanal entsorgt.
- Die Einwegscheuertücher werden zum Abfall in den Plastiksack gegeben.
- Die Besatzung muss duschen und frische Dienstkleidung anziehen.
- Nach der Einwirkzeit des Desinfektionsmittels wird das Fahrzeug gründlich gelüftet (30 Minuten) und mit einem Reinigungsmittel ohne Desinfektionsmittelzusatz ausgewaschen.
- Die Wäsche wird fachgerecht entsorgt.
- Das Fahrzeug muss wieder eingeräumt werden.
- Die Desinfektionsmaßnahme ist ins Desinfektionsbuch einzutragen.

11.**3.13 Besondere Transporte**

Im Transportisolator werden hochinfektiöse Patienten transportiert. Dies betrifft im Besonderen Patienten mit virusbedingtem hämorrhagischen Fieber, die vom »normalen« Rettungsdienst nicht transportiert werden dürfen. Das Rettungsdienstpersonal sollte sich mit der zuständigen Leitstelle in Verbindung setzen, die dann direkt oder über eine weitere Leitstelle (z.B. für Rheinland-Pfalz immer über die Rettungsleitstelle in Mainz) das Rudolf-Virchow-Krankenhaus in Berlin verständigen muss. Von Berlin aus wird dann ein Transportisolator zum nächsten erreichbaren Flughafen gebracht. Die Leitstelle muss sicherstellen, dass ein entsprechendes Fahrzeug zur

Übernahme des Transportisolators und des Betreuungspersonals dort bereit steht. Bis zum Eintreffen der Fachkräfte bleibt der Patient am Ort der Diagnosestellung. Die Umlagerung, das Einbringen in den Isolator und die Betreuung des Patienten übernehmen die Berliner Gesundheitsaufseher.

Die laufende und die Schlussdesinfektion hat wie bei anderen Viruskrankheiten mit den Mitteln und Methoden zu erfolgen, die in der Liste der vom RKI geprüften und anerkannten Desinfektionsmittel und -verfahren angegeben und veröffentlicht worden sind. Das virusbedingte hämorrhagische Fieber (VHF) stellt eine Indikation zur Raumdesinfektion durch Verdampfung bzw. durch Vernebelung von Formaldehyd dar. Als ansteckungsverdächtig im Sinne des IfSG ist Rettungsdienstpersonal zu betrachten,

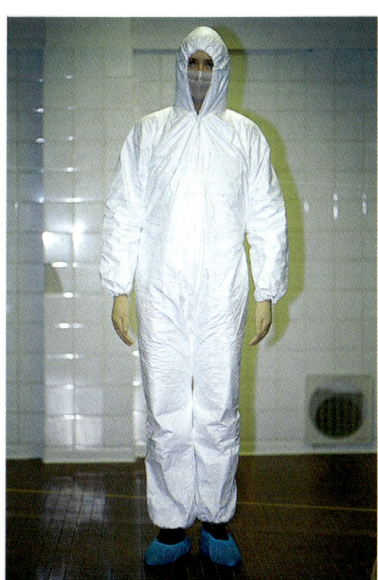

ABB. 2 ▶ Schutzkleidung bei Infektionstransporten

wenn es direkt Kontakt zum Patienten, zu dessen Blut, Blutbestandteilen und Ausscheidungen hatte.

Das ansteckungsverdächtige Rettungsdienstpersonal ist vom letzten Zeitpunkt des Patientenkontaktes an drei Wochen lang unter Beobachtung zu stellen und mindestens einmal täglich ambulant durch Temperaturmessung zu kontrollieren. Die Personen brauchen während dieser Beobachtungszeit grundsätzlich keine Tätigkeitsverbote zu erhalten. Jedoch sind sie in ihrer Bewegungsfreiheit einzuschränken (Verbot von Fernreisen u.ä.). Tritt bei einer dieser Personen Fieber auf, so ist sie sofort in eine Isolierstation aufzunehmen und, wenn sich der Verdacht verstärkt, auf Anordnung des Amtsarztes im Zusammenwirken mit der Sachverständigengruppe nach Berlin zu verlegen.

11.**3.14** Tierische Schädlinge und Lästlinge

Die meisten tierischen Schädlinge gehören zu den Gliederfüßern. Zu dieser Gruppe zählen viele Parasiten wie Läuse, Flöhe und Zecken. Für den Menschen spielen sie als Krankheitsüberträger, als Körperungeziefer, als Wohnungs-, Haus-, Lebensmittel- und Pflanzenschädlinge eine große Rolle. Neben den Gliederfüßern müssen auch die verschiedenen Kleinnager erwähnt werden. Man unterscheidet fünf Arten von Schädlingen und Lästlingen:
– *Krankheitsüberträger*: z.B. Läuse und Zecken bei Fleckfieber, Tsetsefliege bei Schlafkrankheit, Anophelesmücke bei Malaria, Fliegen, Schaben und Ameisen bei Verschleppung von Krankheitserregern
– *Körperungeziefer*: z.B. Kleiderläuse, Kopfläuse, Filzläuse oder Milben

413

– *Wohnungsungeziefer*, das auf Menschen übergeht: z. B. Wanzen oder Flöhe
– *Wohnungs- und Hausschädlinge*, z. B. Ameisen, Schaben, Silberfische, holzzerstörende Insekten, Mäuse und Ratten
– *Lebensmittel-, Vorrats- und Speicherschädlinge*, z. B. Brotkäfer, Mehlmotten und Mehlmilben.

Die Vernichtung von schädlichen oder lästigen Kleintieren wird als *Entwesung* bezeichnet. Entsprechend den Schädlingen oder Lästlingen werden verschiedene Methoden der Schädlingsbekämpfung angewandt:

1. *biologische Schädlingsbekämpfung:*
   – Einsetzen natürlicher Feinde
   – Züchtung und Aussetzung steriler männlicher Schadinsekten

2. *chemische Schädlingsbekämpfung:* Diese Mittel bezeichnet man auch als Pestizide. Die Zahl der Anwendungsverfahren und der verschiedenen Schädlingsbekämpfungsmittel ist sehr hoch, deswegen können sie hier nicht näher beschrieben werden. Je nach Anwendungsbereich wird z. B. unterschieden in:
   – Insektizide (Insekten tötende Mittel)
   – Rodentizide (Mittel gegen Nagetiere).

Die Gefahrstoffverordnung regelt, dass gewerbliche Schädlingsbekämpfungsmaßnahmen mit mindergiftigen und sehr giftigen Schädlingsbekämpfungsmitteln nur noch durch »Sachkundige« erfolgen dürfen. Hilfskräfte dürfen nur unter der unmittelbaren ständigen Aufsicht des Sachkundigen eingesetzt werden. Auch bei Schädlingen und Lästlingen gilt der Grundsatz »Vorbeugen ist besser als Heilen«. Das beste Mittel zur Vorbeugung ist auch hier, der Sauberkeit und der Hygiene einen sehr hohen Stellenwert einzuräumen.

11.3.15 Abfallentsorgung

Zum Schutz anderer ist der Abfall nach dem Verursacherprinzip und gemäß den gültigen Abfallbeseitigungsgesetzen und -richtlinien zu entsorgen. Hierzu zählt auch der Abfall, der an Einsatzstellen entsteht. Spielende Kinder oder Angehörige werden beispielsweise gefährdet, wenn blutige Kanülen o. ä. an der Einsatzstelle belassen werden. Deshalb ist der Abfall immer von der jeweiligen Rettungsmittelbesatzung zu entsorgen. Ist dies nicht möglich, so muss sie zumindest die Entsorgung veranlassen. Zur Sammlung der Abfälle sind entsprechende Behälter vorzuhalten:

– in den Fahrzeugen: Kanülenbox für Kanülen, Glas, Metall, ein Abfallsack für infektiöse Abfälle und eine normale Abfalltüte
– im Notfallkoffer: Minikanülenbox für Kanülen, Glas, Metall und eine Abfalltüte für alle anderen Abfälle
– in der Rettungswache: Abfallbehälter für den »Grünen Punkt«, für Glas, für Papier und für Restmüll.

Abfall wird in verschiedene Gruppen eingeteilt, für die unterschiedliche Behandlungsvorschriften gelten.

▶ Gruppe A

hausmüllähnliche Abfälle wie Verpackungen sowie Einmalartikel und Einmalbettwäsche, die nicht mit Krankheitserregern, Blut, Ausscheidungen und Sekreten kontaminiert sind.

Entsorgung: Abfälle der Gruppe A werden getrennt nach Papier, Glas usw. gesammelt und mit dem Hausmüll entsorgt.

▶ Gruppe B

Abfälle, die mit Blut, Ausscheidungen und Sekreten kontaminiert sind (stark blutige Abfälle sind der Gruppe C1 zuzuordnen). Diese werden in flüssigkeitsdichten Abfalltüten gesammelt. Scharfe und spitze Gegenstände wie Kanülen, Ampullen und Metalle sind in Einwegbehältern zu sammeln, die zusätzlich durchstichfest sind (Kanülenbox).

Entsorgung: Die Abfalltüten sind wöchentlich und bei Füllung zu entsorgen, die Kanülenbox ist mindestens monatlich und bei Füllung zu entsorgen, die fest verschlossenen Behältnisse können zusammen mit dem Hausmüll entsorgt werden.

▶ Gruppe C1

Abfälle, die beim Transport von Infektionskranken entstehen, sowie stark blutige Abfälle. Diese werden in festen und flüssigkeitsdichten Plastiksäcken gesammelt.

Entsorgung: Abfälle der Gruppe C müssen verbrannt werden oder vor der Entsorgung mit Wasserdampf desinfiziert werden (Wirkungsbereich A B C). Deshalb ist eine Entsorgung in der Aufnahmeklinik anzustreben. Die desinfizierten Abfälle können mit dem Hausmüll entsorgt werden.

▶ Arzneimittel

Die Entsorgung von Arzneimitteln (z.B. bei Erreichen des Verfallsdatums) ist in Absprache mit der den Rettungsdienst beliefernden Apotheke festzulegen.

▶ Chemikalien

Reste von Desinfektionsmittelkonzentraten sowie andere Chemikalien sind als Sondermüll einzustufen. Sie sind bei der jeweiligen Sondermüllannahmestelle der Gemeinde zu entsorgen.

▶ Einmalbettwäsche

Einmalbettwäsche, die nicht kontaminiert ist, gehört zu Abfallgruppe A und kann mit dem Hausmüll entsorgt werden. Kontaminierte Einmalbettwäsche ist als Abfall der Gruppe B oder Gruppe C1 zuzuordnen und entsprechend zu entsorgen.

11.4 ÜBERSICHT ÜBER DIE WICHTIGSTEN INFEKTIONSKRANKHEITEN UND MASSNAHMEN

TAB. 8 ▶ Infektionskrankheiten und Maßnahmen

Infektions-krankheit	Vorkommen	Übertra-gung	Inkubationszeit	Schutzmaßnahmen	Desinfektions-maßnahmen
AIDS-Vollbild	weltweit	1; 2; 5	2 Wochen – 15 Jahre	Schutzkleidung A, D	Teildesinfektion
Amöbenruhr	warme Zonen	2; 6	Tage – Monate	Schutzkleidung A	Teildesinfektion
Botulismus	Konserven	2	Stunden – Tage	Schutzkleidung A	nicht zwingend erforderlich
Cholera	weltweit	2; 6	Stunden – 5 Tage	Schutzkleidung A	Volldesinfektion
Diphterie	weltweit	2; 3	2 – 5 Tage	Schutzkleidung C, E	Volldesinfektion
Enteritis infec-tiosa	weltweit	2; 6	2 – 48 Stunden	Schutzkleidung A	Teildesinfektion
FSME	weltweit	6	2 – 15 Tage	keine	keine
Gasbrand	weltweit	1	5 Stunden – 5 Tage	Schutzkleidung A	Teildesinfektion
Gonorrhö	weltweit	1; 2	2 – 5 Tage	Schutzkleidung A	nicht zwingend erforderlich
Hepatitis A - E und ungeklärte Formen	weltweit	1; 5	14 – 180 Tage	Schutzkleidung A	Teildesinfektion
Herpeszoster-Varizellen*	weltweit weltweit	1 1; 3	nicht sicher 11 – 15 Tage	Schutzkleidung C Schutzkleidung C	Volldesinfektion Volldesinfektion
Influenza epidemica	weltweit	1; 3	1 – 3 Tage	Schutzkleidung C	Teildesinfektion
Lues	weltweit	1; 2; 5	2 – 4 Wochen	Schutzkleidung A	nicht zwingend erforderlich**
Malaria	Tropen	6	6 Tage – 1 Jahr	Schutzkleidung A	Teildesinfektion
Masern	weltweit	3	10 – 14 Tage	Schutzkleidung C	Teildesinfektion
Meningitis (alle Formen)	weltweit	3	2 – 5 Tage	Schutzkleidung C	Volldesinfektion
Milzbrand	weltweit	6	Stunden – 8 Tage	Schutzkleidung C	Volldesinfektion
Mumps	weltweit	1; 3	18 Tage	Schutzkleidung C	Teildesinfektion
Pertussis	weltweit	2; 3	7 – 14 Tage	Schutzkleidung C	Teildesinfektion
Poliomyelitis	weltweit	1; 2; 3	1 – 3 Wochen	Schutzkleidung C	Volldesinfektion
Röteln	weltweit	1; 3	16 – 18 Tage	Schutzkleidung C	Teildesinfektion
Scabies (Krätze)	weltweit	1	3 – 5 Wochen	Schutzkleidung A	Volldesinfektion
Scharlach	weltweit	2; 3	1 – 7 Tage	Schutzkleidung C	Volldesinfektion
Tetanus	Exkremente	2; 4	4 Tage – 1 Monat	Schutzkleidung A	Teildesinfektion
Tollwut	weltweit	6	10 Tage – 10 Monate	Schutzkleidung C	Teildesinfektion

TAB. 8 ▶ Infektionskrankheiten und Maßnahmen (Forts.)

Toxoplasmose	weltweit	2; 6	Tage – Wochen	Schutzkleidung A	Teildesinfektion
Tuberkulose (aktive Form der Atmungsorgane)	weltweit	2; 3	19 – 56 Tage	Schutzkleidung C, E	Volldesinfektion
Tuberkulose (der übrigen Organe, wenn offen)	weltweit	2	19 – 56 Tage	Schutzkleidung B	Teildesinfektion
Typhus abdominalis	weltweit	2	1 – 3 Wochen	Schutzkleidung A	Teildesinfektion

Zu Übertragung:

1 = Kontaktinfektion
2 = Schmierinfektion
3 = Tröpfcheninfektion
4 = Staubinfektion
5 = hämatogene Übertragung
6 = Übertragung durch Tiere

Zu Schutzmaßnahmen:

A = Schutzkittel und Einweghandschuhe
B = wie A, zusätzlich Einwegkopfbedeckung und Einwegüberschuhe
C = wie B, zusätzlich Mundschutz; C = Vollschutz
D = Vollschutz mit Schutzbrille; z.B. bei AIDS-Vollbild, wenn Blut oder Sekrete verspritzt werden können
E = wenn möglich, Mundschutz für die Patienten

*   Beide Erkrankungen werden durch die Varicella-zoster-Viren hervorgerufen. Beim Herpes zoster handelt es sich um Gürtelrose und bei den Varizellen um Windpocken.

**   Bei Freisetzung von Blut oder Sekreten muss eine Teildesinfektion durchgeführt werden.

Rettungsassistenten können durch ein hygienisch richtiges Verhalten die Gefahr einer Eigeninfektion und die Gefährdung von Patienten, Kollegen und Angehörigen erheblich verringern. Deshalb ist es sehr wichtig, dass das Rettungsdienstpersonal alle notwendigen Maßnahmen einhält und vom Arbeitgeber die Bereitstellung der notwendigen Materialien fordert. Merke: Eine gründliche Hygiene ist eine der wichtigsten Maßnahmen zur Krankheitsverhütung.

12 *Grundlagen der Krankenpflege*

12.1 Pflege im Krankenhaus

A. Schumacher

Der Beruf der Rettungsassistentin und des Rettungsassistenten erfordert nicht nur schnelles und kompetentes Handeln in Notfallsituationen, sondern auch einfühlsames und korrektes Vorgehen während eines Krankentransportes. Unter Umständen muss der Patient hierbei in seinen alltäglichen Handlungen und Bedürfnissen unterstützt werden. Um als Rettungsdienstmitarbeiter sicher auftreten und kompetent handeln zu können, ist ein Pflegepraktikum in die Rettungsassistentenausbildung integriert. Der Schüler soll hier die Grundbegriffe der Pflege erlernen und praktisch anwenden. Dazu zählen wichtige Hygienemaßnahmen, die Körperpflege des Patienten, Hilfestellung bei der Ernährung und Ausscheidung, allgemeine Pflege bei liegenden Sonden und Kathetern und Prophylaxen zur Verhinderung weiterer Folgeerkrankungen.

Das Wort »Hygiene« kommt aus dem Griechischen und bedeutet »heilsam, munter, gesund, wohlbehalten«.

Alle Hygienemaßnahmen haben die Vorbeugung und die Gesunderhaltung des Menschen zum Ziel. Gerade im Krankenhaus besteht jedoch für jeden Patienten die Gefahr, eine zusätzliche Infektion durch Krankenhauskeime zu erwerben (nosokomiale Infektion). Dabei wird die Situation durch das Auftreten multiresistenter Keime zusätzlich erschwert. Multiresistenz bedeutet, dass Keime gegen viele Antibiotika resistent geworden sind und eine Therapie sehr schwierig oder stark eingeschränkt ist. Es ist somit unerlässlich, dass sich jeder Mitarbeiter über die Hygienepläne der Station bzw. des Funktionstraktes informiert und diese Pläne zwingend einhält. Auch im Bereich des Rettungsdienstes bestehen Hygienerichtlinien, die entsprechend beachtet werden müssen (vgl. I 11).

> Die korrekte Händedesinfektion ist vor und nach jedem Patientenkontakt unbedingt erforderlich. Hiermit wird insbesondere eine Infektionsverschleppung durch die Hände des Mitarbeiters und von Patient zu Patient vermieden. Besteht die Gefahr, dass die Pflegekraft mit Ausscheidungen, Sekreten etc. in Kontakt kommt, müssen unbedingt Einmalhandschuhe getragen werden.

12.2 Körperpflege

Die Körperpflege dient zur Reinigung der Haut und ihren Anhangsgebilden. Dabei werden Schmutz, Schweiß und abgestorbene Hautschuppen entfernt.

12.2.1 Waschung

Wenn Duschen, Baden oder der Gang zum Waschbecken nicht möglich ist, wird der Patient im Bett gewaschen. In der Regel ist nicht jeden Tag eine Ganzwaschung nötig, je nach Verschmutzung und Wohlfühlen des Patienten reicht eine entsprechende Teilwaschung aus.

Um Zugluft zu vermeiden, sollen vor Beginn des Waschvorgangs die Fenster des Patientenzimmers geschlossen werden. Des Weiteren soll ein Sichtschutz zur Wahrung der Intimsphäre aufgestellt werden. Die Pflegekraft soll sich über die vom Patienten mitgebrachten Wasch- und Pflegeutensilien informieren und diese nach Möglichkeit in die Pflege mit einbeziehen.

▶ **Benötigtes Material**
– Einmalhandschuhe
– Waschschüssel
– 2 Waschlappen
– 2 Handtücher
– Badethermometer
– Waschzusatz
– frische Bekleidung
– weitere Pflegeartikel, z.B. Zahnpflege, Bartpflege
– Körperlotion
– Händedesinfektion.

▶ **Durchführung**
Das Material wird patientennah auf dem Nachttisch gerichtet. Je nach Patienten-situation wird das Kopfteil hochgestellt und Lagerungsmaterial aus dem Bett entfernt. Die Wassertemperatur bestimmt der Patient selbst. Um bei Patienten, die keine Äußerungen von sich geben können, unangenehm hohe Temperaturen zu vermeiden, soll ein Badethermometer benutzt werden. Die Wassertemperatur beträgt 37 °C.

Beim Waschen soll der Patient kontinuierlich über alle Maßnahmen informiert werden. Gegebenenfalls können von ihm einzelne Waschungen, z.B. Gesicht, Hände, Arme oder Rumpf, selber durchgeführt werden. Es ist dabei immer nur das Körperteil aufzudecken, das unmittelbar gewaschen wird, um ein Auskühlen des Patienten zu verhindern. Jedes Körperteil wird nach dem Waschen sofort abgetrocknet und wieder zugedeckt. Damit das Bett trocken bleibt, wird unter das zu waschende Körperteil ein Handtuch gelegt.

Die Ganzkörperwaschung wird aus hygienischen Gründen im Gesicht begonnen; es wird klares Wasser ohne Zusätze verwendet. Anschließend werden die Ohrmuscheln, der Bereich hinter den Ohren und der Hals gewaschen. Daraufhin werden die Achselhöhlen, die Brust und der Bauch bis zum Nabel gereinigt. Die Arme werden an der Hand beginnend gewaschen: an der Innenseite des Armes bis zur Achselhöhle und an der Außenseite zur Hand zurück. Anschließend wird der Rücken gewaschen. Dabei wird der Patient aufrecht hingesetzt oder liegend zur Seite gedreht. Bevor frische Oberwäsche angezogen wird, kann die Haut mit einer Körperlotion gepflegt werden.

Die Beine werden analog zu den Armen gewaschen und gepflegt. Nach dem Waschen und Abtrocknen der Füße darf der Waschlappen nicht mehr in das Waschwasser gegeben werden, um eine mögliche Pilzverschleppung zu vermeiden. Ebenso sollte für das weitere Vorgehen ein neues Handtuch benutzt werden.

12.2.2 Intimpflege

Zur Intimpflege sind Handschuhe zu tragen. Zuerst werden hierbei die Leistenbeugen gesäubert, dann der Genitalbereich und abschließend der Analbereich. Frauen werden aufgefordert, die Beine im Bett aufzustellen und die Beine leicht zu spreizen. Nun werden die Schamlippen auseinander gehalten und von der Harnröhre in Richtung Anus gewaschen, niemals in die andere Richtung, um eine Keimverschleppung zu verhindern.

Bei Männern wird die Vorhaut behutsam zurückgezogen, um den Wischvorgang durchzuführen. Dabei soll immer von der Harnröhrenöffnung weggewischt werden. Die Vorhaut muss nach dem sorgfältigen Abtrocknen wieder komplett zurückgestreift werden. Danach werden der Penisschaft und der Hodensack gereinigt. Auch hier kann vor dem Anziehen des frischen Unterteils das Eincremen mit einer Creme oder Lotion erfolgen.

> Nach dem Waschen muss der Patient speziell in den Körperfalten, im Intimbereich und in Zwischenräumen von Zehen und Fingern gründlich abgetrocknet werden. Nach Beendigung der Körperpflege wird der Patient gelagert. Das Material wird fachgerecht entsorgt und die eigenen Hände abschließend desinfiziert.

12.2.3 Augenpflege

Durch den regelmäßigen Lidschlag und die abgesonderte Tränenflüssigkeit wird das Auge kontinuierlich gereinigt und angefeuchtet. Bei Verschmutzung und im Rahmen der täglichen Waschung wird das Auge vom äußeren zum inneren Augenwinkel analog des Selbstreinigungsmechanismus des Auges mit klarem Wasser gereinigt.

Spezielle Augenpflege muss unbedingt bei Patienten mit fehlendem oder insuffizientem Lidschluss, z.B. während der Narkose oder einer Langzeitbeatmung auf der Intensivstation, durchgeführt werden. Spezielle Pflege muss auch bei Kontaktlinsenträgern beachtet werden. Hier zielt die Pflege zusätzlich auf die Kontaktlinsen ab: Herausgenommene Linsen müssen immer feucht gehalten und komplett in physiologische Kochsalzlösung eingelegt werden. Bei der Lagerung muss hier nicht zwischen harten oder weichen Linsen unterschieden werden. Als Behältnis dienen beschriftete (rechts/links, Patientenname) Zahnnotfallboxen oder 10-ml-Plastikflaschen mit physiologischer Kochsalzlösung, an denen man die Öffnung größer schneidet. Hierbei ist darauf zu achten, dass die Öffnung anschließend mit einem Tupfer und Pflaster verschlossen wird und dass die Fläschchen gegen Umfallen geschützt werden.

▶ **Benötigtes Material**
– sterile Einmalhandschuhe
– 2 – 6 weiche sterile Tupfer
– sterile Spüllösung
  (z.B. physiologische Kochsalzlösung)
– Händedesinfektion
– Abwurf.

▶ **Durchführung**

Grundsätzlich werden die Patienten über Maßnahmen informiert und in Rückenlage gebracht. Sterile Tupfer werden den Regeln der Hygiene gerecht mit Spüllösung befeuchtet. Nach gründlicher Händedesinfektion werden sterile Handschuhe angezogen. Das Auge reinigt man nun behutsam analog dem Tränenfluss von außen nach innen. Mit jedem Tupfer darf nur ein Wischvorgang durchgeführt werden. Anschließend kann je nach Anordnung eine Augensalbe aufgetragen oder es können Augentropfen ins Auge eingebracht werden. Die Augensalbe wird durch Herunterziehen des Unterlids von innen nach außen aufgetragen. Im Gegensatz dazu werden Augentropfen bei heruntergezogenem Unterlid in den Bindehautsack eingetropft. Dabei ist zu beachten, dass die Tropfen nicht direkt auf die Kornea gelangen.

Die Augenpflege bei fehlendem oder inkomplettem Lidschluss sollte mindestens dreimal täglich erfolgen, um eine Entzündung durch Bakterienbesiedelung oder Austrocknung zu verhindern.

12.2.4 Ohrenpflege

Die Reinigung der Ohrmuschel kann bei der täglichen Reinigung mit einbezogen werden. Dabei werden die Ohrmuschel und der äußere Gehörgang mit Wasser und Seife bzw. Waschlotion gereinigt. Das Seifenwasser darf nicht tief in das Ohr gelangen. Starkes Ohrenschmalz kann mit einem trockenen, gedrehten Tupfer entfernt werden. Für jedes Ohr muss dabei ein separater Tupfer benutzt werden, um Infektionen durch Keimverschleppung zu verhindern. Bei der Reinigung ist darauf zu achten, dass Ohrenschmalz nicht tie-

fer in den Gehörgang vorgeschoben wird. Auf Wattestäbchen sollte wegen der Verletzungsgefahr verzichtet werden.

12.2.5 Nasenpflege

Aufgrund der physiologischen Funktion des Nasenschleimhautepithels ist es in der Regel nicht notwendig, eine zusätzliche Nasenreinigung durchzuführen. Jedoch ist bei stärkerer Verschmutzung oder bei fehlender Reinigungsleistung eine zusätzliche Reinigung nötig, um das Flimmerepithel in seiner Funktion aufrechtzuerhalten. Die Reinigung erfolgt dann durch Schnäuzen oder durch die manuelle Entfernung der Verschmutzung (z.B. Borken).

▶ **Benötigtes Material**
- Handschuhe
- Abwurfmöglichkeit
- 2 Tupfer
- physiologische Kochsalzlösung
- beruhigende Nasensalbe
- Händedesinfektion
- Abwurf.

▶ **Durchführung**

Auch bei der Nasenpflege muss der Patient über die nachfolgenden Maßnahmen informiert werden. Pro Nasenloch wird ein separater Tupfer benutzt. Die Tupfer werden mit physiologischer Kochsalzlösung getränkt und behutsam unter Drehbewegung gerade nach hinten in das Nasenloch eingeführt. Beim Herausziehen des Tupfers bleibt die Verschmutzung daran hängen. Anschließend kann die Nase mit einer Nasensalbe gepflegt werden. Abschließend wird das Material entsorgt und die eigenen Hände werden desinfiziert.

12.**2.6** Pflege bei nasalen Sonden

Einige Patienten werden im Rahmen der medizinischen Behandlung mit verschiedenartigen, meist gastralen oder duodenalen Sondensystemen versorgt. Diese Sonden dienen beispielsweise der Entlastung des Magen-Darm-Traktes oder der enteralen Ernährung. Bei der Pflege solcher nasalen Sonden ist Folgendes zu beachten:

▶ Benötigtes Material
– Handschuhe
– 4 Tupfer
– physiologische Kochsalzlösung
– Wundbenzin
– schmales Pflaster, Sondenpflaster
– Händedesinfektion
– Abwurf
– Information über die Lage und Fixierungsmarke der Sonde.

▶ Durchführung
Der Patient wird über die folgenden Maßnahmen informiert und angehalten, nicht zu husten. Zuerst muss das alte Pflaster entfernt und die Sonde von alten Pflasterresten mit in Waschbenzin getränkten Tupfern gereinigt werden. Dabei ist zu beachten, dass die Sonde nicht verschoben wird. Anschließend wird diese an anderer Stelle der Nase wieder fixiert, um Druckstellen zu vermeiden. Eine zusätzliche Sauerstoffsonde muss im anderen Nasenloch fixiert werden. Wenn notwendig, wird hier ebenfalls eine Nasenreinigung und Pflege durchgeführt. Die alten Klebestellen des Fixierpflasters auf der Haut können mit einer Wundsalbe eingecremt werden. Abschließend wird das verbrauchte Material entsorgt und die eigenen Hände desinfiziert.

12.**2.7** Zahnpflege

Die Zahnpflege dient der Entfernung von kariesverursachendem Zahnbelag und der Förderung der Zahnfleischdurchblutung.

▶ Benötigtes Material
– Zahnbürste
– Zahnpasta
– Spülwasser
– Nierenschale
– Handtuch.

▶ Durchführung
Je nach Zustand des Patienten reicht eine Unterstützung bei der Zahnpflege, eventuell muss die Zahnpflege aber auch komplett durch die Pflegekraft übernommen werden. Mobile Patienten werden zum Waschbecken begleitet, immobile Patienten sollen mit erhöhtem Oberkörper im Bett sitzen und die Zahnpflege wie beschrieben durchführen.

Generell soll eine weiche Zahnbürste benutzt werden, um Zahnfleischverletzungen zu vermeiden. Geputzt wird immer von »Rot nach Weiß«, das heißt vom Zahnfleisch zu den Zähnen. Jeder Zahn muss sorgfältig auf der Innen- und Außenseite sowie auf der Kaufläche geputzt werden. Abschließend wird der Mund gründlich ausgespült. Man sollte die Zähne mindestens zweimal täglich und nach jeder Mahlzeit putzen. Hierzu werden die benötigten Utensilien auf dem Nachttisch bereitgestellt und dem Patienten wird ein Handtuch vorgelegt. Ausgespuckt wird in die Nierenschale. Abschließend wird das benutzte Material fachgerecht entsorgt und entsprechend aufgeräumt.

12.**2.8** Zahnprothesen

Zahnprothesen werden entweder vom Patienten selbst oder von der Pflegekraft herausgenommen. Anschließend werden die Prothesen unter fließendem Wasser abgespült und mit der Zahnbürste und Zahnpasta gereinigt. Wichtig ist der sorgfältige und schonende Umgang, da Zahnprothesen bei unsachgemäßer Behandlung leicht beschädigt werden können. Alternativ können Zahnprothesen auch in Zahnprothesenreinigungsmittel eingelegt werden. Falls die Prothesen anschließend nicht mehr eingesetzt werden, sollen sie in einem Gefäß oder in einer Tüte gelagert werden. Niemals sind die Prothesen in ein Tuch oder Zellstoff eingewickelt zu lagern.

12.**2.9** Mundpflege

Eine Mundpflege wird angewendet bei Patienten, bei denen Zähneputzen aus speziellen medizinischen Gründen unterlassen werden muss, z. B. während einer Chemotherapie. Sie dient der schonenden Reinigung der Mundhöhle, der Zunge und der Anfeuchtung der Mundschleimhaut.

▶ **Benötigtes Material**
– Handschuhe
– Watteträger oder Tupfer, um eine Péan-Klemme gewickelt
– Mundpflegelösung
– Lippenpflege
– Handtuch
– evtl. Absauggerät
– Abwurf
– Händedesinfektion.

▶ **Durchführung**
Wichtig ist die vorherige Information des Patienten. Der Patient wird nach Möglichkeit mit erhöhtem Oberkörper gelagert. Bei Patienten mit eingeschränkten Schutzreflexen oder bei beatmeten Patienten muss ein Absauggerät bereitstehen. Die Watteträger werden mit der Mundpflegelösung befeuchtet. Bei der Verwendung einer Péan-Klemme muss darauf geachtet werden, dass die Branchen der Klemme komplett vom Tupfer umgeben sind, um Verletzungen zu verhindern. Das Handtuch wird zum Kleidungsschutz auf den Thorax gelegt.

Pro Wischgang an Gaumen, Zunge und Wangentasche sollte jeweils ein frischer Tupfer/Watteträger benutzt werden. Die Mundhöhle wird von hinten nach vorne ausgewischt, ohne einen Würgereiz auszulösen. Zum Abschluss der Mundpflege werden die Lippen eingecremt.

Das benötigte Material wird fachgerecht entsorgt und abschließend eine Händedesinfektion durchgeführt.

12.**2.10** Nagelpflege

Das Kürzen der Fuß- und Fingernägel geschieht aus hygienischen Gründen und sollte erfolgen, wenn die Nägel über die Finger- bzw. Zehenkuppen herausragen.

▶ **Benötigtes Material**
– Nagelschere
– Nagelfeile
– Waschschüssel mit warmem Wasser
– Handtuch
– Pflegecreme
– Abwurf.

▶ **Durchführung**

Nach Information des Patienten werden die Hände bzw. Füße ca. fünf Minuten in einem Wasserbad gebadet, um so die Nägel zu erweichen. Dadurch lassen sie sich einfacher schneiden.

Fingernägel werden rund geschnitten, Fußnägel werden gerade geschnitten, um ein Einwachsen der Nägel zu verhindern. Durch das Schneiden entstandene Kanten können mit der Feile geglättet werden. Es ist darauf zu achten, dass die Nägel nicht zu kurz geschnitten werden, um Schmerzen und Entzündungen zu verhindern. Abschließend kann man die Hände bzw. Füße mit einer Pflegecreme einreiben.

Das gebrauchte Material wird sachgerecht entsorgt bzw. gereinigt und die Hände werden desinfiziert.

12.2.11 Haarpflege

Zur Haarpflege zählen das tägliche Kämmen, die Haarwäsche und das Rasieren der Barthaare.

Vor dem Kämmen wird ein Handtuch um die Schultern gelegt, um eventuell ausfallende Haare aufzufangen. Generell sollten die Kopfhaare zweimal am Tag gekämmt werden. Bei bettlägerigen Patienten ist es unter Umständen nötig, die Haare öfter zu kämmen, um ein Verfilzen zu verhindern. Anschließend können die Haare zu zwei Zöpfen geflochten werden. Dabei sollen Druckstellen vermieden werden.

Bei der Bartpflege soll zur Minderung der Verletzungsgefahr ein Elektrorasierer verwendet werden. Der Patient rasiert sich selbst oder erhält Unterstützung durch die Pflegekraft. Nach dem Rasieren kann die Gesichtshaut mit Aftershave oder Gesichtscreme versorgt werden.

12.2.12 Be- und Entkleiden

Je nach Patientenzustand ist beim Be- und Entkleiden entweder nur eine Hilfestellung nötig, oder aber die Pflegekraft übernimmt das An- und Ausziehen komplett. Generell soll die Kleidung der Temperatur und dem Zweck angemessen sein. Hitzestau, drückende Nähte oder Falten müssen unbedingt vermieden werden.

▶ **Ausziehen eines Oberteils**

Um das Oberteil eines Patienten auszuziehen, wird zunächst die Kleidung nach oben geschoben. Bei Extremitätenverletzungen erfolgt nun erst die Entkleidung des unbeeinträchtigten Armes, anschließend wird der beeinträchtigte Arm entkleidet. Abschließend wird das Oberteil von hinten über den Kopf ausgezogen. Das An- und Ausziehen einer Hose verläuft analog zum Oberteil.

Um einem Patienten ein Oberteil anzuziehen, werden zuerst alle Reißverschlüsse und Knöpfe geöffnet. Bei einer beeinträchtigten Extremität, z.B. durch einen Gipsverband, beginnt man immer an dieser Seite, die Kleidung anzulegen. Anschließend wird der gesunde Arm angezogen, dann das Oberteil über den Kopf gezogen, wobei eventuell zuerst die Brille abgenommen werden muss.

12.2.13 Nahrungs-/Flüssigkeitsaufnahme

Vor der Verabreichung von Nahrung oder Flüssigkeit muss sich die Pflegekraft über eventuelle Einschränkungen wie Diäten, bestimmte Kostformen, Medikamenteneinnahme, Flüssigkeitsrestriktion oder die Notwendigkeit zur *Nahrungskarenz* informieren.

Mobile Patienten können zum Essen aufstehen und sich an den Tisch setzen. Patienten mit Bettruhe sollen nach Möglichkeit zum Essen aufrecht sitzen. Dazu kann das Kopfteil des Bettes hochgestellt werden. Das Essenstablett soll dann auf dem Nachttisch so platziert werden, dass der Patient Besteck und Essen bequem erreichen kann. Dem Patienten wird eine Serviette oder, wenn nötig, ein Handtuch vorgelegt. Vor der Nahrungsaufnahme muss die Temperatur des Essens und der Getränke überprüft werden, um eine Verbrühung durch zu heißes Essen oder Getränke zu vermeiden. Muss der Patient gefüttert werden, soll er selbst die Reihenfolge und die Geschwindigkeit bestimmen. Zwischendurch soll dem Patienten immer wieder etwas zu trinken angeboten werden. Hierfür eignen sich bei bettlägerigen Patienten Schnabeltassen oder Becher mit einem Röhrchen.

12.2.14 Ausscheidungen

Bei Harn- oder Stuhldrang muss dem Patienten zeitgerecht die Möglichkeit zur Entleerung gegeben werden. Niemals sollte der Patient aus Zeitmangel zum Anhalten gezwungen werden. Die Unterstützung durch die Pflegekraft während der Ausscheidung stellt für den bettlägerigen Patienten oft eine sehr unangenehme Situation dar. Die Pflegekraft sollte dies u. a. durch sicheres, ruhiges Auftreten reduzieren.

12.2.14.1
Urin und Stuhl

Männliche Patienten erhalten zum Wasserlassen die Urinflasche, zur Stuhlausscheidung das Steckbecken und die Urinflasche. Frauen benutzen sinnvollerweise für beides das Steckbecken. Urinflaschen für Frauen sind sehr schwer in der Handhabung und sollten deswegen nicht benutzt werden.

▶ **Benötigtes Material**
- Handschuhe
- wasserdichte Unterlage
- Urinflasche (Männer)
- Steckbecken (Frauen und Männer)
- Toilettenpapier, Zellstoff oder feuchte Tücher
- Abwurf
- Händedesinfektion.

▶ **Durchführung**
Um die Intimsphäre zu wahren, wird ein Sichtschutz aufgestellt und die Zimmertür geschlossen. Aus hygienischen Gründen und zum Infektionsschutz werden Einmalhandschuhe getragen.

Der Patient wird nur so weit wie nötig aufgedeckt, um sein Schamgefühl nicht zu verletzen. Weiterhin soll ein wasserdichtes Einmallaken zum Bettschutz unter das Gesäß des Patienten gelegt werden. Beim Anlegen der Urinflasche beim Mann muss darauf geachtet werden, dass der Penis nicht wieder herausrutscht. Gegebenenfalls wird der Penis durch den Patienten oder die Pflegekraft gehalten. Bei Verwendung eines Steckbeckens hebt der Patient sein Gesäß an, und das Steckbecken wird von der Seite her untergeschoben. Das Steckbecken muss dicht abschließen, damit kein Urin ins Bett fließen kann. Bei Männern muss während des Stuhlgangs zusätzlich eine Urinflasche vorgelegt werden, da auch ohne Harndrang Urin abgehen kann. Ist der Patient nicht in der Lage, sein Gesäß anzuheben, wird er auf die Seite gedreht, das Steckbecken wird an das Gesäß gedrückt und der Patient in

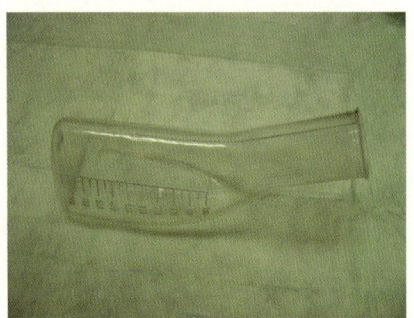

ABB. 1 ▶ Urinflasche

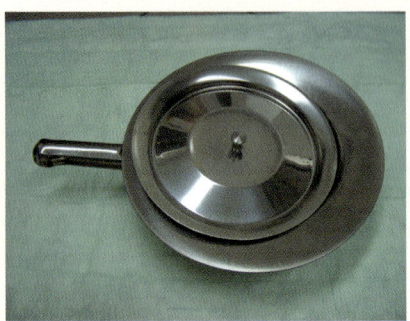

ABB. 2 ▶ Steckbecken

der Rollbewegung entsprechend zurückgedreht.

Nach der Entfernung des Steckbeckens wird das Genital gereinigt. Bei Frauen ist es wichtig, von der Harnröhre weg in Richtung Anus zu wischen, um eine Bakterienverschleppung zu verhindern. Bei Männern reicht es aus, die Harnröhrenöffnung abzutupfen. Je nach Verschmutzung können Wasser und Tücher benutzt werden. Wichtig ist es, die Hautfalten immer gut zu trocknen, um ein Wundliegen oder eine Infektion zu verhindern.

Je nach Erkrankung muss der Urin gegebenenfalls abgemessen oder gesammelt und der Stuhl beurteilt werden, dies ist vor der Entsorgung zu beachten. Abschließend werden alle benötigten Materialien entsorgt, und die Pflegekraft führt eine Händedesinfektion durch.

12.**2.14**.2
Erbrechen

Durch verschiedene Ursachen kann es zu Erbrechen kommen. Für den Patienten stellt es oft eine peinliche Situation dar. Daher ist es wichtig, solchen Ängsten des Patienten durch Verständnis und Einfühlsamkeit entgegenzuwirken.

▶ **Benötigtes Material**
– Handschuhe
– Nierenschale
– Waschlappen, Einmaltücher
– Handtuch
– Utensilien zur Mundpflege
– evtl. frisches Bettzeug oder Kleidung
– Händedesinfektion.

▶ **Durchführung**
Zuerst werden Handschuhe zum Eigenschutz angezogen und der Patient in eine aufrechte Position gebracht. Bewusstlose oder eingetrübte Patienten werden in Seitenlage gebracht. Dem Patienten hält man eine Nierenschale vor.

Unterstützend kann der Kopf des Patienten gehalten werden. Nach Bauchoperationen kann die Pflegekraft durch leichtes Aufdrücken der Hand auf die OP-Wunde dem Patienten Linderung der Schmerzen verschaffen. Der Patient selbst soll zwischen Erbrechen und Würgen zu tiefem Durchatmen angehalten werden.

Nach dem Erbrechen soll dem Patienten die Möglichkeit zur Mundpflege gegeben und beschmutzte Bettwäsche oder Kleidung gewechselt werden. Abschließend wird das Material sachgerecht entsorgt und die eigenen Hände werden desinfiziert.

12.3 KATHETERPFLEGE

Ein Katheter ist ein Instrument zum Einführen in Hohlorgane, Gefäße oder Körperhöhlen, um Substanzen einzubringen oder Inhalte zu entnehmen. Wegen der Vielfalt der verschiedenen Katheter soll hier nur auf die wichtigen und geläufigen eingegangen werden.

12.3.1 Blasendauerkatheter

Der Blasendauerkatheter wird über die Harnröhre in die Blase eingeführt. Ein Blasenkatheter sollte wegen des hohen Infektionsrisikos der Blase und wegen Druckstellen der Schleimhaut der Urethra nur eine möglichst kurze Liegedauer haben. Die wichtigsten Indikationen für einen Blasendauerkatheter sind die Entleerung der Harnblase oder eine genaue Ausfuhrbilanzierung des Flüssigkeitshaushaltes.

Es werden Katheter in verschiedenen Größen und Arten angeboten. Erwachsene benötigen in der Regel einen Katheter in der Größe 10 – 18 Ch.

▶ **Benötigtes Material**

In den meisten Kliniken werden vorgefertigte Sets vorgehalten, zu denen man nur noch das unsterile Material und den Katheter hinzufügen muss.

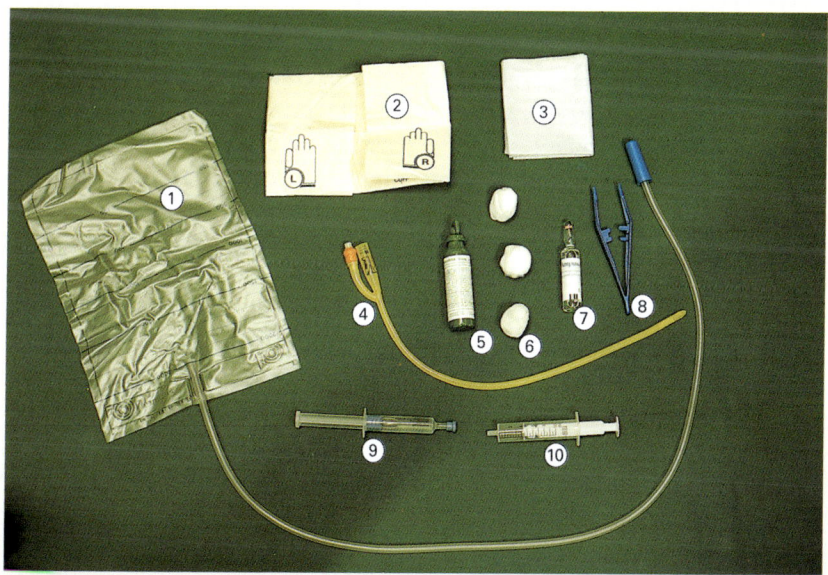

ABB. 3 ▶ Material zur Dauerkatheterisierung: Urinbeutel (1) (im klinischen Bereich: Urinmetersysteme), sterile Einmalhandschuhe (2), Mullkompressen (3), Blasenkatheter (4), Desinfektionsmittel (5), Mulltupfer (6), Wasser für Einmalspritze (7), Kunststoff-Plastikklemme zur Fixierung des Katheters (8), Gleitmittel (9), 10-ml-Einmalspritze zur Katheterblockung

Steriles Material:
– Set zur Anlage von Blasendauer-
 kathetern
– Lochtuch zum Abdecken
– 2 Paar sterile Handschuhe
– anästhesierendes Gleitgel
– anatomische Pinzette
– 6 Pflaumentupfer
– Nierenschale
– Blasenkatheter und Urinauffang-
 system.

Unsteriles Material:
– wasserdichte Unterlage
– Schleimhautdesinfektionsmittel
– 5-ml-Spritze gefüllt mit Aqua
 destillata
– Abwurf
– Händedesinfektion.

▶ Durchführung

In der Regel wird der Blasendauerkatheter von einem Arzt gelegt, die Pflegekraft
assistiert ihm dabei. Allerdings kann diese Tätigkeit auch eigenverantwortlich von
einer examinierten Pflegekraft – ebenfalls
mit entsprechender Assistenz – durchgeführt werden.

Das sterile Material wird unter Einhaltung der Sterilität auf einer Ablage vorbereitet. Die unsterilen Materialien liegen

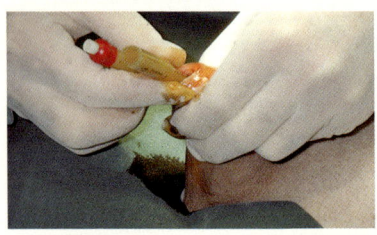

ABB. 4 ▶ Einführen eines Blasenka-
theters beim Mann (s. Text)

in Greifnähe, aber fern des sterilen Materials. Der Patient wird mit dem Gesäß auf
die wasserfeste Unterlage gelagert und
gebeten, die Beine leicht zu spreizen. Der
Anwender legt mit sterilen Handschuhen
das Lochtuch um den Eingang der Harnröhre. Die Assistenzkraft tränkt inzwi-
schen die Tupfer in der Nierenschale mit
dem Desinfektionsmittel. Die Desinfektion des männlichen Genitals unterscheidet sich von der des weiblichen Genitals.

MÄNNLICHES GESCHLECHT. Die Vorhaut wird zurückgestreift und die Eichel
sowie die Harnröhrenöffnung jeweils mit
einem Wischgang desinfiziert. Dieser Vorgang ist mit jeweils einem frischen Tupfer dreimal zu wiederholen. Anschließend
wird das Gleitmittel auf die Harnröhrenöffnung aufgetragen. Nach der Einwirkzeit wird weiteres Gel in die Harnröhre
instilliert. Nun wird der Katheter unter
sterilen Bedingungen eingeführt. Sobald
Urin austritt, wird das Vorschieben beendet (ABB. 4), der Katheter mit 5 – 10 ml
Aqua destillata geblockt und abschließend zum Blasengrund zurückgezogen.

WEIBLICHES GESCHLECHT. Zuerst werden die äußeren Schamlippen mit je einem Tupfer in Richtung Anus desinfiziert.
Analog werden unter gespreizten Schamlippen die inneren Schamlippen desinfiziert. Mit einem neuen Tupfer reinigt
man die Harnröhre und legt einen weiteren Tupfer in die Vaginalöffnung ein.
Gleitmittel wird instilliert und der Katheter gelegt. Das weitere Vorgehen erfolgt
wie beim Mann.

▶ Blasenkatheterpflege

Wichtig sind regelmäßige Kontrollen des
Katheters, des Schlauches und des Auf-
fangbeutels, um eine Verlegung rechtzeitig zu bemerken. Während eines Trans-

portes oder des Umlagerns darf niemals Urin aus dem Beutel in die Blase zurücklaufen. Deshalb wird bei diesen Maßnahmen der Ablaufschlauch zum Auffanggefäß kurzzeitig abgeklemmt. Bei liegendem Blasendauerkatheter sollten der Katheter und die Genitalregion zweimal täglich gereinigt werden.

12.3.2 Suprapubischer Katheter

Ein suprapubischer Katheter ist ein Katheter, der durch die Bauchdecke in die Blase gelegt wird. Dieser Katheter wird überwiegend bei Patienten benutzt, die an einer Blasenentleerungsstörung leiden oder bei denen ein Zugang über die Harnröhre unmöglich ist. Bei der Verwendung ist das Infektionsrisiko gemindert, und die Schleimhaut wird geschont. Des Weiteren gibt er dem Patienten mehr Freiraum in seiner Bewegung und ist unkomplizierter zu pflegen.

▶ **Pflege eines suprapubischen Katheters**

Bis zur Abheilung soll täglich ein Verbandwechsel erfolgen und die Einstichstelle beobachtet werden. Nach der Abheilung und bei intakter Hautoberfläche ist kein Wundverband mehr nötig.

12.3.3 Zentralvenöser Katheter (ZVK)

Der zentralvenöse Katheter (ZVK) ist ein Katheter, dessen Spitze in der Hohlvene kurz vor dem rechten Vorhof platziert ist (VGL. 4.4.5.2). Es gibt verschiedene periphere und zentralvenöse Zugangswege. Eingesetzt wird er zur längerfristigen parenteralen Ernährung, zur Infusion von Katecholaminen oder hyperosmolaren Lösungen und zur Messung des zentralvenösen Druckes (ZVD). Die Durchführung des Legens obliegt dem Arzt, die Pflegekraft assistiert und führt die Vorbereitung aus. In der Regel ist dieses Verfahren dem klinischen Einsatz vorbehalten und findet in der Notfallmedizin nur in Ausnahmefällen Verwendung.

▶ **Pflege eines zentralvenösen Katheters**

Es soll regelmäßig ein Verbandwechsel durchgeführt werden, bei dem die Einstichstelle, die umgebende Haut und Fixierungsmarke (Einführtiefe) beobachtet werden müssen. Während des Verbandwechsels und im Umgang mit zuführenden Leitungen muss eine sterile Arbeitsweise beachtet und der entsprechende Pflegestandard der Klinik berücksichtigt werden.

> Bei negativem Venendruck besteht die Gefahr, dass beim Öffnen des zentralvenösen Katheters Luft eintritt (Luftembolie). Anderseits kann aber bei ausreichendem positiven Venendruck auch Patientenblut austreten. Dies muss durch entsprechenden Umgang mit dem Dreiwegehahn bzw. den Katheterklemmen sicher ausgeschlossen werden

12.3.4 Periphervenöser Zugang

Der periphervenöse Zugang ist sowohl in der Notfallmedizin als auch in der Klinik ein relativ einfacher und schneller Zugangsweg, um Medikamente zu verabreichen und ggf. eine Blutentnahme durchzuführen (VGL. 4.4.5.2). Bei laufender Infusion ist eine regelmäßige Kontrolle der Einstichstelle und des umliegenden

Gewebes unabdingbar, um ein Paravasat (Injektion oder Infusion in das Gewebe neben dem punktierten Gefäß) rechtzeitig zu erkennen und zu unterbinden. Bei Entwicklung eines Paravasats ist die Infusion sofort abzustellen und zu entfernen. Anschließend muss an anderer Stelle ein neuer Zugang gelegt werden.

Nicht benutzte Zugänge müssen mit einem Mandrin abgestöpselt werden. Die Einstichstelle wird immer mit einem sterilen und fixierenden Verband versehen. Dieser muss in der Klinik in regelmäßigen Abständen gewechselt und die Einstichstelle beobachtet werden. Der Zugang soll immer ausreichend gegen Verrutschen und unkontrolliertes Herausziehen gesichert sein. Dazu können Pflasterstreifen oder eine Mullbinde verwendet werden.

12.**3.5 Arterieller Zugang**

Im Rahmen von Interhospitaltransfers wird der Rettungsassistent zunehmend mit arteriellen Kathetern konfrontiert (VGL. 4.4.5.2). Die Pflege dieser Systeme entspricht der Pflege der venösen Zugänge.

> Bei arteriellen Systemen muss sorgfältig eine Diskonnektion ausgeschlossen bzw. das unbeabsichtigte Öffnen des Dreiwegehahns verhindert werden. Es besteht sonst die Gefahr eines erheblichen Blutverlustes.

12.**3.6 Pleuradrainage**

> Beim Transport von Patienten mit Pleuradrainagen ist regelmäßig auf das erneute Auftreten eines Pneumothorax bzw. Spannungspneumothorax zu achten.

Im Rahmen der pflegerischen Maßnahmen müssen die Funktion einer Pleuradrainage und das aufgefangene Sekret nach Menge und Art ständig und gewissenhaft überwacht werden (VGL. 4.3.5.3). Dabei sollen der Sog und der Schlauch auf Durchgängigkeit regelmäßig überprüft werden. Durch Abknicken oder Verlegen des Schlauches besteht die Gefahr der Entwicklung eines Spannungspneumothorax. Wenn der Drainageschlauch beispielsweise durch Koagel verlegt wird, muss dieses Abflusshindernis beseitigt werden. Darüber hinaus sind auch eine genaue Patientenbeobachtung und Überprüfung der Vitalzeichen selbstverständlich.

Diskonnektiert sich die Thoraxdrainage bei einem spontanatmenden Patienten, muss diese sofort mithilfe von zwei armierten Klemmen abgeklemmt werden. Anschließend muss erneut ein Sog angelegt, die Klemme danach geöffnet und ein weiterer Pneumothorax radiologisch und klinisch ausgeschlossen werden. Ein steriler Verbandwechsel mit genauer Inspektion der Einstichstelle muss 1 x täglich durchgeführt werden.

12.4 SONDENPFLEGE

Eine Sonde ist ein röhrenförmiges Instrument zum Einführen in Hohlorgane, um diese zu diagnostischen und therapeutischen Zwecken aufzufüllen oder zu entleeren.

12.4.1 Magensonde

Eine Magensonde wird zum Ablauf von Mageninhalt, postoperativ zur Entlastung, zur Aspirationsprophylaxe oder zur Ernährung eingesetzt. Magensonden gibt es in verschiedenen Längen und Durchmessern. Die Größe muss dem jeweiligen Patienten und Zweck angemessen sein.

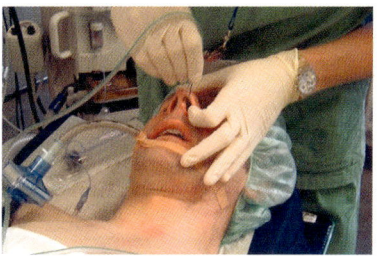

ABB. 5 ▶ Legen einer Magensonde

▶ **Benötigtes Material**
- Handschuhe
- Magensonde
- Gleitmittel/Schleimhautanästhetikum
- Nierenschale
- wasserfeste Unterlage
- 10-/20-ml-Spritze
- Stethoskop
- Taschenlampe
- Lackmuspapier
- Fixierungspflaster
- Absauggerät
- Händedesinfektion
- Abwurf.

▶ **Durchführung**

Das Legen der Magensonde ist in der Regel Aufgabe des Arztes. Die Pflegekraft übernimmt die Vorbereitung und Assistenz. Nach sorgfältiger Patienteninformation wird die Sonde abgemessen und ein Kleidungsschutz über den Patienten gelegt. Der Patient wird angehalten, das Kinn auf die Brust zu nehmen, gleich-

mäßig und tief zu atmen und bei Aufforderung kräftig zu schlucken. Die Sonde sollte zügig, aber behutsam bis zur Markierung vorgeschoben werden. Dabei ist eine gute Patientenbeobachtung wichtig, um bei Erbrechen eine Aspiration zu verhindern. Weitere Gefahren sind die Reizung des Nervus vagus und eine daraus resultierende Bradykardie sowie die Fehlsondierung in die Trachea. Daher ist es unabdingbar, die Lage der Sonde zu überprüfen. Hierzu sind verschiedene Verfahren möglich: Nach Insufflieren von Luft hört man mit dem Stethoskop im Magen ein gurgelndes, blubberndes Geräusch; anschließend muss die Luft wieder abgezogen werden. Man kann aber auch Mageninhalt aspirieren und prüft mit Lackmuspapier den pH-Wert. Dieser sollte bei korrekter Lage und fehlender medikamentöser Säureblockade einen pH-Wert von 1 – 2 anzeigen.

Die Magensonde wird an der Nase oder Wange fixiert, dabei sollte Druck auf Gewebe vermieden werden. Auch bei einer liegenden Magensonde muss immer eine gründliche Mundpflege durchgeführt werden. Vor jeder Gabe von

Sondenkost oder Flüssigkeit muss unbedingt eine Lagekontrolle durchgeführt werden, um eine Fehllage und dadurch die Gefahr der Aspiration auszuschließen. Abschließend wird ein Sekretauffangbeutel an die Magensonde angeschlossen, damit Sekret und Luft frei entweichen können.

12.**4.2 Perkutane endoskopische Gastrostomie (PEG)**

Eine PEG-Sonde ist ebenfalls eine Möglichkeit zur Verabreichung von Nahrung und Flüssigkeit. Mithilfe der PEG-Sonde wird unter endoskopischer Kontrolle minimalinvasiv eine Verbindung zwischen Magen und der Bauchdeckenhaut (perkutan) hergestellt. Diese Technik wird angewandt bei Patienten mit langfristiger Sondenernährung oder wenn eine nasale Sondierung nicht möglich ist.

Die PEG-Eintrittstelle wird analog dem suprapubischen Katheter regelmäßig gepflegt.

12.**4.3 Tracheostoma**

Ein Stoma ist eine künstlich angelegte Öffnung eines Hohlorgans mit Verbindung nach außen – in diesem Fall in die Trachea. Das Tracheostoma verwendet man unter anderem zur Verbesserung der Mobilität und Atemerleichterung bei langzeitbeatmeten Patienten. Die Langzeitbeatmung über nasale oder orale Endotracheltuben ist wegen ihrer Nebenwirkungen heute zu Gunsten einer zeitgerechten minimalinasiven Trachealkanülierung in den Hintergrund getreten. Diese Punktionstrachostomata sind nicht

chirurgisch angelegt, und es besteht hierbei die erhöhte Gefahr, dass bei unbeabsichtigter Dislokation die Trachealkanüle nicht immer wieder komplikationsfrei einzuführen ist. Ist allerdings über eine längere Phase oder gar konstant (Tumoren) ein Trachestoma erforderlich, wird ein chirurgisches Tracheostoma angelegt. Hierbei kann der Kanülenwechsel in der Regel sehr viel einfacher vorgenommen werden.

Im Rahmen der pflegerischen Maßnahmen wird eine Tracheotomiewunde täglich steril versorgt, wobei auf eine gute Wundbeobachtung zu achten ist. Nach der Abheilung und bei intakter Haut ist keine sterile Wundauflage mehr nötig.

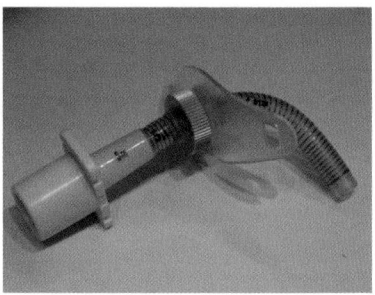

ABB. 6 ▶ Trachealkanüle

Dennoch muss bei Bedarf steril abgesaugt werden, und der Kanülenwechsel erfolgt ebenfalls unter sterilen Bedingungen. Der erste geplante Kanülenwechsel soll immer in Anwesenheit eines Arztes und unter entsprechenden Sicherheitsmaßnahmen erfolgen.

Die Kanüle ist gegen Herausrutschen oder Diskonnektion sorgfältig zu sichern, insbesondere bei einem minimalinvasiven Punktionstracheostoma. Wenn die Kanüle bei einem Wechsel oder nach Herausrutschen schwer einzusetzen ist, kann ein Trachealspreizer zur Hilfe genommen werden. Beim geplanten Wechsel der Trachealkanüle besteht auch die Möglichkeit, über einen vorher eingeführten Wechselguide mit Sauerstoffanschluss den Wechsel vorzunehmen.

Sollte ein Patient nach versehentlicher Dekanülierung ohne Trachealkanüle nicht mehr atmen können oder muss er fortlaufend beatmet werden (z. B. Analgosedierung), ist bei fehlender Trachealkanüle sofort ersatzweise ein Endotrachealtubus einzulegen. Hierbei ist sehr sorgfältig die korrekte Einführtiefe zu kontrollieren und anschließend zu dokumentieren. Bei Misslingen muss der Patient ggf. narkotisiert und intubiert werden.

12.5 PROPHYLAXEN

Eine Prophylaxe dient der Vorbeugung und Verhütung von Erkrankungen. In der Krankenpflege sind dies meistens Erkrankungen, die durch Immobilität oder Bettlägerigkeit hervorgerufen werden.

12.5.1 Dekubitus-prophylaxe

Ein Dekubitusgeschwür entsteht bei langanhaltendem, punktuellem Druck auf die Haut und das darunter liegende Gewebe und führt dadurch zu einer Minderperfusion. Es werden dabei vier Stadien unterschieden, von der lokalen Rötung bis hin zur Nekrose.

Je nach Körperlage gibt es typische Problemzonen:
- *Rückenlage*: Hinterkopf, Dornfortsätze, Schulterblätter, Ellenbogen, Kreuzbein, Steißbein und Ferse.
- *Seitenlage*: Ohrmuschel, Schulter, Rippen, Oberarm, seitliches Becken und Knöchel.
- *Bauchlage*: Ohrmuschel, Brustbein, Kniescheibe, Innenknöchel, Fußrücken.

Zu den gefährdeten Personen gehören vor allem immobile Patienten, bewusstlose Patienten, Patienten mit Lähmungen und Sensibilitätsstörungen und Patienten mit schlechter Ernährungssituation und schlechtem Allgemeinzustand.

Um die Entstehung eines Dekubitusgeschwürs zu verhindern, sind eine gute Hautbeobachtung und eine gute Pflege wichtig. Allgemeines Ziel ist die Druckentlastung der gefährdeten Gebiete durch Vergrößerung der Auflagefläche, die Freilagerung und die Weichlagerung. Daher soll der Patient mindestens alle zwei Stunden umgelagert werden. Zu diesem Zweck kommen verschiedene Lagerungshilfsmittel (Kissen, Decken, Sandsäcke) zum Einsatz. Als Matratze kann eine Würfelmatratze aus Schaumstoff oder eine luftgefüllte Matratze (Antidekubitusmatratze) verwendet werden, um das punktuelle Aufliegen zu verhindern. Die Spezialmatratzen ersetzen aber nicht das Umlagern und die Notwendigkeit zur Hautbeobachtung. Im Rahmen der pflegerischen Dokumentation werden in vielen Kliniken bereits Fotodokumentationen der erkrankten Bezirke durchgeführt.

12.5.2 Kontrakturen-prophylaxe

Durch langen Bewegungsmangel, z.B. durch einen Gipsverband oder Lähmung einer Extremität, kommt es durch eine Verkürzung der Muskel, Bänder und Sehnen zur Versteifung der Gelenke und einer Atrophie der Muskeln. Durch regelmäßiges aktives und passives Bewegen der Gelenke kann man der Gefahr der Versteifung vorbeugen. Auf ärztliche Anweisung wird durch einen Krankengymnast ein individueller Therapieplan ausgearbeitet.

Die Lagerung der Gelenke und Extremitäten durch das Pflegepersonal soll immer in Neutralstellung erfolgen. Dabei soll die Extremität muskelentspannend gelagert werden, d.h. der Patient sollte keine Muskelspannung aufbauen, um seine Extremität zu halten.

12.**5**.3 Pneumonie- prophylaxe

Durch die geringe körperliche Belastung bei bettlägerigen Patienten kann es zu einer Minderbelüftung verschiedener Lungenabschnitte kommen. Ein Grund für eine Minderbelüftung der Lunge kann aber auch aus einer durch Schmerzen verursachten Schonatmung resultieren. Weiterhin begünstigen verschiedene Vorerkrankungen (Herzerkrankungen, Abwehrschwäche, Lungenerkrankungen) die Entwicklung einer Pneumonie. Auch ein Sekretverhalt im Tracheobronchialsystem aufgrund einer verminderten Hustenfähigkeit kann zu pulmonalen Problemen führen.

▶ **Durchführung**

Man lässt den Patienten eine atemerleichternde Sitzhaltung (Oberkörper hoch, Einsatz der Atemhilfsmuskulatur) einnehmen. Zusätzlich wird er zu tiefen und bewusst ausgeführten Atembewegungen angehalten. Gleichzeitig sollte für regelmäßige Frischluft gesorgt werden. Zur Sekretlockerung können schleimlösende Medikamente oder Inhalationen verordnet werden. Ein Krankengymnast kann eine entsprechende Atemgymnastik mit Geräten oder ohne diese durchführen. Bei der täglichen Waschung kann auch eine atemstimulierende Einreibung mit ätherischen Gelen erfolgen.

12.**5**.4 Thrombose- prophylaxe

Ein Thrombus entsteht durch eine verlangsamte Blutströmungsgeschwindigkeit, Veränderungen an der Gefäßwand und einer eventuell beschleunigte Blutgerinnung. Ein erhöhtes Thromboserisiko besteht bei:

– immobilen Patienten
– Patienten mit Gipsverbänden
– Patienten mit bestehendem Flüssigkeitsmangel oder Herzinsuffizienz
– Patienten, bei denen in der Anamnese schon einmal eine Thrombose aufgetreten ist.

> Eine der schwerwiegendsten Komplikation einer Thrombose ist das Auftreten einer Lungenembolie.

Das Ziel der Thromboseprophylaxe besteht darin,

– die Gerinnbarkeit zu senken,
– den venösen Rückstrom zu steigern und
– Venenwandschäden vorzubeugen.

Im Pflegebereich geschieht dies durch frühestmögliche Mobilisation des Patienten, die Anlage von passenden Antithrombosestrümpfen und der Applikation von Low-Dose-Heparin subkutan.

> Alle Werte müssen im Zusammenhang mit der Grunderkrankung und dem Verlauf interpretiert werden. Bei Laborwerten müssen die jeweiligen »Standardwerte« des Analyselabors bekannt sein. In diesem Buch dienen die Werte zur Hintergrundinformation.

13 *Naturwissenschaften*

B. Oelmann

Physik, Chemie und Biologie sind die drei klassischen Disziplinen der Naturwissenschaft. Die Physik beschäftigt sich mit dem Aufbau der Materie und den dort wirkenden Kräften. Die Umwandlung von Stoffen ist Thema der Chemie. Forschungsgegenstand der Biologie ist die belebte Natur. Die Abgrenzungen zwischen den drei Disziplinen sind aufgrund zahlreicher Überschneidungen nicht immer exakt möglich und nicht immer sinnvoll. So laufen chemische Reaktionen auch in Lebewesen ab, und physikalische Größen wie Druck oder Temperatur beeinflussen diese chemischen Reaktionen. In diesem Kapitel wird daher auf eine Trennung von Physik, Chemie und Biologie weitgehend verzichtet.

13.1 Kleinste Teilchen – die Grundlage der Naturwissenschaften

Materie besteht aus kleinsten Teilchen – ein Beweis: 100 + 100 = 196. Rein mathematisch betrachtet ist diese Beziehung natürlich falsch. Aber in chemischer Hinsicht hat sie durchaus ihre Richtigkeit. Mischt man 100 ml Wasser mit 100 ml Spiritus, so erhält man nur 196 ml Gemisch. Die Frage nach dem Verbleib der restlichen 4 ml lässt sich nur klären, wenn man davon ausgeht, dass sowohl Wasser als auch Spiritus aus kleinsten Teilchen besteht. Nehmen wir an, dass die Wasserteilchen kleiner sind als die Spiritusteilchen, so würden bei einer Mischung der beiden Stoffe die kleineren Wasserteilchen in die Lücken zwischen den größeren Spiritusteilchen rutschen. Dies ist vergleichbar mit einer Mischung aus Senfkörnern und Erbsen, in der die Senfkörner die Lücken zwischen den größeren Erbsen besetzen würden. Die beiden anfangs eingesetzten Volumina werden sich also nicht rein mathematisch addieren. Mit diesem leicht selbst durchführbaren Experiment lässt sich auf einfache Weise beweisen, dass Materie aus kleinsten Teilchen aufgebaut sein muss.

13.1.1 Atome, Ionen und Moleküle

Die kleinsten Teilchen, aus denen Stoffe aufgebaut sind, können *Atome*, *Ionen* oder *Moleküle sein.*

▶ **Atome**

Atome stellen die kleinste Baueinheit der Materie dar. Ihr Name leitet sich von dem griechischen Begriff »atomos« ab, was »unteilbar« bedeutet.

Heute weiß man jedoch, dass Atome nicht unteilbar sind. Sie bestehen aus einem Kern, der aus neutralen Neutronen und positiven Protonen aufgebaut ist. Um den Kern bewegen sich negativ geladene Elektronen. Die Anzahl der Protonen im Kern bestimmt, um welches Atom es sich handelt. Ein Wasserstoffatom besitzt z.B. ein einziges Proton, das den Kern bildet. Der Kern eines Sauerstoffatoms besteht aus acht Protonen und acht Neutronen. Da Atome elektrisch neutral sind, muss sich in ihrer Hülle die gleiche Anzahl an Elektronen befinden, wie es Protonen im Kern gibt. So hat das Wasserstoffatom eine Hülle, die aus einem einzigen Elektron besteht. Die Hülle eines Sauerstoffatoms wird von acht Elektronen gebildet.

Die Anzahl der Protonen im Kern ist für jede Atomsorte festgelegt und lässt sich einfach an der Ordnungszahl des Atoms ablesen. Die Ordnungszahlen findet man ebenso wie die relativen Massen der einzelnen Atome im Periodensystem der Elemente.

> Elemente sind Stoffe, die nur aus einer einzigen Sorte von Atomen aufgebaut sind. Beispiele für Elemente sind Kohlenstoff, Sauerstoff, Eisen oder Natrium. Die Einordnung der insgesamt über 100 Elemente in das Periodensystem erfolgt anhand ihrer Protonenanzahl (Ordnungszahl), wobei Elemente mit ähnlichen Eigenschaften in Gruppen zusammengefasst sind. Eine solche Elementgruppe bilden zum Beispiel die Alkalimetalle, zu denen Natrium und Kalium gehören, oder die Halogene, deren bekannteste Vertreter Chlor und Brom sind.

▶ Ionen

Während mit der Anzahl der Protonen im Kern festgelegt ist, um welches Atom es sich handelt, lässt sich die Elektronenanzahl variieren. Durch Wegnahme eines oder mehrerer Elektronen überwiegt die positive Ladung im Kern, das Atom wird positiv geladen. Negativ geladene Atome erhält man durch Hinzufügen von Elektronen in die Hülle. Positiv oder negativ geladene Teilchen nennt man Ionen. Ein Beispiel für eine aus Ionen aufgebaute Verbindung ist das Natriumchlorid. Es besteht aus positiv geladenen Natrium-Ionen und negativ geladenen Chlorid-Ionen. Diese ziehen sich aufgrund ihrer unterschiedlichen Ladungen gegenseitig an und bilden so ein Ionengitter. Nicht nur das Natriumchlorid, sondern alle Salze sind aus Ionen aufgebaut.

Besonders wichtig ist hierbei, dass die Ionen ganz andere Eigenschaften haben als die entsprechenden Atome. Dies sei im Folgenden am Beispiel des Natriumchlorids, dem normalen Kochsalz, erläutert: Natriumchlorid ist bekanntlich ein weißer Feststoff, der sich gut in Wasser löst und für den Menschen zumindest in der üblichen Dosierung ungiftig ist. Ein Verband aus Natriumatomen aber ergibt das Metall Natrium. Es ist ein silbrig-glänzender Feststoff, der mit Wasser heftig unter Wärmeentwicklung reagiert. Würde man Natrium als Metall in den Mund nehmen, so würde man neben Verbrennungen auch noch Verätzungen der Schleimhäute erleiden, da das Produkt der Reaktion zwischen Natrium und Wasser Natronlauge ist. Die Chlorid-Ionen als zweiter Bestandteil des Natriumchlorids sind Chloratome, die ein zusätzliches Elektron in ihrer Hülle aufgenommen haben. Einzelne Chloratome existieren nicht, sie lagern sich zu zweit zusammen und bilden damit Chlor. Chlor ist ein stechend riechendes Gas, das beim Menschen in geringer Konzentration die Schleimhäute reizt und Husten verursacht. In höherer Konzentration führt es zum toxischen Lungenödem und schließlich zum Tod. Erwärmt man Natrium und gibt es in ein mit Chlorgas gefülltes Gefäß, so bildet sich in einer heftigen chemischen Reaktion das ungefährliche Natriumchlorid. In dieser chemischen Reaktion hat lediglich ein Natriumatom ein Elektron abgegeben und ein Chloratom dieses Elektron aufgenommen.

Diese chemische Reaktion ist für den Rettungsdienst sicher unwichtig. Wichtig sind aber die Produkte solcher Reaktionen, denn wir gehen mit Salzen und Ionen in unserer alltäglichen Praxis um. Meist treffen wir solche Stoffe aber in gelöster Form

441

an. Man spricht dann von Elektrolyten. In Elektrolyten sind die einzelnen Ionen aus ihrem Ionengitter herausgelöst und in der Flüssigkeit, meist im Wasser, frei beweglich. Die Aufschrift auf einer Vollelektrolytlösung z. B. gibt uns Aufschluss über Art und Menge der enthaltenen Ionen. Auch der Säure-Basen-Haushalt des Menschen lässt sich nur mit Kenntnissen über die Ionen verstehen, denn sowohl Säuren als auch Basen sind aus Ionen aufgebaut.

▶ Moleküle

Die dritte Art von kleinsten Teilchen sind die Moleküle. Ein Molekül besteht aus mehreren fest miteinander verbundenen Atomen. Die Verbindung erfolgt durch ein Elektronenpaar, das sich genau zwischen den Bindungspartnern befindet. In Strukturformeln wird das bindende Elektronenpaar durch einen Strich zwischen den miteinander verbundenen Atomen dargestellt. Ein Beispiel für einen Stoff, der aus Molekülen aufgebaut ist, haben wir bereits im vorigen Abschnitt kennen gelernt: Chloratome haben sich zu zweit zusammen gelagert und so Chlormoleküle gebildet.

Ein weiteres Beispiel ist das Wassermolekül. Es ist ein Verbund aus einem Sauerstoff- und zwei Wasserstoffatomen und hat die Formel H_2O. Komplizierter ist der Aufbau eines Alkoholmoleküls, das aus zwei Kohlenstoffatomen, einem Sauerstoffatom und sechs Wasserstoffatomen besteht. Die auch im Rettungsdienst gelegentlich für Alkohol verwendete Formel C_2H_5OH gibt neben der Anzahl der am Aufbau des Moleküls beteiligten Atome bereits einen Hinweis auf die Struktur des Moleküls: Ein Sauerstoffatom ist mit einem der Wasserstoffatome fest verbunden. Diese OH-Gruppe heißt Hydroxyl-

gruppe und ist typisch für Alkohole. Fette, Proteine und Kohlenhydrate sind weitere Stoffgruppen, deren Bausteine Moleküle sind.

Auch ganze Moleküle können eine positive oder negative Ladung tragen, wenn eines der am Aufbau des Moleküls beteiligten Atome ein Elektron zu viel oder zu wenig in seiner Hülle hat. Ein geladenes Molekül wird, wie ein geladenes Atom auch, Ion genannt. Ein Beispiel ist das für das Puffersystem des Blutes wichtige Hydrogencarbonat-Ion (HCO_3^-), das früher auch Bicarbonat genannt wurde. Zusammen mit einem positiven Natriumion bildet es das Salz Natriumbicarbonat (oder richtiger: Natriumhydrogencarbonat), das in Wasser gelöst als »Nabi« bekannt ist.

13.**1.2 Diffusion**

Atome, Moleküle und Ionen sind ständig in Bewegung. Diese Bewegung lässt sich sehr gut an dem farbigen Salz Kaliumpermanganat beobachten. Kaliumpermanganat ist aus positiven Natriumionen und negativen Permanganationen aufgebaut. In Wasser gelöst zerfällt das Kristallgitter des Kaliumpermanganats in diese beiden Bestandteile. Nun sind die Ionen natürlich viel zu klein, um sichtbar zu sein, aber die violette Farbe der Permanganat-Ionen ist im Wasser gut erkennbar und verrät so ihre Anwesenheit.

Füllt man einen Standzylinder mit Wasser und gibt einige Kristalle Kaliumpermanganat hinein, so sinken sie zunächst zu Boden. Nach und nach löst sich dann aber das Kaliumpermanganat im Wasser, und eine violette Färbung ist zunächst in der Nähe der Kristalle zu erkennen. Bereits nach einigen Stunden hat sich die Färbung auf den unteren Bereich

lekül. Damit wissen wir auch, dass 180 g Glukose genau 1 mol Teilchen enthalten. Nehmen wir an, eine Blutzuckermessung hätte den Wert 100 mg/dl ergeben. Wenn 180 g Glukose genau 1 mol sind, dann sind die gemessenen 100 mg Glukose nur 0,00056 mol oder 0,56 mmol. Dieser Wert war allerdings auf 1 dl (= 100 ml) bezogen. Die Einheit mmol/l bezieht sich jedoch auf einen Liter, weshalb der berechnete Wert von 0,56 mmol mit dem Faktor 10 multipliziert werden muss. Ein Blutzuckergehalt von 100 mg/dl entspricht also 5,6 mmol/l. Wird wie in diesem Fall die Stoffmenge in Mol auf ein Volumen von einem Liter bezogen, so erhält man die Stoffmengenkonzentration.

Die Einheit Mol für die Stoffmenge kommt nicht nur bei der Blutzuckermessung vor. Auch die Angaben der Inhaltsstoffe einer Vollelektrolytlösung erfolgen oftmals in mol bzw. mmol. Auch die im Labor ermittelten Mengen an Ionen im Blut (z. B. Calcium- oder Natriumgehalt) beziehen sich nicht auf die Masse sondern auf die Anzahl der vorhandenen Teilchen und werden daher in der Einheit Mol angegeben.

13.**1.5 Aggregatzustand**

Die Bewegung der Atome, Ionen und Moleküle ist abhängig von der Temperatur. Je höher die Temperatur, desto stärker ist die Teilchenbewegung. Umgekehrt wird die Bewegung der Teilchen langsamer, je weiter ein Stoff abgekühlt wird. An dem Punkt, an dem die Teilchen sich gar nicht mehr bewegen, ist der absolute Nullpunkt erreicht.

> Der absolute Nullpunkt liegt bei
> -273,15 °C (Grad Celsius).

Während die Celsius-Temperaturskala den Gefrierpunkt von Wasser gleich Null setzt, beginnt die Kelvin-Skala mit Null am absoluten Nullpunkt. Der Gefrierpunkt von Wasser liegt in der Kelvin-Temperaturskala bei 273,15 K (Kelvin), der Siedepunkt von Wasser bei 373,15 K. Da in der Kelvin-Skala keine negativen Temperaturen vorkommen können, eignet sie sich besser als die Celsius-Skala für naturwissenschaftliche Formeln und Berechnungen.

Am absoluten Nullpunkt liegen alle Stoffe im festen Aggregatzustand vor. Sogar Luft wäre mit allen ihren Bestandteilen fest. Da sich die Teilchen nicht bewegen, liegen sie in einem Kristallgitter geordnet nebeneinander. Bei einer Erhöhung der Temperatur beginnen die Teilchen, sich zu bewegen. In einem Feststoff bleiben die Teilchen trotz der Bewegung an einem bestimmten Platz. Sie schwingen lediglich um diese Ruhelage. Wird die Temperatur weiter erhöht, wird die Bewegung der Teilchen so heftig, dass sie aus ihrer Ruhelage herausgerissen werden. Hierbei wird die Anziehungskraft der Teilchen untereinander zum Teil überwunden. Diese Anziehung lässt sich am einfachsten bei Ionen vorstellen. In einem Natriumchlorid-Kristall liegen positive Natriumionen und negative Chloridionen abwechselnd nebeneinander. Zwischen den positiven und negativen Ionen wirken elektrostatische Anziehungskräfte, die verhindern, dass ein Ion durch seine Wärmebewegung von seinen Nachbarionen losgerissen wird. Auch zwischen Atomen und Molekülen wirken Kräfte, die einen Zusammenhalt bewirken. Diese Kräfte sind aber wesentlich schwächer als die Kräfte, die Ionen zusammenhalten. Daher haben aus Ionen aufgebaute Stoffe (Salze) wesentlich höhere Schmelztemperaturen als Stoffe, die aus Atomen oder Molekülen bestehen.

Sind die Teilchen eines Feststoffes aus ihrer Ruhelage herausgerissen, können sie sich gegenüber ihren Nachbarteilchen verschieben. Der Stoff hat nun keine definierte Form mehr und nimmt die Form des Gefäßes an, in dem er sich befindet. Der flüssige Aggregatzustand ist erreicht. Die noch wirksamen Anziehungskräfte verhindern aber eine vollständige Trennung der Teilchen, so dass sich die Teilchen weiterhin berühren und nicht frei im Raum schweben können. Eine Modellvorstellung für den flüssigen Zustand ist der mit Erbsen oder Senfkörnern gefüllter Topf. Die Erbsen oder Senfkörner stellen die Atome, Moleküle oder Ionen dar, die sich gegeneinander verschieben können, aber immer noch Kontakt zueinander haben.

Wird die Temperatur weiter erhöht, so werden die Anziehungskräfte zwischen den Teilchen durch ihre sehr heftigen Bewegungen vollständig überwunden. Die Teilchen können sich nun frei im Raum bewegen. Abgesehen von zufälligen Zusammenstößen besteht kein Kontakt mehr zwischen den Teilchen. In diesem gasförmigen Zustand füllt der Stoff jeden beliebigen Raum aus. Gase können sehr gut komprimiert werden, weil der Abstand der Teilchen voneinander durch Anwendung eines äußeren Druckes verringert werden kann. Dies findet z. B. in Druckgasflaschen statt.

Die Messung von Temperaturen erfolgt meist über die Ausdehnung von Feststoffen oder Flüssigkeiten. Je wärmer ein Stoff ist, desto mehr Volumen nimmt er ein. Auch dies lässt sich mit dem Teilchenmodell erklären: Schwingen die Teilchen

in einem Feststoff sehr stark, so brauchen sie dafür mehr Platz als für geringe Bewegungen. Der Feststoff dehnt sich mit der Temperatur aus. Ein Eisenstück von einem Meter Länge dehnt sich zum Beispiel bei einer Erwärmung von 700 °C um etwa einen Zentimeter aus. Auch Flüssigkeiten nehmen beim Erwärmen an Volumen zu. In Thermometern wird heute anstelle des früher oft verwendeten giftigen Quecksilbers gefärbter Alkohol verwendet. Eine Temperaturmessung mit digitalen Fieberthermometern beruht auf einer temperaturabhängigen Spannungsänderung an der Berührungsstelle zweier verschiedener Metalle. Ohrthermometer messen die Temperatur mittels Infrarotstrahlung.

13.1.6 Wie lange reicht der Sauerstoff?

Der Inhalt einer Druckgasflasche berechnet sich aus dem Volumen der Flasche multipliziert mit dem Druck, der in der Flasche herrscht. Üblich sind im Rettungsdienst eine 2-Liter-Flasche auf der tragbaren Sauerstoffeinheit oder im Beatmungskoffer und eine 10-Liter-Flasche, die im Fahrzeug befestigt ist. Um die Menge an verfügbarem Sauerstoff berechnen zu können, muss dieses Flaschenvolumen mit dem Druck multipliziert werden, der auf dem Manometer der Flasche angezeigt wird.

▶ **Beispiel**

Bei einer Reanimation in der Wohnung wird der Patient mit einem Atemvolumen von 10 Litern pro Minute beatmet. Die 2-Liter-Flasche Sauerstoff auf der Beatmungsplatte hat bei Reanimationsbeginn einen Druck von 80 bar. Das Gesamtvolumen des enthaltenen Sauerstoffs berechnet sich aus dem Druck multipliziert mit dem Volumen. Also sind in der Flasche noch $80 \cdot 2 = 160$ Liter Sauerstoff vorhanden. Bei einem Atemminutenvolumen von 10 Litern wird diese Flasche nach 16 Minuten vollständig entleert sein.

Diese Berechnung ist ein Beispiel, das den völligen Verbrauch des in der Flasche enthaltenen Sauerstoffs annimmt. Es sollte jedoch immer ein geringer Restdruck in der Flasche zurückbleiben, damit gewährleistet ist, dass keine Luftfeuchtigkeit in die Flasche eindringen kann. Völlig entleerte Flaschen müssen vor einer erneuten Füllung innen auf Korrosion geprüft werden.

Die gebräuchliche Einheit »bar« gehört heute nicht mehr zu den SI-Einheiten, die in den Naturwissenschaften verwendet werden dürfen. SI-Einheit für den Druck ist »Pascal« (VGL. 13.5.3).

Der in einer Sauerstoffflasche herrschende Druck ist von der Temperatur abhängig. Bei hoher Temperatur bewegen sich die Gasteilchen schneller, sie benötigen mehr Platz für ihre Bewegungen und stoßen heftiger gegen die Wand der Stahlflasche. Mit dieser Modellvorstellung lässt sich die Druckerhöhung in einer Gasflasche bei Erhöhung der Temperatur anschaulich erklären. Für die Berechnung des verfügbaren Sauerstoffvolumens kann die Temperaturabhängigkeit des Druckes vernachlässigt werden.

13.2 SÄUREN UND BASEN

13.2.1 Säuren und Basen enthalten typische Ionen

▶ **Säuren**

Chemiker im ausgehenden Mittelalter definierten Säuren als »sauer schmeckende Flüssigkeiten«. Obwohl diese Definition auch heute noch in ihrer Aussage richtig ist, ist sie zu ungenau und wegen der erforderlichen Geschmacksprobe auch sehr gefährlich. Heute gilt die Definition: Säuren sind Stoffe, die in wässeriger Lösung H^+-Ionen abgeben. Wir erinnern uns: Ein einfach positiv geladenes Ion entsteht dadurch, dass ein Atom ein Elektron aus seiner Hülle abgibt. Ein Wasserstoffatom besteht nur aus einem einzigen Proton im Kern und einem Elektron in der Hülle. Das positive Wasserstoffion (kurz: das H^+-Ion) ist also ein »nacktes« Proton ohne eine Hülle. Dieses Proton ist für die sauren Eigenschaften einer jeden Säure verantwortlich.

Ein Beispiel für eine Säure ist die Salzsäure, die chemisch korrekt Chlorwasserstoffsäure heißt. Sie besteht aus in Wasser gelöstem Chlorwasserstoff. Bei Chlorwasserstoff handelt es sich um ein stechend riechendes, farbloses Gas. Seine Moleküle haben die Formel HCl, bestehen also aus einem Wasserstoffatom und einem Chloratom, die fest miteinander verbunden sind. Beim Lösen dieses Stoffes in Wasser trennen sich das Wasserstoffatom und das Chloratom voneinander. Dabei nimmt das Chloratom das Elektron des Wasserstoffatoms mit. Das Wasserstoffatom wird zum positiven Wasserstoffion, während das Chloratom zum negativen Chlo-

ridion wird. Die sauren Eigenschaften der Salzsäure können nicht auf dem Chloridion beruhen, denn Chloridionen kommen auch im Kochsalz vor, das bekanntlich nicht sauer ist. Also können nur die Wasserstoffionen für die sauren Eigenschaften verantwortlich sein.

Schwefelsäure (H_2SO_4), Phosphorsäure (H_3PO_4) oder Salpetersäure (HNO_3) sind weitere Beispiele. Auch sie verfügen über Wasserstoffatome, die in wässeriger Lösung als H^+-Ionen abgespalten werden.

▶ **Basen**

Eine Base ist ein Stoff, der H^+-Ionen aufnehmen kann. Eine Base ist also der Gegenspieler einer Säure. Basen werden auch Laugen genannt. Ein Beispiel ist die Natronlauge. Natronlauge ist in Wasser gelöstes Natriumhydroxid, das die Formel NaOH hat und ein Feststoff ist. Löst man Natriumhydroxid in Wasser, so wird ähnlich den bereits beim Kochsalz beschriebenen Vorgängen das Ionengitter des Natriumhydroxids aufgelöst und Na^+-Ionen und OH^--Ionen freigesetzt. Die Anwesenheit der Hydroxid-Ionen (OH^--Ionen) macht die Natronlauge zur Lauge, denn OH^--Ionen können mit H^+-Ionen reagieren, sie nehmen also die H^+-Ionen auf. Bei dieser Reaktion entsteht aus einem OH^--Ion und einem H^+-Ion ein Wassermolekül:

$$OH^- + H^+ \rightarrow H_2O.$$

Da Wasser weder sauer noch basisch, also neutral ist, wird diese Reaktion Neutralisation genannt.

In einer Lauge kommen neben den OH^--Ionen noch positive Ionen wie z. B. Na^+ vor. Eine Säure enthält neben den H^+-Ionen auch negative Ionen, z. B. Cl^-. Diese zusätzlichen Ionen reagieren bei einer Neutralisation ebenfalls miteinander. Dabei entsteht ein Salz. Im Falle der Reaktion von Natronlauge mit Salzsäure entsteht neben Wasser auch Natriumchlorid, das natürlich im Wasser gelöst ist:

$Na^+ + OH^- + H^+ + Cl^- \rightarrow NaCl + H_2O$.

Allgemein gilt für eine Neutralisation: Säure und Lauge reagieren zu Salz und Wasser.

13.2.2 Der pH-Wert

Ein Maß für die Konzentration einer Säure ist der pH-Wert. Der pH-Wert berechnet sich aus dem negativen dekadischen Logarithmus der H^+-Ionenkonzentration.

> Bei einem pH-Wert, der kleiner als 7 ist, liegt eine Säure vor. Je niedriger der pH-Wert, desto konzentrierter ist die Säure. Bei einem pH-Wert von 7 ist die Lösung neutral. Ein pH-Wert über 7 gibt an, dass es sich bei der gemessenen Lösung um eine Lauge handelt. Hier gilt: Je höher der pH-Wert, desto konzentrierter ist die Lauge. Die pH-Skala reicht bis 14.

13.2.2.1
Puffersysteme halten den pH-Wert konstant

Der pH-Wert des Blutes liegt bei 7,35 bis 7,45. Dass der pH-Wert in diesen engen Grenzen gehalten werden kann, ist den Puffersystemen des Blutes zu verdanken. Ein Puffer hält trotz Zugabe geringer Mengen an Säure oder Lauge den pH-Wert konstant.

Neben den chemisch recht komplizierten Proteinpuffersystemen ist der Hydrogencarbonatpuffer maßgeblich an der Konstanz des Blut-pH-Wertes beteiligt. Er wird im Folgenden erläutert.

Löst man Kohlenstoffdioxid (CO_2) in Wasser, so reagieren beide Stoffe auch chemisch miteinander. Dabei entsteht Kohlensäure (H_2CO_3):

$CO_2 + H_2O \rightleftharpoons H_2CO_3$.

Es handelt sich hierbei um eine Addition eines Kohlenstoffdioxidmoleküls und eines Wassermoleküls. Der Doppelpfeil anstelle des einfachen Reaktionspfeils bringt zum Ausdruck, dass es sich bei dieser Reaktion um eine Gleichgewichtsreaktion handelt, die je nach den Konzentrationen der beteiligten Stoffe in beide Richtungen ablaufen kann. So wie wir es bereits von anderen Säuren kennen, zerfällt auch Kohlensäure in ein positives Wasserstoffion und ein negatives Ion, das in diesem Falle das Hydrogencarbonat ist:

$H_2CO_3 \rightleftharpoons H^+ + HCO_3^-$.

Man kann beide Reaktionsgleichungen zusammenfassen:

$CO_2 + H_2O \rightleftharpoons H_2CO_3 \rightleftharpoons H^+ + HCO_3^-$.

Da es sich um eine Gleichgewichtsreaktion handelt, kann die Gleichung von links und von rechts gelesen werden. Liest man diese Gleichung von links, so sagt sie Folgendes aus: Beim Lösen von Kohlenstoffdioxid in Wasser bildet sich Kohlensäure, die in positive Wasserstoffionen und negative Hydrogencarbonationen zerfällt. Von der rechten Seite aus betrachtet, kann Hydrogencarbonat mit Wasserstoffionen reagieren, wobei sich neben Wasser auch Kohlenstoffdioxid bildet. In einer Gleichgewichtsreaktion hat die Änderung der Konzentration eines Stoffes immer eine Verschiebung des Gleichgewichts zur Folge. Wird einer der beteiligten Stoffe aus dem Gleichgewicht entfernt, so läuft die Reaktion in die Richtung ab, die zu einer Neubildung des entfernten Stoffes führt. Erhöht man andererseits die Konzentration eines der am Gleichgewicht beteiligten Stoffe, so läuft vermehrt die Reaktion ab, die zu einem Verbrauch des zugegebenen Stoffes führt.

Diese zunächst recht theoretisch erscheinenden Überlegungen lassen sich auf die Praxis des Rettungsdienstes und auf den Alltag anwenden.

Beginnen wir mit dem Alltag: Mineralwasser enthält Kohlenstoffdioxid, was sich leicht durch Öffnen der Mineralwasserflasche an dem entweichenden Gas erkennen lässt. Das Kohlenstoffdioxid hat mit dem Wasser zum Teil chemisch reagiert, wobei entsprechend der obigen Gleichung Wasserstoffionen und Hydrogencarbonationen entstanden sind. Dass Mineralwasser Wasserstoffionen enthält, also sauer reagiert, lässt sich mit pH-Teststreifen leicht überprüfen. Mineralwasser hat einen pH-Wert von etwa 5. Die Anwesenheit von Hydrogencarbonationen lässt sich anhand der meist auf dem Flaschenetikett aufgedruckten Füllungsanalyse bestätigen. Beim Öffnen der Flasche konnte gasförmiges Kohlenstoffdioxid entweichen, es wurde aus dem Gleichgewicht entfernt. Als Folge reagieren nun Wasserstoffionen und Hydrogencarbonationen im Mineralwasser unter Neubildung des entwichenen Kohlenstoffdioxids. Aus dem Mineralwasser steigen ständig Gasblasen auf, solange die Flasche geöffnet bleibt.

Betrachten wir einen Patienten mit einem Atemstillstand, so reichert sich in seinem Blut Kohlenstoffdioxid aus dem Stoffwechsel an. Dieses Kohlenstoffdioxid reagiert mit dem Wasser des Blutes, wobei neben den Hydrogencarbonationen auch H^+-Ionen entstehen. Das Blut wird sauer, der pH-Wert sinkt. Diese respiratorische Azidose basiert auf der umgekehr-

ten chemischen Reaktion, die im Mineralwasser abläuft.

Wird bei einem Patienten mit respiratorischer Azidose das überschüssige Kohlenstoffdioxid durch eine gute Beatmung oder durch die wieder einsetzende Eigenatmung abgeatmet und damit aus dem Gleichgewicht entfernt, so werden die H^+-Ionen wieder mit Hydrogencarbonationen reagieren. Die Konzentration der H^+-Ionen nimmt ab, die Azidose geht zurück. Eine Beatmung ist die beste Maßnahme gegen eine respiratorische Azidose.

Werden H^+-Ionen, wie sie in jeder Säure enthalten sind, zu einer Hydrogencarbonat-Lösung gegeben, so wird sich durch Verschiebung des Gleichgewichtes Kohlenstoffdioxid bilden. Dies ist leicht selbst auszuprobieren, indem man Zitronensaft (und damit Zitronensäure) in Mineralwasser gibt. Eine heftige Gasentwicklung ist die Folge. Die rettungsdienstliche Parallele zu dieser Alltagsbeobachtung ist die Gabe von Natrimbicarbonat-Lösung (»Nabi«). Auch wenn die Gabe von Natriumbicarbonat im Rettungsdienst nur selten erforderlich ist, lässt sich hieran die Bedeutung des Hydrogencarbonats als Puffer im Blut gut erkennen. Wird einem Patienten mit einer Azidose Hydrogencarbonat verabreicht, so reagieren die in seinem Blut übermäßig vorhandenen H^+-Ionen mit dem Hydrogencarbonat zu Kohlenstoffdioxid und Wasser. Da es sich hierbei um sehr geringe Mengen an H^+-Ionen und Hydrogencarbonationen handelt, ist auch die Menge des entstehenden Kohlenstoffdioxids so gering, dass es nicht gasförmig aus dem Blut entweicht, sondern rein physikalisch im Blut gelöst bleibt, ohne wieder mit dem Wasser zu reagieren. In der Natiumbicarbonat-Lösung ist das positive Gegenion zum negativen Hydrogencarbonat nicht das H^+-Ion, sondern ein Natriumion (Na^+). So kommen mit der Natriumbicarbonat-Lösung keine zusätzlichen Wasserstoffionen in das Blut des Patienten.

Die bei einer Hyperventilation auftretende respiratorische Alkalose ist nun einfach zu verstehen. Durch die zu starke Abatmung von Kohlenstoffdioxid reagieren sehr viele Wasserstoffionen mit Hydrogencarbonationen, so dass der pH-Wert steigt.

Ein Atemstillstand oder eine Hyperventilation sind sehr heftige Störungen des Säure-Basen-Haushaltes des Blutes, die nicht kompensiert werden können.

Aus den bisherigen Betrachtungen wird aber auch deutlich, dass ein System aus Kohlenstoffdioxid, Wasser, Wasserstoffionen und Hydrogencarbonationen trotz geringer Störungen die Konzentration der Wasserstoffionen und damit den pH-Wert nahezu konstant halten kann. Treten vermehrt H^+-Ionen auf, werden diese durch Reaktion mit Hydrogencarbonationen verbraucht. Fehlen H^+-Ionen, so reagieren Kohlenstoffdioxid und Wasser miteinander, wobei neue H^+-Ionen gebildet werden. Dies ist der Hydrogencarbonatpuffer des Blutes. Neben ihm sorgen weitere Puffersysteme dafür, dass der pH-Wert des Blutes im Regelfall nicht unter 7,35 fällt oder über 7,45 steigt.

13.3 Moleküle als Bau- und Betriebsstoffe im menschlichen Körper

Zu den Stoffgruppen, die im menschlichen Organismus als Bau- und Betriebsstoffe eine wichtige Rolle spielen, gehören Kohlenhydrate, Fette und Proteine. Sie sind am Aufbau der Zellen beteiligt, übernehmen Funktionen als Hormone oder Enzyme und stellen dem Körper Energie zur Verfügung. Im Folgenden werden die drei Stoffgruppen mit ihren wichtigsten Eigenschaften vorgestellt. Der Schwerpunkt liegt bei den Proteinen, denen als Enzyme eine Schlüsselfunktion im Stoffwechsel zukommt.

13.3.1 Die Kohlenhydrate: Zucker und Stärke

Erhitzt man Glucose in einem Reagenzglas, so beginnt schon nach kurzer Zeit die Zersetzung. Zurück bleibt ein kohleartiger schwarzer Stoff. An den oberen kalten Stellen des Reagenzglases schlägt sich Wasser nieder. Dieses Verhalten beim Erhitzen ist typisch für alle Zucker und für Stärke. Sie werden daher zusammenfassend als Kohlenhydrate bezeichnet. Bereits an der Summenformel von Glucose lässt sich ihre Zugehörigkeit zu den Kohlenhydraten erkennen.

Schreiben wir die oben aufgeführte Formel $C_6H_{12}O_6$ um, indem wir die Wasserstoffatome und die Sauerstoffatome als H_2O zusammenfassen, so erhalten wir die Formel $C_6(H_2O)_6$. Beim Erhitzen zerfällt der Zucker dann in den schwarzen Kohlenstoff und in das Wasser. Neben der Glucose existieren noch zahlreiche weitere Zucker wie z. B. Fructose (Fruchtzucker) oder Ribose, deren chemische Formeln der von Glucose sehr ähnlich sind. Auch in ihren Formeln gilt die grundsätzliche Zusammensetzung $C_m(H_2O)_n$. Der Index 6 am Kohlenstoffatom wie auch an der H_2O-Gruppe kann in den verschiedenen Zuckern variieren. Dies wird durch die Buchstaben m und n ausgedrückt, die je nach Zucker für unterschiedliche Zahlen stehen. Bei der Betrachtung der Strukturformel von Glucose stellt man fest, dass es sich um ein ringförmiges Molekül handelt (ABB. 5).

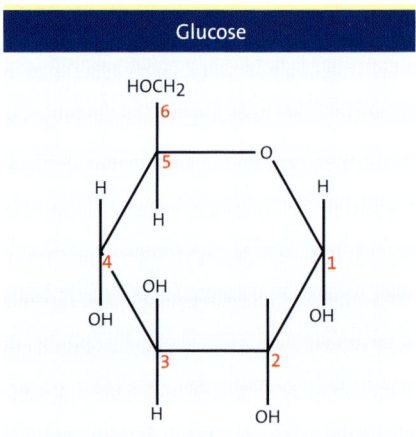

ABB. 5 ▶ Strukturformel von Glucose

Bei den bisher vorgestellten Zuckern handelt es sich um Monosaccharide, also um »Einzelzucker«, in deren Strukturformel nur ein einziger Ring vorliegt. Diese Monosaccharide können unter Wasserabspaltung miteinander reagieren, wobei sich Disaccharide (»Zweifachzucker«) bilden. Maltose (Malzzucker) ist ein Beispiel für ein Disaccharid. Sie besteht aus zwei fest miteinander verbundenen Glucose-Bausteinen. Weitere bekannte Disaccharide sind Laktose (Milchzucker) und Saccharose.

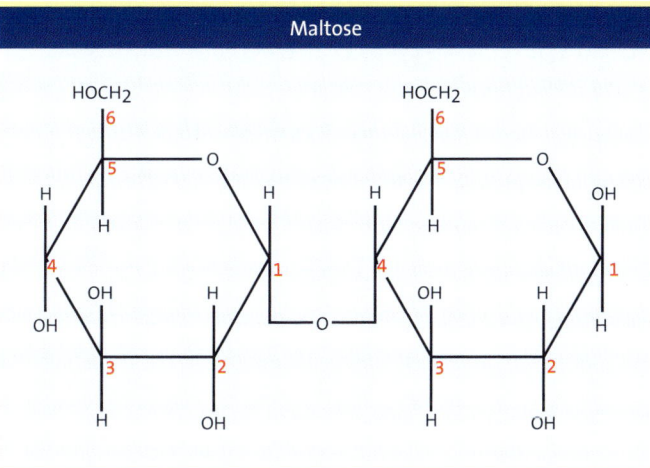

ABB. 6 ▶ Maltose besteht aus zwei Glucose-Einheiten

Werden nicht nur zwei, sondern sehr viele Monosaccharide miteinander verknüpft, so entsteht je nach Art der Monosaccharide und der Verknüpfung Cellulose oder Stärke. Während Cellulose vom menschlichen Körper nicht verwertet werden kann, wird Stärke in seine Monosaccharid-Bausteine zerlegt. Diese Zerlegung beginnt bereits mit dem Enzym Amylase im Mundspeichel und wird im Dünndarm fortgesetzt. Die Monosaccharide werden anschließend über die Darmschleimhaut ins Blut aufgenommen (resorbiert) und können so dem Körper z. B. als Energielieferanten dienen.

13.**3.2 Fette**

Bei Fetten handelt es sich um eine Stoffgruppe, die dem Körper im Vergleich zu den Kohlenhydraten und Proteinen sehr viel Energie zuführt. Energie ist definiert als die Fähigkeit, Arbeit zu verrichten. Mit einem Gramm Fett erhält der Körper eine Energie von etwa 40 kJ (Kilojoule). Ein Gramm Kohlenhydrate oder Proteine

weist jeweils nur eine Energie von etwa 17 kJ auf. Ein Kilojoule ist die Energie, die benötigt wird, um ein Gewicht von 10 kg einen Meter hoch zu heben. Die alte Einheit für die Energie ist die Kalorie. 4,186 kJ entsprechen 1 kcal (Kilokalorie). Die Einheit Joule findet auch für elektrische Energie Verwendung. Daher wird die bei der Defibrillation angewendete Energie ebenfalls in Joule angegeben.

Energie wird im menschlichen Körper in Form des energiereichen Moleküls Adenosintriphosphat (ATP) bereitgestellt. Energieverbrauchende Prozesse wie Muskelbewegungen spalten ATP-Moleküle in die energieärmeren Stoffe ADP (Adenosindiphosphat) und Phosphat. Der Energieinhalt der Nahrung wird zum Wiederaufbau von ATP aus ADP und Phosphat genutzt.

Ein Fettmolekül besteht aus vier fest miteinander verbundenen Bausteinen: Glycerin und drei meist verschiedene Fettsäuren. Die Fettsäuren, zu denen z. B. Buttersäure, Palmitinsäure und Stearinsäure gehören, sind Ketten aus mindestens vier, meist aber über 10 Kohlenstoffatomen, die an einem Ende die für organische Säuren typische Carboxylgruppe (COOH-Gruppe) aufweisen. Das Wasserstoffatom der Carboxylgruppe kann bei einer freien Fettsäure leicht als Wasserstoffion abgespalten werden, womit die Definition einer Säure (VGL. 13.2.1) erfüllt ist. In einem Fett sind die drei Fettsäuren jedoch mit der Carboxylgruppe an das Glycerin gebunden, so dass hier die sauren Eigenschaften nicht mehr vorhanden sind. Eine besondere Gruppe der Fette, die Phospholipide, sind wichtige Bausteine von Biomembranen, die die Zellen aller Lebewesen umgeben. Mit der Nahrung aufgenommene Fette werden durch

Enzyme im Dünndarm in Glycerin und Fettsäuren zerlegt und danach resorbiert.

13.**3.3 Proteine**

Proteine sind lange Ketten aus Aminosäuren. Im menschlichen Körper kommen ebenso wie bei Tieren und Pflanzen 20 verschiedene Aminosäuren vor. Alle Aminosäuren weisen ein zentrales Kohlenstoffatom auf, an das eine Carboxylgruppe (COOH-Gruppe), eine Aminogruppe (NH$_2$-Gruppe) und ein Wasserstoffatom gebunden sind. An die vierte Bindungsstelle des zentralen Kohlenstoffatoms sind je nach Aminosäure unterschiedliche Atome oder Atomgruppen gebunden. Be-

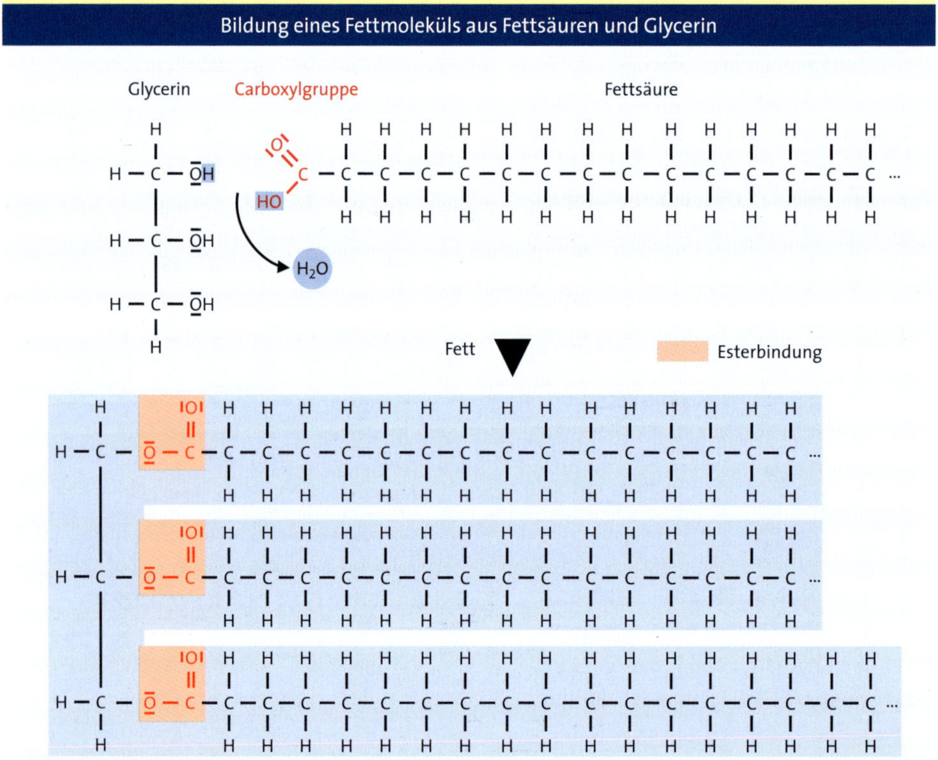

ABB. 7 ▶ Bildung eines Fettmoleküls aus Fettsäuren und Glycerin

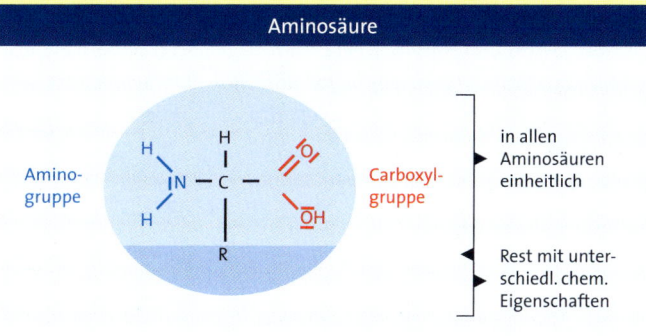

ABB. 8 ▶ Strukturformel einer Aminosäure

findet sich hier ein Wasserstoffatom, handelt es sich um die einfachste Aminosäure Glycin. In ABBILDUNG 8 ist an die vierte Bindungstelle ein R gebunden, das »Rest« bedeutet und je nach Aminosäure für die unterschiedlichen gebundenen Atomgruppen steht.

Die Carboxylgruppe einer Aminosäure kann sich unter Wasserabspaltung mit der Aminogruppe einer zweiten Aminosäure verbinden. So entsteht ein Dipeptid.

Weitere Aminosäuren können angelagert werden, so dass Ketten aus weit über 100 Aminosäuren entstehen. Sie werden Proteine genannt und haben im menschlichen Körper wichtige Funktionen. Als

Enzyme katalysieren sie chemische Reaktionen, und als Membranproteine regeln sie den Transport chemischer Stoffe durch eine Membran. Beispiele für Membranproteine sind die Natrium- und Kaliumkanäle in Nervenzellen, wie auch die Natrium-/Kaliumpumpe, die Ionen unter Energieverbrauch entgegen dem Konzentrationsgefälle transportieren kann. Auch bei Hämoglobin handelt es sich um ein Protein.

Eine weitere wichtige Funktion nehmen vor allem Proteine mit weniger als 100 Aminosäuren, die Polypeptide, wahr: Sie übermitteln als Hormone Botschaften im Körper. Insulin zum Beispiel ist ein

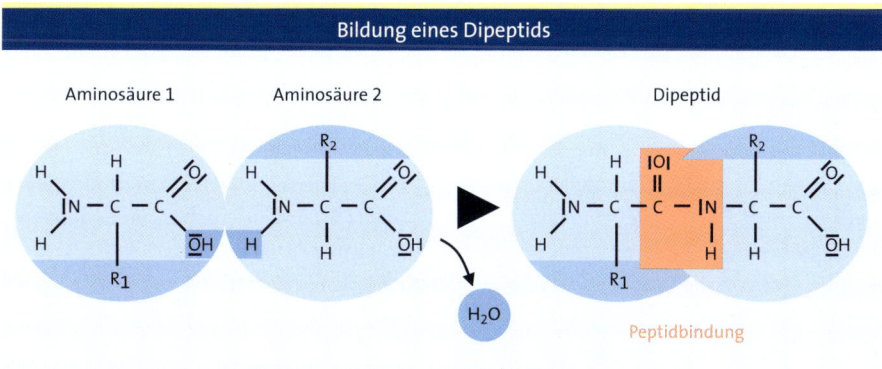

ABB. 9 ▶ Bildung eines Dipeptids

Peptidhormon, das aus 51 Aminosäuren besteht. Die Reihenfolge der verschiedenen Aminosäuren eines Polypetids oder Proteins bestimmt seine räumliche Struktur und seine Funktion.

13.**3.4 Enzyme**

Enzyme beschleunigen chemische Reaktionen in lebenden Organismen, ohne dass sie selbst dabei chemisch verändert werden. Ein Beispiel ist das Enzym Amylase, das im Mundspeichel Stärke in Disaccharide zerlegt. Ein Enzym hat eine bestimmte räumliche Struktur, in der sich eine Art Tasche, das aktive Zentrum des Enzyms, befindet. Der umzuwandelnde Stoff, das Substrat, passt genau in dieses aktive Zentrum hinein. Ein Substrat, das an das aktive Zentrum gebunden ist, wird chemisch umgewandelt. Das Produkt wird freigesetzt, und das Enzym ist bereit für ein weiteres Substrat. Da in das aktive Zentrum eines bestimmten Enzyms nur ein bestimmtes Substrat passt, kann ein Enzym auch nur einen bestimmen Stoff umwandeln. Es gibt daher für jede chemische Reaktion im menschlichen Körper ein eigenes Enzym.

Enzyme haben ein Temperaturoptimum, d. h. sie arbeiten bei einer bestimmten Temperatur am schnellsten. Für Enzyme im menschlichen Körper liegt das Optimum in der Regel bei etwa 37 °C. Unterhalb dieser Temperatur sinkt ihre Reaktionsgeschwindigkeit entsprechend der RGT-Regel. Die RGT-Regel (Reaktionsgeschwindigkeits-Temperatur-Regel) besagt, dass sich die Geschwindigkeit chemischer Reaktionen bei einer Temperaturerhöhung um 10 °C verdoppelt. Diese Verdoppelung der Reaktionsgeschwindig-

keit lässt sich bei Enzymen jedoch nicht bis in beliebig hohe Temperaturbereiche fortsetzen, da die empfindliche räumliche Struktur der Enzyme bei hohen Temperaturen zerstört und das Enzym damit unwirksam wird. Diese Zerstörung der Enzymstruktur, die Denaturierung genannt wird, setzt bei einigen Enzymen im menschlichen Körper bereits bei Temperaturen von etwa 42 °C ein. Auch Proteine in der Haut wie z. B. die Membranproteine werden durch hohe Temperaturen zerstört. So lassen sich die Veränderungen der Haut bei Verbrennungen erklären.

13.**3.5 DNA**

Die DNA (Desoxyribonucleinsäure) ist ein Makromolekül, dessen Struktur mit einer Strickleiter vergleichbar ist. Der Zucker Desoxyribose und eine Phosphatgruppe bilden abwechselnd miteinander verknüpft die seitlichen Seile der Strickleiter. Die Holme werden jeweils durch zwei Basen gebildet, wobei je eine der Basen mit einem der beiden seitlichen Stränge verbunden ist. Es gibt vier verschiedene Basen (Guanin, Cytosin, Adenin und Thymin), deren Reihenfolge in der DNA die Erbinformation darstellt. Jeweils drei aufeinanderfolgende Basenpaare ergeben einen Sinnabschnitt, das Codon. Die Basen sind vergleichbar mit Buchstaben des Alphabetes, wobei immer drei Buchstaben ein Wort ergeben. So wie zahlreiche Wörter einen Text mit einem Informationsgehalt bilden, ergeben die Codons die Anleitung für den Aufbau der Strukturen des Körpers. Dies ist die genetische Information.

13.4 Genetik, Evolution und Ökologie

13.4.1 Proteinbiosynthese

Da der gesamte Körper durch chemische Reaktionen aufgebaut und am Leben erhalten wird, muss mit der Erbinformation die Förderung der gerade benötigten chemischen Reaktionen möglich sein. Nach den in der DNA enthaltenen Informationen werden Proteine hergestellt, die als Enzyme die entsprechenden chemischen Reaktionen katalysieren. Dabei steht ein Codon für eine bestimmte Aminosäure, die in das neu zu bildende Protein eingebaut wird. Die Basenreihenfolge Cytosin, Cytosin, Adenin auf der DNA bedeutet zum Beispiel den Einbau der Aminosäure Glycin in das entstehende Protein. Die Basensequenz der DNA wird also in eine Aminosäuresequenz eines Proteins umgesetzt. Mit diesem Vorgang, der Proteinbiosynthese genannt wird, kann die genetische Information realisiert werden. Der Abschnitt auf der DNA, der die Informationen für ein bestimmtes Protein enthält, wird *Gen* genannt. Ein DNA-Molekül enthält zahlreiche Gene. Die DNA liegt geschützt im Zellkern, ist spiralisiert und um kugelförmige Proteine gewickelt. Die sich so ergebende Struktur wird *Chromosom* genannt.

Eine menschliche Zelle besitzt 23 Chromosomenpaare (diploider Chromosomensatz), in denen je ein Chromosom von der Mutter und eines vom Vater stammt. Die einander entsprechenden väterlichen und mütterlichen Chromosomen enthalten zwar Informationen für die gleichen Merkmale (z.B. die Augenfarbe), aber möglicherweise in unterschiedlicher Ausprägung (z.B. braune oder blaue Augen).

Einander entsprechende väterliche und mütterliche Chromosomen mit Informationen für die gleichen Merkmale heißen homologe Chromosomen.

Die einzelnen Gene eines Chromosoms werden nur abgelesen, wenn ihre Information tatsächlich benötigt wird. Ob ein Gen gerade aktiv oder inaktiv ist, wird über komplizierte Regelungsmechanismen gesteuert. UV-Strahlung aktiviert z.B. das Gen mit der Informationen für die Produktion des braunen Hautfarbstoffs Melanin.

13.4.2 Mutationen

Wird eine der Basen der DNA gegen eine andere ausgetauscht, so wird eine andere Aminosäure in das Protein eingebaut. Obwohl Proteine aus Hunderten von Aminosäuren bestehen, kann der Austausch einer einzigen Aminosäure das gesamte Protein funktionsuntüchtig machen. Eine solche Veränderung der Erbinformation wird Mutation genannt und kann z.B. durch radioaktive Strahlung oder chemische Stoffe ausgelöst werden. Geschieht eine solche Mutation in den genetischen Informationen der Keimzellen, so kann die veränderte Erbinformation an die Nachkommen weitergegeben werden.

Mutationen können sich positiv oder negativ auswirken oder gar keine Folgen haben. Ein Beispiel für eine Mutation, die sich leicht negativ auf ihre Träger auswirkt, ist die Rot-Grün-Farbblindheit. Hier ist das Gen verändert, das die Informationen für den Sehfarbstoff in den Zapfen der Netzhaut enthält. Die Zapfen sind ohne den Sehfarbstoff nicht funktionsfähig. Natürlich ist diese Mutation nicht bei jedem einzelnen Menschen neu aufgetreten, der eine Rot-Grün-Farbblindheit aufweist. Sie ist vielmehr im Laufe der Evolution entstanden und wurde über Generationen hinweg weitervererbt. Nicht immer ist bei einer Mutation nur eine einzige Base ausgetauscht. Es kann auch ein ganzes Chromosom betroffen sein, indem Stücke des Chromosoms abbrechen oder verändert werden. Auch der Wegfall eines ganzen Chromosomens ist möglich. Bei der Trisomie 21, dem Down-Syndrom, ist das Chromosom Nummer 21 dreifach anstatt zweifach vorhanden.

chen Körper und hält sie in einer Zellkultur, so teilen sie sich nur eine begrenzte Zeit lang. Menschliche Bindegewebszellen aus einem Embryo teilen sich selbst unter günstigsten Bedingungen in einer Kultur nur etwa 60-mal, die Zellen eines 80-Jährigen nur noch etwa 30-mal. Dieses Phänomen, das Zellalterung genannt wird, führt schließlich zum Zelltod. Die Mechanismen, die die Häufigkeit von Zellteilungen regeln, sind bei Tumorzellen außer Kraft gesetzt. Tumorzellen teilen sich schneller als andere Zellen, und sie sind endlos lange teilungsfähig. Aufgrund der fehlenden Zellalterung wächst Tumorgewebe daher schneller als gesundes Gewebe.

13.4.3 Mitose und Meiose

▶ **Mitose**

Teilt sich eine Zelle, so muss ihre Erbinformation identisch auf die beiden Tochterzellen aufgeteilt werden. Dazu werden vor einer Teilung die Chromosomen verdoppelt. Zu Beginn der Zellteilung löst sich die Hülle des Zellkerns auf, die Chromosomen werden maximal spiralisiert und ordnen sich in der Mitte der Zelle an. Nun werden die Chromosomen an die beiden Enden der Zelle gezogen. Dabei werden identische Chromosomen immer voneinander getrennt, so dass in jeder Hälfte der Zelle ein vollständiger Chromosomensatz vorhanden ist, der anschließend wieder von einer Kernmembran umgeben wird. Mit der Bildung einer neuen Zellmembran in der Mitte der ursprünglichen Zelle ist die Zellteilung abgeschlossen. Dieser Vorgang der Zell- und Kernteilung, bei dem zwei genetisch identische Tochterzellen entstehen, heißt Mitose.

Mitosen laufen im menschlichen Körper ständig, aber nicht unbegrenzt ab. Entnimmt man Zellen aus dem menschli-

▶ **Meiose**

Bei der Bildung von Ei- und Samenzellen findet statt der Mitose eine Meiose statt. Hier muss der zuvor vorhandene diploide Chromosomensatz (23 Chromosomenpaare) auf einen haploiden (23 Chromosomen) reduziert werden. Da eine Eizelle bei der Befruchtung mit einer Samenzelle verschmilzt, verdoppelt sich die Anzahl der Chromosomen in der befruchteten Eizelle. Würden Ei- und Samenzelle jeweils den diploiden Chromosomensatz mit je 46 Chromosomen mitbringen, so hätte die befruchtete Eizelle 92 Chromosomen. Um dies zu verhindern, findet bei der Ei- und Samenzellbildung anstelle einer Mitose eine Meiose statt.

In der Meiose wird der zuvor verdoppelte diploide Chromosomensatz wie in einer Mitose auf zwei Tochterzellen aufgeteilt. Zusätzlich findet eine weitere Teilung statt, in der die homologen Chromosomen voneinander getrennt werden. Ehemals väterliche und ehemals mütterliche Chromosomen werden dabei rein zufällig auf die neu entstehenden Zellen verteilt. So entstehen vier Tochterzellen mit jeweils haploidem Chromosomensatz.

13.**4.4** Mutationen als Evolutionsfaktor

Mutationen verändern die Erbinformationen von Lebewesen. Entsteht dabei eine Mutation mit negativen Auswirkungen, so wird sich der Träger dieser Mutation im Kampf ums Dasein nicht durchsetzen können. Bringt die Mutation ihrem Träger aber einen Vorteil, so wird er sich besser gegenüber Konkurrenten durchsetzen können.

Charles Darwin nannte diese Selektion in seiner Evolutionstheorie »survival of the fittest«, was nicht etwa Überleben des Stärksten, sondern Überleben des Angepasstesten heißt. Darwin kannte allerdings die Mutationen noch nicht, er nannte erbliche Unterschiede in den Lebewesen Varietäten. Die heute allgemein anerkannte »Synthetische Theorie der Evolution« basiert im Wesentlichen auf der Theorie Darwins, hat diese jedoch um Erkenntnisse der modernen Biologie wie z.B. um die Kenntnis von Mutationen ergänzt. Wichtig ist hierbei, dass Mutationen rein zufällig stattfinden und ihre Auswirkung nicht planbar oder gewollt ist.

13.**4.5** Grundlagen der Ökologie

Ökologie ist die Lehre vom Zusammenleben der Lebewesen. Auch der Mensch ist in das komplexe Wirkungsgefüge der Natur eingebunden. Der Lebensraum, in dem ein Lebewesen lebt, wird als Biotop bezeichnet. Individuen einer Art, die in einem Biotop leben, bilden eine Population. Alle Populationen eines Biotopes werden als Lebensgemeinschaft oder Biozönose bezeichnet. Biozönose und Biotop zusammen ergeben das Ökosystem. Unter dem Begriff Biosphäre werden alle Ökosysteme der Erde zusammengefasst.

Die Wechselbeziehungen zwischen einem Lebewesen und seiner Umwelt werden als ökologische Nische bezeichnet. Diese kann man sich wie eine Planstelle vorstellen. Das Ökosystem bietet dem Individuum bestimmte Lebensbedingungen, die als Ökofaktoren bezeichnet werden. Dazu gehören z.B. Licht, Temperatur, Nahrung, Konkurrenten und Fressfeinde. Das Lebewesen verändert aber auch das Ökosystem z.B. dadurch, dass es Nahrung aus dem Ökosystem entnimmt. Diese Wechselbeziehungen werden auch beim Menschen deutlich, der auf bestimmte Lebensbedingungen angewiesen ist, aber Ökosysteme durch sein Eingreifen stark verändert.

13.5 WICHTIGES AUS DER PHYSIK

13.5.1 Von der Geschwindigkeit zur Leistung

In der Physik gibt es festgelegte Grundgrößen wie die Länge in Meter, die Zeit in Sekunden oder die Masse in Kilogramm. Abgeleitete Größen setzen sich aus Kombinationen der Grundgrößen zusammen. Die Geschwindigkeit stellt z. B. eine abgeleitete Größe dar. Sie errechnet sich aus der pro Zeiteinheit zurückgelegten Strecke:

$$v = \frac{s}{t}$$

Der Übersichtlichkeit halber werden Größen in physikalischen Formeln mit Buchstaben abgekürzt, die sich meist aus dem entsprechenden englischen oder lateinischen Begriff ableiten: v steht für die Geschwindigkeit, s für die Strecke und t für die Zeit. Diese Formelsymbole dürfen nicht mit den Einheiten der jeweiligen Größen verwechselt werden: Die Einheit der Geschwindigkeit ist Meter pro Sekunde (m/s). Sie ergibt sich direkt aus der obigen Formel, wenn für die Strecke ein Wert in Metern (m) und für die Zeit ein Wert in Sekunden (s) eingesetzt wird.

Ändert sich die Geschwindigkeit v in einer bestimmten Zeit t, so spricht man von Beschleunigung a. Es gilt:

$$a = \frac{v}{t}$$

Teilt man entsprechend dieser Formel die Geschwindigkeit in Meter pro Sekunde

noch einmal durch die Zeit in Sekunden, so erhält man die Beschleunigung in der Einheit Meter pro Quadratsekunde (m/s^2). Beschleunigungen sind positiv, wenn sich die Geschwindigkeit erhöht, oder negativ, wenn eine Geschwindigkeit verringert wird.

Bei jeder Beschleunigung wirken auf den beschleunigten Gegenstand oder die beschleunigte Person Kräfte, die von der jeweiligen Masse m abhängig sind. Die Kraft hat das Formelsymbol F. Es gilt:

$$F = m \cdot a$$

Bei der Muliplikation der Masse in der Einheit Kilogramm (kg) mit der Beschleunigung in der Einheit Meter pro Quadratsekunde (m/s^2) erhält man die Einheit $kg \cdot m/s^2$. Diese Einheit der Kraft wird auch als Newton (N) bezeichnet.

Verrichtet man eine Kraft F über eine bestimmte Strecke s (man schiebt z. B. den RTW mit der leeren Batterie an), so verrichtet man Arbeit W entsprechend der Formel:

$$W = F \cdot s$$
(Arbeit = Kraft · Weg)

Die Einheit der Arbeit ist $N \cdot m$ (Newton · Meter), oder kürzer ausgedrückt: J (Joule). Ein Joule ist bereits als Einheit der Energie bekannt (VGL. 13.3.2). Energie haben wir definiert als die Fähigkeit eines Systems, Arbeit zu verrichten. Da Energie demnach nichts anderes ist als gespeicherte Arbeit, muss die Einheit von Arbeit und Energie gleich sein.

Wird eine Arbeit W in einer bestimmten Zeit t verrichtet, so ist dies die Leistung P:

$$P = \frac{W}{t}$$

Die Einheit der Leistung ist J/s (Joule pro Sekunde). Dies entspricht der Einheit Watt.

13.5.2 Strom, Spannung und Defibrillation

In Metallen befinden sich einige der Elektronen der Metallatome nicht gebunden in der Atomhülle, sondern frei im Metall beweglich. Wird eine Spannung angelegt, bewegen sich die Elektronen vom negativen zum positiven Pol. Diese Bewegung der Elektronen ist der elektrische Strom. Wichtige Messgrößen in der Elektrizitätslehre sind Spannung, Stromstärke und Widerstand. Die Spannung ist die Potenzialdifferenz zwischen dem negativen und dem positiven Pol, die in Geschwindigkeit der fließenden Elektronen umgesetzt wird (Einheit: Volt). Die Menge der fließenden Elektronen entspricht der Stromstärke (Einheit: Ampere). Die Elektronen treffen auf ihrem Weg auf Hindernisse wie z. B. auf andere Elektronen oder Atome. Diese Hindernisse setzen den Elektronen einen Widerstand entgegen. Der elektrische Widerstand wird in Ohm angegeben. Prallt ein Elektron auf ein Atom, so versetzt es dies in Schwingungen. Wir wissen aus Kapitel 13.1.5, dass Teilchenbewegung Wärme bedeutet. Je mehr Zusammenstöße zwischen fließenden Elektronen und Atomen es gibt, desto wärmer wird der elektrische Leiter. Das Ohm'sche Gesetz gibt den Zusammenhang zwischen Widerstand R, Stromstärke I und Spannung U wieder:

$$U = R \cdot I$$

Elektrischer Strom kann Arbeit verrichten. Die elektrische Arbeit W_{el} wird in Joule angegeben und ist abhängig von der Zeit, in der eine bestimmte Spannung anliegt und ein bestimmter Strom fließt:

$$W_{el} = U \cdot I \cdot t$$

In der Praxis des Rettungsdienstes hat die elektrische Arbeit große Bedeutung. Sie ist der Parameter, der eingestellt wird, wenn ein Defibrillator am Patienten elektrische Arbeit verrichten soll.

Neben den Metallen leiten auch Salzlösungen den elektrischen Strom. Anstelle der Elektronen bewegen sich in Salzlösungen die negativen und positiven Ionen. Stoffe, deren wässerige Lösungen aufgrund der enthaltenen Ionen den elektrischen Strom leiten, heißen Elektrolyte. Allgemein definiert man den elektrischen Strom als bewegte Ladung. Die elektrischen Ströme, die in Nervenzellen und Herzmuskelzellen auftreten, kommen auch aufgrund von Ionenbewegungen zustande.

13.5.3 Flüssigkeiten stoßen auf Widerstand

Strömende Flüssigkeiten verhalten sich in wesentlichen Punkten wie elektrischer Strom. Je kleiner die Querschnittsfläche des Hohlkörpers (z. B. Ader oder Venenverweilkanüle), desto höher ist der Widerstand, der dem Flüssigkeitsstrom entgegengesetzt wird. Damit sinkt die Stromstärke, also die Flüssigkeitsmenge, die pro Zeiteinheit durch die Ader oder die Venenverweilkanüle fließen kann. Die

Stromstärke I ist proportional zum Quadrat der Querschnittsfläche A:

$$I \sim A^2$$

Die Querschnittsfläche berechnet sich aus dem Quadrat des Radius r, multipliziert mit der Zahl π:

$$A = \pi \cdot r^2$$

Damit ist die Stromstärke proportional zur vierten Potenz des Radius: $I \sim r^4$. Verdoppelt man den Radius einer Venenverweilkanüle, so erhöht sich die durchfließende Flüssigkeitsmenge nicht etwa ebenfalls auf das Doppelte, sondern auf 2^4, also auf das 16-fache. Beim Vergleich der Durchflussmengen von Venenverweilkanülen zeigt sich, dass dieser theoretische Wert in der Praxis aufgrund weiterer wirksamer Faktoren nicht ganz erreicht wird.

Der Druck p, mit dem z.B. eine Flüssigkeit durch ein Rohr gedrückt wird, berechnet sich aus der Kraft F, die auf die Querschnittsfläche A wirkt.

$$p = \frac{F}{A}$$

Die Einheit des Druckes ist Newton pro Quadratmeter (N/m²), was einem Pascal entspricht. Dabei handelt es sich um eine sehr kleine Einheit, so dass die Angabe üblicherweise in Hektopascal (hPa = 100 Pascal) erfolgt. Ein bar ist ein hPa. Die Druckeinheit Millimeter Quecksilbersäule (mmHg) wird ausschließlich in der Blutdruckmessung verwendet. 750 mmHg entsprechen 1 bar.

13.**5.4 Optik**

Bei Lichtstrahlen handelt es sich um elektromagnetische Wellen mit einer Wellenlänge zwischen etwa 400 und 700 nm. Sie breiten sich linear mit einer Geschwindigkeit von rund $3 \cdot 10^8$ m/s aus und werden

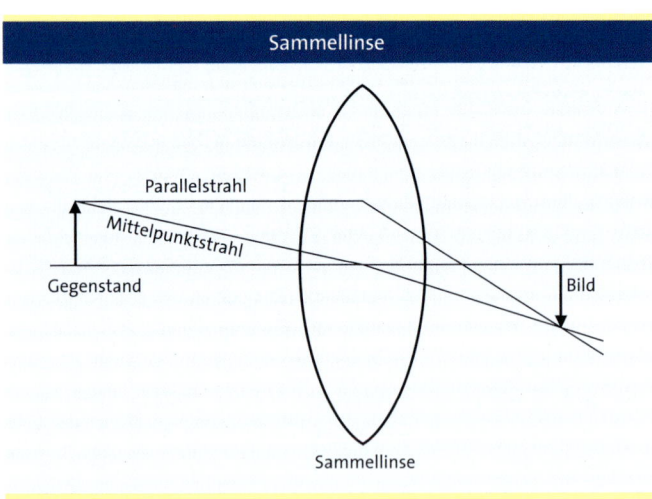

ABB. 10 ▶ Strahlengang an einer Sammellinse

an Grenzflächen zwischen Medien unterschiedlicher optischer Dichte gebrochen. Wasser, Luft und die Linse des menschlichen Auges haben unterschiedliche optische Dichten, so dass an jeder der Grenzflächen das Licht gebrochen wird.

Die Linse des Auges ist eine konvex geformte Sammellinse. Lichtstrahlen, die genau durch die Mitte der Linse verlaufen, werden nicht gebrochen. Parallel zum Mittelpunktstrahl einfallende Lichtstrahlen werden bei Sammellinsen zum Mittelpunktstrahl hin gebrochen. Dabei ist die Lichtbrechung von der Krümmung der Linse abhängig: starke Krümmung bedeutet starke Brechung. Hinter der Linse treffen sich Mittelpunktstrahl und gebrochener Parallelstrahl. Nur hier, in der Bildebene, entsteht eine scharfe Abbildung des Punktes, von dem die beiden Strahlen ausgegangen sind. Beim menschlichen Auge muss die Bildebene immer genau auf der Netzhaut liegen. Die Lage der Bildebene ist abhängig von der Linsenkrümmung und von der Entfernung der Linse zu dem Punkt, von dem die Lichtstrahlen ausgehen. Damit die Bildebene auf der Netzhaut liegt, ist die Linse des Auges stark gekrümmt, wenn nahe Gegenstände scharf gesehen werden sollen. Zur scharfen Abbildung ferner Gegenstände darf die Linse nur schwach gewölbt sein.

13.5.5 Akustik

Bei Schallwellen handelt es sich im Gegensatz zu den elektromagnetischen Wellen des Lichtes um Druckwellen. In Lautsprechern sind die Bewegungen der Membranen zu sehen, mit denen die Luftdruckwellen aufgebaut werden. Schallwellen sind mit einer Geschwindigkeit von rund 300 m/s sehr langsam im Vergleich zu Lichtwellen. Die Frequenz, mit der eine Schallwelle schwingt, bestimmt die von uns wahrgenommene Tonhöhe. Je höher die Frequenz, desto höher der Ton. Menschen können Töne bis zu einer Frequenz von etwa 16 000 Hertz (Hz) wahrnehmen. Ein Hertz ist eine Schwingung pro Sekunde.

13.5.6 Radioaktivität

Radioaktive Strahlung ist sehr energiereich und hat ihren Ursprung im Atomkern. Bei Alpha-Strahlung handelt es sich um zwei Protonen und zwei Neutronen, die als zusammengehörige Einheit aus einem Atomkern herausgeschleudert werden. Beta-Strahlung besteht aus Elektronen, Gamma-Strahlung nicht aus Teilchen, sondern aus elektromagnetischen Wellen. Diese Wellen sind vergleichbar mit Lichtstrahlen, allerdings ist die Energie der Gamma-Strahlung sehr viel höher und ihre Wellenlänge kürzer. Aufgrund der hohen Energie kann radioaktive Strahlung Moleküle im menschlichen Körper zerstören und so den Organismus schädigen. Ist die DNA betroffen, kommt es zu Mutationen oder zur Bildung von Tumorzellen.

Anhang

Einheiten und Grössen

Im Folgenden sind medizinische Einheiten und Normalwerte zusammengefasst. Sie sind für die Belange der präklinischen Notfallmedizin von unterschiedlicher Bedeutung und werden daher im LPN nicht immer ausführlich erläutert.

1 atm	=	760 mmHg	=	101,325 kPa
1 Torr	=	0,1333 kPa	=	1 mmHg
Mol	=	Maßeinheit für Moleküle		
	1 mol	=	Molekulargewicht (Atomgewicht) in Gramm
	1 mmol	=	1/1.000 mol

Alle Werte müssen im Zusammenhang mit der Grunderkrankung und dem Verlauf interpretiert werden. Bei Laborwerten müssen die jeweiligen »Standardwerte« des Analyselabors bekannt sein. In diesem Buch dienen die Werte der Hintergrundinformation.

Vorsilben für dezimale Vielfache und Teile von Einheiten (DIN 1301)

Tera (T)	billionenfach	$= 10^{12}$
Giga (G)	milliardenfach	$= 10^{9}$
Mega (M)	millionenfach	$= 10^{6}$
Kilo (K)	tausendfach	$= 10^{3}$
Hekto (h)	hundertfach	$= 10^{2}$
Deka (da)	zehnfach	$= 10^{1}$
Dezi (d)	Zehntel	$= 10^{-1}$
Zenti (c)	Hunderstel	$= 10^{-2}$
Milli (m)	Tausendstel	$= 10^{-3}$
Mikro (µ)	Millionstel	$= 10^{-6}$
Nano (n)	Milliardstel	$= 10^{-9}$
Piko (p)	Billionstel	$= 12^{-12}$
Femto (f)	Billiardstel	$= 10^{-15}$
Atto (a)	Trillionstel	$= 10^{-18}$

SI-Einheiten (Système International d'Unités)

Für die Leser, die nicht mit den SI-Einheiten arbeiten, einige Hinweise zu gruppentypischen Änderungen und die Referenzbereiche der gebräuchlichsten Parameter.

Gleicher Zahlenwert, geänderte Dimension:

– Elektrolyte im Serum:	mmol/l
– Elektrolyte im Urin:	mmol/24 h
– Basenüberschuss:	± 2,5 mmol/l

Gleiche Ziffernfolge, veränderte Kommastelle und Dimension:

– Gesamteiweiß:	65 – 85 g/l, früher 6,5 – 8,5 g% = g/100 ml

Keine Veränderungen durch SI:

– pH akt.	7,35 – 7,45

Weitere Umrechnungen:

– Glukose	1 mg/100 ml = 17,1 µmol/l
– Druck	1 mmHg = 0,1333 kPa
– Wärmemenge	1 kcal = 4,187 kJ

Maße

Länge	m	dm	cm	mm	µm	nm
Meter (m)	1	10	10^2	10^3	10^6	10^9
Dezimeter (dm)	10^{-1}	1	10	10^2	10^5	10^8
Zentimeter (cm)	10^{-2}	10^{-1}	1	10	10^4	10^7
Millimeter (mm)	10^{-3}	10^{-2}	10^{-1}	1	10^3	10^6
Mikrometer (µm)	10^{-6}	10^{-5}	10^{-4}	10^{-3}	1	10^3
Nanometer (nm)	10^{-9}	10^{-8}	10^{-7}	10^{-6}	10^{-3}	1

Masse	kg	g	mg	µg	ng	pg
Kilogramm (kg)	1	10^3	10^6	10^9	10^{12}	10^{15}
Gramm (g)	10^{-3}	1	10^3	10^6	10^9	10^{12}
Milligramm (mg)	10^{-6}	10^{-3}	1	10^3	10^6	10^9
Mikrogramm	10^{-9}	10^{-6}	10^{-3}	1	10^3	10^6
Nanogramm (ng)	10^{-12}	10^{-9}	10^{-6}	10^{-3}	1	10^3
Pikogramm (pg)	10^{-15}	10^{-12}	10^{-9}	10^{-6}	10^{-3}	1

Volumen	l	ml	µl	nl	pl
Liter (l)	1	10^3	10^6	10^9	10^{12}
Milliliter (ml)	10^{-3}	1	10^3	10^6	10^9
Mikroliter (µl)	10^{-6}	10^{-3}	1	10^3	10^6
Nanoliter (nl)	10^{-9}	10^{-6}	10^{-3}	1	10^3
Pikoliter (pl)	10^{-12}	10^{-9}	10^{-6}	10^{-3}	1

Fläche	m²	mm²	µm²	nm²
Quadratmeter (m²)	1	10^6	10^{12}	10^{18}
Quadratmillimeter (mm²)	10^{-6}	1	10^6	10^{12}
Quadratmikrometer (µm²)	10^{-12}	10^{-6}	1	10^6
Quadratnanometer (nm²)	10^{-18}	10^{-12}	10^{-6}	1

Zeit	Tag	h	min	s
Tage (Tag)	1	24	1.440	86.400
Stunden (h)	–	1	60	3.600
Minuten (min)	–	–	1	60
Sekunden (s)	–	–	–	1

469

NORMALWERTE ERWACHSENE

Hämatologie

	Blutvolumen (ml/kg)	Hämoglobingehalt Hb (g/dl)	Hämatokrit Hkt (l/l)	Erythrozyten (Mill./µl)
Frauen:	66	12 – 16 (7,4 – 10,5 mmol/l) *	0,35 – 0,47	4,2 – 5,0
Männer:	71	14 – 18 (8,6 – 12,0 mmol/l) *	0,40 – 0,52	4,4 – 6,3

* ( ): SI-Angaben

Weißes Blutbild			
Leukozytenzahl	4 – 9	1.000/µl	(3,8 – 9,8 G/l)
Retikulozyten	45 – 75	1.000/µl	(24 – 84 G/l)

Weißes Differenzialblutbild	
Stabkernige	0 – 4 %
Eosinophile	2 – 4 %
Lymphozyten	25 – 40 %
Segmentkernige	40 – 70 %
Basophile	0 – 1 %
Monozyten	4 – 10 %

Serumchemie

Ammoniak	20 – 80	µg/dl	(15 – 55 µmol/l)
Glucose	70 – 100	mg/dl	(3,85 – 5,55 mmol/l)
Gesamteiweiß	6,6 – 8,7	g/dl	(66 – 87 g/l)
Albumin	3,0 – 5,0	g/dl	(30 – 54 g/l)
Kreatinin	0,5 – 1,2	mg/dl	(< 100 µmol/l)
Harnstoff	10 – 45	mg/dl	(3,6 – 8,9 mmol/l)
Laktat	0,63 – 2,44	mmol/l	
Osmolalität	280 – 296	mosmol/kg	
Onkotischer Druck	18 – 26	mmHg	

Elektrolyte

Natrium	135 – 147	mmol/l
Kalium	3,6 – 4,8	mmol/l
Calcium	2,0 – 2,8	mmol/l
Chlorid	95 – 110	mmol/l
Magnesium	0,65 – 1,2	mmol/l
Phosphor anorg.	0,81 – 1,45	mmol/l
Eisen	9,0 – 28,6	µmol/l

Gerinnung

Blutungszeit (Marx)	1 – 5	min
Thrombozytenzahl	140 – 371	1 000/µl
partielle Thromboplastinzeit (PTT)	26 – 40	s
Thromboplastinzeit (Quick)	70 – 120	%
INR	0,85 – 1,25	
Fibrinogen (Clauss)	150 – 400	mg/dl
Thrombinzeit (TZ)	15 – 20	s
Fibrin(ogen)spaltprodukte	< 10	µg/ml
AT III	70 – 120	%

471

Säure-Basen-Haushalt

Henderson-Hasselbalch-Gleichung

$$ph = \frac{pk + \log(\text{Bicarbonat})}{(\text{Kohlendioxid})}$$

- Einflüsse auf den pH-Wert des Blutes: Nahrung und Stoffwechsel
- pH: zusätzliche Puffersysteme (Hb, HbO_2, HPO_{42}^-, Protein) – CO_2 – Abgabe über die Atmung
- pk: HCO_3^-- oder H^+-Ausscheidung über die Niere
- $NaHCO_3$-Bedarf in mmol = (ml $NaHCO_3$ 8,4%) = BE x 0,3 x kg KG

Säure-Basen-Haushalt

Respiratorische Azidose

$pH\downarrow$	$pCO_2\uparrow$	$BE < -3$	HCO_3^- normal od.$\uparrow$

Urs: Hypoventilation (Verlegung der Atemwege, zentr./periph. Atemdepression, ZNS-Schädigung)
Ther: primär respiratorisch

Metabolisch kompensierte respiratorische Azidose

pH normal	$pCO_2\uparrow$	$BE > +3$	$HCO_3^- > 25$ mmol/l

Respiratorische Alkalose

$pH\uparrow$	$pCO_2\downarrow$	$BE > +3$	$HCO_3^-\downarrow$

Urs: Hyperventilation (SHT, Angst, kontrollierte Beatmung)
Ther: primär Ursache

Metabolisch kompensierte respiratorische Alkalose

pH normal	$pCO_2\downarrow$	$BE < -3$	$HCO_3^- < 21$ mmol/l

Metabolische Azidose

$pH\downarrow$	pCO_2 normal	$BE < -3$	$HCO_3^-\downarrow$

Urs: Säurenanhäufung (z.B. Diabetes mellitus, renale Bikarbonatverluste, Laktatazidose [anaerober Metabolismus bei Hypoxie])
Ther: Puffersubstanzen

Durch Hyperventilation kompensierte metabolische Azidose

pH normal	$pCO_2\downarrow$	$BE < -3$	$HCO_3^-\downarrow$

Metabolische Alkalose

$pH\uparrow$	pCO_2 normal	$BE > +3$	$HCO_3^-\uparrow$

Urs: H^+-Verlust (Magensaft, Diuretika, schwerer K^+-Mangel, Cortisontherapie)
Ther: erst bei schweren Alkalosen

Durch Hypoventilation kompensierte metabolische Alkalose

pH normal	$pCO_2\uparrow$	$BE > +3$	$HCO_3^-\uparrow$

Wasser-Elektrolyt-Haushalt

Gesamtkörperwasser:	60%	des Körpergewichts
intrazelluläres Wasser:	40%	des Körpergewichts
extrazelluläres Wasser:	20%	des Körpergewichts
	davon	
	Plasmawasser:	4% des Körpergewichts
	interstitielle Flüssigkeit:	16% des Körpergewichts

Wasserhaushalt (gesunde Person)		
Aufnahme (ml/24 h):	Flüssigkeit	ca. 1.500 und mehr
	feste Nahrungsmittel	ca. 700 – 1.000
	Oxidation	ca. 300
	gesamt:	2.500 und mehr
Abgabe (ml/24 h):	Urin	ca. 1.500
	Perspiratio insensibilis (Haut, Lunge)	ca. 900 und mehr
	Stuhl	ca. 100
	gesamt:	2.500 und mehr

Beispielwerte für Flüssigkeitsverluste beim Kranken	
	Volumen (ml/24 h)
Niere	Messung (Stundenurin)
Perspiratio insensibilis	ca. 800 – 1.000
Temperatur > 38 °C	+ 500
Temperatur > 39,5 °C	+ 1.000
Hyperventilation	ca. 500 – 2.000
Stuhl bei Durchfällen	ca. 2.000 – 4.000
Gastrointestinaltrakt (Erbrechen, Magensonde, Drainagen, Fisteln)	
– Magensaft	ca. 1.000 – 5.000
– Galle	ca. 100 – 1.000
– Pankreassaft	ca. 700 – 1.000
– Verdauungssäfte (Dünndarm)	ca. 700 – 3.000
Bronchialsekret (Absaugung)	ca. 500 – 1.000
Exsudate / Transudate	Schätzung / Messung!
»Third space« (Sequestration in Darm, Abdomen, Interstitium) – Schätzung!	
– bei Operationen kurz andauernd	ca. 300 – 500
– bei Operationen lang andauernd	ca. 1.500 – 2.000

474

Elektrolytverluste (mmol/l)

	Magensaft	Galle	Dünndarm	Pankreassaft
Natrium	60	145	100	141
Kalium	20	5	5	5
Chlorid	85	100	100	77

	Stuhl (geformt)	Durchfall	Schweiß	Speichel
Natrium	35	80 – 110	60	35
Kalium	70	> 20	10	20
Chlorid	70	50 – 100	45	35

Urin

- **pH-Wert:** 4,8 – 7,4
- **spezifisches Gewicht:**
  - 1.016 – 1.022 ml bei Normalkost
  - 1.025 – 1.040 ml nach 12 Stunden
  - 1.000 – 1.006 ml nach Wasserzufuhr (1.000 – 1.500 ml)
- **Ausscheidung/h**: 1 ml/kg KG

Differenzierung von Wasserbilanzstörungen nach ihrer Tonizität

	Hämatokrit	Serumosmolalität	EZV	IZV
Dehydratation isoton	erhöht	normal	erniedrigt	normal
hyperton	erhöht	erhöht	erniedrigt	erniedrigt
hypoton	(erhöht)	erniedrigt	erniedrigt	erhöht
Hyperhydratation isoton	erniedrigt	normal	erhöht	normal
hyperton	erniedrigt	erhöht	erhöht	erniedrigt
hypoton	(erniedrigt)	erniedrigt	(erhöht)	erhöht

475

Atmung (Lungenfunktion)

Spirometrie (n = ml Luft)

	Männer	Frauen
V_t	450 – 650	300 – 550
IRV	2.200 – 4.300	1.500 – 3.600
ERV	ca. 1.200	700 – 1.000
RV	1.700 – 2.100	1.200 – 1.600
(F)VC	4.100 – 4.800 Größe (ml) x 25 ml	2.800 – 4.200 Größe (cm) x 20 ml
FRC	2.400 – 3.300	ca. 2.300
IC	63 – 72	63 – 72% der TC
TC	6.000 – 6.500	4.300 – 4.500
$FEV_{1,0}$	70 – 75 – 80	70 – 75 – 80% der VC
VD	ca. 150	ca. 150

V_t:	Atemzugvolumen 6 – 8 ml/kg KG
IRV / ERV:	inspiratorisches / exspiratorisches Reservevolumen
RV:	Residualvolumen
(F)VC:	(forcierte) Vitalkapazität 52 ml/kg KG
FRC:	funktionelle Residualkapazität (34 ml/kg KG)
IC:	inspiratorische Kapazität
TC:	Totalkapazität
FEV 1,0:	exspiratorische Einsekundenkapazität (Tiffenau-Test)
VD:	physiologischer Totraum (2 ml/kg KG) Vt x 0,33

Blutgase

pH	arteriell	7,35 – 7,45
	gemischt venös [1]	7,31 – 7,41
pO_2	arteriell	70 – 100 mmHg
	gemischt venös [2, 3]	35 – 40 mmHg
SaO_2	arteriell	95 – 98%
CO_2	arteriell	20 ml O_2/dl Blut
	gemischt venös	16 ml O_2/dl Blut
	$AVDO_2$	4 ml O_2/dl Blut
pCO_2	arteriell	36 – 44 mmHg
	gemischt venös	41 – 51 mmHg
HCO_3	aktuelles	22 – 26 mmol/l
	Standard Bicarbonat	22 – 26 mmol/l
CO_2	gesamt	HCO_3 akt. ± 1,2 mmol/l
BB	(Buffer bases) [4]	4 – 48 mmol/l
BE	(Base excess)	± 2,5 mmol/l

[1] Hypothermie: pH: 0,015/°C
[2] Hypothermie: paO_2 – 6%/°C
[3] Altersabhängig: paO_2 = 100,7 – (0,39 x Alter) + 8,96
[4] BB abhängig von Hb-Konzentration

Hämodynamische Parameter

ZVD	zentraler Venendruck	– unter Spontanatmung:	5 mmHg im Mittel (0 – 10 mmHg)
RA	rechter Vorhofdruck		5 mmHg im Mittel (1 – 10 mmHg)
RV	rechter Ventrikeldruck	– systolisch – frühdiastolisch – enddiastolisch	25 (30) mmHg 0 mmHg 5 mmHg
PAAP	Pulmonalarteriendruck:	– systolisch – diastolisch – im Mittel	25 (30) mmHg 8 – 12 mmHg 10 – 20 mmHg
PCWP	Pulmonalkapillardruck		5 – 13 mmHg
LAP	linker Vorhofdruck		5 – 13 mmHg
LVP	linker Ventrikeldruck:	– systolisch – frühdiastolisch – enddiastolisch	120 – 140 mmHg 0 mmHg 8 – 13 mmHg
Systemarterieller Druck	(RR_{sys}/RR_{dia})		120 / 80 mmHg
MAP	mittlerer arterieller Druck	$P_{dia} + \dfrac{P_{sys} - P_{dia}}{3}$	70 – 100 mmHg
HZV	Herzzeitvolumen		5 – 8 l/min
HI	Herzindex = Herzzeitvolumen pro m² Körperoberfläche		2,5 – 4,5 l/min
KO, KOF	Körperoberfläche (Body Surface Area)		1,5 – 2 m²
HF	Herzfrequenz		60 – 90 Schläge/min
SV	Schlagvolumen		60 – 80 ml
SVI	Schlagvolumenindex = CI / HF x 1 000		35 – 40 ml/Schlag/m²
EF	Auswurffraktion (Ejection Fraction)		60 – 75%
paO_2	Sauerstoffpartialdruck im arteriellen Blut		70 – 100 mmHg
$paCO_2$	Kohlendioxidpartialdruck im arteriellen Blut		36 – 44 mmHg
pvO_2	Sauerstoffpartialdruck im zentralvenösen Blut		32 – 40 mmHg
$pvCO_2$	Kohlendioxidpartialdruck im zentralvenösen Blut		41 – 51 mmHg
SaO_2	Sauerstoffsättigung im arteriellen Blut		95 – 98%
SvO_2	Sauerstoffsättigung im zentralvenösen Blut		75%
CaO_2	Sauerstoffgehalt im Artierenblut		19 – 20 ml/100 ml
CvO_2	Sauerstoffgehalt im gemischtvenösen Blut		14 – 15 ml/100 ml

NORMALWERTE KINDER

Alter

Altersgruppen

– Neugeborene	bis 28. Lebenstag
– Säugling	< 1. Lebensjahr
– Kleinkind	vom 1. bis 5. Lebensjahr
– Schulkind	vom 6. bis 14. Lebensjahr

Alter des Kindes (Schätzung)

– Säugling ohne Milchzähne:	< 6 – 8 Monate
– Kind mit vollständigen Schneidezähnen:	12 – 15 Monate
– Kind mit offener Fontanelle:	< 12 – 18 Monate
– Kind mit Windeln:	< 3 – 4 Jahre
– Kind mit Fahrradunfall:	> 4 – 5 Jahre
– Kind mit Lücken im Milchgebiss:	> 6 Jahre

Atemgrößen

	Neugeborenes	Säugling	Kleinkind	Schulkind
Atemfrequenz (min⁻¹)	40 – 50	30 – 40	25 – 30	12 – 20
Atemzugvolumen (ml/kg KG)	6 – 8	6 – 8	6 – 8	6 – 8
Totraum (ml/kg KG)	2	2	2	2
Resistance (cm H_2O/l x s)	40	20 – 30	20	1 – 2
Compliance (ml/cm H_2O)	5	10 – 20	20 – 40	100

479

Blutgasanalyse (Nabel- oder periphere Arterie; FiO2 = 0,21)

Alter	pH	paO$_2$ (mmHg)	paCO$_2$ (mmHg)	BE (mmol/l)
Neugeborenes:				
10 min	7,21	50	46	
20 min	7,26	51	40	
30 min	7,30	54	38	
1 h	7,32 ± 0,02	63 ± 11	36 ± 4	- 6,0 ± 1,0
24 h	7,37 ± 0,02	73 ± 10	33 ± 3	- 5,0 ± 1,0
Säugling:				
1 – 3 Monate	7,40 ± 0,03	80 ± 10	34 ± 4	- 3,0 ± 3,0
12 Monate	7,40 ± 0,03	95	34 ± 4	- 3,0 ± 3,0
Kleinkind	7,40 ± 0,03	95	34 ± 4	- 3,0 ± 3,0

Beatmung

	Maskengröße (Randell-Baker)	Maskentotraum (ml)	Guedel-Tubus Größe	Atembeutel (Reservoirbeutel) Beutelvolumen (ml)
Neugeborene	1	4	00 – 1	500
Kleinkind	2	8	2	1 000
Schulkind	3	15	3	2 000

Tubusgröße

Alter	Gewicht (kg)	Größe (cm)	Tubusgröße ID (mm)	Charrière	Tubuslänge (cm) Zahnreihe	Nasenflügel
Frühgeborene	< 1,5	< 50	2,5	12	8 – 11	10 – 13
Neugeborene	3	50	2,5 – 3,0	12 – 14	12	14
3 Monate	5,5	60	3,0 – 3,5	14 – 16	13	15
6 Monate	7	70	3,5 – 4,0	16 – 18	13	15
2 Jahre	12	90	4,0 – 4,5	18 – 20	14	16
3 Jahre	15	95	4,5 – 5,0	20 – 22	15	17
5 Jahre	20	110	5,0 – 5,5	22 – 24	16	18
7 Jahre	25	125	5,5 – 6,0	24 – 26	17	19
10 Jahre	35	140	6,0 – 6,5	26 – 28	20	22
14 Jahre	50	160	7,0 – 7,5	30 – 32	21	23
Erwachsene	männlich		8,5 – 9,0	36 – 38	21 – 23	23 – 25
	weiblich		7,5 – 8,0	32 – 34	21 – 23	23 – 25

– **Formel (über 2 Jahre)**

$$ID = \frac{4 + Alter}{4}$$

Charrière = 18 + Alter

– **Umrechnung**

ID = (Ch. − 2) : 4

Charrière = ID x 4 + 2

Faustformel

– Tubusdicke entspricht dem Kleinfinger des Patienten!

– **Tubuslänge:**
Neugeborene 8 cm + 1 cm/kg oral
»Zahnreihe«
oral (cm) = 12 + Alter/2
nasal (cm) = 15 + Alter/2

– **Atemminutenvolumen (AMV):**
150 – 200 ml/kg KG oder nach Radford-Normogramm

– Frischgasflow mindestens 3 x AMV

481

Kreislaufparameter nach Altersstufen

Alter	Blutdruck (mmHg)[1] sys.	MAP[2]	dia.	Pulsfrequenz [3,4] (min-1)	HZV [4] (l/min)	CI [5] (l/min/m[2])
Frühgeb.	45 – 85		25 – 50	120 – 140 – 170		
Neugeb.	75 – 85	70	40 – 50	70 – 120 – 170	0,3 – 0,5	1,9 – 3,1
4 Wochen	85	77	60	80 – 120 – 160		
1 - 12 Mon.	100	96	65	80 – 120 – 160	0,6 – 1,4	1,5 – 3,1
2 Jahre	100	95	62	80 – 110 – 130	1,3 – 2,1	2,4 – 3,8
6 Jahre	100	94	64	75 – 100 – 115	2,0 – 3,4	2,8 – 4,6
10 Jahre	110	103	70	70 – 90 – 110	3,3 – 5,5	3,2 – 5,4
14 Jahre	115	110	74	70 – 90 – 110	6,0 – 7,0	3,4 – 4,0

[1] Manschettenbreite ca. 20% größer als der Armumfang
[2] MAP sollte stets > 50 mmHg gehalten werden.
[3] untere Grenze – mittlere Grenze – obere Grenze (nach Atropingabe Anstieg auf 170 – 190 /min möglich)
[4] Wegen des relativ konstanten Schlagvolumens bei Kleinkindern reguliert die HF das HZV.
Bradykardie = Low-output-Syndrom Therapie. Atropin 5 – 10 mg/kg KG i.v.
Cave: Hypoxie – Bradykardie
[5] CI absolut 2 – 3 x höher als beim Erwachsenen (KOF!)

Hämatologie

	Blutvolum. (ml/kg KG)	Hämoglobin (g/dl)	Hämatokrit (l/l)	Erythrozyten (Mill./µl)	Leukozyten (1.000/µl)	Retikulozyten (1.000/µl)
Neugeb.	> 85	15 – 24	0,45 – 0,58	4,8 – 5,8	9 – 30	30 – 70
Säuglinge	77	10 – 16	0,34 – 0,42	4,0 – 4,9	8 – 16	30
1 Jahr	84	10 – 14	0,37 – 0,41	4,1 – 5,3	7 – 14	> 20
6 – 10 Jahre	73	10 – 16	0,38 – 0,45	4,3 – 5,8	6 – 12	7 – 15

Serumchemie

Elektrolyte	Neugeborene	Säuglinge	Kinder
Natrium (mmol/l)	131 – 165	135 – 144	132 – 150
Kalium (mmol/l)	3,7 – 5,9	3,8 – 5,4	3,6 – 5,5
Kalzium (mmol/l)	1,9 – 3,5	2,3 – 2,5	2,5 – 2,9
Chlorid (mmol/l)	94 – 109	100 – 108	97 – 109

- Gesamteiweiß   5,3 – 8,9 g/dl
- alkalische Phosphatase   140 – 870 U/l
- α-Amylase   > 50 U/l
- CPK   30 – 200 U/l
- LDH   610 – 210 U/L

Wasser-Elektrolyt-Haushalt

Extrazellulärraum/Gesamtkörperwasser

	Frühgeborene	Neugeborene	Kleinkinder	Erwachsene
EZR (x KG)	> 0,6	0,4	0,3	0,2
Gesamtkörperwasser (x KG)	< 0,9	0,8	0,65 – 0,7	0,55 – 0,6

- EZR ↑, Gesamtkörperwasser ↑
  → Verteilungsraum für Medikamente ↑
- Wasserumsatz: Säuglinge 1/7, Erwachsene
  1/35 des Körpergewichts (Perspiratio insensibilis → 30 – 40 ml/kg/Tag)
- unreife Nierenfunktion des Neugeborenen,
  GFR erst mit 12 – 24 Mon. → Erwachsenennorm
- Grundumsatz ↑ → Anfall harnpflichtiger
  Substanzen ↑ → Flüssigkeitsbedarf ↑ Natriumbedarf ↑
- Vorsicht bei Verlusten durch Operation,
  Stress, Fasten (Verlust, Aldosteron, ADH)

483

Wasser-Elektrolyt-Haushalt

Stundendiurese (ml/kg/h)

24 – 96 h:	0,3 – 0,7
4 – 7 Tage:	1 – 2,7
> 1 Woche:	3
2 – 5 Jahre:	2
> 5 Jahre:	1

Tagesbedarf an Flüssigkeit, Elektrolyten und Glukose (bezogen auf kg KG)

Körpergewicht	Wasser (ml/kg/Tag)	Na+ (mmol/kg/Tag)	K+ (mmol/kg/Tag)	Glukose (g/kg/Tag)
> 1.000 g	bis 200	3,0	2,0 – 2,5	bis 10
1.000 – 1.500 g	bis 180	2,5	2,0 – 2,5	bis 10
1.500 – 2.000 g	bis 160	2,0	1,5 – 2,0	bis 8
> 2.500 g	bis 150	1,5 – 2,0	2,0	bis 5
4 – 10 kg	100 – 120	2,0 – 2,5	2,0 – 2,5	5 – 6
10 – 20 kg	80 – 100	1,6 – 2,0	1,6 – 2,0	4 – 5
20 – 40 kg	60 – 80	1,2 – 1,6	1,2 – 1,6	3 – 4

BASTIGKEIT M (2003) *Medikamente in der Notfallmedizin,* 6. Aufl. Stumpf und Kossendey, Edewecht, Wien

BREMER F ET AL. (1996) *Notfallmedizin direkt. Leitlinien zu Diagnostik und Therapie.* Thieme, Stuttgart

FIRMA GRÜNENTHAL (Hrsg.) (o.J.) *Divinum est cedare dolorem. Pathophysiologie und Therapie starker Schmerzzustände.* (o.V.)

HEMPELMANN G v., ADAMS HA, SEFRIN P (1999) *ains: Anästhesiologie – Intensivmedizin – Notfallmedizin – Schmerztherapie, Bd. 3: Notfallmedizin.* Thieme, Stuttgart

HINTZENSTERN U v. (2004) *Notarzt-Leitfaden,* 4. Aufl. Urban & Fischer, München

JAEGER K ET AL. (1999) *Iatrogene Trachealverletzung als Folge mehrfacher Intubationsversuche (Fallbericht).* Notfall Rettungsmed. 2:500-503

KONTOKOLLIAS JS, REGENSBURGER D, RUPPRECHT H (Hrsg.) (1997) *Arzt im Rettungsdienst,* 3. Aufl. Stumpf und Kossendey, Edewecht, Wien

LARSEN R (2004) *Anästhesie und Intensivmedizin für die Fachkraft,* 6. Aufl. Springer, Berlin, Heidelberg, New York

LEUWER M ET AL. (Hrsg.) (2004) *Checkliste Interdisziplinäre Intensivmedizin,* 2. Aufl. Thieme, Stuttgart

MADLER C, JAUCH KW, WERDAN K (Hrsg.) (1999) *Das NAW-Buch – praktische Notfallmedizin,* 2. Aufl. Urban & Fischer, München, Wien, Baltimore

MAIER B (1999) *Notfallnarkose.* Notfall Rettungsmed. 2:313-322

NEBBE F, SCHWANZ W (1998) *Narkose im Rettungsdienst.* Federsee-Verlag, Bad Buchau

SEFRIN P (Hrsg.) (1999) *Notfalltherapie. Erstversorgung im Rettungsdienst,* 6. Aufl. Urban & Fischer, München, Wien, Baltimore

SEFRIN P, SCHUA R (2004) *Hexal Notfall Manual,* 5. Aufl. Urban & Fischer, München

THIEL H, ROEWER N (2003) *Anästhesiologische Pharmakologie.* Thieme, Stuttgart

10 Pharmakologie

ABU-LABAN RB ET AL. (2002) *Tissue plasminogen activator in cardiac arrest with pulseless electrical activity.* N Engl J Med 346: 1522-1528

AHA, ILCOR (2000) *The American Heart Association in collaboration with the International Liaison Committee on Resuscitation (ILCOR). Guidelines 2000 for cardiopulmonary resuscitation and emergency cardiovascular care. An international consensus on science.* Circulation 102, Suppl I: 1158-1165

ARMSTRONG PW, GRANGER C, VAN DE WERF F (2001) *Bolus fibrinolysis. Risk, benefit, and opportunities.* Circulation 103:1171-1173

ARNOLD M, SCHROTH G, NEDELTCHEV K ET AL. (2002) *Intra-arterial thrombolysis in 100 patients with acute stroke due to middle cerebral artery occlusion.* Stroke 33:1828-1833

ASSENT-3 INVESTIGATORS (2001) *Efficacy and safety of tenecteplase in combination with enoxaparin, abciximab, or unfractionated heparin: the ASSENT-3 randomised trial in acute myocardial infarction.* Lancet 338:605-613

BASTIGKEIT, M (2003) *»Hyper-Stärke« mit Super-Effekt, neuartige Infusionslösungen gegen Volumendefizite.* Ärztliche Praxis 6:12

BASTIGKEIT, M (2001) *Anti-Histaminika haben bei Asthma ausgespielt.* Ärztliche Praxis 57/58:15

BASTIGKEIT, M (2001) *Mit dem Larynx-Tubus blind intubieren!* Ärztliche Praxis 65/66:8

BASTIGKEIT, M (2001) *Müssen deutsche Ärzte beim Reanimieren bald umlernen?* Ärztliche Praxis 53:7

BASTIGKEIT, M (2003) *Medikamente in der Notfallmedizin,* 6. Aufl. Stumpf und Kossendey, Edewecht, Wien

BÖTTIGER BW, PADOSCH SA, WENZEL V (2002) *Tissue plasminogen activator in cardiac arrest with pulseless electrical activity.* N Engl J Med 347:1281-1282

BÖTTIGER BWH, GROEBEN J (2003) *Notfallmedizin – verbessertes Überleben bei Herz-Kreislaufstillstand durch neue Konzepte und Therapieverfahren.* Anasthesiol. Intensivmed. Notfallmed. Schmerzther. 38:63-67

Connolly SJ (1999) *Evidence-based analysis of amiodarone efficacy and safety.* Circulation 100: 2025-2034

Dorian et al. (2002) *Amiodarone as compared with lidocaine for shock-resistant ventricular fibrillation.* N Engl J Med 346:884-890

Drescher S, Bosch RF et al. (2000) *Adenosingabe zur Terminierung einer atrio-ventrikulär-nodalen Reentry-Tachykardie: Induktion von Vorhofflimmern mit schneller Überleitung bei Demaskierung eines konkomitierenden Wolff-Parkinson-White-Syndroms.* Z. Kardiol. 89:522-526

Freye E, Latasch L (2003) *Toleranzentwicklung unter Opioidgabe – Molekulare Mechanismen und klinische Bedeutung.* Anasthesiol. Intensivmed. Notfallmed. Schmerzthe. 38: 14-26

Giugliano RP, McCabe CH, Antaman EM et al. (2001) *Lower-dose heparin with fibrinolysis is associated with lower rates of intracranial hemorrhage.* Am Heart J 141:742-750

Grosse Meininghaus D, Siebels J et al. (2001) *Notfalltherapie von tachykarden Herzrhythmusstörungen – Entscheidungshilfen und Primärversorgung.* Journal für Anästhesie und Intensivbehandlung I:78-80

Grosse Meininghaus DJ, Siebels W, Duckeck J, Hebe K (2002) *Empfehlungen zur Notfallbehandlung von tachykarden Herzrhythmusstörungen.* Notarzt 83-88

Hacke W, Kaste M, Olsen TS, Orgogozo JM, Bogousslavsky J (2001) *Recommendations of the European Stroke Initiative for the management and treatment of stroke.* Nervenarzt 72:807-819

Haverkamp W, Mönnig G (2001) *Torsade de pointes induced by ajmaline.* Z. Kardiol. 90:586-590

Hein L (2001) *Der Arzneistoff Amiodaron.* Dtsch. Med. Wschr. 126:625-626

McIntyre KM (2004) *Vasopressin in asystolic cardiac arrest* [editorial]. N Engl J Med 350:179-181

Mutschler E. (Hrsg.) (2001) *Arzneimittelwirkungen.* Wissenschaftliche Verlagsgesellschaft, Stuttgart

Pollak PT, Bouillon T, Shafer SL (2000) *Population pharmacokinetics of long-term oral amiodarone therapy.* Clin Pharmacol Ther 67:642-652

Sefrin P, Weissmann A (2000) *Die neuen Deutschen Reanimationsrichtlinien im Spiegel internationaler Empfehlungen.* Anasthesiol. Intensivmed. Notfallmed. Schmerzthe. 35:503-508

Stiefelhagen P (2003) *Prähospitale Therapie verringert ischämische Ereignisse im Krankenhaus,* Arzneimitteltherapie 21:89-90

Stopfkuchen H (2001) *Neues zur Reanimation im Kindesalter,* Klin. Padiatr. 142-145

Treggiari-Venzi MM, Waeber JL et al. (2000) *Intravenous amiodarone or magnesium sulphate is not cost-beneficial prophylaxis for atrial fibrillation after coronary bypass surgery.* Br J Anaesth 85: 690-695

Wenzel V et al. (2004) *A comparison of vasopressin and epinephrine for out-of-hospital cardiopulmonary resuscitation,* N Engl J Med 350:105-13

Wenzel V, Krismer AC, Arntz R, Sitter H, Stadlbauer KH, Lindner KH (2004) *A comparison of vasopressin and epinephrine for out-of-hospital cardiopulmonary resuscitation.* N Engl J Med. 350: 105-113

Zeymer U (2002) *Stellenwert der Bolus-Fibrinolytika zur Therapie des akuten Herzinfarkts.* Dtsch. med. Wochenschr. 2083-2086

11   Hygiene

Berufsgenossenschaft für Gesundheitsdienst und Wohlfahrtspflege (1986) *Unfallverhütungsvorschrift VBG 103 »Gesundheitsdienst«.* Hamburg

Bodenschatz W (1989) *Handbuch für den Desinfektor.* Gustav Fischer Verlag, Stuttgart

Haus E, Gross S (1990) *Mikrobiologie und Hygiene.* Haus & Gross, Völklingen

Neumann M, Schuh T (1995) *Kompendium Krankenhaushygiene,* 2. Aufl. Krankenhaus der Barmherzigen Brüder, Trier

Steuer W, Lutz-Dettinger U (1997) *Leitfaden der Desinfektion, Sterilisation und Entwesung,* 7. Aufl. Urban & Fischer, München, Wien, Baltimore

WERNER A, REBMANN R, SCHUSTER W (2000) *Rechtssammlung für den Rettungsdienst (Loseblatt-sammlung)*. Stumpf und Kossendey, Edewecht, Wien

12 *Pflegerische Betreuung von Verletzten und Kranken*

HOEHL M, KULLIK P (2002) *Kinderkrankenpflege und Gesundheitsförderung*, 2. Aufl. Thieme, Stuttgart

LIPPERT HD (1990) *Rettungsassistentengesetz. Gesetz über den Beruf der Rettungsassistentin und des Rettungsassistenten.* Springer, Berlin, Heidelberg, New York

MARX B (1998) *Klinikleitfaden Pädiatrische Intensivpflege*. Gustav Fischer, Stuttgart

13 *Naturwissenschaften*

BORN A. ET AL. (2001) *Biologie Oberstufe*. Cornelsen-Verlag, Berlin

KAMKE D, WALCHER W (1994) *Physik für Mediziner*. B.G. Teubner, Stuttgart

LINDER (1989) *Biologie*. Schroedel Schulbuch-Verlag, Hannover

MARSCH D, MARSCH F (1999) *Physik für Pflegeberufe*. Thieme, Stuttgart

MORTIMER D (2001) *Chemie*. Thieme, Stuttgart

SCHRÖTER W, LAUTENSCHLÄGER K-H, BIBRACK H (1995) *Taschenbuch der Chemie*. Verlag Harri Deutsch, Frankfurt/M., Thun

STÖCKER H (Hrsg.) (1994) *Taschenbuch der Physik*. Verlag Harri Deutsch, Frankfurt am Main, Thun

Abbildungsnachweis

Sämtliche hier nicht aufgeführten Fotos wurden von den jeweiligen Autoren selbst zur Verfügung gestellt. Alle hier nicht aufgeführten Graphiken wurden vom Verlag nach Vorlagen der jeweiligen Autoren bzw. der Herausgeber erstellt. Weitere Quellenangaben finden sich direkt bei den Abbildungen und im Literaturverzeichnis.

ABBOTT GMBH & CO. KG
Geschäftsbereich Diagnostika
Max-Planck-Ring 2
D-65205 Wiesbaden
KAP. 2 ABB. 49

AMBU (DEUTSCHLAND) GMBH
Straßheimer Straße 1
D-61169 Friedberg
KAP. 4 ABB. 14, 17, 30

PEDRO BARGON
Wedekindstraße 8
D-55127 Mainz
KAP. 5 ABB. 11 – 15

BRAUN GMBH
Frankfurter Str. 145
D-61476 Kronberg/Ts.
KAP. 2 ABB. 66

B. BRAUN-MELSUNGEN AG
Carl-Braun-Straße 1
D-34212 Melsungen
KAP. 4 ABB. 73

DRÄGER MEDIZINTECHNIK GMBH
Moislinger Allee 53 – 55
D-23542 Lübeck
KAP. 4 ABB. 34, 60 – 62

FOTOAGENTUR GERRIT SCHNEIDER
Rettungsdienst – Brandschutz –
Umweltschutz – Notfallmedizin –
Katastrophenschutz
Pasteurallee 14
D-30665 Hannover
KAP. 1 ABB. 1 (Hintergrund); KAP. 2 ABB. 16 – 45,
47 – 48, 50; KAP. 4 ABB. 4A, 5 – 6, 9 – 10, 12, 18
– 19, 25 – 29, 36, 38 – 41, 44, 45, 48 – 50, 63, 72,
76 – 82, 87 – 88; KAP. 5 ABB. 10, 16; KAP. 6 ABB. 2,
4 – 5, 20 – 26, 35 – 36; KAP. 7 ABB. 1, 7 – 24; KAP. 9
ABB. 4; KAP. 12 ABB. 3

FRANK FLAKE, MHD OLDENBURG
KAP. 6 ABB. 27 – 28

GEMEINSCHAFTSPRAXIS FÜR RADIOLOGISCHE
DIAGNOSTIK UND STRAHLENTHERAPIE
DR. MED. MOORMANN, DR. MED. APPEL
UND KOLLEGEN
Brüderweg 13
D-44135 Dortmund
KAP. 2 ABB. 72

GOTTLIEB WEINMANN
Geräte für Medizin GmbH + Co. KG
Kronsaalsweg 40
D-22525 Hamburg
KAP. 4 ABB. 13, 16, 31, 59

HANS-PETER HÜNDORF
DRK-Bildungszentrum Marburg
Willy-Mock-Straße 13
D-35037 Marburg
KAP. 6 ABB. 12 -14

DR. MED. PEER G. KNACKE
Anästhesieabteilung
Sana Kliniken Ostholstein GmbH
Hospitalstraße 22
D-23702 Eutin
KAP. 2 ABB. 3 – 4, 6, 7, 14; KAP. 4 ABB. 52

KREISKRANKENHAUS MECHERNICH GMBH
INSTITUT FÜR RADIOLOGISCHE DIAGNOSTIK
UND NUKLEARMEDIZIN
Dr. med. P. Mattias, Dr. med. H.J. Nücken, Dr.
med. Th. Bultmann, Dr. med. K. Schrade
St.-Elisabeth-Straße 8
D-53894 Mechernich
KAP. 2. ABB. 68 – 71

KREISKRANKENHAUS MECHERNICH GMBH
MEDIZINISCHE KLINIK I
Chefarzt Prof. Dr. med. K. Knyrim
St.-Elisabeth-Straße 2 – 6
D-53894 Mechernich
KAP. 2 ABB. 73

LAERDAL MEDICAL GMBH & CO.
Am Loferfeld 56
D-81249 München
KAP. 4 ABB. 15

LEHRANSTALT FÜR RETTUNGSDIENST DES
DRK-LANDESVERBANDES RHEINLAND-PFALZ
Bauerngasse 7
D-55116 Mainz
KAP. 12 ABB. 5

LOGOMED GMBH
Klarenplatz 11
D-53578 Windhagen
KAP. 4 ABB. 53

MEDIFAN GMBH
Weißerlenstraße 13
D-79108 Freiburg/Br.
KAP. 6 ABB. 29 – 31

MEDTRONIC GMBH
Emanuel-Lentze-Straße 20
D-40547 Düsseldorf
KAP. 5. ABB. 9

PROF. DR. MED. HOLGER RUPPRECHT
Klinikum Fürth
Chirurgische Klinik 1
Jakob-Henle-Straße 1
D-90766 Fürth
KAP. 2 ABB. 9

RICHARD SCHERPE
Grafische Betriebe GmbH
Postfach 19 44
D-22809 Norderstedt
KAP. 2 ABB. 74 – 76

RTH »CHRISTOPH 4«
KAP. 6 ABB. 32, 37

WILLY RÜSCH GMBH
Willy-Rüsch-Straße 4 - 10
D-71393 Kernen i. R.
KAP. 4 ABB. 42 – 43

MIKE SCHÖNLITZ
Kardinal-Bertram-Straße 10/11
D-31134 Hildesheim
www.hi-regio.de
KAP. 6 ABB. 34; KAP. 7 ABB. 2 – 6, 25 – 32

SONOSITE GMBH
Hofmannstr. 32
D-91052 Erlangen
KAP. 2. ABB. 67

DR. MED. TAMINO TRÜBENBACH
Anästhesie- und Intensivabteilung
Kreiskrankenhaus
D-77815 Bühl/Baden
KAP. 4 ABB. 74 (Foto); KAP. 12 ABB. 4

MATHIAS WOSCZYNA
Grafik-Designer
Postfach 32 24
D-53619 Rheinbreitbach
KAP. 2 ABB. 11, 15, 51; KAP. 4 ABB. 2, 11, 20 – 24, 35,
46 – 47, 51, 56 – 57, 84 – 86, 92; KAP. 5 ABB. 6, 17,
20 – 25; KAP. 6 ABB. 1, 3, 6 – 9,11, 15 – 19, 33; KAP.
8 ABB. 1 – 17; KAP. 9 ABB. 1; KAP. 10 ABB. 1, 4 – 5

W. SÖHNGEN GMBH
Platter Straße 84
D-65232 Taunusstein
KAP. 4 ABB. 75

Danksagung

Unser Dank gilt den Patienten, Schülern, Rettungsdienstmitarbeitern im weitesten Sinne sowie allen anderen Personen, Einrichtungen und Gesellschaften, die durch aktive Teilnahme, das Bereitstellen von Räumlichkeiten oder Ausrüstung sowie durch Unterstützung verschiedenster Art das Erstellen der Fotos ermöglicht haben.

▶ Herausgeber

DR. MED. ANDREAS FLEMMING
Medizinische Hochschule Hannover
Zentrum Anästhesiologie
Carl-Neuberg-Straße 1
D-30625 Hannover

▶ Autoren

RALF ACKERMANN
Ringstraße 6
D-54316 Holzerath
KAP. 8

MATTHIAS BASTIGKEIT
Fachdozent für Pharmakologie
Dorfstraße 83
D-23815 Geschendorf
KAP. 10

JOHANNES BECKER
Lehranstalt für Rettungsdienst des
DRK-Landesverbandes Rheinland-Pfalz
Bauerngasse 7
D-55116 Mainz
KAP. 11

DR. MED. VOLKER DÖRGES
Medizinische Universität zu Lübeck
Klinik für Anästhesiologie
Ratzeburger Allee 160
D-23538 Lübeck
KAP. 2.3.1, 2.4

KERSTEN ENKE
Dipl.-Gesundheitslehrer
Johanniter-Schule Hannover
in der Johanniter-Akademie
Büttnerstraße 19
D-30165 Hannover
KAP. 6, 7

DR. MED. ANDREAS FLEMMING
Medizinische Hochschule Hannover
Zentrum Anästhesiologie
Carl-Neuberg-Straße 1
D-30625 Hannover
KAP. 3, 5.1 – 9

BERNHARD GLIWITZKY
MegaMed Notfallprogramme
Holunderweg 41
D-55128 Mainz
KAP. 5.1 – 9

ROLAND LIPP
Abteilungsleiter Rotkreuzgemeinschaften
DRK-Landesverband Rheinland-Pfalz
Mitternachtsgasse 4
D-55116 Mainz
KAP. 2.4, 3

FELIX MAHFOUD
Rheingrafenstraße 34
D-55543 Bad Kreuznach
KAP. 4.4

PROF. DR. MED. E. MILTNER
Direktor des Instituts für
Rechtsmedizin der Universität Ulm
Prittwitzstraße 6
D-89028 Ulm
KAP. 5.10

DR. MED. GISELA NEFF
Münstereifeler Straße 124
D-53879 Euskirchen
KAP. 2.1, 2.2, 2.3.3

BERND OELMANN
Calenberger Esplanade 7
D-30169 Hannover
KAP. 13

GÉRARD PETERS
Ferschweilerstraße 3
D-54668 Holzthum
KAP. 4.1 – 4

DR. MED. CHRISTIAN PLONZ
Abteilung für Innere Medizin
Kreiskrankenhaus
D-77815 Bühl/Baden
KAP. 1

495

PROF. DR. MED. K. PÜSCHEL
Direktor des Instituts für
Rechtsmedizin der Universität Hamburg
Butenfeld 34
D-22529 Hamburg
KAP. 5.10

GERRIT SCHNEIDER
Berufsfeuerwehr Hannover
Pasteurallee 14
D-39655 Hannover
KAP. 6, 7

DR. MED. RALF SCHNELLE
Marsweg 6
D-70565 Stuttgart
KAP. 2.3.1.6

ALEXANDRA SCHUMACHER
Gaustraße 8
D-55411 Bingen
KAP. 12

DR. MED. TAMINO TRÜBENBACH
Anästhesie- und Intensivabteilung
Kreiskrankenhaus
D-77815 Bühl/Baden
KAP. 9

JOHANNES VEITH
Lehranstalt für Rettungsdienst des
DRK-Landesverbandes Rheinland-Pfalz
Bauerngasse 7
D-55116 Mainz
KAP. 4.1 – 4

DR. MED. GREGOR WISSER
Klinik für Anästhesiologie der
Johannes Gutenberg-Universität Mainz
Langenbeckstraße 1
D-55131 Mainz
KAP. 4.1. – 4.3

BENJAMIN ZUREK
Rheinpfalzstr. 18
D-55545 Bad Kreuznach
KAP. 4.4

Index

C

Molekül I 440 – 442, 454 – 458

Molekulargewicht I 353

Monitoring I 47 – 84, IV 154
　　　– bei neurologischen Notfällen II 396
　　　– bei Störungen Herz-Kreislauf-System I 182
　　　Narkose I 324

monophasisch I 207

Monosaccharide I 454

Morbus
　　　– Crohn III 18, 19, 20
　　　– Hodgkin II 70
　　　– Pfeiffer II 72

Morphin I 312, 319, II 48

Morphin (BtM) I 351, 356

Motorik I 38 – 39

motorische Endplatte II 383

MPG. *Siehe* Medizinproduktegesetz

MR. *Siehe* Muskelrelaxanzien

MTK. *Siehe* messtechnische Kontrolle

Mucosa II 178

Mukoviszidose II 358 – 359

Multiorgan-Dysfunktionssyndrom (MODS)
　　　II 29 – 32

Multiorganversagen (MOV) I 311, II 29, 32,
　　　III 170, 234

Mumifikation III 248

Mund-Rachen-Raum II 158

Mund-zu-Mund-Beatmung. *Siehe* Beatmung

Mundpflege I 425

Muscularis II 178

Muskel
　　　-gewebe II 11
　　　-kontraktion IV 114
　　　-krampf III 214, 223, 224
　　　-pumpe III 225
　　　-relaxanzien (MR) I 322, 370 – 371
　　　-starre III 243
　　　-system III 123 – 127
　　　-venenpumpe II 76
　　　-zerquetschung III 164

Muskulatur II 7
　　　quer gestreifte – III 126
　　　willkürliche – III 127

Musterdesinfektionsbuch. *Siehe* Desinfektion

Mutationen I 459 – 460

mutmaßliche Einwilligung des Patienten
　　　IV 70

Muttermund III 300, 311
　　　Eröffnung III 323

Mutterpass III 314

Mutterschutz IV 130 – 135

Mutterschutzgesetz (MuSchG) IV 87, 133

Mycobacterium
　　　– avium II 262
　　　– bovis II 262
　　　– tuberculosis II 262

Myelitis II 273 – 275

Myoglobin I 75
　　　-urie III 164, 165

Myokard II 88
　　　-infarkt II 45, 115 – 120
　　　　　Symptome II 116

Myokarditis II 149

Myom III 306

Myosin II 6

Myxödemkoma II 253

N

N-Butylscopolamin I 373

Nabelschnur III 320
　　　-vorfall I 307, III 317, 319 – 320
　　　　　Lagerung I 307

NACA-Score III 210

Nachbesprechung IV 332

Nachgeburtsperiode III 332 – 333

Nachlast II 45, 93

Nachschlagewerke IV 273 – 276

Nachteinsatz IV 407 – 409

Nackensteife II 274

Nackensteifigkeit II 388, III 222

NaCl-Kompresse III 162

Nadelstichverletzung II 261

Nagelpflege I 425 – 426

Nahrungsaufnahme I 426 – 427

Nahschuss III 199, 200

Naloxon I 351, II 320

Narcanti®. *Siehe* Naloxon

Narkose I 311, 312, 316 – 328
　　　Ablaufschema I 317
　　　Analgetika I 319
　　　Barbiturate I 320
　　　Beatmung I 328 – 329
　　　Benzodiazepine I 320
　　　depolarisierende Muskelrelaxanzien
　　　(DMR) I 322
　　　-einleitung I 325 – 326
　　　Esketamin I 320
　　　Etomidat I 320
　　　 führung I 331　332
　　　Hypnotika I 319
　　　– Kind III 189

Q

R

T

V

W

► Notizen